国家卫生健康委员会"十四五"规划教材

全国高等学校教材

供本科护理学类专业用

传染病护理学

主　编　李葆华　赵志新

副主编　张　清　王晓春　张志云　张　林

U0284790

编　者　（以姓氏笔画为序）

王晓春（哈尔滨医科大学附属第一医院）　　张　林（上海市公共卫生临床中心）

尹　霞（山东大学齐鲁医院）　　　　　　　张　清（天津医科大学护理学院）

邓　蓉（四川大学华西医院）　　　　　　　张志云（首都医科大学附属北京地坛医院）

叶　曼（中南大学湘雅二医院）　　　　　　陈运香（桂林医学院）

曲桂玉（潍坊医学院）　　　　　　　　　　郎红娟（空军军医大学）

朱　媛（吉林大学第一医院）　　　　　　　赵志新（中山大学附属第三医院）

刘　涛（锦州医科大学）　　　　　　　　　袁素娥（中南大学湘雅医院）

李　娟（贵州省人民医院）　　　　　　　　耿荣梅（北京大学第三医院）（兼秘书）

李葆华（北京大学第三医院）　　　　　　　章晓云（华中科技大学同济医学院附属同济医院）

杨　平（遵义医科大学附属医院）　　　　　商临萍（山西医科大学护理学院）

杨　昱（中国医科大学附属第一医院）　　　游建平（陆军军医大学第一附属医院感染病科）

何　丽（新疆医科大学第一附属医院）　　　蔡小霞（海南医学院国际护理学院）

宋晓璟（中国医学科学院北京协和医院）

人民卫生出版社

·北　京·

图书在版编目（CIP）数据

传染病护理学 / 李葆华，赵志新主编. —北京：
人民卫生出版社，2022.9（2024.10 重印）
ISBN 978-7-117-33469-3

Ⅰ. ①传… Ⅱ. ①李…②赵… Ⅲ. ①传染病－护理
－医学院校－教材 Ⅳ. ①R473.51

中国版本图书馆 CIP 数据核字（2022）第 155752 号

| 人卫智网 | www.ipmph.com | 医学教育、学术、考试、健康，购书智慧智能综合服务平台 |
| 人卫官网 | www.pmph.com | 人卫官方资讯发布平台 |

传染病护理学
Chuanranbing Hulixue

主　　编：李葆华　赵志新
出版发行：人民卫生出版社（中继线 010-59780011）
地　　址：北京市朝阳区潘家园南里 19 号
邮　　编：100021
E - mail：pmph @ pmph.com
购书热线：010-59787592　010-59787584　010-65264830
印　　刷：北京汇林印务有限公司
经　　销：新华书店
开　　本：850×1168　1/16　印张：24　插页：2
字　　数：710 千字
版　　次：2022 年 9 月第 1 版
印　　次：2024 年 10 月第 5 次印刷
标准书号：ISBN 978-7-117-33469-3
定　　价：79.00 元

打击盗版举报电话：010-59787491　E-mail：WQ @ pmph.com
质量问题联系电话：010-59787234　E-mail：zhiliang @ pmph.com
数字融合服务电话：4001118166　E-mail：zengzhi @ pmph.com

第七轮修订说明

2020年9月国务院办公厅印发《关于加快医学教育创新发展的指导意见》(国办发〔2020〕34号),提出以新理念谋划医学发展、以新定位推进医学教育发展、以新内涵强化医学生培养、以新医科统领医学教育创新,并明确提出"加强护理专业人才培养,构建理论、实践教学与临床护理实际有效衔接的课程体系,加快建设高水平'双师型'护理教师队伍,提升学生的评判性思维和临床实践能力。"为更好地适应新时期医学教育改革发展要求,培养能够满足人民健康需求的高素质护理人才,在"十四五"期间做好护理学类专业教材的顶层设计和规划出版工作,人民卫生出版社成立了第五届全国高等学校护理学类专业教材评审委员会。人民卫生出版社在国家卫生健康委员会、教育部等的领导下,在教育部高等学校护理学类专业教学指导委员会的指导和参与下,在第六轮规划教材建设的基础上,经过深入调研和充分论证,全面启动第七轮规划教材的修订工作,并明确了在对原有教材品种优化的基础上,新增《护理临床综合思维训练》《护理信息学》《护理学专业创新创业与就业指导》等教材,在新医科背景下,更好地服务于护理教育事业和护理专业人才培养。

根据教育部《关于加快建设高水平本科教育 全面提高人才培养能力的意见》等文件要求以及人民卫生出版社对本轮教材的规划,第五届全国高等学校护理学类专业教材评审委员会确定本轮教材修订的指导思想为:立足立德树人,渗透课程思政理念;紧扣培养目标,建设护理"干细胞"教材;突出新时代护理教育理念,服务护理人才培养;深化融合理念,打造新时代融合教材。

本轮教材的编写原则如下:

1. 坚持"三基五性"　教材编写坚持"三基五性"的原则。"三基":基本知识、基本理论、基本技能;"五性":思想性、科学性、先进性、启发性、适用性。

2. 体现专业特色　护理学类专业特色体现在专业思想、专业知识、专业工作方法和技能上。教材编写体现对"人"的整体护理观,体现"以病人为中心"的优质护理指导思想,并在教材中加强对学生人文素质的培养,引领学生将预防疾病、解除病痛和维护群众健康作为自己的职业责任。

3. 把握传承与创新　修订教材在对原有教材的体系、编写体裁及优点进行继承的同时,结合上一轮教材调研的反馈意见,进一步修订和完善,并紧随学科发展,及时更新已有定论的新知识及实践发展成果,使教材更加贴近实际教学需求。同时,对于新增教材,能体现教育教学改革的先进理念,满足新时代护理人才培养在知识结构更新和综合能力提升等方面的需求。

4. 强调整体优化　教材的编写在保证单本教材的系统和全面的同时,更强调全套教材的体系性和整体性。各教材之间有序衔接、有机联系,注重多学科内容的融合,避免遗漏和不必要的重复。

5. **结合理论与实践** 针对护理学科实践性强的特点,教材在强调理论知识的同时注重对实践应用的思考,通过引入案例与问题的编写形式,强化理论知识与护理实践的联系,利于培养学生应用知识、分析问题、解决问题的综合能力。

6. **推进融合创新** 全套教材均为融合教材,通过扫描二维码形式,获取丰富的数字内容,增强教材的纸数融合性,增强线上与线下学习的联动性,增强教材育人育才的效果,打造具有新时代特色的本科护理学类专业融合教材。

全套教材共 59 种,均为国家卫生健康委员会"十四五"规划教材。

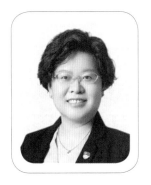

李葆华，主任护师，硕士生导师，现任北京大学第三医院护理部主任。兼任国际护士会 NP/APNN 委员会委员、中华护理学会门诊专业委员会主任委员、中国微循环学会神经变性病专业委员会护理分会主任委员、中国医疗保健国际交流促进会护理学分会副主任委员、北京护理学会社区专业委员会主任委员、北京神经内科学会护理专业委员会主任委员、北京健康管理协会护理分会主任委员、《中国护理管理》副主编、《中华护理杂志》《护理学杂志》《中华现代护理杂志》《护士进修杂志》编委。

从事临床护理教育 20 余年，担任北京大学护理学院教改课程传染病护理学负责人。主持科技部国家重点研发计划、中华医学会教育分会、北京市海淀区卫生健康委员会、北京大学医学部、北京大学护理学院等课题项目。主编及参编护理教材 5 部，在国内外期刊发表论文 70 余篇。主要研究领域涉及传染病护理、护理管理、社区护理、神经护理、护理教育等。获得第七届中华护理学会科技奖二等奖、北京护理学会第二届首都杰出护理工作者、北京市抗击新冠肺炎疫情先进个人、海淀区卫生健康系统护理服务杰出贡献者奖等。

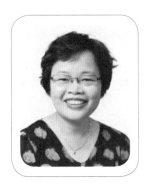

赵志新，医学博士，主任医师，硕士生导师。现任中山大学附属第三医院教学科长、中山大学 8 年制传染病学课程负责人。兼任广东省医学教育协会感染性疾病专业委员会主任委员、广东省肝脏病学会病毒性肝炎分会名誉主任委员、广东省医师协会精准医学副主任委员。中山大学高等教育中心督导专家、中山大学附属第三医院教学督导组副组长。

长期从事传染病学临床、教学及科研工作。主编、副主编、参编各类国家统编教材 20 余部，科研主攻方向是病毒性肝炎，主持课题 10 余项，发表学术论文 60 余篇，其中 SCI 收录 10 余篇。曾获广东省科技进步奖二等奖，多次获得广东省教学成果奖，2003 年获广东省抗击"非典型肺炎"二等功，2009 年获中山大学十佳教学育人标兵，2019 年获中国医师协会住院医生规范化培训全国优秀带教老师。

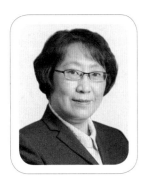

张清，硕士，教授，硕士生导师，天津医科大学护理学院临床护理学教研室主任，教学督导组长。兼任天津市心脏学会常务理事、天津市心脏学会护理专业委员会副主任委员、《天津护理》编委。

长期从事高等护理教育，主持的内外科护理学获天津市一流课程，主编教材《内外科护理学》获天津市课程思政优秀教材。主编及副主编其他各类教材和专著10余部。研究方向为慢性病护理和护理教育，先后主持教育部人文社会科学研究项目1项，其他省部级、厅局级等课题10余项。发表论文80余篇，其中SCI收录论文7篇，北图核心期刊论文40余篇。获省部级奖励2项。

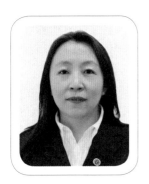

王晓春，教授，主任护师，硕士生导师，哈尔滨医科大学附属第一医院护理部主任。兼任教育部高等学校护理学类专业教学指导委员会委员、全国高等学校护理学类专业教材评审委员会委员、中华护理学会理事、中华护理学会护理管理委员会委员、中国医促会护理分会副主任委员、国家卫生健康委员会医院管理研究所医院评审评价专家、黑龙江省护理学会副理事长、黑龙江省护理学会灾害护理专业委员会主任委员，担任《中华护理杂志》《中国护理管理》《护士进修杂志》编委。

长期从事临床护理、护理管理、慢性伤口及造口管理方面的研究。主持各级各类课题10余项，发表学术论文50余篇。2016年被中国护理管理杂志社评为全国优秀护理部主任。

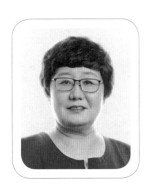

张志云，硕士，主任护师，现任首都医科大学附属北京地坛医院护理部主任。兼任中华护理学会传染病护理委员会主任委员，中华护理学会信息委员会副主任委员，中国性病艾滋病协会个案护理专业委员会副主任委员、中国研究型医院学会护理分会常务理事、首都医科大学临床护理学院地坛护理学系主任。

长期从事临床护理、传染病护理及管理，先后承担首发基金1项、局级课题3项，主编教材5部，参编各类书籍6部，实用新型专利4项，以第一作者发表核心期刊论文30余篇。2020年获中华护理学会杰出护理工作者、北京市抗疫先进个人、北京市优秀共产党员称号。

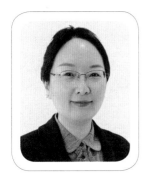

张林，硕士，副主任护师，硕士生导师，现任上海市（复旦大学附属）公共卫生临床中心护理部主任。兼任中国医院品质管理联盟QFD创新型品管圈专业委员会常务委员、上海市护理学会第十二届常务理事、中国性病艾滋病防治协会艾滋病护理与个案管理专业委员会副主任委员等。

长期从事艾滋病临床护理、感染性疾病护理管理工作。主持各级各类基金项目13项；以第一作者或通讯作者发表SCI 12篇、CSCD论文13篇；参与编写著作4部；曾获首届上海医院管理创新奖三等奖、第七届上海市护理工作改进成果奖、上海市预防医学会科学技术奖二等奖、上海市卫生系统第五届"左英护理奖"、中华护理学会杰出护理工作者。

前　言

　　传染病护理学是护理学本科专业学生必修的一门课程，是研究传染病临床护理理论与实践相结合的一门科学。本书内容分为两篇，第一篇主要介绍传染病学相关内容，包括传染病的基本概念、传染病的传染过程及临床表现形式、传染病的特征、传染病流行过程的基本条件、传染病预防原则、传染病护理等；第二篇主要介绍皮肤性病学相关内容，包括皮肤性病学总论，以及皮肤病与性传播疾病病人的护理。在编写过程中注重编写内容的系统性、适用性和创新性，在每种疾病正文前均导入情境与思考提出需要思考的问题，以提高学生的学习兴趣及培养学生临床思维、分析问题和解决问题的能力；教材中还加入了相关内容的知识链接，以开阔学生的视野、拓宽知识面；数字内容可以通过扫描章首二维码获取，供学生理解和复习教材内容，增强教学效果。

　　本教材在编写过程中注重体现护理专业特点，突出科学护理及人文护理的理念。教材编排以培养学生运用传染病护理知识的科学思维方法开展临床护理工作为目标，内容选取以必需、够用为原则，力求满足学生学习需要，掌握学习重点。本书由来自北京大学第三医院、中山大学附属第三医院、天津医科大学护理学院、哈尔滨医科大学附属第一医院、首都医科大学附属北京地坛医院、上海市公共卫生临床中心等 20 余家临床医院及高等护理本科院校专家共同撰写完成。本教材可供护理学类专业本科学生、在职护士等使用，也可供从事各层次护理专业教学的人员使用。

　　本教材在编写过程中得到了相关参编院校的大力支持，在此表示衷心的感谢。由于编写时间及编者水平有限，教材内容难免有疏漏之处，恳请广大读者给予批评指正。

李葆华　赵志新
2022 年 6 月

目　录

第一篇　传染病学

第二篇 皮肤性病学

第一篇

传染病学

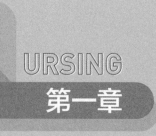

第一章

总　论

01章　数字内容

学习目标

- 知识目标：
  1. 掌握传染病概念及感染概念，传染病的诊断、治疗原则、预防措施及护理。
  2. 熟悉传染病的诊断与治疗原则。
  3. 了解传染病的发病机制。
- 能力目标：
  1. 能判断传染性疾病与感染性疾病区别。
  2. 能制订传染病隔离和消毒措施。
- 素质目标：
  1. 树立正确的专业价值观，一心一意为病人服务。
  2. 培养大健康、全生命周期护理观念，促进传染病护理的高质量发展。

第一节 传染病概述

一、传染病的概念

传染病(communicable diseases)是指由病原微生物和寄生虫(parasite)感染人体后产生的有传染性、在一定条件下可造成流行的疾病。病原微生物包括朊粒(prion)、病毒(virus)、衣原体(chlamydia)、立克次体(rickettsia)、支原体(mycoplasma)、细菌(bacteria)、真菌(fungus)、螺旋体(spirochete)等。寄生虫包括原虫(protozoa)、蠕虫(helminth)、医学昆虫(medical insect)。

感染性疾病(infectious diseases)是指由病原体感染所致的疾病,包括传染病和非传染性感染性疾病。

二、传染病对人类的危害

在人类历史发展过程中,传染病不仅威胁着人类的健康和生命,而且影响着人类文明的进程,传染病曾经在人类历史上引起极大的灾难,如鼠疫、霍乱、天花等传染病给人类带来了巨大的灾难,鼠疫首次流行造成死亡总人数近1亿人,第2次大流行仅在欧洲就造成2 500万人死亡,占当时欧洲人口的1/4。

中华人民共和国成立后,我国积极推行"预防为主、防治结合"的卫生工作方针,使传染病的防治工作取得了巨大的成效,消灭了天花,许多传染病的发病率明显下降。目前,传染病已不再是引起死亡的首位原因,但是,部分传染病如病毒性肝炎、结核病、肾综合征出血热、感染性腹泻等仍广泛存在。20世纪70年代以来,相继出现了一些新发传染病,如1981年艾滋病,2003年严重急性呼吸综合征,2012年中东呼吸综合征,2013年人感染H7N9禽流感,2014年埃博拉出血热,2016年寨卡病毒感染,2020年世界范围的新型冠状病毒肺炎等。一些曾经被控制的传染病,如登革热、结核病、疟疾等,由于种种原因又出现了发病率逐渐升高的趋势。

新传染病的出现,老传染病的复燃,病原体对抗菌药物耐药性的增加,构成了对人类健康的巨大威胁。人类在与传染病较量过程中,也取得了许多重大成果,19世纪以来,病原微生物的不断发现及分子生物学的兴起,推动了生命科学乃至整个医学的发展;疫苗的研究诞生了感染免疫学,研究各种感染疾病的发生机制及防治手段。目前,世界卫生组织(World Health Organization,WHO)及各国政府均高度重视传染病防控工作,不断推出全球性的疾病诊断指南,使得传染病研究工作更容易得到跨地区、跨部门、跨领域的合作,研究成果也能更快地得到全球分享。

第二节 感染与免疫

一、感染的概念

感染(infection)是病原体和人体之间相互作用、相互斗争的过程。引起感染的病原体有500余种,病原体可来自宿主体外,也可来自宿主体内(包括在黏膜腔内移行移位或潜伏在组织器官)。在漫长的生物进化过程中,病原体与宿主形成了相互依存、相互斗争的关系。

二、感染过程的表现

病原体通过各种途径进入人体以后就开始了感染的过程。病原体感染人体后的表现主要与病原体的致病力及人体的免疫功能有关,因而产生了感染过程的不同表现。在一定的环境条件影响下,这些表现可以互相转化或移行,呈现动态的变化。感染过程的表现包括:

Note:

1. 病原体被清除（elimination of pathogen） 病原体进入人体后，首先可被机体非特异性防御能力清除，这种防御能力有皮肤和黏膜的屏障作用、胃酸的杀菌作用、正常体液的溶菌作用、组织内细胞的吞噬作用等；其次，也可由事先存在于体内的特异性体液免疫与细胞免疫物质将相应的病原体清除。人体通过非特异性免疫或特异性免疫将病原体清除，人体并不产生病理变化，也不引起任何临床表现。

2. 隐性感染（covert infection） 又称亚临床感染（sub-clinical infection），指病原体进入人体后，仅引起机体发生特异性免疫应答，病理变化轻微，临床上无任何症状、体征，甚至生化改变，只有通过免疫学检查才能发现。大多数传染病以隐性感染最常见。隐性感染后可获得对该传染病的特异性免疫力，病原体被清除。少数转变为病原携带状态，病原体持续存在于体内，成为无症状携带者，如伤寒沙门菌、志贺菌和乙型肝炎病毒感染等。隐性感染在传染病流行期间，对防止流行的扩散有积极意义，因为隐性感染者的增多，人群对某种传染病的易感性就降低，则该种传染病的发病率就下降。但是，隐性感染者也可能处于病原携带状态，在传染病流行期间成为重要的传染源。

3. 显性感染（overt infection） 又称临床感染（clinical infection），指病原体进入人体后，不但引起机体发生免疫应答，而且通过病原体的致病作用或机体的变态反应，使机体发生组织损伤，导致病理改变，出现临床特有的症状、体征。在大多数传染病中，显性感染只占全部受感染者的少部分，少数传染病中，如麻疹、水痘以显性感染多见。显性感染后的结局各异，多数感染者机体内病原体可被完全清除，机体获得特异性免疫力，不易再受感染，如麻疹、甲型肝炎和伤寒等；也有部分感染者由于病后免疫力不牢固，可再次发生感染，如细菌性痢疾、阿米巴痢疾等。还有小部分感染者可成为慢性病原携带者。

4. 病原携带状态（carrier state） 指病原体侵入人体后，在人体内生长繁殖并不断排出体外，而人体不出现任何疾病表现的状态，因而成为传染病流行的重要传染源。病原携带状态是人体防御能力与病原体处于相持状态的表现。根据携带病原体种类的不同可分为带病毒者、带菌者与带虫者。按其发生在显性感染临床症状出现之前或之后，分别称为潜伏期病原携带者和恢复期病原携带者；若发生于隐性感染之后，则称为无症状病原携带者。携带病原体持续时间短于 3 个月的称为急性病原携带者，若长于 3 个月者称为慢性病原携带者。对乙型肝炎病毒感染，超过 6 个月才算慢性病原携带者。所有病原携带者都有一个共同的特点，即虽无明显临床症状但是携带病原体，如伤寒、细菌性痢疾、霍乱、白喉、流行性脑脊髓膜炎和乙型肝炎等。并非所有的传染病都有慢性病原携带者，如恙虫病、甲型肝炎、登革热和流行性感冒等。

5. 潜伏性感染（latent infection） 又称潜在性感染。病原体感染人体后，寄生在机体某个部位，机体的免疫功能使病原体局限而不引起发病，但又不能将病原体完全清除，病原体潜伏于机体内。当机体免疫功能下降时，可导致机体发病，常见于水痘、结核病、疟疾等。潜伏性感染期间，病原体一般不排出体外，故不会成为传染源，这是与病原携带状态不同之处。潜伏性感染并不是在每种传染病中都存在。

上述 5 种感染的表现形式可在一定条件下相互转化，在不同的传染病中各有侧重。通常隐性感染最常见，病原携带状态次之，显性感染比例最小，一旦出现，容易识别。

三、感染过程中病原体的作用

病原体侵入人体后能否引起疾病取决于病原体的致病能力及机体的免疫功能两个方面因素。病原体的致病能力与其侵袭力、毒力、数量及变异性相关。

1. 侵袭力（invasiveness） 指病原体侵入机体并在体内扩散的能力。有些病原体可直接侵入机体，如钩端螺旋体、血吸虫尾蚴等。有些病原体可借其分泌的酶类破坏机体组织，有些细菌的表面成分可抑制机体的吞噬作用而促使病原体扩散。病毒性病原体常通过与细胞表面的受体结合再进入细胞内。有些病原体侵袭力较弱，需要经过伤口进入人体，如破伤风杆菌、狂犬病毒等。

2. 毒力（virulence） 包括毒素和其他毒力因子。毒素又分为外毒素和内毒素，外毒素通过与靶细胞的受体结合,从而进入细胞内而起作用;内毒素通过激活单核-吞噬细胞释放细胞因子而起作用。毒力因子包括侵袭能力(痢疾杆菌、志贺菌)、溶组织能力(溶组织内阿米巴)、穿透能力(钩虫丝状蚴)等。许多细菌还能分泌抑制其他细菌生长的细菌素以利于自身的生长繁殖。

3. 数量 就同一种病原体而言,入侵的数量常与其致病能力成正比,但不同病原体引起机体出现显性感染的最少数量差别较大,如伤寒需10万个菌体,而痢疾仅10个菌体即能致病。

4. 变异 病原体可因遗传、药物或环境等因素而发生变异,通过抗原变异而逃避机体的特异性免疫,从而不断引起疾病发生或使疾病慢性化,如流行性感冒病毒、丙型肝炎病毒等。

第三节 传染病的发病机制

一、传染病的发生与发展

传染病的发生与发展都有一个共同的特征,那就是疾病发展的阶段性。发病机制中的阶段性与临床表现的阶段性大多数是相吻合的,但有时并不完全一致。例如在伤寒第1次菌血症时还未出现症状,第4周体温下降时肠壁溃疡尚未完全愈合。

1. 入侵部位 病原体的入侵部位(position of invasion)与发病机制有密切关系,入侵部位适当,病原体才能定植、生长、繁殖及引起病变。如志贺菌和霍乱弧菌都必须经口感染,破伤风杆菌必须经伤口感染,才能引起病变。

2. 机体内定位 病原体入侵机体并定植后,可在入侵部位直接引起病变,如恙虫病的焦痂;也可在入侵部位繁殖,分泌毒素,在远离入侵部位引起病变,如白喉和破伤风;也可进入血液循环,再定位于某一脏器(靶器官)引起该器官的病变,如流行性脑脊髓膜炎和病毒性肝炎;还可经过一系列的生活史阶段,最后在某脏器中定居,如蠕虫病。

3. 排出途径 各种传染病都有其病原体排出途径(route of exclusion),是病人、病原携带者和隐性感染者有传染性的重要因素。有些病原体的排出途径是单一的,如志贺菌只通过粪便排出;有些病原体可有多种排出途径,如脊髓灰质炎病毒既可通过粪便排出又可通过飞沫排出;有些病原体则存在于血液中,当虫媒叮咬或输血时才离开人体(如疟原虫)。病原体排出体外的持续时间有长有短,不同传染病有不同的传染期。

二、组织损伤的发生机制

组织损伤及功能受损是疾病发生的基础。在传染病中,导致组织损伤的发生方式有下列三种:

1. 直接损伤(direct damage) 病原体借助其机械运动及所分泌的酶科直接破坏组织(如溶组织内阿米巴滋养体),或通过细胞病变而使细胞溶解,如脊髓灰质炎病毒,或者是通过诱发炎症反应而引起组织坏死,如鼠疫等。

2. 毒素作用(action of the toxin) 有些病原体能分泌毒力很强的外毒素,可选择性损害靶器官,如肉毒杆菌的神经毒素,或引起功能紊乱,如霍乱肠毒素等。革兰氏阴性杆菌裂解后产生的内毒素可激活单核-吞噬细胞分泌肿瘤坏死因子和其他细胞因子,从而导致发热、休克及弥散性血管内凝血(disseminated intravascular coagulation,DIC)等。

3. 免疫机制 许多传染病的发病机制与免疫应答有关。有些传染病能抑制细胞免疫,如麻疹;或者破坏T细胞,如艾滋病;更多的病原体是通过变态反应而导致组织损伤,如肾综合征出血热、结核病及血吸虫病等。

三、重要的病理生理变化

1. 发热 发热(pyrexia)常见于传染病,但并非传染病所特有。外源性致热原(病原体及其产物、免疫复合物、异性蛋白、大分子化合物或药物等）进入人体后，激活单核 - 吞噬细胞、内皮细胞和 B 淋巴细胞等，使后者释放内源性致热原，如白细胞介素 -1、肿瘤坏死因子、如白细胞介素 -6 和干扰素等。内源性致热原通过血液循环刺激体温调节中枢，释放前列腺素 E_2，后者把恒温点调高，使机体产热超过散热而引起体温上升。

2. 急性期改变 感染、创伤、炎症等过程所引起的一系列急性期机体应答称为急性期改变。它出现于感染发生后几小时至几天。主要的改变如下：

（1）蛋白代谢：肝脏合成一系列急性期蛋白，其中 C 反应蛋白是急性感染的重要标志。红细胞沉降率加快也是血浆内急性期蛋白浓度增高的结果。由于糖原异生作用加速，能量消耗肌肉蛋白分解增多，进食减少等均可导致负氮平衡与消瘦。

（2）糖代谢：葡萄糖生成加速，导致血糖升高，糖耐量短暂下降，这与糖原异生作用加速及内分泌影响有关。在新生儿及营养不良的病人，或肝衰竭病人，糖原异生作用也可下降，从而导致血糖下降。

（3）水电解质代谢：急性感染时氯化钠因出汗、呕吐或腹泻而丢失加上抗利尿素分泌增加、尿量减少、水分潴留而导致低钠血症。由于钾的摄入减少和排出增加而导致钾的负平衡。

（4）内分泌改变：在急性感染早期，随着发热开始，由促肾上腺所介导的糖皮质激素和类固醇在血中浓度升高，其中糖皮质激素水平可高达正常的 5 倍。醛固酮分泌增加可导致氯和钠的潴留。中枢神经系统感染引起抗利尿激素分泌增加可导致水分潴留。在急性感染早期，胰高血糖素和胰岛素的分泌有所增加，血中甲状腺素水平在感染早期因消耗增多而下降，后期随着垂体反应刺激甲状腺素分泌而升高。

第四节　传染病的流行过程及影响因素

一、传染病流行过程的基本条件

传染病的流行过程指传染病在人群中发生、发展和转归的过程。构成流行过程的 3 个基本条件是传染源、传播途径和易感人群，这 3 个条件相互联系、同时存在，使传染病不断传播蔓延。若切断其中任何一个环节，传染病流行即告终止。

1. 传染源（source of infection） 指病原体已在体内生长繁殖并将其排出体外的人或动物。主要有：

（1）病人：是重要的传染源，不同临床类型或病期不同的病人作为传染源在不同传染病中的流行病学意义各异。轻型病人数量多、症状不典型而不易被发现，慢性病人可长期排出病原体，成为长期的传染源。

（2）隐性感染者：隐性感染者由于无任何症状、体征而不易被发现。在某些传染病，如脊髓灰质炎、流行性脑脊髓膜炎等，隐性感染者在病原体被清除前是重要的传染源。

（3）病原携带者：病原携带者（尤其慢性病原携带者）能排出病原体成为传染源，由于不出现症状而不易被识别，对某些传染病（如伤寒、细菌性痢疾）的流行病学有重要意义。

（4）受感染的动物：某些传染病，如鼠疫、狂犬病等，可由动物体内排出病原体导致人类发病，称动物源性传染病。其中，以野生动物为传染源传播疾病又称为自然疫源性传染病。有些动物本身发病，如狂犬病、鼠疫；有些动物表现为病原携带状态，动物本身不发病，如流行性乙型脑炎、恙虫病、地方性斑疹伤寒等。

2. 传播途径（route of transmission） 指病原体离开传染源后，到达另一个易感染者所经过的途径。同一种传染病可有多种传播途径。

（1）呼吸道传播：当病人讲话、咳嗽、打喷嚏时，从鼻咽部排出含有病原体的飞沫到空气中飘浮，或坠落地上的飞沫和痰液，外层干燥后形成蛋白膜而随尘埃飞扬于空气中，易感者通过呼吸而感染，如流行性脑脊髓膜炎、麻疹、结核病、禽流感和严重急性呼吸综合征等。

（2）消化道传播：易感者因进食被病原体污染的水源、食物，或进食患病动物的肉、乳、蛋类等而感染。

（3）接触传播：又称日常生活接触传播，传染源的分泌物或排泄物通过污染日常生活用具（如餐具、洗漱用具、玩具）等传播疾病。其可传播消化道传染病（如痢疾）和呼吸道传染病（如白喉）。某些传染病还可通过与疫水接触，病原体经皮肤或黏膜侵入人体导致感染，如钩端螺旋体病、血吸虫病等。

（4）血液、体液传播：病原体存在于病人或病原携带者的血液或体液中，通过性交、输血或血制品等传播，如乙型和丙型病毒性肝炎、艾滋病等。

（5）虫媒传播：分为生物性传播和机械性传播。前者通过吸血节肢动物（如蚊子、跳蚤、白蛉、恙虫等）在患病动物与人之间叮咬、吸吮血液传播疾病，如蚊传播乙脑、虱传播斑疹伤寒；后者指媒介昆虫通过机械携带病原体，污染食物、水源，使易感者感染，如苍蝇、蟑螂传播伤寒、痢疾等。

（6）土壤传播：当病原体的芽孢（如破伤风、炭疽）或幼虫（如钩虫）、虫卵（如蛔虫）污染土壤时，土壤成为这些传染病的传播途径。

上述传播途径均属于水平传播，母婴传播属于垂直传播。婴儿出生前已从父母获得的感染称为先天性感染，如梅毒、弓形虫病。

3. 人群易感性（susceptibility of the crowd）　对某种传染病缺乏免疫力的人称为易感者（susceptible person）。易感者在某一特定人群中的比例决定该人群的易感性。人群对某种传染病易感性的高低将影响该传染病的发生和传播。易感者越多，人群易感性越高，传染病越容易发生流行。普遍推行人工自动免疫，可把人群易感性降到最低，使流行不再发生。

二、影响流行过程的因素

1. 自然因素　主要包括地理、气候和生态环境等，通过作用于流行过程的三个环节对传染病的发生、发展起重要作用。寄生虫病和虫媒传染病受自然因素影响尤其明显。传染病的地区性和季节性与自然因素关系密切，例如长江流域湖沼地区有适合钉螺生长的地理、气候环境，从而形成了血吸虫病的地区性分布特点；寒冷可减弱呼吸道抵抗力，故呼吸道传染病多发生于冬春季节；炎热的夏季使人体胃酸分泌减少，易诱发消化道传染病。某些自然生态环境为传染病在野生动物之间的传播创造了条件，人类进入这些地区亦可受感染。

2. 社会因素　包括社会制度、经济文化水平、生产生活条件、风俗习惯、宗教信仰等，对传染病的流行过程有重要的影响，其中社会制度起主导作用。新中国成立后，我国贯彻以预防为主的方针，全面开展卫生防疫工作，开展爱国卫生运动，推行计划免疫等，使许多传染病被消灭（如天花）或得到控制（如霍乱、血吸虫病等）。随着社会经济的发展，由于生活方式的改变、人口流动和环境污染等因素的影响，有可能使某些传染病的发病率升高，如结核病、艾滋病、性病等，应引起足够的重视。

3. 个人行为因素　人类自身不文明和不科学的行为及生活习惯，有时也可能造成传染病的发生与传播，这些行为和习惯往往出现在旅游、打猎、集会、日常生活等过程中。因此，个人旅游应有的防病准备、公共场合的卫生防范、居家卫生措施及自身健康教育在传染病的预防过程中均显示出了一定的重要性。

第五节　传染病的基本特征和临床特点

一、传染病的基本特征

传染病（communicable diseases）区别于其他疾病的4个基本特征为：

1. 有病原体（pathogen）　每种传染病都是由特异性病原体所引起的，如肾综合征出血热的病

Note: ✎

原体是汉坦病毒、伤寒的病原体是伤寒杆菌、疟疾的病原体是疟原虫。病原体中以病毒和细菌最常见。近年来发现一种缺乏核酸结构的具有感染性的变异蛋白质,称为朊粒,是人类疯牛病等疾病的病原体。临床上检出病原体对明确诊断有重要意义。

2. 有传染性(infectivity)　这是传染病与其他感染性疾病的主要区别。病原体由宿主体内排出,经一定途径传染给另一个宿主,这种特性称为传染性。各种传染病都具有一定传染性,但不同传染病的传染性强弱不等,即使同一种传染病,处于不同病期,其传染性亦各不相同。传染病病人具有传染性的时期称为传染期,是决定病人隔离期限的重要依据。

3. 有流行病学特征(epidemiologic feature)　传染病的流行过程在自然因素和社会因素的影响下,表现出各种特征,包括:

(1)流行性(epidemicity):在一定条件下,传染病能在人群中广泛传播蔓延的特性称为流行性。按其强度可分为:

1)散发(sporadic occurrence):指在一定地区内某传染病的发病率呈历年一般水平,各病例间在发病时间和地点方面无明显联系地散在发生。

2)流行(epidemic):指某种传染病的发病率显著高于当地常年发病率数倍(一般3~10倍)。

3)大流行(pandemic):指某传染病在一定时间内迅速蔓延,波及范围广泛,超出国界或洲界。

4)暴发(outbreak):指传染病病例的发病时间分布高度集中于一个短时间之内(通常为该病的潜伏期内),这些病例多由同一传染源或同一传播途径所引起,如流行性感冒、食物中毒。

(2)季节性(seasonal):某些传染病的发生和流行受季节的影响,在每年一定季节出现发病率升高的现象称为季节性。如冬春季节,呼吸道传染病发病率升高;夏秋季节,消化道传染病发病率高;虫媒传染病的明显季节性主要与媒介节肢动物活跃季节相一致。

(3)地方性(localization):由于受地理气候等自然因素或人们生活习惯等社会因素的影响,某些传染病仅局限在一定地区内发生,这种传染病称地方性传染病,如血吸虫病多发生在长江以南有钉螺存在的地区。以野生动物为主要传染源的疾病,称为自然疫源性传染病,如鼠疫、钩端螺旋体病,存在这种疾病的地区称自然疫源地,人进入这个地区就有受感染的可能。自然疫源性传染病也属于地方性传染病。

(4)外来性:指在国内或地区内原来不存在,而从国外或外地通过外来人口或物品传入的传染病,如霍乱。

此外,传染病在不同人群(如年龄、性别、职业)中的分布不同,如肾综合征出血热多见于男性青壮年农民和工人,钩端螺旋体病多见于男性、参加农作业者、渔民与屠宰工人等。某些传染病,由于一定时间后人群免疫水平下降、易感者积累等原因,表现出若干年出现一次较大的流行,称为周期性。这些均属于流行病学特征。

4. 感染后免疫(post infection immunity)　人体感染病原体后,无论显性或隐性感染,均能产生针对该病原体及其产物(如毒素)的特异性免疫。感染后免疫和疫苗接种一样都属于主动免疫,通过抗体转移(如注射或从母体)而获得的免疫属于被动免疫。不同病原体的感染后免疫持续时间和强弱不同。病毒性传染病(如麻疹、脊髓灰质炎)的感染后免疫时间最长,往往可以保持终身,但有例外(如流行性感冒)。细菌、螺旋体、原虫性传染病感染后免疫时间较短,仅为数月至数年,但也有例外(如伤寒)。感染后免疫持续时间较短可出现再感染或者重复感染。再感染是指同一传染病在痊愈后,经过长短不等间隙再度感染,如感冒、细菌性痢疾。重复感染是指疾病尚在进行过程中,同一种病原体再度侵袭而又感染,在蠕虫病(如血吸虫病、丝虫病)中较为常见。

二、传染病的临床特点

1. 病程发展的阶段性　尽管不同传染病临床表现不同,但传染病从发生、发展至恢复多呈阶段性,一般分为4期:

（1）潜伏期（incubation period）：从病原体侵入人体到出现临床症状为止的一段时间称为潜伏期。各种传染病的潜伏期长短不一，同一种传染病的潜伏期可有一个相对不变的限定时间（最短时间至最长时间），并呈常态分布，通常相当于病原体在体内繁殖、转移、定位，引起组织损伤和功能改变，导致临床症状出现之前的整个过程。有些传染病在潜伏期末已经具有传染性。了解潜伏期有助于传染病的诊断、确定检疫期限和协助流行病学调查。

（2）前驱期（prodromal period）：从起病到该病出现明显症状为止的一段时间称为前驱期。该期症状属于非特异性的全身反应，为许多传染病所共有，多表现为头痛、发热、乏力、肌肉酸痛、食欲缺乏等，持续1～3d。起病急骤者可无此期表现。多数传染病在本期已有较强传染性。

（3）症状明显期（period of apparent manifestation）：某些传染病在经过前驱期后，病情逐渐加重而达到顶峰，出现某种传染病所特有的症状体征，如典型的热型、皮疹、肝脾大和脑膜刺激征等。本期又可分为上升期、极期和缓解期。本期传染性较强且易产生并发症。某些传染病，如脊髓灰质炎、乙型脑炎等，大部分病人度过前驱期后可随即进入恢复期，临床上称为顿挫型（abortive type），仅少部分病人进入症状明显期。

（4）恢复期（convalescent period）：人体免疫力增加到一定程度，体内病理生理过程基本终止，病人的症状、体征逐渐消失，食欲和体力逐渐恢复，血清中抗体效价亦逐渐上升到最高水平，称为恢复期。此期病人体内可能还有残余病理或生化改变，病原体还未完全清除，病人的传染性还可持续一段时间。恢复期结束后，机体功能仍长期未能恢复正常者称为后遗症，多见于中枢神经系统传染病，如流行性乙型脑炎、流行性脑脊髓膜炎等。

某些传染病病人进入恢复期后，已稳定退热一段时间，由于潜伏于体内的病原体再度繁殖至一定程度，使初发病的症状再度出现，称为复发（relapse）。当病情进入恢复期时，体温尚未稳定恢复至正常，又再发热，称为再燃（recrudescence），可能与血中病原体未完全清除有关。

2. 常见的症状与体征

（1）发热（fever）：大多数传染病都可引起发热，如流行性感冒、恙虫病、结核病和疟疾等。

1）发热程度：临床上可在口腔舌下、腋下或直肠测体温。其中，口腔和直肠需测3min，腋下需测10min。以口腔温度为标准，发热的程度可分为：①低热：体温为37.5～38℃；②中度发热：体温为38～39℃；③高热：体温为39～41℃；④超高热：体温41℃以上。

2）传染病的发热过程：可分为三个阶段。①体温上升期（effervescence）：是指病人在病程中体温上升的时期。若体温逐渐升高，病人可出现畏寒，可见于伤寒、细菌性痢疾等；若体温急剧上升并超过39℃，则常伴寒战，可见于疟疾、登革热等；②极期（fastigium）：是指体温上升至一定高度，然后持续数天至数周；③体温下降期（defervescence）：是指升高的体温缓慢或快速下降的时期。有些传染病，如伤寒、结核病等多需经数天后才能降至正常水平；有些传染病，如疟疾、败血症等则可于数十分钟内降至正常水平，同时常伴有大量出汗。

3）热型及其意义：热型是传染病的重要特征之一，具有鉴别诊断意义。较常见的有以下五种热型：①稽留热（sustained fever）：体温升高超过39℃且24h内相差不超过1℃，可见于伤寒、斑疹伤寒等的极期。②弛张热（remittent fever）：24h内体温高低相差超过1℃，但最低点未达正常水平，可见于败血症、伤寒（缓解期）、肾综合征出血热等。③间歇热（intermittent fever）：24h内体温波动于高热与正常体温之下，可见于疟疾、败血症等。④回归热（relapsing fever）：是指高热持续数天后自行消退，但数天后又再出现高热，可见于回归热、布鲁氏菌病等。若在病程中多次重复出现并持续数月之久时称为波状热（undulant fever）。⑤不规则热（irregular fever）：是指发热病人的体温曲线无一定规律的热型，可见于流行性感冒、败血症等。

（2）发疹（erupion）：许多传染病在发热的同时伴有发疹，称为发疹性传染病（eruptive communicable diseases）。发疹时可出现皮疹（rash），分为外疹（exanthema）和内疹（enanthema，黏膜疹）两大类。出疹时间、部位和先后次序对诊断和鉴别诊断有重要参考价值。如水痘、风疹多于病程的第1d出皮疹,猩红热多于第 2d,麻疹多于第 3d,斑疹伤寒多于第 5d,伤寒多于第 6d 等。水痘的皮疹主要分布于躯干;麻疹的皮疹先出现于耳后、面部,然后向躯干、四肢蔓延,同时有黏膜疹(科氏斑,Koplik spot)。皮疹的形态可分为四大类:

1)斑丘疹(maculopapule):斑疹(macule)呈红色不凸出皮肤,可见于斑疹伤寒、猩红热等。丘疹(papule)呈红色凸出皮肤,可见于麻疹、恙虫病和传染性单核细胞增多症等。玫瑰疹(rose spot)属于丘疹,呈粉红色,可见于伤寒、沙门菌感染等。斑丘疹(maculopapule,maculopapular rash)是指斑疹与丘疹同时存在,可见于麻疹、登革热、风疹、伤寒、猩红热及柯萨奇病毒感染等传染病。

2)出血疹:亦称瘀点(petechia),多见于肾综合征出血热、登革热和流行性脑脊髓膜炎等传染病。出血疹可相互融合形成瘀斑(ecchymosis)。

3)疱疹(vesicle):多见于水痘、单纯疱疹和带状疱疹等病毒性传染病,亦可见于立克次体病及金黄色葡萄球菌败血症等。若疱疹液呈脓性则称为脓疱疹(pustule)。

4)荨麻疹(uticaria):可见于病毒性肝炎、蠕虫蚴移行症和丝虫病等。有些疾病,如登革热、流行性脑脊髓膜炎等,可同时出现斑丘疹和出血疹。焦痂(eschar)发生于昆虫传播媒介叮咬处,可见于恙虫病、北亚蜱媒立克次体病等。

(3)毒血症状(toxemic symptoms):病原体的各种代谢产物,包括细菌毒素在内,可引起除发热以外的多种症状,如疲乏,全身不适,厌食,头痛,肌肉、关节和骨骼疼痛等。严重者可有意识障碍、谵妄、脑膜刺激征、中毒性脑病、呼吸衰竭及休克等表现,有时还可引起肝、肾损害,表现为肝、肾功能的改变。

(4)单核 - 吞噬细胞系统反应(reaction of mononuclear phagocyte system):在病原体及其代谢产物的作用下,单核 - 吞噬细胞系统可出现充血、增生等反应,临床上表现为肝、脾和淋巴结肿大。

3. 临床类型(clinical form)　根据传染病临床过程的长短可分为急性(acute)、亚急性(subacute)和慢性(chronic)型;按病情轻重可分为轻型(mild form)、典型(typical fom,也称中型或普通型)、重型(severe from)和暴发型(fulminant form)。临床分型对治疗、隔离、护理等具有指导意义。

第六节　传染病的诊断

正确的早期诊断是有效治疗传染病的先决条件,又是早期隔离病人的前提,传染病的诊断要从三个方面的资料进行综合分析。

一、临床资料

全面而准确的临床资料来源于详尽的病史询问和细致的体格检查。发病的诱因和起病的方式对传染病的诊断有参考价值,必须加以注意。热型及伴随症状,如腹泻、头痛等都要从鉴别诊断的角度来加以描述。进行体格检查时不要忽略有重要诊断意义的体征,如麻疹的口腔黏膜斑,百日咳的痉挛性咳嗽,白喉的假膜,伤寒的玫瑰疹,脊髓灰质炎的肢体弛缓性瘫痪,霍乱的无痛性腹泻、米泔水样粪便,破伤风的严重肌强直、张口困难、牙关紧闭、角弓反张和苦笑面容等。

二、流行病学资料

流行病学资料在传染病的诊断中占重要地位。包括:

1. 传染病的地区分布　有些传染病局限在一定的地区范围,如黑热病、血吸虫病,有些传染病可由一些特定的动物为传染源和传播媒介,在一定条件下才传给人或家畜。

2. 传染病的时间分布　不少传染病的发生有较强的季节性和周期性,如流行性乙型脑炎好发于夏、秋季。

3. 传染病的人群分布　许多传染病的发生与年龄、性别、职业有密切关系,如百日咳和猩红热

Note:

多发于 1～5 岁儿童,林业工人易被蜱叮咬而感染虫媒传播传染病,如森林脑炎、莱姆病等。此外,了解传染病的接触史、预防接种史,也有助于建立诊断。

三、实验室及其他检查资料

实验室检查对传染病的诊断具有特殊的意义,因为病原体的检出或被分离培养可直接确定诊断,而免疫学检查亦可提供重要根据。对许多传染病来说,一般实验室检查(ordinary laboratory examination)对早期诊断也是有很大帮助的。

1. **一般实验室检查**　血液常规检查中以白细胞计数和分类的用途最广。白细胞总数显著增多常见于化脓性细菌感染,如流行性脑脊髓膜炎、败血症和猩红热等。革兰氏阴性杆菌感染时白细胞总数往往升高不明显甚至减少,例如布鲁氏菌病、伤寒及副伤寒等。病毒性感染时白细胞总数通常减少或正常,如流行性感冒、登革热和病毒性肝炎等,但肾综合征出血热、流行性乙型脑炎病人的白细胞总数往往增加。原虫感染时病人的白细胞总数也常减少,如疟疾、黑热病等。中性粒细胞百分率常随白细胞总数的增减而增减,但在某些传染病中却有所不同,如肾综合征出血热病人在白细胞总数增加的同时,可见中性粒细胞百分率的减少而淋巴细胞百分率增加,并有异型淋巴细胞出现。传染性单核细胞增多症病人的淋巴细胞增多并有异型淋巴细胞出现。蠕虫感染病人的嗜酸性粒细胞通常增多,如钩虫、血吸虫和并殖吸虫感染等。嗜酸性粒细胞减少则常见于伤寒、流行性脑脊髓膜炎等病人。尿常规检查:有助于钩端螺旋体病和肾综合征出血热的诊断,病人尿内常有蛋白、白细胞、红细胞,肾综合征出血热病人的尿内有时还可见到膜状物。粪便常规检查有助于肠道细菌与原虫感染的诊断,如黏液脓血便常出现在细菌性痢疾病人,果浆样便可见于肠阿米巴病病人。血液生化检查有助于病毒性肝炎、肾综合征出血热等的诊断。

2. **病原学检查(etiologic examination)**　根据病原体的大小和在体内的分布可做相应的检查。

(1)直接检查病原体:许多传染病可通过显微镜或肉眼检出病原体而明确诊断,如从血液或骨髓涂片中检出疟原虫、利什曼原虫、微丝蚴及回归热螺旋体等;从粪便涂片中检出各种寄生虫卵及阿米巴原虫等;从脑脊液离心沉淀的墨汁涂片中检出新型隐球菌等。可用肉眼观察粪便中的绦虫节片和从粪便孵出的血吸虫毛蚴等。病毒性传染病难以直接检出病原体,但在皮肤病灶中检到多核巨细胞及核内包涵体时,可作为水痘带状疱疹病毒感染的辅助诊断。

(2)分离培养病原体:细菌、螺旋体和真菌通常可用人工培养基分离培养,如伤寒沙门菌、志贺菌、霍乱弧菌、钩端螺旋体和新型隐球菌等。立克次体或东方体则需经动物接种或细胞培养才能分离出来,如斑疹伤寒、恙虫病等。病毒分离一般需用细胞培养,如登革热、脊髓灰质炎等。用以分离病原体的检材可采用血液、尿、粪、脑脊液、痰、骨髓和皮疹吸出液等。标本的采集应注意无菌操作,尽量于病程的早期阶段及抗病原体药物应用之前进行,尽可能采集病变部位明显的材料,例如细菌性痢疾病人取其有脓血或黏液的粪便,肺结核病人取其干酪样痰液等。怀疑败血症时,应在体温上升过程中有明显畏寒、寒战时采血,以提高阳性检出率。疟原虫的最佳检测时间应在体温的高峰期或稍后一点时间。与此同时,应注意标本的正确保存与运送,标本采集后要尽快送检,多数可以冷藏运送,要在标本送检单上注明标本来源和检验目的,使实验室能正确选用相应的培养基和适宜的培养环境。

(3)检测特异性抗原:病原体特异性抗原的检测可较快地提供病原体存在的证据,特别是在病原体分离培养不成功或病原体难以检测的情况下帮助诊断,如乙型肝炎病毒抗原的检出即可提供明确诊断依据,其诊断意义往往较抗体检测更为可靠。

(4)检测特异性核酸:可用分子生物学(molecular biology)检测方法,如用放射性核素或生物素标记的探针做 DNA 印迹法(Southern blot)或 RNA 印迹法(Northern blot),或用聚合酶链反应(polymerase chain reaction,PCR)或反转录-聚合酶链反应(reverse transcriptase-polymerase chain reaction,RT-PCR)检测病原体的核酸。

Note:

3. 特异性抗体检测 特异性抗体检测（detection of specific antibody）又称血清学检查（serological test）。在传染病早期，特异性抗体在血清中往往尚未出现或滴度很低，而在恢复期或病程后期则抗体滴度有显著升高，故在急性期及恢复期双份血清检测其抗体由阴性转为阳性或滴度升高 4 倍以上时有重要诊断意义。特异性 IgM 型抗体的检出有助于现存或近期感染的诊断，特异性 IgG 型抗体的检出还可以评价个人及群体的免疫状态。

4. 其他检查 其他检查包括支气管镜检查（bronchoscopy）、胃镜检查（gastroscopy）和结肠镜检查（colonoscopy）等内镜检查（endoscopy），超声检查（ultrasonography）、磁共振成像（magnetic resonance imaging, MRI）、计算机断层扫描（computerized tomography, CT）和数字减影血管造影（digital subtraction angiography, DSA）等影像学检查，活体组织检查（biopsy），各种系统生物学技术检查等。

第七节 传染病的治疗

一、治疗原则

传染病早期治疗的目的不仅在于促进病人康复，而且还在于控制传染源，防止进一步传播。要坚持综合治疗的原则，即治疗与护理、隔离与消毒并重，一般治疗、对症治疗与病原治疗并重的原则。

二、治疗方法

1. 病原或特异性免疫治疗 病原治疗（etiologic treatment）亦称特异性治疗（specific treatment），是针对病原体的治疗措施，具有抑杀病原体的作用，达到根治和控制传染源的目的。常用药物有抗生素（antibiotics）、化学治疗制剂和血清免疫制剂等。

（1）抗菌治疗：针对细菌和真菌的药物主要为抗生素及化学制剂。应及早确立病原学诊断，熟悉选用药物的适应证、抗菌活性、药动学特点和不良反应，再结合病人的生理、病理、免疫等状态合理用药。危重感染病人采用降阶梯治疗，起始采用经验性广谱治疗，防止病人病情恶化，获得可靠的细菌培养和药敏结果后，如果病情得到初步控制，及时换用有针对性的相对窄谱的抗菌药物，以减少耐药菌的发生，并优化治疗成本。某些抗生素特别是青霉素有可能引起过敏反应，在使用前应详细询问药物过敏史并做好皮肤敏感试验。

（2）抗病毒治疗：目前有效的抗病毒药物尚不多，按病毒类型可分为三类：

1）广谱抗病毒药物：如利巴韦林（ribavirin），可用于病毒性呼吸道感染、疱疹性角膜炎、肾综合征出血热以及丙型肝炎的治疗。

2）抗 RNA 病毒药物：如奥司他韦（oseltamivir，达菲），对甲型 H5N1 及 H1N1 流感病毒感染均有效。近年推出的直接抗病毒药物（direely acting antivirals, DAAs）具有直接抑制病毒蛋白酶或其他位点的作用，可持续抑制病毒复制，使彻底治愈丙型病毒性肝炎成为可能。

3）抗 DNA 病毒药物如：阿昔洛韦常用于疱疹病毒感染，更昔洛韦对巨细胞病毒感染有效，核苷（酸）类药物（如恩替卡韦、替诺福韦酯等）抑制病毒反转录酶活性，是目前常用的抗乙型肝炎病毒药物。

（3）抗寄生虫治疗：原虫及蠕虫感染的病原治疗常用化学制剂，如甲硝唑、吡喹酮和伯氨喹等。氯喹是控制疟疾发作的传统药物，自从发现抗氯喹恶性疟原虫以来，青蒿素类药物受到广泛关注。阿苯达唑、甲苯达唑是目前治疗肠道线虫病的有效药物。乙胺嗪及呋喃嘧酮用于治疗丝虫病。吡喹酮是最主要的抗吸虫药物，对血吸虫病有特效。

（4）免疫治疗：特异性免疫治疗（immunization therapy）也是传染病治疗的一个重要方面，因为感染的发生是病原体和人体相互作用的结果，这在缺少病原治疗手段的时候尤为重要。抗毒素用于治疗白喉、破伤风、肉毒中毒等外毒素引起的疾病，治疗前需做皮肤试验，因其属于动物血清制剂，容易引起过敏反应,对抗毒素过敏者必要时可用小剂量逐渐递增的脱敏方法。干扰素等免疫调节剂可调节宿主免疫功能,用于乙型肝炎、丙型肝炎的治疗。胸腺素作为免疫增强剂也在临床使用。免疫球蛋白作为一种被动免疫制剂,通常用于严重病毒或细菌感染的治疗。

2. 对症治疗 对症治疗(symptomatic treatment)主要针对传染病症状明显期出现的复杂的病理生理异常,不但有减轻病人痛苦的作用,而且可通过调节病人各系统的功能,达到减少机体消耗、保护重要器官、使损伤降至最低的目的。例如,在高热时采取的各种降温措施,颅内压升高时采取的脱水疗法,抽搐时采取的镇静措施,昏迷时采取的恢复苏醒措施,心力衰竭时采取的强心措施,休克时采取的改善微循环措施,严重毒血症时采用肾上腺糖皮质激素疗法等,能使病人度过危险期,促进康复。

3. 中医治疗 中医治疗(traditional Chinese medicine treatment)对调节病人各系统的功能起着相当重要的作用。某些中药,如黄连、大蒜、鱼腥草、板蓝和山豆根等还有一定的抗微生物作用。

4. 支持治疗

(1)饮食:保证一定的热量供应,根据不同的病情给予流质、半流质软食等,并补充各种维生素。对进食困难的病人,通过喂食、鼻饲或静脉补给必要的营养品。

(2)补充液体及盐类:适量补充液体及盐类对有发热、吐泻症状的病人甚为重要,可维持病人水、电解质和酸碱平衡。

(3)给氧:危重者如有循环衰竭或呼吸困难出现发绀时,应及时给氧。这些措施对调节病人机体的防御和免疫功能起着重要的作用。

(4)心理支持:医护人员良好的服务态度、工作作风、对病人的关心和鼓励等是心理治疗的重要组成部分,心理治疗有助于提高病人战胜疾病的信心。

5. 康复治疗 某些传染病,如脊髓灰质炎、脑炎和脑膜炎等可引起某些后遗症,需要采取针灸治疗(acupuncture and moxibustion therapy)、理疗(physical therapy)、高压氧(high pressure oxygen therapy)等康复治疗(re-habilitation therapy)措施,以促进机体恢复。

第八节 传染病的预防

做好传染病的预防工作,对减少传染病的发生及流行、最终达到控制和消灭传染病有重要意义。传染病的预防应针对传染病流行过程的三个基本环节采取综合性措施,并根据各种传染病的特点、传播的主导环节采取相应的措施以终止其继续传播。

一、管理传染源

1. 对病人的管理 对病人应尽量做到五早:早发现、早诊断、早报告、早隔离、早治疗。建立健全的医疗卫生防疫机构,开展传染病卫生宣传教育,提高人群对传染病识别能力,对早期发现、早期诊断传染病有重要意义。

传染病的报告制度是早期发现和控制传染病的重要措施。根据《中华人民共和国传染病防治法》及《突发公共卫生应急事件与传染病疫情监测信息报告》,将法定传染病分为甲、乙、丙3类:

(1)甲类:共2种,包括鼠疫、霍乱。

(2)乙类:包括严重急性呼吸综合征、新型冠状病毒肺炎(按照甲类传染病进行管理)、艾滋病、病毒性肝炎、脊髓灰质炎、人感染高致病性禽流感、麻疹、肾综合征出血热、狂犬病、流行性乙型脑炎、登革热、炭疽、细菌性和阿米巴性痢疾、肺结核、伤寒和副伤寒、流行性脑脊髓膜炎、百日咳、白喉、新生儿破伤风、猩红热、布鲁氏菌病、淋病、梅毒、钩端螺旋体病、血吸虫病、疟疾、人感染猪链球菌病、人感染 H7N9 禽流感。

(3)丙类:为监测管理的传染病,包括流行性感冒(含甲型 H1N1 流感)、流行性腮腺炎、风疹、急

Note: ✎

性出血性结膜炎、麻风病、流行性和地方性斑疹伤寒、黑热病、棘球蚴病、丝虫病,除霍乱、细菌性和阿米巴性痢疾、伤寒和副伤寒以外的感染性腹泻病、手足口病。

甲类传染病为强制管理的烈性传染病,发现甲类传染病和乙类传染病中的肺炭疽、严重急性呼吸综合征、新型冠状病毒肺炎、脊髓灰质炎、人感染高致病性禽流感的病人或疑似病人时,或发现其他传染病和不明原因疾病暴发时,城镇要求在发现后 2h 内通过传染病疫情监测信息系统上报,农村不超过 6h。未实行网络直报的责任报告单位应于 2h 内以最快的通信方式(电话、传真)向当地县级疾病预防控制机构报告,并于 2h 内寄送出传染病报告卡。乙类传染病为严格管理的传染病,城镇要求发现后 6h 内网络直报,农村不超过 12h。丙类传染病为监测管理的传染病,要求发现后 24h 内上报。

2. 对接触者的管理 接触者是指曾经和传染源发生过接触的人,可能受到感染而处于疾病的潜伏期,有可能是传染源。对接触者应根据具体情况采取留验、医学观察、隔离和必要的卫生处理等检疫措施,或根据具体情况进行紧急免疫接种或药物预防。检疫期限由最后接触之日算起,至该病最长潜伏期。留验又称隔离观察,是对接触者的日常活动加以限制,并在指定场所进行观察,确诊后立即隔离治疗,主要用于甲类传染病。对集体单位的留验又称集体检疫。医学观察指对接触者的日常活动不加限制,但每天进行必要的诊察,以了解有无早期发病的征象,主要用于乙类传染病。

3. 对病原携带者的管理 应做到早期发现。凡是传染病接触者、有传染病史者、流行区居民以及服务性行业、托幼机构与供水行业的工作人员应定期普查,检出病原携带者。对病原携带者须做好登记,加强管理,指导督促其养成良好的卫生和生活习惯,并随访观察。必要时,应调整工作岗位或隔离治疗。

4. 对动物传染源的管理 应根据动物的病种和经济价值,予以隔离、治疗或杀灭。有经济价值且非烈性传染病的动物,应分群放牧或分开饲养,并予以治疗。无经济价值或危害性大的动物(如鼠类、狂犬)应予捕杀、焚毁。在流行地区,对动物(如家畜、家禽)进行预防接种,可降低发病率。

二、切断传播途径

根据各种传染病的传播途径采取措施。对于各种传染病尤其是消化道传染病、虫媒传染病和寄生虫病,切断传播途径是起主导作用的预防措施。对于消化道传染病应着重加强饮食卫生、个人卫生及粪便管理,保护水源,消灭苍蝇、蟑螂、老鼠等。对于呼吸道传染病,应着重进行空气消毒,提倡外出时戴口罩,流行期间少到公共场所。教育群众不随地吐痰,咳嗽和打喷嚏时要用手帕捂住口鼻。对于虫媒传染病,应大力开展爱国卫生运动,采用药物等措施进行防虫、驱虫、杀虫。加强血源和血制品的管理、防止医源性传播是预防血源性传染病的有效手段。切断传播途径主要措施包括消毒和隔离。

三、保护易感人群

提高人群免疫力可以从以下两方面进行:

1. 增强非特异性免疫力 非特异性免疫是机体对进入体内异物的一种清除机制。在病原体及毒素的作用下,非特异性免疫力又是产生特异性免疫力的基础。增强非特异性免疫力的主要措施包括:加强体育锻炼、调节饮食、养成良好卫生生活习惯、改善居住条件、协调人际关系、保持心情愉快等。

2. 增强特异性免疫力 人体可通过隐性感染、显性感染或预防接种获得对该种传染病的特异性免疫力,其中以预防接种(vaccination)起关键作用。预防接种分为人工主动免疫和人工被动免疫。

(1)人工主动免疫:有计划地将减毒或灭活的病原体,纯化的抗原和类毒素制成菌(疫)苗接种到人体内,使人体于接种后 1~4 周产生抗体,称为人工主动免疫。免疫力可保持数月至数年。

1)计划免疫和儿童基础免疫方案:计划免疫是根据规定的免疫程序,对易感人群有计划地进行有关生物制品的预防接种,以提高人群的免疫水平。根据国家免疫规划,按照免疫程序,实施扩大儿童免疫规划。即在现行范围内已经使用的乙肝疫苗、卡介苗、脊髓灰质炎疫苗、百白破疫苗、白破疫苗、麻疹疫苗、A 群流脑疫苗、乙脑疫苗 8 种疫苗的基础上,以无细胞百白破疫苗替代百白破疫苗,并

Note:

将麻腮风疫苗、A+C群流脑疫苗、甲肝疫苗等3种疫苗纳入儿童免疫规划，对适龄儿童进行常规接种。通过接种上述11种疫苗，预防乙型肝炎、结核病、脊髓灰质炎、百日咳、白喉、破伤风、麻疹、流行性腮腺炎、风疹、流行性乙型脑炎、流行性脑脊髓膜炎、甲型肝炎12种传染病，使儿童获得恒定的免疫，实现基本消灭脊髓灰质炎、白喉、百日咳，把结核病、麻疹、破伤风、乙型肝炎的发病率控制在最低水平的目标。此外，某些重点人群，如免疫水平低、人口稠密、流动性大和发病率高的地区，以及由于职业关系受感染威胁大的人群，均可按需作为预防接种的重点。

2）预防接种的实施：①准备工作：接种前须制订计划，确定接种对象、人数和时间，准备好必要的物资器械，做好宣传工作，以取得群众的密切配合。生物制品应仔细检查，注意有无破损、变质、过期以及不易摇散的凝块或异物等情况，并登记批号。②接种对象：须根据各类生物制品所确定的接种对象进行接种。在接种前应对接种对象做详细体检，严格掌握禁忌证。凡发热，患急性传染病、肝肾疾病、糖尿病、原发性高血压以及妊娠期、月经期者暂缓接种。③接种方法：接种时应遵照说明书的规定，严格掌握接种方法、剂量、次数和间隔时间，注意无菌操作。

3）预防接种的反应和处理：绝大多数人接种后不引起反应或反应轻微，个别人可出现严重反应。①局部反应：接种后24h内局部出现红、肿、热、痛。红肿直径小于2.5cm为弱反应，2.5～5.0cm为中反应，大于5.0cm为强反应。强反应常伴局部淋巴结肿痛。②全身反应：主要表现为发热、头痛、全身不适、食欲缺乏、恶心、呕吐等。局部反应和全身反应轻微者，经适当休息后可恢复，无须特殊处理；反应严重，体温高达39℃以上时，应予对症处理。③异常反应：主要为晕厥和过敏性休克，一般少见。晕厥多发生于空腹、疲劳及精神紧张状态下，故注射前应做好解释工作，缓解紧张心理。一旦出现心慌、虚弱感、胃部不适、恶心、手心发麻等表现，立即让病人平卧，保持安静，喂给糖水或温开水，针灸人中、十宣等穴位，一般不需服药。若出现面色苍白、手足冰凉、出冷汗、恶心、呕吐、血压下降等过敏性休克表现时，应立即报告医生，同时可静注高渗葡萄糖或皮下注射1:1 000肾上腺素0.5～1.0ml（儿童0.01～0.03ml/kg）。

各种生物制品均可引起其特有的异常反应。如麻疹疫苗可引起发热和皮疹，百、白、破混合制剂可引起过敏性休克、皮疹和神经系统并发症，脊髓灰质炎减毒活疫苗可引起麻痹，尽管罕见，但在大规模接种时仍需警惕。

（2）人工被动免疫：将制备好的含抗体的血清或抗毒素注入易感者体内，使机体迅速获得免疫力的方法，称人工被动免疫。免疫持续时间仅2～3周。常用于治疗或对接触者的紧急预防。常用制剂有抗毒血清、人血丙种球蛋白、胎盘球蛋白和特异性高价免疫球蛋白等。

3. 药物预防 对某些尚无特异性免疫方法或免疫效果尚不理想的传染病，在流行期间可给易感者口服预防药物，对降低发病率和控制流行有一定作用。如口服磺胺药预防流行性脑脊髓膜炎，口服乙胺嘧啶预防疟疾等。

四、标准预防

知 识 链 接

标准预防

1985年，由于HIV/AIDS的出现，为保护医护人员免受HIV以及其他血源性疾病感染，制订了有关指南，当时称普遍预防（universal precautions）。1996年，美国疾病控制中心将普遍预防概念进行了扩展，增加了对空气和飞沫传播的疾病的防护措施，修订为标准预防。标准预防是基于病人的血液、体液、分泌物（不包括汗液）、非完整皮肤和黏膜均可能含有感染性因子的原则，针对医院所有病人和医务人员采取的一组预防感染措施。

Note：

1. 标准预防的核心内容

（1）所有的病人均被视为具有潜在感染性的病人：即认为病人的血液、体液、分泌物、排泄物均具有传染性。在接触上述物质时，无论自身黏膜与皮肤是否完整，都必须采取相应的防护措施，包括手卫生。即必须根据预期可能的暴露选用手套、隔离衣、口罩、护目镜或防护面罩，安全注射，穿戴合适的防护用品处理病人环境中污染的物品与医疗器械。

（2）既要防止经血传播性疾病的传播，也要防止非经血传播性疾病的传播。

（3）采取双向防护，既要预防疾病从病人传染给医务人员，也要预防疾病从医务人员传染给病人。

2. 标准预防的措施

（1）洗手：洗手是预防感染传播最经济、最有效的措施。医疗护理活动前后，应按照正确的洗手法认真洗净双手。

（2）戴手套：当接触血液、体液、排泄物、分泌物及破损的皮肤黏膜时，应戴手套。戴手套不能代替洗手。

（3）戴面罩、护目镜和口罩：可以减少病人的体液、血液、分泌物等液体的传染性物质飞溅到医护人员眼睛、口腔及鼻腔黏膜。

（4）穿隔离衣：用于避免被传染性的血液、分泌物、渗出物等污染。

（5）设置隔离室：将可能污染环境的病人安置在专用的病房，有助于维持适当的卫生或环境的控制。负压隔离室能够最大限度地控制污染的范围，尤其适用于严重的呼吸道传染病。空气在排出室外或流向其他领域之前，应经高效过滤处理，病人在房内时房门应保持关闭。

（6）其他预防措施：可重复使用设备的清洁消毒；医院日常设施、环境的清洁标准和卫生处理程序的落实；医护人员的职业健康安全措施，如处理所有的锐器时应当特别注意，防止被刺伤，用后的针头及尖锐物品应弃于锐器盒内。

第九节　传染病的消毒和隔离

一、消毒

消毒是通过物理、化学或生物学方法，消除或杀灭环境中病原微生物的一系列方法。消毒是切断传播途径的重要措施，狭义的消毒是指消灭污染环境的病原体而言，广义的消毒则包括消灭传播媒介在内。消毒有疫源地消毒（包括随时消毒与终末消毒）及预防性消毒两大类。

1. 疫源地消毒　指对目前存在或曾经存在传染源的地区进行消毒，目的在于消灭由传染源排到外界环境中的病原体。疫源地消毒包括：

（1）终末消毒：即当病人痊愈或死亡后对其原居地进行的最后一次彻底消毒，包括对病人所处环境、所接触物品和排泄物的消毒，也包括病人出院前的自身消毒或死亡后对尸体的消毒处理。

（2）随时消毒：对传染源的排泄物、分泌物及其污染物品进行随时的消毒。

2. 预防性消毒　指虽未发现传染源，但对可能受到病原体污染的场所、物品和人体进行消毒。如对饮用水源、餐具、食物的消毒，也包括医院中对病房、手术室和医护人员手的消毒。

常用的消毒方法包括物理消毒法和化学消毒法。物理消毒法中热力灭菌法包括煮沸消毒、高压蒸汽灭菌、预真空型压力蒸汽灭菌和脉动真空压力蒸汽灭菌、巴氏消毒法和干热灭菌法，其中高压蒸汽灭菌是医院最常用的消毒灭菌法。医院也常用非电离辐射和电离辐射消毒灭菌法，如紫外线、微波、γ射线等。化学消毒法中常用的有含氯消毒剂、氧化消毒剂、醛类消毒剂、杂环类气体消毒剂、碘类消毒剂、醇类消毒剂及其他消毒剂。应根据具体情况和要求选择消毒方法，常用物品消毒方法见表1-1。

表 1-1 常用物品消毒方法

消毒对象	消毒方法	备注
粪便、尿液	20% 含氯石灰搅拌后静置 2h	肝炎病人粪便需消毒 6h
脓液、痰液	焚烧法；1%～2% 含氯石灰澄清液浸泡 30～60min	
痰盂、痰杯	0.5% 过氧乙酸浸泡 2h	
剩饭、剩菜等残余食物	煮沸 20min	肝炎病人的剩余食物需煮沸 30min
食具	高压蒸汽消毒或煮沸 10min；0.5% 过氧乙酸完全淹没浸泡 30～60min	
污水、浴水	加等量 20% 含氯石灰澄清液搅匀，静置 2h	容器加盖
生吃瓜果	1:5 000 高锰酸钾浸泡 15～20min	
医疗器械	0.5% 过氧乙酸、2% 戊二醛、0.1%～0.2% 氯己定、70% 酒精浸泡 10～20min；煮沸 10～20min 或高压蒸汽消毒	器械必须擦去黏液、血渍并清洁后方可消毒。金属类器械不用过氧乙酸消毒；氯己定对炭疽、结核菌、真菌消毒应 2～10h
病室地面、墙壁、生活用具、运输家具	选择其中一种消毒液擦洗或喷雾 30～60min：10% 含氯石灰上清液、2% 甲酚皂、0.5% 苯扎溴铵、0.5%～1% 过氧乙酸；1%～3% 甲醛熏蒸	病毒性肝炎病人用 0.5% 过氧乙酸，炭疽、结核病人用 1% 过氧乙酸
书籍、文件	1.5g/L 环氧乙烷熏蒸 3h（20℃）；125mg/m³ 甲醛熏蒸 2h（80℃）；无保存价值者可焚烧	书籍文件要分散堆放，不能捆绑扎紧
衣服、被单	1%～3% 甲酚皂浸泡 30～60min；1%～3% 过氧乙酸熏蒸（1g/m³）1h	
皮肤（手及其他污染部位）	2% 甲酚皂或 0.1% 苯扎溴铵浸泡 1～20min	消毒后用流水冲洗干净
垃圾	焚烧；1%～3% 含氯石灰或 3%～5% 甲酚皂喷雾	
便器、化粪池	3% 含氯石灰澄清液浸泡（便器 30～60min；化粪池 2h）	化粪池沉底粪便出粪时用 20% 含氯石灰充分搅拌 2h 后再排放

二、隔离

隔离是指将病人或病原携带者妥善地安排在指定的隔离单位，暂时与人群隔离，积极进行治疗、护理，并对具有传染性的分泌物、排泄物、用具等进行必要的消毒处理，防止病原体向外扩散的医疗措施。

1. 隔离的原则

（1）在标准预防的基础上，根据疾病的传播途径（接触传播、空气传播、消化道传播等），制订相应的隔离与预防措施。

（2）一种疾病可能有多种传播途径时，应在标准预防的基础上，采取相应传播途径的隔离与预防，将多种防护措施结合使用。

（3）隔离病室应有隔离标志，并限制人员的出入。黄色为空气传播的隔离，粉色为飞沫传播的隔离，蓝色为接触传播的隔离。

（4）传染病病人或可疑传染病病人应安置在单人隔离房间；受条件限制的医院，同种病原体感染者可安置于一室。隔离的传染病病人或疑似传染病人产生的医疗废物，应严格执行医疗废物管理条例，防止病原体扩散和传播。

（5）建筑布局符合隔离要求：高危险区的科室（感染疾病科）宜相对独立，宜与普通病区和生活区分开。服务流程确保洁、污分开，防止因人员流程、物品流程交叉导致污染。通风系统应区域化，防止区域间空气交叉污染。配备合适的手卫生设施。

（6）解除隔离原则：已满隔离期者、连续多次病原检测阴性者，确定被隔离者不再排出病原体，方可解除隔离。

2. 隔离种类

（1）严密隔离：对传染性强、病死率高的传染病，如霍乱、鼠疫、狂犬病等，应住单人房，严密隔离。

（2）呼吸道隔离：对由病人的飞沫和鼻咽分泌物经呼吸道传播的疾病，如严重急性呼吸综合征、新型冠状病毒肺炎、流感、流行性脑脊髓膜炎、麻疹、白喉、百日咳、肺结核等，应给予呼吸道隔离。

（3）消化道隔离：对由病人的排泄物直接或间接污染食物、食具而传播的传染病，如伤寒、菌痢、甲型肝炎、戊型肝炎、阿米巴病等，最好能在一个病房中只收治一个病种，否则应特别注意加强床边隔离。

（4）血液 - 体液隔离：对于直接或间接接触感染的血及体液而发生的传染病，如乙型肝炎、丙型肝炎、艾滋病、钩端螺旋体病等，在一个病房中只住由同种病原体感染的病人。

（5）接触隔离：对病原体经体表或感染部位排出，他人直接或间接与破损皮肤或黏膜接触感染引起的传染病，如破伤风、炭疽、梅毒、淋病和皮肤的真菌感染等，应做接触隔离。

（6）昆虫隔离：对以昆虫作为媒介传播的传染病，如乙脑、疟疾、斑疹伤寒、回归热、丝虫病等，应做昆虫隔离。病室应有纱窗、纱门，做到防蚊、防蝇、防螨、防虱和防蚤等。

（7）保护性隔离：对抵抗力特别低的易感者，如长期大量应用免疫抑制剂者、严重烧伤病人、早产婴儿和器官移植病人等，应做保护性隔离。在诊断、治疗和护理工作中，尤其应注意避免医源性感染。

第十节　传染病的护理

一、传染病病人的护理评估

在全面收集病人主、客观资料的基础上，对传染病病人进行护理评估应着重注意以下内容：

1. 病史

（1）流行病学特点：收集病人的个人史和生活史，尤其与传染病有关的流行病学资料。包括年龄、性别、职业、居住地及其环境、发病季节；了解病人的生活、卫生习惯和饮食习惯，有无摄入生食习惯，有无不洁饮食史；有无疫区旅居史；有无动物分泌物或疫水接触史，有无输注血液或血制品；是否家庭或集体生活人群发病，是否有类似病人；有无吸毒、性乱等不良行为。有无既往传染病史，预防接种情况等。

（2）患病及检查、治疗经过：注意结合传染病的基本特征和传染病流行过程中的临床特点进行评估。了解病人发病的起始时间，发病特点，有无明显的诱因，主要症状、体征及其特点，症状加重有无诱发因素或缓解因素，有无伴随症状、并发症或后遗症及其特点。既往检查、治疗经过及治疗效果。是否遵从医嘱治疗。询问用药史，包括药物的种类、剂量和用法。有无特殊的饮食医嘱及病人遵从情况，例如伤寒病人应摄入清淡、少渣软食，以防肠出血或穿孔的发生。病人目前的主要不适及病情变化，患病后病人饮食、睡眠、休息、大小便、体重等一般状况有无变化。

（3）心理 - 社会状况

1）疾病知识：评估病人及其亲属（照顾者）对所患疾病相关知识的认知和需求，如所患传染病的发生、发展及其传染性、诊断与治疗、预防的方法等知识；评估病人的遵医行为；了解病人的学习能力与方法。

2）心理状况：评估发病后病人的心理反应，观察病人有无焦虑、抑郁、沮丧、悲伤、恐惧等不良情绪，是否出现退缩、敌对（如艾滋病病人可能出现敌对行为）、沉默、不合作等表现。出现焦虑、抑郁倾向者，需评估其程度。了解病人对住院及隔离治疗的认识，有无孤立无助、被约束、被抛弃感。评估病人有无因严重不良情绪导致食欲缺乏、睡眠障碍、过度换气、心动过速、头痛，甚至呼吸困难、心悸、窒息等躯体表现。了解导致不良心理反应的原因，如患病后病人工作、学习是否中断，日常生活能力是否下降，生活是否受到影响，能否承担医疗费用等。

3）社会支持系统：了解病人亲属（照顾者）对病人患病后的态度和应对方式，被隔离病人有无亲属或朋友探视。评估病人所在社区是否能提供医疗保健服务，相关医疗设施是否完善，病人是否享有医疗保障等。

2. 身体评估

（1）一般状态与生命体征：评估病人的意识是否清醒，有无意识障碍，意识障碍的程度及其表现；病人的生命体征是否稳定，有无发热，发热的程度和热型；呼吸频率与节律有无异常；有无心率的改变。掌握病人的营养状况，发病后体重是否减轻。观察皮肤黏膜有无皮疹、黄疸、出血点或瘀斑。注意皮疹的性质、形态、分布，皮疹出现和消退的时间及顺序，是否伴有瘙痒或并发感染。全身浅表淋巴结有无肿大、压痛。观察皮肤色泽和弹性，有无眼窝凹陷、指纹干瘪等脱水的表现，判断脱水程度。

（2）各系统检查：应对病人进行全面细致的全身检查。不同疾病检查时应有所侧重。对患有呼吸系统传染病或有呼吸系统并发症的病人应注意呼吸频率、深度、节律，呼吸音是否正常。有败血症和感染性休克的病人应重点评估心率、血压的变化，是否有四肢冰冷、尿量减少等。累及消化系统的传染病重点检查腹部有无压痛、反跳痛，评估疼痛的部位、性质、程度，肝脾大小、质地，是否有压痛，有无腹水。中枢神经系统的传染病应重点评估瞳孔的大小及对光反射，有无脑膜刺激征、病理反射征，有无肢体瘫痪等。

进行身体评估时尤其注意是否存在有重要诊断意义的症状体征，如伤寒的特殊中毒面容、玫瑰疹，麻疹的口腔黏膜斑，白喉的假膜，霍乱的无痛性腹泻与米泔水样大便，破伤风的张口困难、牙关紧闭、角弓反张，恙虫病病人的焦痂、溃疡等。

3. 实验室及其他检查

（1）一般检查：包括血液、尿液、粪便常规检查和血液生化检查。

1）血常规检查：其中以白细胞计数和分类的用途最广。细菌感染时白细胞计数增多，化脓性细菌感染时白细胞计数显著增高，如流行性脑脊髓膜炎、败血症等。伤寒及副伤寒、布鲁氏菌病白细胞计数升高不明显甚至减少。病毒、原虫感染时白细胞计数常减少或者正常，如病毒性肝炎、登革热、疟疾等，但肾综合征出血热、乙脑白细胞计数升高。嗜酸性粒细胞增多多见于钩虫、血吸虫等蠕虫感染，嗜酸性粒细胞减少常见于伤寒、流行性脑脊髓膜炎等。

2）尿常规检查：尿中见红细胞、白细胞、蛋白、管型等，有助于钩端螺旋体病和肾综合征出血热的诊断。

3）粪便常规检查：粪便中见红细胞、白细胞、虫卵等，有助于细菌性痢疾、感染性腹泻、蠕虫感染等消化道传染病的诊断。

4）血液生化检查：血清酶学检测、血清蛋白检测、血尿素氮检测等有助于病毒性肝炎、肾综合征出血热等疾病的诊断。

（2）病原学检查：通过显微镜或肉眼直接检出病原体而明确诊断，例如从血液、骨髓涂片中可检出疟原虫、微丝蚴，从粪便涂片中检出各种寄生虫卵及阿米巴原虫，还可直接用肉眼检出绦虫节片。通过人工培养基分离培养检出病原体，如细菌、螺旋体和真菌等。病毒、立克次体可通过动物接种或组织培养分离。为提高检测阳性率，最好在疾病早期及使用抗生素之前采集标本，注意取材新鲜、避免污染。同时，应注意标本的正确保存与运送，标本采集后尽快送检。

（3）分子生物学检测：通过分子杂交方法或聚合酶链反应（polymerase chain reaction，PCR）可检出特异性的病原体核酸,如检测肝炎病毒的 DNA 和 RNA。

(4)免疫学检查:最常用的免疫学检查方法是应用已知抗原或抗体检测血清或体液中的相应抗体或抗原。免疫学检测可用于判断病人的免疫功能状态、调查该病的流行病学情况和人群免疫水平。常用的免疫标记技术包括酶标记技术、免疫荧光技术、放射免疫测定、非放射标记技术、免疫印迹,可特异性测定体液中微量抗原和抗体含量,并且进行定位。

1)特异性抗体检测:又称为血清学检查。传染病发病初期特异性抗体在血清中一般尚未出现或效价很低,在恢复期或后期抗体效价则显著升高,因此通常在急性期及恢复期采双份血清检测其抗体,抗体由阴性转为阳性或抗体效价升高 4 倍以上时有重要意义。特异性 IgM 型抗体的检出有助于诊断现症或近期感染;特异性 IgG 型抗体的检出可用于评价群体或个人的免疫状态。凝集反应用于检测伤寒、副伤寒抗体(肥达反应),补体结合反应常用于检测病毒感染,免疫荧光检查具有快速诊断的作用。

2)特异性抗原检测:在病原体直接分离培养不成功的情况下,病原体特异性抗原检测可提供病原体存在的直接证据,其诊断意义比抗体检测更为可靠,且早期即可出现阳性,有助于早期诊断。

(5)其他检查:内镜检查中结肠镜检查可用于慢性细菌性痢疾、血吸虫病、阿米巴痢疾等诊断,纤维支气管镜常用于诊断艾滋病并发肺孢子菌病和支气管淋巴结核病。影像学检查包括 X 线检查、B 超检查、CT 和 MRI,用于检查肺结核、病毒性肝炎、肝硬化、脑脓肿和脑囊虫病等。活组织检查有助于肝炎组织病理诊断及皮肌型囊尾蚴病诊断,有明确诊断的意义。

二、传染病病人常见症状体征的护理

(一)发热

1. 护理评估

(1)病史:注意病人发病的地区、季节、接触史等流行病学特点。了解患病及治疗经过,重点观察发热的诱因、起病急缓、时间、发热的程度、热型的特点、持续时间、伴随症状及热退情况,是否伴有其他症状、体征,如是否伴有皮疹、黄疸、腹泻、食欲缺乏、恶心、呕吐、头痛、肌肉酸痛甚至谵妄、抽搐等,不同的伴随症状有助于诊断和鉴别诊断。评估病人的心理 - 社会状况,是否有抑郁、焦虑、恐惧等心理反应,对住院隔离治疗的认识及适应情况,以及家属和社会支持系统对病人的支持等。

(2)身体评估:进行全面的体格检查,包括病人的一般情况、生命体征、皮肤黏膜等。重点检查病人的面容是否潮红,观察皮肤的颜色、弹性,有无伤口、焦痂、溃疡,有无皮疹,全身浅表淋巴结及肝脾有无肿大,其他重要脏器如心、肺、肾、中枢神经系统的检查是否异常,有无抽搐和惊厥等神经系统异常表现。

(3)实验室及其他检查:对感染性发热的病人进行血常规检查、粪便常规检查和病原学检查尤为重要。另外结合病史还可以进行脑脊液检查、血清学检查,必要时进行活体组织病理检查、X 线检查、B 超检查、CT 检查等。

2. 常用护理诊断 / 问题
体温过高 与病原体感染后释放内、外源性致热原作用于体温中枢,导致体温中枢功能紊乱有关。

3. 护理目标
病人体温逐渐恢复正常。

4. 护理措施及依据

(1)严密监测病情变化:严密监测病人的生命体征,重点观察体温的变化。注意发热的过程、热型、持续时间、伴随症状。根据病情确定体温测量的间隔时间。

(2)采取有效降温措施:通常应用物理降温方法,如用冰帽、冰袋冷敷头部或大动脉走行处,可有效降低头部温度,适用于中枢神经系统传染性疾病;对高热、烦躁的病人可用 25%~50% 酒精擦浴;对高热伴寒战、四肢肢端厥冷的病人采用 32~35℃ 的温水擦浴;冷(温)盐水灌肠适用于中毒性痢疾病人;高热惊厥病人可遵医嘱采用冬眠疗法或亚冬眠疗法。降温时应注意:①冷敷时,避免持续长时间冰敷在同一部位,以防局部冻伤;②注意周围循环情况,如脉搏细速、面色苍白、四肢厥冷的病人,禁用冷敷和酒精擦浴;③全身发疹或有出血倾向的病人禁忌酒精擦浴;④应用药物降温时,注意不可在短时间内将体温降得过低,以免大汗导致虚脱;⑤应用冬眠疗法降温前,应先补充血容量,用药过程中避免搬动病人,观察生命体征,特别是血压的变化,并保持呼吸道通畅。

（3）加强基础护理:发热病人应注意休息,高热病人应绝对卧床休息,以减少耗氧量。保持病室适宜的温湿度,定期通风换气,保持空气清新和流通。

（4）补充营养和水分:每天应保证足够的热量和液体的摄入。可给予高热量、高蛋白、高维生素、易消化的流质或半流质食物,保证 2 000ml/d 液体的摄入,以维持水、电解质的平衡。必要时遵医嘱静脉输液,以补充水分。

（5）口腔、皮肤护理:发热病人易并发口腔感染,应指导并协助病人在餐前、餐后、睡前漱口。病情严重或昏迷病人,给予特殊口腔护理。高热病人大量出汗后,应及时用温水擦拭,更换浸湿的床单、被褥和衣裤,以保持皮肤的清洁、干燥,使病人舒适,防止皮肤继发感染。病情严重或昏迷的病人,应协助改变体位,防止压疮的出现。

5. 评价　病人体温是否逐渐恢复正常,有无发生并发症。

（二）皮疹

1. 护理评估

（1）病史:注意病人发病的地区、季节、接触史等流行病学特点。了解患病及治疗经过,仔细询问皮疹出现的时间、顺序、部位、形态、持续时间、进展情况;有无伴随症状,如发热、乏力、食欲缺乏、恶心、呕吐等不适。出疹前后病人的自觉症状是否有变化等。

（2）身体评估:评估病人的生命体征、神志及全身情况。注意全身皮肤黏膜有无红肿,浅表淋巴结有无肿大,心、肺、腹部查体情况有无异常。观察皮疹的形态、大小有无变化,有无融合或出现溃疡、合并感染,出疹的进展及消退情况。观察皮疹消退后是否有脱屑、脱皮、结痂、色素沉着等变化。

（3）实验室及其他检查:进行血、尿、粪便常规检查,必要时进行病原学检测,注意血清学检查中抗原、抗体的检测结果。

2. 常用护理诊断 / 问题　皮肤完整性受损　与病原体和 / 或其代谢产物引起皮肤黏膜损伤、毛细血管炎症有关。

3. 护理目标　病人皮疹消退,受损组织恢复正常,未发生继发感染。

4. 护理措施

（1）观察皮疹的消长变化:注意皮疹的进展和消退情况,皮疹消退后有无脱屑、脱皮、结痂、色素沉着等变化。

（2）环境和休息:病人尽量卧床休息。保持环境安静整洁,每天通风,避免强光刺激及对流风直吹。

（3）局部皮肤护理:保持局部皮肤清洁干燥,每天用温水清洗皮肤,禁用碱性清洁剂、酒精等擦洗;衣被保持清洁、平整、干燥、柔软,勤换洗。翻身时动作轻柔,避免拖、拉、扯、拽等动作,以免损伤皮肤;病人的指甲剪短,婴幼儿可包裹手部,避免抓破皮肤;脱皮不完全时,可用消毒剪刀修剪,不可用手撕扯,以免加重损伤,导致出血、感染;局部皮肤瘙痒较重者,可用炉甘石洗剂、5% 碘苷(疱疹净)涂擦患处;对出现大面积瘀斑、坏死的皮肤,局部用海绵垫、气垫圈加以保护,防止大小便浸渍,避免发生溃疡和继发感染;瘀斑破溃后,用无菌生理盐水清洗局部,辅以红外线灯照射,还可涂抗生素软膏,再覆盖无菌敷料。

（4）口腔黏膜疹的护理:每天常规用温水或复方硼砂溶液漱口。进食后用清水漱口,以保持口腔清洁,黏膜湿润。出现溃疡者,用3%过氧化氢溶液清洗口腔后,涂以冰硼散。

（5）眼部护理:观察有无结膜充血、水肿,可用 4% 硼酸水或生理盐水清洗眼睛,滴 0.25% 氯霉素眼药水或抗生素眼膏以防继发感染。

5. 评价 皮疹是否完全消退,受损组织是否恢复正常,有无继发感染发生。

（李葆华 耿荣梅）

思 考 题

1. 如何预防传染病?
2. 流行性脑脊髓膜炎病人采用何种隔离?
3. 对于发热病人采取何种护理措施?

NURSING

第二章

病毒感染性疾病

02章　数字内容

第一节　病毒性肝炎

—— 学 习 目 标 ——

知识目标：

1. 掌握病毒性肝炎的临床表现和护理措施。

2. 熟悉病毒性肝炎的流行病学，实验室检查及诊治要点。

3. 了解病毒性肝炎的病原学和发病机制。

能力目标：

1. 能运用护理程序解决病毒性肝炎病人的护理问题。

2. 能根据病毒性肝炎病人的临床表现实施整体护理。

素质目标：

1. 遵守伦理法则，尊重病人，保护病人的隐私。

2. 养成良好的职业道德，具备慎独精神。

导入情境与思考

李某,男性,43 岁,因"乏力伴食欲下降 3 周,尿黄、巩膜黄染 1 周"入院。李某入院后第 2d 出现烦躁、不能正确回答问题,无发热、腹痛,无酱油样小便。

既往史:1 年前体检发现 HBsAg 阳性,半年前自行停用抗病毒药物;有嗜酒史和吸烟史。

体格检查:神志清楚,精神差,肝掌征(+),皮肤巩膜深度黄染,腹部移动性浊音(+),肝、脾未扪及。

实验室检查:ALT 230U/L,TBil 360μmol/L,ALB 32g/L,PTA 28%。

请思考:

1. 李某最可能的诊断是什么?有哪些诊断依据?

2. 试述李某目前存在的主要护理诊断/问题有哪些?

3. 请根据李某目前的护理问题列出相应的护理措施。

病毒性肝炎(viral hepatitis)是由多种肝炎病毒引起的以肝脏损害为主的一组全身性传染病。目前确定的肝炎病毒有甲型、乙型、丙型、丁型及戊型,各型病原不同,但临床表现基本相似,以疲乏、食欲减退、厌油、肝功能异常为主要表现,部分病例出现黄疸。甲型及戊型主要表现为急性感染,而乙型、丙型及丁型多呈慢性感染,少数病例可发展为肝硬化或肝细胞癌。

【病原学】

目前已经证实,导致病毒性肝炎的肝炎病毒有甲、乙、丙、丁、戊五种。近年发现的庚型肝炎病毒、输血传播病毒等是否引起肝炎尚没有确切定论。

1. **甲型肝炎病毒(hepatitis A virus,HAV)** 属于小 RNA 病毒科的嗜肝病毒属。感染后在肝细胞内复制。HAV 直径为 27～32nm,无包膜,HAV 对外界抵抗力较强,耐酸碱,室温下可生存 1 周,干粪中 25℃能生存 30d,在贝壳类动物、污水、海水、泥土中可存活数月。能耐受 60℃ 30min,80℃ 5min 或 100℃ 1min 才能完全灭活。对紫外线、氯、3% 甲醛等敏感。

2. **乙型肝炎病毒(hepatitis B virus,HBV)** HBV 属于嗜肝 DNA 病毒科。在电镜下可见 3 种病毒颗粒:①Dane 颗粒,又称大球形颗粒,是完整的 HBV 颗粒。②小球形颗粒。③丝状或核状颗粒。HBV 的抵抗力很强,对热、低温、干燥、紫外线及一般浓度的消毒剂均能耐受。在 37℃可存活 7d,在血清中 30～32℃可保存 6 个月,-20℃可保存 15 年,但煮沸 10min、65℃ 10h 或高压蒸汽消毒可使之灭活,对 0.2% 苯扎溴铵及 0.5% 过氧乙酸敏感。

3. **丙型肝炎病毒(hepatitis C virus,HCV)** 属于黄病毒科丙型肝炎病毒属。HCV 是多变异的病毒,是 5 种肝炎病毒中最易发生变异的一种。目前可将 HCV 分为 6 个不同基因型,1、2、3 型可再分亚型。我国以 1 型为主,基因分型有助于指导抗病毒治疗。10% 氯仿、煮沸、紫外线可使 HCV 灭活。血清经 60℃ 10h 或 1/1 000 甲醛溶液(福尔马林)37℃ 6h 可使 HCV 传染性丧失。

4. **丁型肝炎病毒(hepatitis D virus,HDV)** HDV 是一种缺陷 RNA 病毒,必须有 HBV 或其他嗜肝 DNA 病毒辅助才能复制、表达。

5. **戊型肝炎病毒(hepatitis E virus,HEV)** 属萼状病毒科。HEV 主要在肝细胞内复制,通过胆道排出。HEV 在碱性环境下较稳定,对高热、氯仿、氯化铯敏感。

【流行病学】

(一)甲型肝炎

1. **传染源** 主要是急性期病人和隐性感染者,尤其以后者多见,由于其数量多,又不易识别,是最重要的传染源。甲型肝炎无病毒携带状态。病人在发病前 2 周至血清丙氨酸氨基转移酶(ALT)高峰期后 1 周,从粪便中排出病毒的数量最多,传染性最强。

2. **传播途径** HAV 主要经粪 - 口传播。污染的水源、食物可导致暴发流行,日常生活密切接触大多为散发性发病,极少见输血传播。

3. **人群易感性** 抗 -HAV 阴性者均易感。6 个月以下婴儿从母体获得了抗 -HAV 而不易感染,6 个月以后抗体逐渐消失而成为易感者。在我国,初次接触 HAV 的儿童最为易感,故以学龄前儿童发病率最高,其次为青年人。成人甲型肝炎抗体阳性率达 80%,感染后免疫力可持续终身。

（二）乙型肝炎

1. **传染源** 急、慢性乙型肝炎病人和病毒携带者均可传播乙型肝炎,慢性病人和病毒携带者是乙型肝炎最主要的传染源,其传染性与体液中 HBV DNA 含量成正比关系。

2. **传播途径** ①血液传播:包括不洁注射（如静脉药瘾者共用注射器）、共用剃刀、针刺、输注含肝炎病毒的血液和血制品、手术、拔牙、血液透析、器官移植等。虽然目前对供血者进行严格筛查,但不能筛除 HBsAg 阴性的 HBV 携带者。②母婴传播:主要经胎盘、产道分娩、哺乳和喂养等方式传播。随着乙肝疫苗联合乙型肝炎免疫球蛋白、母婴阻断抗病毒药物的应用,母婴传播已大为减少。③性接触传播:与 HBV 阳性者发生无防护的性接触,特别是有多个性伴侣者,其感染 HBV 的危险性增高。

3. **人群易感性** HBsAg 阴性者均易感。婴幼儿期是获得 HBV 感染最危险的时期。HBsAg 阳性母亲的新生儿、同住者中有 HBsAg 阳性者、反复输血或血制品者、多个性伴侣者、血液透析病人、静脉药瘾者及接触血液的医务工作者、职业献血员等均是感染 HBV 的高危人群。随着年龄增长,经隐性感染获得免疫力的比例增加。感染或接种疫苗后出现抗 -HBs 者具有免疫力。

4. **流行特征** 2014 年全国 1～29 岁人群乙型肝炎血清流行病学调查结果显示,1～4 岁、5～14 岁和 15～29 岁人群 HBsAg 流行率分别为 0.32%、0.94% 和 4.38%。发病率乡村高于城市,南方高于北方,男女发病比例约为 1.4∶1。散发为主。有家庭聚集现象。

（三）丙型肝炎

1. **传染源** 急、慢性丙型肝炎病人和无症状病毒携带者,慢性病人和病毒携带者有更重要的传染源意义。

2. **传播途径** 与乙型肝炎相似。输血和血制品曾是最主要的传播途径。静脉注射毒品、使用非一次性注射器和针头、使用未经严格消毒的医疗器械、内镜、侵袭性操作和针刺、共用剃须刀和牙刷、文身等,均可导致血液传播。器官移植、骨髓移植、血液透析病人、多个性伴及同性恋者属高危人群。

3. **人群易感性** 人类普遍易感。抗 HCV 并非保护性抗体。

（四）丁型肝炎

传染源和传播途径与乙型肝炎相似。人类对 HDV 普遍易感,感染有混合感染和重叠感染两种形式。抗 -HDV 不是保护性抗体。

（五）戊型肝炎

传染源和传播途径与甲型肝炎相似。戊型肝炎病人或隐性感染者是主要传染源,主要经粪 - 口传播。散发为主,暴发流行均由粪便污染水源所致。春冬季高发,隐性感染为主。发病者主要见于成年人,原有慢性 HBV 感染者或晚期孕妇感染 HEV 后病死率高。抗 HEV 多在感染后短期内消失,少数可持续 1 年以上。

【发病机制与病理改变】

1. **发病机制**

（1）甲型肝炎:HAV 侵入后引起短暂的病毒血症,继而侵入肝脏,在肝细胞内增殖,病毒由胆道进入肠腔,最后由粪便排出。病毒增殖并不直接引起细胞病变,肝细胞损伤机制可能是通过免疫介导引起,如细胞毒性 T 细胞攻击感染病毒的肝细胞。

（2）乙型肝炎:虽然国内外对乙型肝炎的发病机制进行了很多研究,但仍有许多问题有待阐明。

HBV 进入机体后，迅速通过血液到达肝脏和其他器官，包括胰腺、胆管、肾小球基膜、血管等肝外组织，引起肝脏及肝外相应组织的病理改变和免疫功能改变，多数以肝脏病变最为突出。目前认为，HBV 并不直接引起明显的肝细胞损伤，肝细胞损伤主要由病毒诱发的免疫反应引起，即机体的免疫反应在清除 HBV 的过程中造成肝细胞损伤，而乙型肝炎的慢性化则可能与免疫耐受有关。此外，还可能与感染者年龄、遗传因素有关，儿童期感染或某些 HLA 基因型易出现慢性肝炎。

（3）丙型肝炎：HCV 引起肝细胞损伤的机制与 HCV 的直接致病作用及免疫损伤有关。HCV 的直接致病作用可能是急性丙型肝炎中肝细胞损伤的主要原因，而慢性丙型肝炎则以免疫损伤为主。HCV 感染后易慢性化，55%～85% 的病人转为慢性。可能机制有：①HCV 易变异，从而逃避机体免疫；②HCV 在血中的水平很低，容易产生免疫耐受；③HCV 具有泛嗜性，不易清除；④免疫细胞可被 HCV 感染，导致免疫紊乱。

（4）丁型肝炎：HDV 的复制效率高，感染的肝细胞内含有大量 HDV。丁型肝炎的发病机制尚未完全阐明，目前认为 HDV 本身及其表达产物对肝细胞有直接作用。另外，宿主免疫反应参与了肝细胞的损伤。

（5）戊型肝炎：细胞免疫是引起肝细胞损伤的主要原因，同时，病毒进入血液也可导致病毒血症。

2. **病理改变**　除甲型和戊型肝炎无慢性肝炎的病理改变以外，各型肝炎的病理改变基本相同。其基本病变为肝细胞肿胀、气球样变性或嗜酸性变性，可有点灶状或融合性坏死或凋亡小体，炎细胞浸润及库普弗细胞增生肥大。慢性病例可见汇管区炎症、碎屑样坏死、点灶坏死、桥接样坏死、融合性坏死及肝纤维增生形成纤维间隔。肝衰竭可见肝细胞大量坏死。

知 识 链 接

病毒性肝炎的病理生理特点

1. 黄疸　肝细胞坏死，小胆管破裂导致胆汁反流入血窦；小胆管受压导致胆汁淤积；肝细胞膜的通透性增加；肝细胞对胆红素的摄取、结合、排泄等功能障碍。

2. 肝性脑病（hepatic encephalopathy，HE）　①血氨及其他毒性物质的潴积；②支链氨基酸/芳香氨基酸比例失调；③假性神经递质假说：某些胺类物质不能被清除，通过血-脑屏障取代正常的神经递质。

3. 出血　肝功能严重受损时凝血因子合成减少，肝硬化伴脾功能亢进导致血小板减少，DIC 导致凝血因子和血小板消耗等。

4. 腹水　醛固酮分泌过多和利钠激素的减少导致钠潴留。后期与门脉高压、低蛋白血症及肝淋巴液生成增多有关。

5. 肝肾综合征　由于内毒素血症、肾血管收缩、肾缺血、有效血容量下降等导致肾小球滤过率下降和肾血浆流量降低，而发生急性肾损害。

【临床表现】

潜伏期：各型病毒引起的肝炎潜伏期不同。甲型肝炎 2～6 周，平均 4 周；乙型肝炎 1～6 个月，平均 3 个月；丙型肝炎 2 周～6 个月，平均 40d；丁型肝炎 4～20 周；戊型肝炎 2～9 周，平均 6 周。5 种肝炎病毒之间可出现重叠感染或混合感染，导致病情加重。

1. **急性肝炎**　包括急性黄疸型肝炎和急性无黄疸型肝炎。

（1）急性黄疸型肝炎：典型的临床表现有阶段性，分 3 期，病程 2～4 个月。

1）黄疸前期：持续 5～7d。甲、戊型肝炎起病较急，大多数病人有发热、伴畏寒。乙、丙、丁型肝炎起病相对较缓，仅少数有发热。此期主要症状有全身乏力、食欲减退、恶心、呕吐、厌油、腹胀、肝区痛、尿色加深等。肝功能改变主要表现为丙氨酸氨基转移酶（ALT）、天冬氨酸氨基转移酶（AST）升高。

2）黄疸期：持续2～6周。尿色深如浓茶，巩膜、皮肤出现黄染，1～3周达到高峰。部分病人可有短暂粪便颜色变浅、皮肤瘙痒、心动过缓等阻塞性黄疸的表现。体检常见肝大、质软，有轻压痛及叩击痛。部分病人有轻度脾大。血清胆红素和ALT升高，尿胆红素阳性。

3）恢复期：持续1～2个月。上述症状逐渐消失，黄疸消退，肝、脾回缩，肝功能逐渐恢复正常。

（2）急性无黄疸型肝炎：较黄疸型肝炎多见。主要表现为消化道症状，多较黄疸型肝炎轻。病程多在3个月内。因不易被发现而成为重要的传染源。

2. 慢性肝炎　急性肝炎病程超过半年，或原有乙、丙、丁型肝炎急性发作再次出现肝炎症状、体征及肝功能异常者。根据病情轻重分为轻度、中度和重度。根据HBeAg阳性与否可分为HBeAg阳性或阴性慢性乙型肝炎。分型有助于对预后的判断和指导抗病毒治疗。

（1）轻度：反复出现疲乏、食欲缺乏、厌油、肝区不适、肝大伴轻压痛，也可有轻度脾大。部分病人无症状、体征。肝功能指标仅1或2项异常。病程迁延，只有少数发展为中度慢性肝炎。

（2）中度：症状、体征和实验室检查介于轻度和重度之间。

（3）重度：有明显或持续出现的肝炎症状、体征，包括疲乏、食欲缺乏、厌油、腹胀、腹泻、面色灰暗、蜘蛛痣、肝掌或肝脾大。肝功能持续异常。

3. 重型肝炎（肝衰竭）　是一种最严重的临床类型，病因及诱因复杂，在我国引起肝衰竭的主要病因是肝炎病毒（尤其是乙型肝炎病毒），其他包括重叠感染、妊娠、HBV前C区突变、过度疲劳、精神刺激、饮酒、应用肝损害药物、机体免疫状况差、有其他合并症（如甲状腺功能亢进、糖尿病）等。

（1）临床表现：①极度乏力，严重消化道症状；②黄疸进行性加深，血清胆红素高于171μmol/L；③出血倾向，凝血酶原时间显著延长，凝血酶原活动度（PTA）低于40%；④出现腹水、中毒性鼓肠，肝臭，肝肾综合征；⑤精神-神经系统症状（肝性脑病）：早期可出现计算能力下降、定向障碍、精神行为异常、烦躁不安、嗜睡和扑翼样震颤等，晚期可发生昏迷，深反射消失；⑥胆酶分离，血氨升高等。

（2）分类：可分为4种类型。

1）急性肝衰竭：起病急，发病2周内出现以Ⅱ度以上肝性脑病为特征的肝衰竭临床表现。病死率高，病程不超过3周。

2）亚急性肝衰竭：急性黄疸型肝炎起病15d～26周内出现上述肝衰竭临床表现。肝性脑病多出现在疾病的后期，腹水往往较明显。晚期可有难治性并发症，如脑水肿、消化道大出血、严重感染、电解质紊乱及酸碱平衡失调。一旦出现肝肾综合征，预后极差。此型病程可长达数月，易转化为慢性肝炎或肝硬化。

3）慢加急性肝衰竭：在慢性肝病基础上出现的急性肝功能失代偿。

4）慢性肝衰竭：在肝硬化基础上，肝功能进行性减退，导致的以腹水或门脉高压、凝血功能障碍和肝性脑病为主要表现的慢性肝功能失代偿。

4. 淤胆型肝炎　以肝内胆汁淤积为主要表现的一种特殊临床类型，又称毛细胆管炎型肝炎。其病程较长，可达2～4个月或更长时间。临床表现类似急性黄疸型肝炎，但自觉症状较轻，黄疸较深且具有以下特点：①"三分离"特征：黄疸深，但消化道症状轻，ALT升高不明显，PTA下降不明显；②"梗阻性"特征：在黄疸加深的同时，伴全身皮肤瘙痒，粪便颜色变浅或灰白色；肝功能检查血清碱性磷酸酶（ALP）、γ-谷氨酰转移酶（γ-GT）和胆固醇显著升高，尿胆红素增加，尿胆原明显减少或消失。

5. 肝炎后肝硬化　在肝炎基础上发展为肝硬化，表现为肝功能异常及门脉高压。根据肝组织病理及临床表现分为代偿性肝硬化和失代偿性肝硬化。

（1）代偿性肝硬化：指早期肝硬化，可有门脉高压征，但无腹水、肝性脑病或上消化道大出血。

（2）失代偿性肝硬化：指中晚期肝硬化，病人主要表现为明显肝功能异常及失代偿征象。可有腹水、肝性脑病或门脉高压引起的食管、胃底静脉明显曲张或破裂出血。

【实验室及其他检查】

1. **血清酶检测**　ALT 在肝功能检测中最为常用,是判定肝细胞损害的重要指标。急性黄疸型肝炎常明显升高;慢性肝炎可持续或反复升高;肝衰竭时因大量肝细胞坏死,ALT 随黄疸迅速加深反而下降,称为胆 - 酶分离。ALT 升高时,天冬氨酸氨基转移酶(AST)也升高。其他血清酶类,如 ALP、γ-GT 在肝炎时亦可升高。其中,胆碱酯酶(CHE)由肝细胞合成,其活性降低提示肝细胞有明显损伤,其值越低、病情越重。

2. **血清蛋白检测**　清蛋白由肝脏合成,球蛋白则由浆细胞和单核 - 吞噬细胞系统合成。当肝功能损害并持续时间较长,因肝脏合成功能不足,可致清蛋白合成减少;而肝解毒功能下降使较多抗原性物质进入血流,刺激免疫系统,产生大量的免疫球蛋白。因此,慢性肝炎中度以上、肝硬化、(亚急性、慢性)肝衰竭时可出现清蛋白下降、球蛋白升高和 A/G 比值下降。

3. **血清和尿胆红素检测**　黄疸型肝炎尿胆原和尿胆红素明显增加,淤胆型肝炎时尿胆红素增加,而尿胆原减少或阴性。血清胆红素检查包括总胆红素、直接胆红素和间接胆红素检查。胆红素含量是反映肝细胞损伤严重程度的重要指标。黄疸型肝炎时,直接和间接胆红素均升高。淤胆型肝炎则以直接胆红素升高为主。

4. **凝血酶原活动度(PTA)检查**　PTA 与肝脏损害程度成反比,可用于肝衰竭临床诊断及预后判断。肝衰竭 PTA 常 <40%,PTA 愈低,预后愈差。

5. **血氨浓度检测**　若并发肝性脑病,可有血氨升高。

6. **甲胎蛋白(AFP)**　AFP 含量的检测是筛选和早期诊断 HCC 的常规方法,也有假阴性结果。肝炎活动和肝细胞修复时 AFP 有不同程度的升高,应动态观察。

7. **肝炎病毒病原学(标志物)检测**

(1)甲型肝炎:① 血清抗 -HAV IgM:是 HAV 近期感染的指标,是确诊甲型肝炎最主要的标志物;② 血清抗 -HAV IgG:为保护性抗体,见于甲型肝炎疫苗接种后或既往感染 HAV 的病人;③ HAV RNA:RT-PCR 检测血或粪中 HAV RNA 阳性率低,临床少用。

(2)乙型肝炎

1)表面抗原(HBsAg)与表面抗体(抗 -HBs):① HBsAg 阳性见于 HBV 感染者。HBV 感染后 3 周血中首先出现 HBsAg。急性 HBV 感染可以表现为自限性,但慢性 HBV 感染者 HBsAg 阳性可持续多年。HBsAg 阴性并不能完全排除 HBV 的现症感染,因为可能有 S 基因突变株存在。② 抗 -HBs 阳性主要见于预防接种乙型肝炎疫苗后或过去感染 HBV 并产生免疫力的恢复者。

2)e 抗原(HBeAg)与 e 抗体(抗 -HBe):① HBeAg 一般只出现在 HBsAg 阳性的血清中,HBeAg 阳性提示 HBV 复制活跃,传染性较强;② 抗 -HBe 在 HBeAg 消失后出现。抗 -HBe 阳性临床上有两种可能性:一是 HBV 复制的减少或停止,此时病人的病情趋于稳定,ALT 多正常且传染性较弱;二是 HBV 前 C 区基因发生变异,此时 HBV 仍然复制活跃,有较强的传染性,甚至病情加重。

3)核心抗原(HBcAg)与其抗体(抗 -HBc):① HBcAg 主要存在于受感染的肝细胞核内,也存在于血液中 Dane 颗粒的核心部分。如检测到 HBcAg,表明 HBV 有复制,因检测难度较大,故较少用于临床常规检测。② 当 HBsAg 已消失,抗 -HBs 尚未出现,只检出抗 -HBc,此阶段称为窗口期。抗 -HBc IgM 存在于急性期或慢性乙型肝炎急性发作期;抗 -HBc IgG 是过去感染的标志,可保持多年。

4)乙型肝炎病毒脱氧核糖核酸(HBV DNA):位于 HBV 的核心部分,是反映 HBV 感染最直接、最特异和最灵敏的指标。阳性提示 HBV 的存在、复制,传染性强。HBV DNA 定量检测有助于抗病毒治疗病例选择及判断疗效。

(3)丙型肝炎

1)丙型肝炎病毒核糖核酸(HCV RNA):在病程早期即可出现,是病毒感染和复制的直接标志。

2)丙型肝炎病毒抗体(抗 -HCV):是 HCV 感染的标志而不是保护性抗体。主要用于丙型肝炎的筛查，甚至治愈后仍可持续存在。

（4）丁型肝炎：血清或肝组织中的 HDV Ag 和 / 或 HDV RNA 阳性有确诊意义。急性 HDV 感染时，HDV Ag 仅在血中出现数天，继之出现抗 -HDV IgM，持续时间也较短。而抗 -HDV IgG 效价增高见于慢性丁型肝炎。

（5）戊型肝炎：常检测抗 -HEV IgM 及抗 -HEV IgG，两者均可作为近期感染的指标。但因检测方法仍不理想，需结合临床进行判断。发病早期采用 RT-PCR 可在粪便和血中检测 HEV RNA，但 HEV 存在时间短，临床少用。

8. 组织病理学检查　在肝脏疾病的诊断、分类及预后判定上占有重要地位，是明确诊断、衡量炎症活动度、纤维化程度以及判定药物疗效的重要标准。

【诊断要点】

有进食未煮熟的海产品，尤其贝壳类食物等，或饮用受污染的水和食用其他不洁食物史，有助于甲、戊型肝炎的诊断。有不洁注射史、手术史及输血和血制品史、肝炎密切接触史等，有助于乙、丙、丁型肝炎的诊断。临床表现为食欲减退、恶心、呕吐等消化道症状，黄疸、肝脾大、肝功能损害者应考虑本病。确诊依赖于肝炎病原学的检查。

【治疗要点】

病毒性肝炎目前仍无特效治疗。治疗原则为综合性治疗，以休息、营养为主，辅以适当药物治疗，避免饮酒、过劳和使用损害肝脏的药物。

1. 急性肝炎

（1）支持疗法：急性期需卧床休息，予以清淡易消化饮食。

（2）护肝药物：病情轻者口服维生素类、葡醛内酯（肝泰乐）等。进食少或胃肠症状明显者，如出现呕吐、腹泻，可静脉补充葡萄糖、维生素和电解质等。

（3）抗病毒治疗：急性肝炎一般为自限性，多可以完全康复，一般不采用抗病毒治疗。急性丙型肝炎可使用直接抗病毒药物治疗。

（4）中医中药治疗：中医认为黄疸肝炎由湿热引起，可用清热利湿方药辨证施治。

2. 慢性肝炎　除了适当休息和营养、心理平衡外，还需要保肝、抗病毒和对症治疗等。根据慢性肝炎临床分度，有无黄疸，有无病毒复制及肝功能受损、肝纤维化的程度等进行治疗。

（1）一般保肝药物和支持疗法：① 补充维生素类，如复合维生素 B；② 促进解毒功能的药物，如还原型谷胱甘肽（TAD）、葡醛内酯等；③ 促进能量代谢的药物，如肌苷、ATP、辅酶 A 等；④ 退黄药物：丹参、茵栀黄；⑤ 改善微循环的药物：可通过改善微循环起退黄作用，如山莨菪碱、低分子右旋糖酐；⑥ 输注白蛋白或血浆。

（2）降转氨酶的药物：具有非特异性的降转氨酶作用，可选用：① 五味子类药物，如北五味子核仁干粉、联苯双酯滴丸；② 垂盆草冲剂。

（3）免疫调控药物：如胸腺素、猪苓多糖、转移因子、特异性免疫核糖核酸等。

（4）抗病毒药物：是慢性乙型肝炎、慢性丙型肝炎最为重要的治疗措施。

1）慢性乙型病毒性肝炎抗病毒治疗的适应证：主要根据血清 HBV DNA 水平、血清 ALT 和肝脏疾病严重程度来决定，同时结合病人年龄、家族史和伴随疾病等因素，综合评估疾病进展风险后决定是否需要启动抗病毒治疗。动态的评估比单次的检测更有临床意义。满足以下条件的人群建议进行抗病毒治疗：① 血清 HBV DNA 阳性、ALT 持续异常（＞ 正常值上限）且排除其他原因所致者，建议抗病毒治疗；② 对于血清 HBV DNA 阳性的代偿期乙型肝炎肝硬化病人和 HBsAg 阳性失代偿期乙型肝炎肝硬化病人，建议抗病毒治疗；③ 血清 HBV DNA 阳性、ALT 正常，有下列情况之一者建议抗病毒治疗：肝组织学检查提示明显炎症和 / 或纤维化（G≥2 和 / 或 S≥2）；有乙型肝炎肝硬化或乙型肝炎

Note：

肝癌家族史且年龄＞30岁；ALT持续正常、年龄＞30岁者，建议肝纤维化无创诊断技术检查或肝组织学检查，存在明显肝脏炎症或纤维化；HBV相关肝外表现（如HBV相关性肾小球肾炎等）。

2）慢性乙型病毒性肝炎抗病毒药物及选择：乙肝抗病毒药物主要有核苷（酸）类似物（如替诺福韦、恩替卡韦、替比夫定、拉米夫定等）和干扰素α[如普通干扰素α（IFNα）和聚乙二醇干扰素（Peg IFNα）]。①核苷类似物：恩替卡韦可强效抑制病毒复制，改善肝脏炎症，安全性较好；替比夫定可改善eGFR，但总体耐药率偏高；替诺福韦可强效抑制病毒复制，耐药发生率低，长期治疗可显著改善肝脏组织学，降低肝细胞癌发生率，且用于拉米夫定耐药、阿德福韦酯耐药、恩替卡韦耐药或多药耐药病人的治疗时均可获得较高病毒学应答。初治病人应首选强效低耐药药物治疗。核苷（酸）类似物总体安全性和耐受性良好，但在临床应用中确有少见、罕见严重不良反应的发生，如肾功能不全、肌炎、横纹肌溶解、乳酸酸中毒等，应引起关注。②干扰素α（IFNα）：能抑制HBV DNA及HCV RNA的复制。用法（成年）：普通干扰素推荐剂量为每次5MU，每周3次，皮下或肌内注射，疗程半年，根据病情可延长至1年；长效干扰素（聚乙二醇化干扰素，Peg IFNα）每周1次，疗程1年。严禁用于有妊娠、精神病史、未能控制的癫痫、失代偿期肝硬化、未控制的自身免疫病等基础疾病的病人。

3）慢性丙型病毒肝炎抗病毒治疗适应证：所有HCV RNA阳性的病人，不论是否有肝硬化、合并慢性肾脏疾病或者肝外表现，均应接受抗病毒治疗。

4）慢性丙型病毒性肝炎抗病毒药物及治疗方案：①直接抗病毒药物（direct-acting antiviral agents，DAA）：不同HCV基因型病人，采用DAA治疗方案及疗程不同。DAA可用于代偿期肝硬化病人治疗。蛋白酶抑制剂不能用于失代偿期肝硬化病人。另使用DAA应注意与其他药物同时使用所产生的药物相互作用影响。② IFN-α联合利巴韦林（ribavirin）：普通IFN-α 3～5MU/次或复合干扰素9～15μg/次，每周3次，或PEG-IFNa-2a 135～180μg/次，或PEGC-IFNa-2b每次1.0～1.5μg/kg，每周1次。疗程6～12个月。利巴韦林用量为10～15mg/d。用药期间少数病例可发生溶血性贫血。孕妇禁用，用药期间及治疗结束后至少应避孕6个月。

（5）中医中药治疗：①活血化瘀药物：丹参、赤芍、毛冬青等；②抗纤维化治疗：丹参等。

3. 肝衰竭

（1）一般治疗及支持疗法：强调卧床休息；减少饮食中的蛋白，以减少肠道内氨的来源；静脉输注白蛋白、血浆；保持水和电解质平衡，防止和纠正低血钾；静滴葡萄糖，补充维生素B、维生素C、维生素K。

（2）对症治疗：①护肝药物治疗：推荐应用抗炎护肝药物、肝细胞膜保护剂、解毒保肝药物及利胆药物；②微生态调节治疗：建议应用肠道微生态调节剂、乳果糖或拉克替醇，以减少肠道细菌易位或内毒素血症；③免疫调节剂的应用：肾上腺皮质激素在肝衰竭治疗中的应用尚存在不同意见。目前认为使用激素要慎重，必须严格掌握适应证。

（3）抗病毒治疗：对HBV DNA阳性的肝衰竭病人，不论其检测出的HBV DNA载量高低，建议立即使用核苷（酸）类药物抗病毒治疗。在肝衰竭前、早、中期开始抗病毒治疗，疗效相对较好。

（4）促进肝细胞再生：可选用肝细胞生长因子、前列腺素 E_1、肝干细胞或干细胞移植等。

（5）并发症的防治

1）出血防治：①使用止血药物如静脉滴注垂体后叶素、生长抑素或口服凝血酶、去甲肾上腺素或云南白药；②给予新鲜血浆或凝血因子复合物补充凝血因子；③ H_2 受体拮抗药：如雷尼替丁、法莫替丁等防治消化道出血；④有消化道溃疡者可用奥美拉唑，补充维生素K、维生素C；⑤必要时，内镜下直接止血；⑥出现DIC时，根据情况补充凝血成分，慎用肝素。

2）肝性脑病的防治：①氨中毒的防治：低蛋白饮食，口服诺氟沙星抑制肠道细菌，口服乳果糖浆酸化肠道和保持排便通畅，静脉使用醋谷胺或门冬氨酸-鸟氨酸降低血氨；②恢复正常神经递质：左旋多巴静滴或保留灌肠，可进入大脑转化为多巴胺，取代假性神经递质如羟苯乙醇胺等，起到苏醒作用；③维持氨基酸比例平衡：使用复方氨基酸注射液静滴；④防治脑水肿：用甘露醇或高渗盐水快速静滴，必要时加用呋塞米，以提高脱水效果。

3）继发感染的防治：重症肝炎常伴多菌种多部位感染，以胆道、腹腔、呼吸道、泌尿道为多。需加强护理，严格消毒隔离。一旦出现，应根据病原微生物结果及临床经验选择抗生素。同时警惕二重感染的发生。

4）肝肾综合征的防治：避免引起血容量降低的各种因素。避免使用损害肾脏的药物。少尿时应扩张血容量，可选用低分子右旋糖酐、血浆或白蛋白。使用扩张肾血管药物，如小剂量多巴胺，以增加肾血流量。目前对肝肾综合征尚无有效治疗方法，可应用前列腺素 E 或多巴胺静脉滴注并配合使用利尿剂，使 24h 尿量不低于 1 000ml。

5）低钠血症及顽固性腹水：水钠潴留所致稀释性低钠血症是其常见原因，托伐普坦作为精氨酸加压素 V_2 受体阻滞剂，可通过选择性阻断集合管主细胞 V_2 受体，促进自由水的排泄，已成为治疗低钠血症及顽固性腹水的新措施。对顽固性腹水病人：①推荐螺内酯联合呋塞米起始联用，应答差者，可应用托伐普坦；②特利加压素每次 1～2mg，每 12h 一次；③腹腔穿刺放腹水；④输注白蛋白。

（6）人工肝支持系统（artificial liver support system, ALSS）：简称人工肝。它是暂时替代肝脏部分功能的体外支持系统，通过体外的机械、理化和生物装置，清除各种有害物质，补充必需物质，改善内环境，为肝细胞再生及肝功能恢复创造条件，或作为肝移植前的桥接。人工肝有三大类：非生物型人工肝、生物型人工肝和混合型人工肝。目前非生物型人工肝在临床广泛使用并被证明是行之有效的体外肝脏支持方法。

知 识 链 接

非生物型人工肝：血浆置换的原理

血浆置换是临床最常应用的人工肝治疗模式（图 2-1）。血浆置换治疗原理是将病人的血液引出体外，经过膜式血浆分离方法将病人的血浆从全血中分离出来弃去，然后补充等量的新鲜冷冻血浆或人血白蛋白等置换液，这样便可以清除各种代谢毒素和致病因子，从而达到治疗目的。由于血浆置换疗法不仅可以清除体内中、小分子的代谢毒素，还清除了蛋白、免疫复合物等大分子物质，因此对有害物质的清除率远比血液透析、血液滤过、血液灌流为好。同时又可补充体内所缺乏的白蛋白、凝血因子等必需物质，较好地替代了肝脏的某些功能。

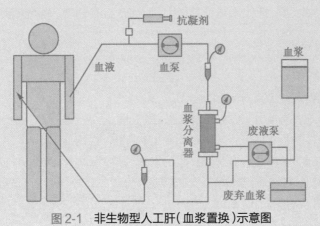

图 2-1　非生物型人工肝（血浆置换）示意图

（7）中医中药：可用茵栀黄注射液辅助治疗，其内含有茵陈、大黄、郁金、栀子、黄芩、毛冬青等。

（8）肝移植：肝移植用于晚期肝硬化及肝衰竭病人已取得了一定的进展。近年来采用核苷类似物、高效价抗乙肝免疫球蛋白进行移植前后抗病毒治疗，明显提高 HBV 感染所致肝衰竭病人肝移植的成功率。

Note：

（9）干细胞治疗：干细胞治疗肝衰竭是具有应用前景的研究方向，但其机制仍未阐明。虽然干细胞治疗在动物实验中获得了较好疗效，但在临床应用中尚缺乏足够的经验及证据。

【隔离】

甲型肝炎和戊型肝炎病人采取消化道隔离（棕色标志），隔离期自发病日起 3 周。乙型、丙型、丁型肝炎病人采取血液、体液隔离（红色标志），可不定隔离期，如需住院治疗，也不宜以 HBsAg 转阴或肝功能完全恢复正常为出院标准，只要病情稳定，可以出院；对恢复期 HBsAg 携带者应定期随访。各型病毒性肝炎均可住院或留家隔离治疗。病人隔离后，对其居住和活动场所（家庭、宿舍及托幼机构等）应尽早进行终末消毒。

【护理】

（一）护理评估

1. 病史

（1）流行病学特点：包括年龄、性别、职业、居住地环境、发病季节；了解病人的生活、卫生习惯和饮食习惯，如有无吸毒、性乱等不良行为等；有无输注血液或血制品；是否家庭或集体生活人群发病；是否有类似病人；有无既往传染病史，预防接种情况等。

（2）患病及治疗经过：了解病人发病的起始时间，发病特点，有无明显的诱因或接触史，主要症状、体征及其特点，症状加重有无诱发因素或缓解因素，有无伴随症状、并发症或后遗症及其特点。既往检查、治疗经过及治疗效果。是否遵从医嘱治疗。询问用药史，包括药物的种类、剂量和用法。

（3）心理 - 社会状况：评估病人及其陪护对所患疾病相关知识的认知和需求；评估病人的学习能力和遵医行为；评估病人发病后的心理反应，观察病人有无焦虑、抑郁、沮丧、恐惧等不良情绪；了解导致不良心理反应的原因；了解病人照顾者对病人患病后的态度和应对方式。

2. 身体评估

（1）消化道症状：了解食欲减退程度，是否有恶心、呕吐、腹胀、腹泻、便秘，是否有消化道出血征兆如呕血、便血等。

（2）皮肤巩膜黄染程度、是否有瘙痒、抓痕、压疮，是否有肝掌、蜘蛛痣。

（3）尿液颜色是否变黄甚至为浓茶样，是否有尿少等。

（4）肝区是否有疼痛，肝、脾叩诊是否有增大；腹部是否有膨隆、移动性浊音、压痛、反跳痛等自发性腹膜炎体征。

（5）生命体征评估：了解病人的心、肺、脑功能，判断是否有定向力、计算力下降，扑翼样震颤是否阳性，行为是否有异常。

3. 实验室及其他检查

（1）血清酶检测：是否有 ALT、AST 升高或胆 - 酶分离。

（2）血清蛋白检测：是否有清蛋白下降、球蛋白升高和 A/G 比值下降。

（3）血清和尿胆红素检测：是否有尿胆红素的增加、尿胆原的变化或血清胆红素的升高。

（4）凝血酶原活动度（PTA）检查：是否有 PTA 的降低。

（5）血氨浓度检测：是否有血氨浓度的升高。

（6）肝炎病毒病原学（标志物）检测：是否有阳性结果。

（7）组织病理学检查：是否有肝细胞病变。

（二）常用护理诊断 / 问题

1. 活动无耐力　与肝功能受损、能量代谢障碍有关。

2. 营养失调：低于机体需要量　与食欲下降、呕吐、腹泻、消化和吸收功能障碍有关。

3. 焦虑　与病情反复、担心疾病的预后有关。

4. 潜在并发症：出血、肝性脑病。

（三）护理目标

1. 病人活动耐力改善或恢复，住院期间无跌倒。

2. 病人营养改善，食欲好转或恢复，体重增加。

3. 病人焦虑情绪减轻或消除，并能采用有效的应对措施。

4. 病人能描述与疾病有关的危险因素，减少和避免损伤等并发症的发生。

（四）护理措施及依据

1. 活动无耐力 急性肝炎、慢性肝炎活动期、肝衰竭者应卧床休息，以降低机体代谢率，增加肝脏的血流量，有利于肝细胞修复。待症状好转、黄疸减轻、肝功能改善后，逐渐增加活动量，以不感疲劳为度。肝功能正常1～3个月后可恢复日常活动及工作，但仍应避免过度劳累和重体力劳动。病情严重者需协助病人做好进餐、沐浴、如厕等生活护理。预防跌倒：加强对病人跌倒风险的评估，落实跌倒防范措施。

2. 营养失调：低于机体需要量

（1）介绍合理饮食的重要性：向病人及家属解释肝脏是营养代谢的重要器官。肝功能受损时，糖原合成减少，蛋白质、脂肪代谢障碍。合理的饮食可以改善病人的营养状况，促进肝细胞再生和修复，有利于肝功能恢复。

（2）饮食原则

1）肝炎急性期：病人常有食欲缺乏、厌油、恶心、呕吐等症状，此时不宜强调"高营养"或强迫进食，宜进食清淡、易消化、富含维生素的流质。如进食量太少，不能满足生理需要，可遵医嘱静脉补充葡萄糖、脂肪乳和维生素。

2）黄疸消退期：食欲好转后，可逐渐增加饮食，少食多餐，应避免暴饮暴食。注意调节饮食的色、香、味，保证营养摄入。慢性期病人饮食原则如下：卧床或休息者能量摄入以84～105kJ/（kg·d）为宜，恢复期则以126～147kJ/（kg·d）为宜。蛋白质1.5～2.0g/（kg·d），以优质蛋白为主，如牛奶、瘦猪肉、鱼等；碳水化合物300～400g/d，以保证足够热量；脂肪50～60g/d，多选用植物油；多食水果、蔬菜等含维生素丰富的食物。

3）肝炎后肝硬化、肝衰竭：给予高热量饮食，保证每天热量供应5～6.7MJ（1 200～1 600kcal）。每天入液总量以不超过2 500ml为宜。肝硬化腹水病人一般以每天1 000ml左右为标准控制入液量。脂肪可延缓胃的排空，应尽量少用。

4）各型肝炎病人的饮食禁忌：不宜长期摄入高糖高热量饮食，尤其有糖尿病倾向和肥胖者，以防诱发糖尿病和脂肪肝。腹胀者减少产气食品（牛奶、豆制品）的摄入。各型肝炎病人均应禁饮酒。酸菜等腌制食品中含有较多的亚硝酸盐，易引起肝功能损害。

（3）观察胃肠道症状：观察病人的食欲，有无恶心、呕吐、反酸等症状，观察消化道症状与饮食的关系，及时对饮食进行调整。如果病人消化道症状较重，特别是伴有中毒性肠麻痹所致的进行性腹胀，则提示病情重。

（4）评估病人营养情况：每周测量体重，最好维持体重在病前水平或略有增加。评估每天进食量，监测有关指标如红细胞计数、血红蛋白水平等。随着病情好转，休息好，食欲改善，食量增加，应防止肥胖和脂肪肝。

3. 焦虑 保持病房环境清洁、安静、舒适，及时解除病人的不适感。尊重病人，加强沟通，鼓励病人表达内心忧虑，及时提供必要帮助，并使病人认识到心理负担对疾病恢复的影响。组织治愈病例现身说法，鼓励病人树立战胜疾病的信心。

4. 潜在并发症：出血

（1）病情观察：对凝血酶原时间延长、有出血倾向者应观察有无消化道出血情况，皮肤有无瘀点、瘀斑或牙龈、鼻腔有无出血；对有出血者应注意观察出血部位、表现、程度，并监测病人的生命体征、血型、凝血酶原时间、血小板计数、血红蛋白，必要时备血。

（2）一般护理：做好病人的休息与饮食指导，避免进食过硬、粗糙的食物；保持大小便通畅，便秘者可酌情使用开塞露或缓泻药，以免排便时过于用力、腹压骤增而诱发内脏出血。

（3）用药护理：遵医嘱使用维生素 K 等止血药物，给予新鲜血浆或凝血因子复合物补充凝血因子，使用 H_2 受体拮抗剂防治消化道出血，必要时使用生长抑素，慎用肝素。

5. 潜在并发症：干扰素治疗的不良反应

（1）用药前宣教：使用干扰素进行抗病毒治疗时，应该在用药前向病人说明干扰素治疗的目的、意义和可能出现的不良反应，以及反应可能持续的时间，使病人有心理准备，便于坚持治疗。

（2）用药期间护理：干扰素的不良反应与干扰素剂量有密切的关系。嘱病人一定要在医生的指导下用药，不要自行停药或加量，用药不当易引起病毒变异或药物不良反应增加。

常见的不良反应及处理措施有：①发热反应：一般在注射干扰素的最初 3～5 次发生，以第 1 次注射后的 2～3h 发热最明显，低热至高热不等，可伴有头痛、肌痛、骨骼酸痛、疲倦无力等。反应随治疗次数增加逐渐减轻。应嘱病人多饮水，卧床休息，可在睡前注射，或在注射干扰素同时服用解热镇痛药。②骨髓抑制：白细胞计数降低较常见，若白细胞在 $3.0×10^9/L$ 以上应坚持治疗，可遵医嘱给予升白细胞药物。当白细胞显著减少，低于 $3.0×10^9/L$ 或中性粒细胞 $≤0.75×10^9/L$ 和／或血小板 $<50×10^9/L$ 时，应减少干扰素的剂量，甚至停药。干扰素对红细胞计数的影响一般不明显。③神经精神症状：极少数病人在疗程的后期可出现忧郁、焦虑、妄想等神经精神症状，严重者应减药量或者停药。④自身免疫病：部分病人可出现自身抗体，仅少部分病人出现甲状腺疾病、糖尿病、血小板计数减少、银屑病、白斑病、类风湿关节炎和系统性红斑狼疮样综合征等，严重者应停药。⑤其他少见的不良反应：视网膜病变、间质性肺炎、听力下降、肾脏损伤、心血管并发症等，应停止干扰素治疗。

6. 潜在并发症：肝性脑病

（1）生活护理：尽量安排专人护理，病人以卧床休息为主，以利于肝细胞再生，减轻肝脏负担。对曾经发生过肝性脑病而目前意识尚清楚的病人，应加强巡视，及早发现异常情况。对烦躁病人应注意保护，做到"三防三护"，"三防"即防走失、防伤人、防自残，"三护"即使用床档防护坠床、必要时使用约束带（家属签署知情同意书后）防护撞伤、选择使用乒乓球手套防护拔管等意外。

（2）病情监测：密切观察肝性脑病病人的性格和行为、意识和神志、神经精神症状及体征改变；观察病人饮食结构尤其是每日蛋白质摄入量并认真记录出入量；观察大小便颜色、性状、次数；观察生命体征、昏迷病人瞳孔大小变化、对光反射情况、痰液情况；观察静脉输液通路是否通畅、有无外渗、穿刺点及周围皮肤情况等；关注病人血氨、肝肾功能、电解质等指标，若有异常及时通知医生并协助处理。

（3）营养支持：目前认为，肝性脑病病人每日理想的能量摄入为 35～40kcal/kg（1kcal＝4.184kJ）。应鼓励病人少食多餐，每日均匀分配小餐，睡前加餐（至少包含复合碳水化合物 50g），白天禁食时间不应超过 3～6h。肝性脑病病人蛋白质摄入的原则：①急性期首日禁蛋白饮食，给予葡萄糖保证供应能量，昏迷者可鼻饲饮食；②慢性肝性脑病病人无禁食蛋白质必要；③蛋白质摄入量为 1.2～1.5g/（kg•d）；④口服或静脉使用支链氨基酸制剂，可调整芳香族氨基酸／支链氨基酸（AAA/BCAA）比值；⑤植物和奶制品蛋白优于动物蛋白，植物蛋白含甲硫氨酸、芳香族氨基酸较少，含支链氨基酸较多，还可提供纤维素，有利于维护结肠的正常菌群及酸化肠道。

（4）用药护理：①遵医嘱从小剂量开始给予口服乳果糖、拉克替醇等调节肠道微环境，禁用肥皂水灌肠。②应用谷氨酸钾和谷氨酸钠降血氨时，谷氨酸钾、谷氨酸钠比例应根据血清钾、钠浓度和病情而定。病人尿少时少用钾剂，明显腹水和水肿时慎用钠剂。谷氨酸盐为碱性，使用前可先注射 3～5g 维生素 C，碱血症者不宜使用。③大量输注葡萄糖的过程中，必须警惕低钾血症、心力衰竭。④用甘露醇和呋塞米快速静滴减轻脑水肿时，应注意维持电解质平衡。

（五）护理评价

1. 病人活动耐力是否得以改善或恢复，住院期间有无跌倒发生。

2. 病人营养状况是否改善，食欲是否好转，体重是否增加。

3. 病人焦虑情绪是否减轻或消除，是否采用有效的应对措施。

4. 病人能否描述与疾病相关的危险因素，是否减少和避免损伤等并发症的发生。

（六）其他护理诊断/问题

1. **知识缺乏**：缺乏病毒性肝炎的防治知识。

2. **有皮肤完整性受损的危险**　与胆盐沉着刺激皮肤神经末梢引起瘙痒、肝衰竭大量腹水形成、长期卧床有关。

3. **有感染的危险**　与免疫功能低下有关。

4. **潜在并发症**：肝肾综合征、腹水。

【健康指导】

1. **疾病预防指导**　甲型和戊型肝炎应预防消化道传播，重点在于加强粪便、水源管理，严格饮用水的消毒，加强食品卫生和食具消毒。乙、丙、丁型肝炎预防重点则在于防止通过血液和体液传播。对供血者进行严格筛查，做好血源监测。推广一次性注射用具，重复使用的医疗器械要严格消毒灭菌。大力推广安全注射（包括针灸的针具），并严格遵循医院感染管理中的标准预防原则。服务行业所用的理发、刮脸、修脚、穿刺和文身等器具也应严格消毒。注意个人卫生，不和任何人共用剃须刀和牙具等用品。若性伴侣为 HBsAg 阳性者，应接种乙型肝炎疫苗或采用安全套；在性伴侣健康状况不明的情况下，一定要使用安全套以预防乙型肝炎及其他血源性或性传播疾病。对献血员进行严格筛选，不合格者不得献血。

2. **保护易感人群**　甲型肝炎流行期间，易感者可接种甲肝纯化灭活疫苗或减毒活疫苗，对接触者可接种人血清免疫球蛋白以防止发病。乙型肝炎疫苗全程需接种 3 针，按照 0、1、6 个月程序，即接种第 1 针疫苗后，间隔 1 个月及 6 个月注射第 2 及第 3 针疫苗。新生儿接种部位为大腿前部外侧肌肉或上臂外侧三角肌，儿童和成人为上臂三角肌。HBsAg 阴性母亲的新生儿应于产后 12h 内尽快完成首剂乙肝疫苗（10μg/0.5ml）接种，HBsAg 阳性母亲的新生儿出生后 12h 内应尽快完成乙肝疫苗（10μg/0.5ml）和乙型肝炎免疫球蛋白（HBIG）（100IU）的联合免疫，并分别于 1 月龄和 6 月龄时接种相同剂量的乙肝疫苗。HBIG 对暴露于 HBV 的易感者也适用。医务人员、保育员以及与 HBsAg 阳性者密切接触者，亦应考虑给予乙型肝炎疫苗接种。完成疫苗接种程序后 1～3 个月，如抗 HBs≥10mIU/ml，显示已有保护作用。新生儿在出生 12h 内注射 HBIG 和乙型肝炎疫苗后，可接受 HBsAg 阳性母亲的哺乳。目前，尚无有效的预防性丙型肝炎疫苗可供使用。

3. **意外暴露后乙型肝炎预防**　在意外接触 HBV 感染者的血液和体液后，应立即在伤口周围轻轻挤压，排出伤口中的血液，再对伤口用 0.9%NaCl 溶液冲洗，然后用消毒液处理；并立即检测 HBV DNA、HBsAg，并在 3 个月和 6 个月后复查。如已接种过乙型肝炎疫苗，且已知抗 HBs≥10mIU/ml 者，可不进行特殊处理。如未接种过乙型肝炎疫苗，或虽接种过乙型肝炎疫苗，但抗 HBs < 10mIU/ml 或抗 -HBs 水平不详，应立即注射 HBIG 200～400IU，并同时在不同部位接种一针乙型肝炎疫苗（20μg），于 1 个月和 6 个月后分别接种第 2 和第 3 针乙型肝炎疫苗（各 20μg）。

意外暴露后丙型肝炎预防　发生 HCV 意外暴露后，需要立即清洗消毒，并检测外周血抗 -HCV 和 HCV RNA，如果均为阴性，则在 1 周后和 2 周后再次检测 HCV RNA，如果 HCV RNA 仍然为阴性，基本可以排除感染；如果 1 周或 2 周后 HCV RNA 阳转，可以再过 12 周观察是否发生 HCV 自发清除，如果不能自发清除，HCV RNA 仍然阳性，则可启动抗病毒治疗。

4. **疾病知识指导**　慢性乙型和丙型肝炎可反复发作，诱因常为过度劳累、暴饮暴食、酗酒、不合理用药、感染、不良情绪等。应向病人及家属宣传病毒性肝炎的家庭护理和自我保健知识。慢性病人和无症状病毒携带者应做到：① 正确对待疾病，保持乐观情绪；② 恢复期病人应生活规律，劳逸结合；③ 加强营养，适当增加蛋白质摄入，但要避免长期高热量、高脂肪饮食，戒烟酒；④ 不滥用药物，如吗啡、苯巴比妥类、磺胺类及氯丙嗪等药物，以免加重肝损害；⑤ 病人的食具、用具和洗漱用品应专用，家中密切接触者可行预防接种。

5. 用药指导与病情监测 指导病人遵医嘱抗病毒治疗，明确用药剂量、使用方法、漏用药物或自行停药可能导致的风险。急性肝炎病人出院后第 1 个月复查 1 次，以后每 1～2 个月复查 1 次，半年后每 3 个月复查 1 次，定期复查 1～2 年。慢性肝炎病人定期复查肝功能、病毒的血清学指标、肝脏 B 超和与肝纤维化有关的指标，以指导调整治疗方案。

【预后】

甲型、戊型肝炎一般不会发展为慢性肝炎，预后大都良好；但孕妇和老人感染戊型肝炎后易发展为重症肝炎。其余各型均可出现病程迁延，发展为慢性肝炎、肝硬化，甚至肝癌。慢性淤胆型肝炎易转变为胆汁性肝硬化，预后较差。

（章晓云）

思 考 题

1. 病毒性肝炎的防控措施有哪些？
2. 重型肝炎病人的临床表现和护理要点分别有哪些？

第二节 流行性感冒

学 习 目 标

● 知识目标：
1. 掌握流行性感冒的临床表现和防护措施。
2. 熟悉流行性感冒的流行特征和高危人群。
3. 了解流行性感冒的病原学和发病机制。
● 能力目标：
1. 能够辨认流行性感冒的症状，准确为病人提供照护。
2. 能够对流行性感冒病人进行正确的卫生宣教和保健指导。
● 素质目标：
关爱、尊重病人，保护病人的隐私。

导入情境与思考

赵某，女性，25 岁。主诉出差回家后出现发热、全身肌肉关节酸痛 2d，体温 39℃，伴畏寒、乏力、头痛、流涕、鼻塞、干咳等。

查体：急性病容，咽部充血红肿，无分泌物，肺部可闻及干啰音。

实验室检查：WBC 8×10^9/L，淋巴细胞 68%。

请思考：

1. 根据以上病情你考虑赵某患了哪种疾病？

2. 根据赵某的情况可提出哪些护理诊断？

3. 请根据赵某目前的护理问题列出主要的护理措施。

流行性感冒（influenza）简称流感，是由流感病毒引起的急性呼吸道传染病。临床特点为上呼吸道卡他症状较轻，而高热、头痛、乏力等全身中毒症状较重。重症流感主要发生在老年人、年幼儿童、肥胖者、孕产妇和有慢性基础疾病者等高危人群，也可发生在一般人群。甲型和乙型流感病毒每年呈季节性流行，其中甲型流感病毒可引起全球大流行。

【病原学】

流感病毒属正黏病毒科，是一种 RNA 病毒，由包膜和核壳体组成。根据流感病毒感染的对象可分为人、猪、马以及禽流感病毒等，其中人类流感病毒根据其核蛋白抗原性分为甲、乙、丙三型，三型之间具有相似的生化和生物学特征。流感病毒的最大特点是极易发生变异，尤以甲型流感病毒最易发生。甲型流感病毒的抗原变异最快，可发生抗原转变和抗原漂移；乙型流感病毒只有抗原漂移，丙型流感病毒尚未发现抗原变异。目前感染人的主要是甲型流感病毒中的 H1N1、H3N2 亚型及乙型流感病毒中的 Victoria 和 Yamagata 系。

流感病毒不耐热、酸和乙醚，对碘伏、碘酊、乙醇与紫外线等均敏感。在 100℃条件下 1min 或 56℃条件下 30min 即可将其灭活。

【流行病学】

1. **传染源**　病人和隐性感染者是本病的主要传染源。从潜伏期末到急性期都有传染性，以病初 2～3d 的传染性最强。病毒在人呼吸道分泌物中一般持续排毒 3～7d，儿童、免疫功能受损及危重病人病毒排毒时间可超过 1 周。

2. **传播途径**　主要通过飞沫经呼吸道空气传播。病毒随咳嗽、打喷嚏、说话所致飞沫传播为主，也可通过病毒污染的茶具、食具、毛巾等间接传播。在特定场所，如人群密集且密闭或通风不良的房间内，也可能通过气溶胶的形式传播，需警惕。传播速度和广度与人口密度有关。

3. **人群易感性**　普遍易感。感染后对同一抗原型可获得不同程度的免疫力，同型免疫力通常不超过 1 年，不同亚型间无交叉免疫性。病毒变异后，人群重新易感，故可反复发病。

4. **流行特征**　流感常突然发生，迅速蔓延，发病率高和流行过程短是流感的流行特征。流行往往沿交通线传播，从大城市向中小城市、农村扩散。流行以冬春季节为多。大流行的发生与下列 4 种因素有关：①潜伏期短，仅 1～2d；②流感病毒具有较强传染性，易发生变异；③以呼吸道空气飞沫传播为主要方式；④感染后免疫力持续时间短且各型及各亚型之间无交叉免疫性。大流行主要由甲型流感病毒引起。乙型流感多呈局部流行或散发，亦可大流行。丙型一般只引起散发。

【发病机制与病理改变】

1. **发病机制**　流感病毒主要通过感染呼吸道内各类细胞，并在细胞内复制导致细胞损伤和死亡而致病。受病毒感染的上皮细胞发生变性、坏死与脱落，露出基底细胞层，导致黏膜充血、水肿，炎症渗出，产生发热、头痛、肌痛等全身症状。一般不形成病毒血症。约于病程第 5d，基底细胞层开始再生，形成未分化的移行上皮，2 周后形成新的纤毛上皮而恢复。病毒在呼吸道上皮增殖时，也会感染单核 - 巨噬细胞，受感染细胞产生会引起炎症的细胞因子、趋化因子等表达与活化，引起机体针对病毒的特异性免疫反应，导致组织器官损害，与全身中毒症状有关，同时也是流感易继发细菌感染的机制之一。继发感染可进一步增强病毒复制。

2. **病理改变**　流感病毒性肺炎的病理特征为肺充血，黏膜下层局部炎性反应，细胞间质水肿，周围巨噬细胞浸润，肺泡细胞出血、脱落，重者可见支气管黏膜坏死，肺水肿以及毛细血管血栓形成。

【临床表现】

潜伏期1～3d,最短数小时,最长4d。各型流感病毒所致的临床表现虽有轻重不同,但基本表现一致,可分为不同临床类型。

1. **单纯型流感** 此型最常见。全身症状较重,呼吸道卡他症状较轻。急起高热,显著头痛、肌痛、关节痛、乏力、咽干、咽痛及食欲减退等。中毒症状与发热程度有关。部分病人有鼻塞、流涕、干咳、声音嘶哑等。查体可见急性发热面容,面颊潮红,眼结膜及咽部充血,有的病人可出现口腔黏膜疱疹。肺部可闻及干啰音。发热多于1～2d内达高峰,3～4d内退热,其他症状随之缓解,但乏力可持续1～2周,上呼吸道症状持续数日后消失。

2. **肺炎型流感** 多见于老年人、婴幼儿,患有慢性心、肺、肾等疾患或接受免疫抑制剂治疗者。起病时与典型流感相似,但于发病1～2d内病情迅速加重。出现高热、全身衰竭、烦躁不安、剧烈咳嗽、血性痰液、呼吸急促、发绀。双肺听诊呼吸音粗,满布湿啰音、哮鸣音,但无肺实变体征。X线胸片显示双肺絮状阴影,散在分布,近肺门处较多,周围较少。痰培养无致病菌生长,痰易分离出流感病毒。多于5～10d内发生呼吸循环衰竭,预后较差。

3. **胃肠型流感** 主要症状为呕吐、腹泻腹痛、食欲下降等,多见于儿童,较少见。

4. **中毒型流感** 有全身毒血症表现,可有高热或明显的神经系统和心血管系统受损表现,晚期亦可出现中毒型心肌损害,严重者可出现休克、弥散性血管内凝血、循环衰竭等,病死率较高,预后不良,极少见。

5. **并发症** 肺炎是最常见的并发症,其他并发症有神经系统损伤、心脏损伤、肌炎和横纹肌溶解、休克等。儿童流感并发喉炎、中耳炎、支气管炎较成人多见。①流感病毒可侵犯下呼吸道,引起原发性病毒性肺炎。部分重症流感病人可合并细菌、真菌等其他病原体感染,严重者可出现ARDS。②神经系统损伤包括脑膜炎、脑炎、脊髓炎、脑病、吉兰-巴雷综合征(Guillain-Barre syndrome)等,其中急性坏死性脑病多见于儿童。③心脏损伤主要有心肌炎、心包炎。可见心肌标志物、心电图、心脏超声等异常,严重者可出现心力衰竭。此外,感染流感病毒后,心肌梗死、缺血性心脏病相关住院和死亡的风险明显增加。④肌炎和横纹肌溶解主要表现为肌痛、肌无力、血清肌酸激酶、肌红蛋白升高,严重者可导致急性肾损伤等。

【实验室及其他检查】

1. **血常规检查** 白细胞总数正常或减少,淋巴细胞相对增多。如合并细菌感染,可有白细胞总数与中性粒细胞百分比升高。

2. **病原学检查** ①抗原检查:取病人鼻甲黏膜印片,可在上皮细胞内查见包涵体,或将咽部含漱液接种于细胞培养管内,应用免疫荧光抗体技术检测病毒抗原,但其敏感性和特异性尚不理想。②核酸检测:用反转录聚合酶链反应(RT-PCR)直接检测上呼吸道分泌物中病毒RNA,该方法快速、敏感,特异性亦较高。③病毒分离:是确定诊断的重要依据,将起病3d内咽部含漱液或棉拭子或痰液接种于鸡胚进行病毒分离。上呼吸道标本应在发病3d内留取,下呼吸道标本可随时留取。

3. **血清学检查** 取发病初期和恢复期双份血清做补体结合试验或血凝抑制试验,血凝抑制试验的特异性较高,而补体结合试验的灵敏性较高。抗体效价4倍或以上升高者,可以确诊,但需时长,仅作为回顾性诊断。

4. **影像学检查** 肺炎型病人X线可出现散在絮状阴影。

【诊断要点】

冬春季节在同一地区,1～2d内即有大量上呼吸道感染病人发病的病史或接触史等流行病学资料;临床表现为起病急骤,有持续高热、肌肉关节酸痛等较重全身中毒症状,而呼吸道表现较轻。结

Note:

合体格检查及 X 线检查进行诊断。实验室检查见白细胞总数减少,淋巴细胞相对增多。鼻黏膜印片检查,在上皮细胞内查见包涵体或荧光抗体染色病毒抗原阳性有助于快速诊断。双份血清做补体结合试验或血凝抑制试验,效价递升 4 倍及以上者或病毒分离阳性可以确诊。

知 识 链 接

流感与普通感冒

轻型流感及散发流感很难与普通感冒鉴别,通常流感的全身症状比普通感冒重,病毒的分离鉴定是唯一可靠的方法,血清学检测有一定鉴别诊断价值。

流感与普通感冒的主要区别见表2-1。

表2-1 流感与普通感冒的主要区别

项目	流感	普通感冒
传染性	丙类传染病;强	非传染病;弱
致病原	流感病毒	鼻病毒、冠状病毒等
流感病原学检测	阳性	阴性
发病的季节性	有明显的季节性	季节性不明显
发热程度	多高热,可伴寒战	不发热或轻、中度热,无寒战
发热持续时间	3～5d	1～2d
全身症状	重,头痛、全身肌肉酸痛、乏力等	轻或无
卡他症状	不明显	明显
病程	5～10d	5～7d
并发症	可合并肺炎、心肌炎、脑膜炎等	少见
病死率	较高,死亡多由于流感引起原发病急性加重(肺病、心血管病)或合并细菌感染(尤其是肺炎链球菌)或死于并发症(肺炎、脑病等)	较低

【治疗要点】

1. **一般治疗** 强调卧床休息和支持治疗。

2. **对症治疗** 高热者可进行物理降温、应用解热镇痛药物;咳嗽咳痰严重者给予止咳祛痰药物。根据缺氧程度采用适当的方式进行氧疗。

3. **抗病毒治疗** 应早期用药,理想情况是症状出现48h内开始。

(1)奥司他韦(oseltamivir,达菲):可特异性抑制甲、乙型病毒复制,成人用量每次75mg,每天2次,疗程5d,重症病人疗程可适当延长。肾功能不全者要根据肾功能调整剂量。

(2)金刚烷胺(amantadine)和金刚乙胺(rimantadine):有抑制甲型流感病毒的作用,但它们对目前的流感病毒株耐药,现临床上很少使用。

(3)扎那米韦(吸入喷雾剂):适用于成人及 7 岁以上青少年。用法:每次 10mg,每天 2 次(间隔12h),疗程5d。

(4)帕拉米韦:成人用量为300～600mg,静脉滴注,每天 1 次,1～5d,重症病人疗程可适当延长。

(5)阿比多尔:可用于成人甲、乙型流感的治疗。用量为每次200mg,每天 3 次,疗程5d。目前该药在我国临床应用数据有限,需密切观察疗效和不良反应。

(6)中草药:中草药治疗流感的方法较多,效果较好。如金银花、连翘、黄芪等已被证实可以提升免疫力兼杀灭病毒和细菌。抗病毒口服液（成分包括板蓝根、石膏、芦根、地黄、郁金、知母、石菖蒲、广藿香、连翘）可适用于流感轻症，也可用于平素体弱、免疫力低下等易感人群的预防用药。

4. 抗生素的应用　应积极防治继发性细菌感染，可根据送检标本培养结果使用抗菌药物。下列情况可考虑应用磺胺或抗生素：①继发细菌感染；②有风湿病史者；③抵抗力差的幼儿、老人，尤其是慢性心肺疾病病人。

【隔离】

当疑为流感暴发时，应及时向当地疾病控制部门报告。并应对疑似和确诊病人进行隔离，有条件宜安置在负压病房，无条件时应单间隔离或收治在同一病房内的床间距≥1.2m。

【护理】

（一）护理评估

1. 病史

（1）流行病学特点：询问周围环境是否有类似的病人，是否与其进行过接触，有无共用过毛巾等物品，症状是否相同；有无接种过流感疫苗。

（2）心理 - 社会状况：评估病人及家属对疾病和隔离治疗的认识程度；评估病人有无因发热、全身酸痛而情绪低落。

2. 身体评估　评估病人的生命体征、意识状态和全身情况；评估病人的颜面色泽、有无皮疹、有无眼结膜和咽部充血、全身浅表淋巴结有无肿大；评估病人肺部叩诊音、呼吸音和啰音。

3. 实验室及其他检查

（1）血常规：白细胞计数正常或减少，继发细菌感染时白细胞显著增多。

（2）病原学检查：起病3d内用咽部含漱液、棉拭子或痰液进行病毒分离，是确定诊断的重要依据。

（3）血清学检查：抗体滴度有4倍或以上升高者，可以确诊。

（4）X线胸片：双肺絮状阴影，散在分布。

（二）常用护理诊断 / 问题

1. 体温过高　与病毒感染有关。

2. 气体交换障碍　与病毒性肺炎或合并细菌性肺炎有关。

（三）护理目标

1. 体温得到有效控制，并逐渐恢复正常。

2. 病人自述呼吸困难症状减轻或消失。

（四）护理措施及依据

1. 体温过高

（1）按呼吸道隔离要求，隔离病人1周或至主要症状消失。隔离期病人应避免外出，如外出需戴口罩。

（2）用药护理：儿童应避免应用阿司匹林，以免诱发严重的 Reye 综合征。Reye 综合征又称脑病 - 肝脂肪变综合征，是甲型或乙型流感病毒感染肝脏、神经系统并发症。病因不明，近年认为可能与服用阿司匹林有关。临床表现为急性呼吸道感染热退后数日出现恶心、呕吐、嗜睡、昏迷和惊厥等神经系统症状，伴有肝大，肝功能轻度损害。金刚烷胺有一定的中枢神经系统不良反应，如头晕、嗜睡、失眠和共济失调等，老年及有血管硬化者慎用，孕妇及有癫痫史者禁用。应密切观察用药后的疗效和不良反应，帕拉米韦常见的不良反应为中性粒细胞计数降低、腹泻和呕吐。奥司他韦在1～12岁的儿童中应用会出现呕吐反应。

（3）病情观察：严密监测病人的生命体征，重点观察体温的变化。注意发热的过程、热型、持续时间、伴随症状，并根据病情确定体温测量的间隔时间。

（4）降温护理：通常应用物理降温方法，如用冰帽、冰袋冷敷头部或大动脉走行处，避免持续在同一部位冷敷，以防局部冻伤；必要时用解热镇痛药物。

（5）基础护理：保持病房内适宜的温湿度，定时通风，保持空气流通。对高热出汗的病人，应及时用温水擦洗，更换床单、被褥和病员服，以保持皮肤的清洁、干燥，促进病人的舒适感。

（6）饮食护理：发热期间宜指导病人多饮水，给予易消化、富含维生素的流质或半流质饮食。如有呕吐者，可适当增加静脉营养供给。

2. 气体交换障碍

（1）病情观察：观察病人的生命体征，有无高热不退、呼吸急促、发绀、血氧饱和度下降；观察有无咳嗽、咳痰，咳嗽的性质、时间、诱因、节律、音色；痰液的性状、量等。协助采集血液、痰液或呼吸道分泌物标本，以明确诊断或发现继发性细菌感染。

（2）休息和活动：急性期应卧床休息，协助病人做好生活护理。

（3）营养与饮食：发热期应多饮水，给予易消化、营养丰富的富含维生素的流质或半流质饮食。伴呕吐或腹泻严重者，应适当增加静脉营养的供给。

（4）对症护理：病人有咳嗽、咳痰、胸闷、气急、发绀等肺炎症状时，应协助其取半卧位，予以吸氧，必要时吸痰，并报告医生及时处理。必要时，予以呼吸机辅助呼吸。

（五）护理评价

1. 体温是否得到有效控制并逐渐恢复正常。

2. 呼吸困难症状是否减轻或消失。

（六）其他护理诊断/问题

1. 疼痛：头痛、全身酸痛　与病毒感染导致的毒血症、发热等有关。

2. 疲乏　与病毒感染或继发细菌感染造成的机体能量代谢障碍有关。

3. 知识缺乏：缺乏流感相关知识。

4. 焦虑　与持续高热有关。

【健康指导】

1. 疾病预防指导　注意锻炼身体，增强机体的抵抗力。根据天气变化及时增减衣服。保持良好的个人卫生习惯，勤洗手，流感流行时应尽可能减少公众集会，尤其是室内活动，以防止疫情扩散。房间要经常通风换气，保持清洁。出现流感样症状应当注意休息及自我隔离，外出就医过程中需佩戴口罩。

2. 保护易感人群　接种疫苗是预防流感的最有效手段，可显著降低罹患流感和发生严重并发症的风险。流感疫苗需要每年接种，且接种最好在每年的10月底前完成，应使用与现行流行株一致的灭活流感疫苗。其中，慢性呼吸系统疾病病人和老年人等高危人群应主动接种流感疫苗和肺炎球菌疫苗；老人、儿童、免疫力低的慢性病人等流感的高危人群，建议每年流感流行季节前在医生指导下接种。对疫苗中成分（包括辅料、甲醛、裂解剂及抗生素）过敏者禁止接种；患或不伴发热症状的轻中度急性疾病者，建议症状消退后再接种；前一次接种流感疫苗后6周内出现吉兰-巴雷综合征不是禁忌证，但应特别注意。12岁以下儿童不能使用全病毒灭活疫苗。孕妇接种流感疫苗可通过胎传抗体保护6月龄以内婴儿。

3. 疾病知识指导　指导病人减少病毒传播的方法，室内每天进行空气消毒或开窗通风换气，病人使用过的食具应煮沸，衣物、手帕等可用含氯消毒液消毒或阳光下暴晒2h。

【预后】

据WHO发布的公告，全球每年流感病例为6亿～12亿，死亡人数50万～100万，其中重症流感病例300万～500万，重症流感的病死率为8%～10%。病人预后与自身健康和免疫状况以及病毒毒力有关,单纯型流感预后好,若出现并发症,如流感病毒性肺炎或继发性细菌性肺炎,尤其是老年人和慢性病病人,则预后较差,甚至出现死亡。

附:人感染高致病性禽流感

人感染高致病性禽流感(highly pathogenic avian influenza, HPAI)简称人禽流感,是由甲型流感病毒某些感染禽类的亚型引起的人类急性呼吸道传染病,是法定乙类传染病。根据禽流感病毒致病性的不同,分为高致病性禽流感病毒、低致病性禽流感病毒和无致病性禽流感病毒。其中高致病性禽流感病毒感染最为严重,发病率和死亡率高,感染的鸡群死亡率可达100%。

【病原学】

禽流感病毒属甲型流感病毒。至今由禽鸟传人的禽流感病毒主要亚型有:H5N1、H5N6、H7N7、H9N2、H7N2、H7N3及H7N9等,其中感染H5N1、H7N9和H5N6的病人病情重,病死率高。目前禽流感病毒并未出现对人类的大规模侵袭,但是,由于所有甲型流感病毒都容易发生变异,特别是禽流感病毒H5N1株变异迅速,一旦禽流感病毒与人流感病毒发生基因重组,含有人流感病毒的基因片段,可转变成一种具有极强传染性和更高致病性的全新的流感病毒。人体对这种新的流感病毒几乎没有任何免疫力,一旦流行可迅速传播,造成极大危害。

禽流感病毒对乙醚、氯仿、丙酮等有机溶剂均敏感。常用消毒剂如氧化剂、稀酸、卤素化合物(如漂白粉和碘剂)等容易将其灭活。禽流感病毒对热敏感,65℃加热30min或煮沸(100℃)2min以上可灭活。病毒对低温抵抗力较强,病毒在较低温度粪便中可存活1周,在4℃水中可存活1个月。在有甘油保护的情况下可保持活力1年以上。病毒在阳光直射下40~48h即可灭活,如果用紫外线直接照射,可迅速破坏其传染性。

【流行病学】

1. 传染源 主要为患禽流感或携带禽流感病毒的鸡、鸭、鹅等禽类,特别是鸡,但不排除其他禽类或猪、猫等作为传染源的可能。病人是否为传染源尚待进一步确定。

2. 传播途径 主要通过呼吸道传播,或直接接触受禽流感病毒感染的家禽及其排泄物、分泌物、组织器官或被带有病毒污染的物品而感染,也可通过眼结膜和破损皮肤引起感染。目前尚无人与人之间传播的确切证据。

3. 人群易感性 人群普遍易感,H5N1感染者以13岁以下儿童发病率较高,病情较重,H7N9感染者多见于老年人。从事家禽养殖业者,在发病前1周内去过家禽饲养、销售及宰杀等场所者,以及接触禽流感病毒的实验室工作人员为高危人群。

【临床表现】

人感染高致病性禽流感的潜伏期为1~7d,通常为2~4d。病人在潜伏期末即有传染性,在病初的2~3d传染性最强。

不同亚型的禽流感病毒感染人类后可引起不同的临床症状。感染H9N2亚型的病人通常仅有轻微的上呼吸道感染症状;感染H7N7亚型的病人主要表现为结膜炎;重症病人多见于H5N1、H5N6和H7N9亚型感染。H5N1感染者潜伏期一般为1~7d,起病急,早期类似普通型流感,主要为发热,体温持续在39℃以上,伴有流涕、鼻塞、咳嗽、咽痛、头痛和全身不适。部分病人可有恶心、腹痛、腹泻、稀水样便等消化道症状。重症病人可出现肺炎、急性呼吸窘迫综合征、肺出血、胸腔积液、全血细胞减少、肾衰竭、败血症、休克及Reye综合征等多种并发症,可有肺实变体征。根据对感染H7N9亚型的调查结果,感染H7N9亚型者潜伏期一般为3~4d。早期表现为流感样症状。重症病人病情发展迅速,多在发病3~7d出现重症肺炎,持续高热,体温39℃以上,可出现呼吸困难,伴有咯血痰。病情可快速进展为急性呼吸窘迫综合征、脓毒症、感染性休克,甚至多器官功能障碍,部分病人可出现胸腔积液等表现。

【实验室及其他检查】

1. **血常规检查**　白细胞计数一般不高或降低。重症病人多有白细胞计数及淋巴细胞减少,并有血小板降低。

2. **病毒抗原及基因检测**　取病人呼吸道标本采用免疫荧光法(IFA)或酶联免疫法(ELASA)检测甲型流感病毒核蛋白抗原及禽流感病毒 H 亚型抗原。还可用反转录 PCR(RT-PCR)检测禽流感病毒亚型特异性 H 抗原基因。

3. **病毒分离**　从病人呼吸道标本(如鼻咽分泌物、咽部含漱液、气管吸出物或呼吸道上皮细胞)中分离禽流感病毒。

4. **血清学检查**　发病初期和恢复期双份血清抗禽流感病毒抗体效价有 4 倍或以上升高,有助于回顾性诊断。

5. **胸部 X 线检查**　重症病人可显示大片毛玻璃状或肺实变影像,少数可伴有胸腔积液等。

【诊断要点】

1. **医学观察病例**　有流行病学史,1 周内出现临床表现者。
2. **疑似病例**　符合上述临床表现,甲型流感病毒抗原阳性,或有流行病学史。
3. **确诊病例**　符合上述临床表现,或有流行病学接触史,并且呼吸道分泌物标本中分离出禽流感病毒或禽流感病毒核酸检测阳性或动态检测双份血清禽流感病毒特异性抗体水平呈 4 倍或以上升高。

【治疗要点】

治疗原则与普通流感基本相同。

1. **对疑似和确诊病人**　进行隔离治疗。
2. **抗流感病毒治疗**　在使用抗病毒药物之前应留取呼吸道标本。应在发病 48h 内使用抗流感病毒药物。

(1)奥司他韦(oseltamivir):成人剂量 75mg,每天 2 次,疗程 5~7d,重症病例剂量可加倍,疗程可延长 1 倍以上。儿童 3mg/kg,分 2 次口服,疗程 5d。对于吞咽胶囊有困难的儿童,可选用奥司他韦混悬液。

(2)帕拉米韦(peramivir):重症病例或无法口服者可用帕拉米韦氯化钠注射液,成人用量为 300~600mg,静脉滴注,每天 1 次,1~5d,重症病例疗程可适当延长。目前临床应用数据有限,应严密观察不良反应。

(3)扎那米韦(zanamivir):成人及 7 岁以上青少年用法:每次 10mg 吸入,每天 2 次,每次间隔 12h。

3. **离子通道 M_2 阻断药**　目前监测资料显示所有 H7N9 禽流感病毒对金刚烷胺(amantadine)和金刚乙胺(rimantadine)耐药,不建议使用。

4. **重症病人的处理要点**　①加强营养支持;②加强血氧监测和呼吸支持;③防治继发细菌感染及其他并发症;④可短期使用糖皮质激素改善毒血症状及呼吸窘迫。

【隔离措施】

确诊病例可置同一房间隔离,疑似病例应置单间隔离。限制病人只在病室内活动,原则上禁止探视、不设陪护,与病人相关的诊疗活动尽量在病区内进行。密切监测禽流感密切接触者,包括与禽流感病禽或死禽密切接触者及人禽流感疑似病例或确诊病例的密切接触者,对出现临床表现者,应进行流行病学调查,采集标本送指定实验室检测,以进一步明确病原,同时应采取相应的隔离和防治措施。

【加强疫情监控】

动物防疫部门一旦发现疑似禽流感疫情,应立即通报当地疾病预防控制机构,指导职业暴露人员做好防护工作。人禽流感实行专病报告管理,已发现人禽流感疑似或确诊病例的县(区),须以县(区)为单位实行人禽流感疫情日报告和"零"报告制度。疫情日报告和"零"报告:指在人禽流感流行期间,根据卫生行政部门要求,每天上午 10 时前将过去 24h 的人禽流感确诊病例、疑似病例发病、转归等情况汇总,以电话或传真方式向当地疾病预防控制机构报告,包括"零"病例的报告。

【禽流感职业暴露人员分级防护原则】

各级医务人员、疾病预防控制机构及其他有关人员在医院或疫点、疫区进行禽流感防治工作时,应遵循以下防护原则:

1. **一级防护** 适用范围包括:①对禽流感疑似或确诊病例的密切接触者及病死禽的密切接触者进行医学观察和流行病学调查的人员;②对疫点周围 3km 范围内(疫点除外)的家禽进行捕杀和无害化处理,以及对禽舍和其他场所进行预防性消毒的人员。防护要求:①戴医用防护口罩,穿工作服、工作裤、工作鞋,戴工作帽和乳胶手套;②对疫点周围 3km 范围内的家禽宰杀和无害化处理,进行预防性消毒的人员还应戴防护眼镜、穿长筒胶鞋、戴橡胶手套;③每次实施防治处理后,应立即洗手和消毒。

2. **二级防护** 适用范围包括:①进入医院污染区的人员;采集疑似病例及确诊病例咽拭子,处理其分泌物、排泄物的人员;处理病人使用过的物品和死亡病人尸体的人员以及转运病人的医务人员和司机。②对禽流感疑似或确诊病例进行流行病学调查的人员。③在疫点内对禽流感染疫动物进行标本采集、捕杀和无害化处理以及进行终末消毒的人员。防护要求:①穿普通工作服、戴工作帽、穿隔离衣、戴防护眼镜和医用防护口罩(离开污染区后更换),戴乳胶手套、穿鞋套。进行家禽的宰杀和处理时,应戴橡胶手套,穿长筒胶鞋。②每次实施防治处理后,应立即洗手和消毒。

3. **三级防护** 适用范围是确定禽流感可由人传染人时,对病人实施近距离治疗操作,例如气管插管、气管切开的医务人员。防护要求:除按二级防护要求外,穿一次性医用防护服,戴防护面屏、医用防护口罩或将口罩、防护眼镜换为全面型呼吸防护器。

【常用护理诊断/问题、措施及依据】

参见本节"流行性感冒"。

【其他护理诊断/问题】

参见本节"流行性感冒"。

【健康指导】

1. **疾病预防指导** 根据禽流感职业暴露人员防护指导原则规定做好职业安全防护。加强检测标本和实验室禽流感病毒毒株的管理,进行禽流感病毒(H5N1)分离的实验室应达 P3 级标准,严格执行操作规范,防止实验室的感染及传播。对病、死禽密切接触者及现场处理疫情的工作人员,可预防性服用神经氨酸酶抑制剂类药物。公众应避免与禽、鸟类及其排泄物接触,尤其是与病、死禽类的接触。不吃未经煮熟的禽肉及蛋类食品。勤洗手,养成良好的个人卫生习惯。

2. **疾病知识指导** 参见本节"流行性感冒"。

【预后】

人禽流感的预后与感染的病毒亚型有关，感染 H9N2、H7N7 者大多预后良好，而感染 H5N1 者预后较差，影响预后的因素包括病人年龄、是否有基础疾病、治疗是否及时以及是否出现并发症等。

（章晓云）

思 考 题

1. 如何预防流感？
2. 如何护理流感病人？

第三节　冠状病毒与新型冠状病毒感染

学 习 目 标

知识目标：
1. 掌握新型冠状病毒感染的临床表现、护理诊断及护理措施。
2. 熟悉新型冠状病毒感染的诊断要点、治疗要点。
3. 了解冠状病毒感染的病原学、流行病学、发病机制和病理特点。
能力目标：
1. 能根据病人的临床表现实施护理。
2. 能运用护理程序护理病人。
素质目标：
1. 学会用辩证的方法认识突发新发传染病发生和在护理应对中保持正向的心理素质。
2. 培养不惧艰险，勇于担当的医者精神。

　　　　　　　　导入情境与思考

李某，女性，64 岁。因发热，咽部不适 3d，筛查新型冠状病毒核酸阳性 1d 入院。病人 3d 前无明显诱因出现发热，咽部不适，无咽痛，无咳嗽、咳痰，无味觉及嗅觉减退。入院查体：体温 37.9℃，脉搏 88 次 /min，血压 129/87mmHg，神志清楚，精神正常，自主体位，查体合作，发育正常，营养良好，体型适中，正常面容，表情自如，步态正常，步入病房。双肺呼吸音清，未闻及干湿啰音及胸膜摩擦音。

血常规：白细胞 3.83×10^9/L，红细胞 35.16×10^{12}/L，中性占 76.71%，血氧分压 72.9mmHg，二氧化碳分压 34.28mmHg。胸部 CT：双肺上叶及下叶胸膜下新出多发斑片实变及磨玻璃密度影。

请思考：
1. 请根据病史信息，做病情分析。并写出判断依据。
2. 病人现在主要护理措施有哪些？
3. 病人容易出现什么并发症？如何早期识别？

一、严重急性呼吸综合征

严重急性呼吸综合征（severe acute respiratory syndrome，SARS），是由冠状病毒引起的急性呼吸道传染病。主要通过短距离飞沫、接触病人呼吸道分泌物及密切接触传播。以发热、头痛、肌肉酸

Note：

痛、乏力、干咳少痰、腹泻等为主要临床表现,严重者出现气促或呼吸窘迫。

【病原学】

严重急性呼吸综合征冠状病毒是一种冠状病毒,属于冠状病毒科,是一种单股正链 RNA 病毒,抵抗力和稳定性要强于其他人类冠状病毒。在干燥塑料表面最长可活 4d,尿液中至少 1d,腹泻病人粪便中至少 4d。在 4℃ 培养中存活 21d,−80℃ 保存稳定性佳。56℃ 90min 或者 75℃ 30min 可灭活病毒。严重急性呼吸综合征冠状病毒对乙醚、氯仿、甲醛和紫外线等敏感。

【流行病学】

1. 传染源　病人是主要传染源。急性期病人体内病毒含量高,且症状明显,如打喷嚏、咳嗽等,容易经呼吸道分泌物排出病毒。少数病人腹泻,排泄物含有病毒。部分重型病人因为频繁咳嗽或需要气管插管、呼吸机辅助呼吸等,呼吸道分泌物多,传染性强。个别病人可造成数十甚至上百人感染,被称为"超级传播者(super-spreader)"。潜伏期病人传染性低或无传染性,作为传染源意义不大;康复病人无传染性。本病未发现慢性病人。

2. 传播途径

(1)呼吸道传播:短距离的飞沫传播是本病的主要传播途径。急性期病人咽拭子、痰标本中可以检测到严重急性呼吸综合征冠状病毒,病毒存在于病人的呼吸道黏液或纤毛上皮脱落细胞里,当病人咳嗽、打喷嚏或大声讲话时,飞沫直接被易感者吸入而发生感染。飞沫在空气中停留的时间短,移动的距离约 2m,故仅造成近距离传播。气溶胶传播是另一种方式,易感者吸入悬浮在空气中含有严重急性呼吸综合征冠状病毒的气溶胶而感染。

(2)消化道传播:病人粪便中可检出病毒 RNA,通过消化道传播可能是另一个传播途径。另外,病人粪便中的病毒污染了建筑物的污水排放系统和排气系统造成环境污染,可能导致局部流行。

(3)直接接触传播:通过直接接触病人的呼吸道分泌物、消化道排泄物或其他体液,或者间接接触被污染的物品,亦可导致感染。SARS 可通过实验室传播。实验室工作人员在处理或接触含严重急性呼吸综合征冠状病毒的标本时,未遵循严格的生物安全操作规程而感染。

3. 人群易感性　人群普遍易感。发病者以青壮年居多,儿童和老人少见。男女比例约为 1:0.87。病人家庭成员和医务人员属高危人群。患病后可获得一定程度的免疫力,尚无再次发病的报告。

4. 流行特征　2002—2003 年的流行发生于冬末春初,有明显的家庭和医院聚集发病现象。社区发病以散发为主,偶见点状暴发流行。主要流行于人口密集的大都市,农村地区甚少发病。

【发病机制与病理改变】

1. 发病机制　发病机制尚不清楚。发病早期可出现病毒血症。临床上发现,病人发病期间淋巴细胞减少,$CD4^+$ 和 $CD8^+$ 的 T 淋巴细胞均明显下降。另外,临床上应用肾上腺皮质激素可以改善肺部炎症反应,减轻临床症状。因此,免疫损伤可能是本病发病的主要原因。

2. 病理改变　肺部的病理改变最为突出,双肺明显肿胀,镜下可见弥漫性肺泡病变,肺水肿及透明膜形成。病程 3 周后可见肺间质纤维化,造成肺泡纤维闭塞。显微镜下还可见小血管内微血栓和肺出血、散在的小叶性肺炎、肺泡上皮脱落、增生等病理改变。肺门淋巴结多充血、出血及淋巴组织减少。

【临床表现】

潜伏期 1~16d,常见的为 3~5d。典型病人通常分为三期。

1. 早期　一般为病初的 1~7d。起病急,以发热为首发症状,94.4%~100% 的病人有发热,体温一般 >38℃,偶有畏寒;可伴有头痛、关节肌肉酸痛、乏力等症状;部分病人可有干咳、胸痛、腹泻等症状;常无上呼吸道卡他症状。发病3~7d后出现下呼吸道症状,可有咳嗽,多为干咳、少痰,偶有血丝痰;可有胸闷,肺部体征不明显,部分病人可闻及少许湿啰音,或有肺实变体征。

2. 进展期 病情于10~14d达到高峰,发热、乏力等感染中毒症状加重,并出现频繁咳嗽,气促和呼吸困难,略有活动则气喘、心悸、胸闷,肺实变体征进一步加重,被迫卧床休息。这个时期易发生呼吸道的继发性感染。少数病人(10%~15%)出现急性呼吸窘迫综合征(ARDS)而危及生命。

3. 恢复期 病程进入2~3周后,发热渐退,其他症状与体征减轻乃至消失。肺部炎症改变的吸收和恢复较为缓慢,体温正常后仍需要2周左右才能完全吸收恢复正常。

常见并发症包括肺部继发感染,肺间质改变,纵隔气肿、皮下气肿和气胸,胸膜病变,心肌病变,骨质缺血性改变等。

轻型病人临床症状轻,病程短。重型病人病情重,进展快,易出现ARDS。儿童病人的病情较成人轻。孕妇病人,在妊娠的早期易导致流产,妊娠晚期孕妇的病死率增加。老年病人症状常不典型,例如不伴发热或同时合并细菌性肺炎等。有少数病人不以发热为首发症状,尤其是有近期手术史或有基础疾病的病人。

【实验室及其他检查】

1. 血常规与血液生化检查 病程初期到中期白细胞计数正常或下降,淋巴细胞计数绝对值常减少,部分病例血小板减少。丙氨酸氨基转移酶(ALT)、乳酸脱氢酶(LDH)及其同工酶等均有不同程度升高。

2. 分子生物学检测 以反转录聚合酶链反应(RT-PCR)检测病人呼吸道分泌物、血液、粪便等标本中的严重急性呼吸综合征冠状病毒的RNA。

3. 血清学检查 常用酶联免疫吸附法(ELISA)和免疫荧光法(IFA)检测血清中的严重急性呼吸综合征冠状病毒抗体。IgM抗体发病1周出现,在急性期和恢复早期达高峰,3个月后消失。IgG抗体在起病后第1周检出率低或检测不到,第2周末检出率80%以上,第3周末95%以上,且效价持续升高,在病后第6个月仍保持高滴度。

4. 细胞培养分离病毒 将病人呼吸道分泌物、血液等标本接种到Vero细胞中进行培养,分离到病毒后用RT-PCR或免疫荧光法进行鉴定。主要用于流行病学调查。

5. 影像学检查 绝大多数病人在起病早期即有胸部X线检查异常,多呈斑片状或网状改变。起病初期常呈单灶改变,短期内病灶迅速增多,常累及单肺多叶或双肺。部分病人进展迅速,呈大片状阴影。双肺周边区域累及较为常见,而胸腔积液、空泡形成以及肺门淋巴结增大等表现则较少见。胸部CT检查可见局灶性实变,毛玻璃样改变最多见。肺部阴影吸收、消散较慢,阴影改变程度范围可与临床症状体征不相平行。

【诊断要点】

根据流行病学资料、临床症状和体征、实验室与影像学检查结果等做出临床诊断。临床上按甲类传染病区分确诊病例、疑似病例,根据病情分轻中重分型进行诊断,以便分类处理。

1. 流行病学资料 与SARS病人有密切接触史,或属受传染的群体发病者之一或有明确传染他人的证据;发病前2周内曾到过或居住于报告有严重急性呼吸综合征病人并出现继发感染疫情的区域。

2. 症状与体征 起病急,以发热为首发症状,体温一般>38℃,偶有畏寒;可伴有头痛、关节酸痛、肌肉酸痛、乏力、腹泻;常无上呼吸道卡他症状;可有咳嗽,多为干咳、少痰,偶有血丝痰;可有胸闷,严重者出现呼吸加速,气促,或明显呼吸窘迫。肺部体征不明显,部分病人可闻及少许湿啰音,或有肺实变体征。

3. 实验室检查与影像学检查 外周血白细胞计数一般不升高,或降低;常有淋巴细胞计数减少。肺部有不同程度的片状、斑片状浸润性阴影或呈网状改变，部分病人进展迅速，呈大片状阴影；常为多叶或双侧改变，阴影吸收消散较慢；肺部阴影与症状体征可不一致。胸部 CT 检查，有助于发现早期轻微病变或与心影及大血管影重合的病变。

4. 血清学检查 用 IFA 或 ELISA 法检测病人血清特异性抗体，特异性 IgM 抗体阳性，或特异性 IgG 抗体急性期和恢复期抗体滴度升高 4 倍或以上时，可作为确定诊断的依据。

【治疗要点】

该病目前还缺乏特异性治疗手段。以综合疗法为主，强调在疾病的整个治疗中，针对疾病发生的病理生理异常加以纠正，进行对症治疗，以促进疾病的恢复；在疾病早期可以采取适当的抗病毒治疗。

治疗总原则为：早期发现、早期隔离、早期治疗。所有的病人应集中隔离治疗，疑似病例与临床诊断病例分开收治。重型病人治疗中要注意防治急性呼吸窘迫综合征和多器官功能障碍综合征（multiple organ disfunction syndrome，MODS）。做好护理工作和心理治疗在治疗中具有很重要的作用。

1. 监测病情变化 多数病人在发病后 14d 内都可能属于进展期，必须密切观察病情变化，监测症状、体温、呼吸频率、血氧饱和度或动脉血气分析、血象、胸片（早期复查间隔时间不超过 2～3d）、心、肝、肾功能等。

2. 一般治疗和对症治疗

（1）卧床休息，避免劳累、用力。

（2）咳嗽剧烈者给予镇咳；咳痰者给予祛痰药。

（3）发热超过 38.5℃者，可给予物理降温，如冰敷、酒精擦浴等，并酌情使用解热镇痛药。儿童忌用阿司匹林，因该药有可能引起 Reye 综合征。

（4）有心、肝、肾等器官功能损害，应该做相应的处理。

（5）加强营养支持，注意水电解质、酸碱平衡。

（6）出现气促或血氧饱和度 <70mmHg 或血氧饱和度 <93% 给予持续鼻导管或面罩吸氧。

（7）糖皮质激素的应用：有以下指征之一即可早期应用：①有严重中毒症状，高热 3d 不退；②48h 内肺部阴影进展超过 50%；③有急性肺损伤或出现 ARDS。一般成人剂量相当于甲泼尼龙每天 80～320mg，必要时可适当增加剂量，大剂量应用时间不宜过长。具体剂量及疗程根据病情来调整，待病情缓解或胸片上阴影有所吸收后逐渐减量停用。一般每 3～5d 减量 1/3，通常静脉给药 1～2 周后可改为口服泼尼松或泼尼松龙。一般不超过 4 周。

（8）预防和治疗继发细菌感染：主要用于治疗和控制继发细菌或真菌感染。根据临床情况，可选用喹诺酮类等适当的抗感染药物。

（9）早期抗病毒药物：目前尚无针对严重急性呼吸综合征冠状病毒的特异性抗病毒药物。早期可试用蛋白酶类抑制剂类药物洛匹那韦及利托那韦等。

（10）中药辅助治疗：本病属于中医学瘟疫、热病的范畴，治则为：温病，卫、气、营、血和三焦辨证论治。

3. 重型病例的处理 必须严密动态观察，加强监护，及时给予呼吸支持，合理使用糖皮质激素，加强营养支持和器官功能保护，注意水电解质和酸碱平衡，预防和治疗继发感染，及时处理合并症。

（1）加强对病人的动态监护：包括对生命体征、出入液量、心电图及血糖的检测。有条件的尽可能收入重症监护病房。

（2）使用无创正压机械通气（NPPV）：模式通常使用持续气道正压通气（CPAP），压力水平一般为 4～10cmH_2O；吸入氧流量一般为 5～8L/min，维持血氧饱和度 >93%，或压力支持通气 + 呼气末正压（PSV + PEEP），PEEP 水平一般为 4～10cmH_2O，吸气压力水平一般为 10～20cmH_2O。NPPV 应持续应用（包括睡眠时间），暂停时间不宜超过 30min，直到病情缓解。

（3）若病人不耐受 NPPV 或血氧饱和度改善不满意，应及时进行有创正压机械通气治疗。

使用机械通气,极易导致医务人员被严重急性呼吸综合征冠状病毒感染,故务必注意医护人员的防护。在二级防护的基础上,加戴防护面屏,防护头罩等。

(4)出现休克或 MODS,给予相应支持治疗。在 MODS 中,肺、肾衰竭、消化道出血和 DIC 发生率较高。脏器损害越多,病死率越高,2 个或 2 个以上脏器衰竭的病死率约为 69%。早期防治中断恶性循环,是提高治愈率的重要环节。

【隔离】

本病传染性极强,病死率高,因此在我国列为乙类传染病,但按甲类传染病处理。对病人和疑似病例应在指定的医院按呼吸道传染病分别进行隔离观察和治疗。同时具备下列 3 个条件方可考虑出院:①体温正常 7d 以上;②呼吸系统症状明显改善;③ X 线胸片有明显吸收。对医学观察病例和密切接触者,如条件许可应在指定地点接受隔离观察,为期 14d。在家中接受隔离观察时应注意通风,避免与家人密切接触。

【护理与健康指导】

见新型冠状病毒感染。

【预后】

大部分病人经综合治疗后痊愈。少数病人可进展至 ARDS 甚至死亡。少数重型病例出院后随访发现肺部有不同程度的纤维化。

二、新型冠状病毒感染

新型冠状病毒感染为新发急性呼吸道传染病,目前已成为全球性重大的公共卫生事件。新型冠状病毒肺炎为近两年流行的新发传染病,疫情防控和诊疗方案会随病毒毒株的变异而调整。

【病原学】

新型冠状病毒(2019-nCoV)属于 β 属的冠状病毒,有包膜,颗粒呈圆形或椭圆形,直径 60~140nm。具有 5 个必需基因,分别针对核蛋白(N)、病毒包膜(E)、基质蛋白(M)和刺突蛋白(S)4 种结构蛋白及 RNA 依赖性的 RNA 聚合酶(RdRp)。体外分离培养时,新型冠状病毒 96h 左右即可在人呼吸道上皮细胞内发现,而在 Vero E6 和 Huh-7 细胞系中分离培养需 4~6d。

与其他病毒一样,新型冠状病毒基因组也会发生变异,某些变异会影响病毒生物学特性,如 S 蛋白与 ACE-2 亲和力的变化将会影响病毒入侵细胞、复制、传播的能力,康复者恢复期和疫苗接种后抗体的产生,以及抗体药物的中和能力,进而引起广泛关注。世界卫生组织(WHO)提出的"关切的变异株"(variant of concern,VOC)有 5 个,分别为阿尔法(Alpha)、贝塔(Beta)、伽马(Gamma)、德尔塔(Delta)和奥密克戎(Omicron)。

冠状病毒对紫外线和热敏感,56℃ 30min、乙醚、75% 乙醇、含氯消毒剂、过氧乙酸和氯仿等脂溶剂均可有效灭活病毒,氯己定不能有效灭活病毒。

【流行病学】

1. **传染源**　主要是新型冠状病毒感染者,在潜伏期即有传染性,发病后 3d 内传染性较强。
2. **传播途径**　经呼吸道飞沫和密切接触传播是主要的传播途径。接触病毒污染的物品也可造成感染。在相对封闭的环境中经气溶胶传播。
3. **人群易感性**　人群普遍易感。感染后或接种新型冠状病毒疫苗后可获得一定的免疫力。
4. **流行特征**　全球发病,多季节发病,病毒存在不断变异,变异后感染性增加。

【发病机制与病理改变】

1. 发病机制　新冠病毒入侵人体呼吸道后,主要依靠其表面的 S 蛋白上的受体结合域(RBD)识别宿主细胞受体血管紧张素转化酶 2(ACE2),并与之结合感染宿主细胞。

2. 病理改变

(1)肺脏:早期和较轻病变区见肺泡腔内浆液、纤维蛋白渗出以及透明膜形成,炎细胞以单核细胞和淋巴细胞为主;肺泡隔毛细血管充血。随病变进展和加重,大量单核细胞 / 巨噬细胞和纤维蛋白充满肺泡腔;Ⅱ型肺泡上皮细胞增生、部分细胞脱落,可见多核巨细胞,偶见红染包涵体。易见肺血管炎、血栓形成(混合血栓、透明血栓),可见血栓栓塞。肺内各级支气管黏膜部分上皮脱落,腔内可见渗出物和黏液。小支气管和细支气管易见黏液栓形成。

(2)脾脏、肺门淋巴结和骨髓:脾脏缩小。白髓萎缩,淋巴细胞数量减少、部分细胞坏死;红髓充血、灶性出血,脾脏内巨噬细胞增生并可见吞噬现象;易见脾脏贫血性梗死。淋巴结淋巴细胞数量减少,可见坏死。免疫组化染色显示脾脏和淋巴结内 CD4$^+$T 和 CD8$^+$T 细胞均减少。

(3)心脏和血管:部分心肌细胞可见变性、坏死,间质充血、水肿,可见少数单核细胞、淋巴细胞和 / 或中性粒细胞浸润。新型冠状病毒核酸检测偶见阳性。

(4)肝脏和胆囊:肝细胞变性、灶性坏死伴中性粒细胞浸润;肝血窦充血,汇管区见淋巴细胞和单核细胞浸润及微血栓形成。胆囊高度充盈,胆囊黏膜上皮脱落。肝脏和胆囊新型冠状病毒核酸检测可见阳性。

(5)肾脏:肾小球毛细血管充血,偶见节段性纤维素样坏死;球囊腔内见蛋白性渗出物。近端小管上皮变性,部分坏死、脱落,远端小管易见管型。肾间质充血,可见微血栓形成。肾组织新型冠状病毒核酸检测偶见阳性。

(6)其他器官:脑组织充血、水肿,部分神经元变性、缺血性改变和脱失,可见噬节现象和卫星现象。可见血管周围间隙单核细胞和淋巴细胞浸润。肾上腺见灶性坏死。食管、胃和肠黏膜上皮不同程度变性、坏死、脱落,固有层和黏膜下单核细胞、淋巴细胞浸润。肾上腺可见皮质细胞变性,灶性出血和坏死。睾丸见不同程度的生精细胞数量减少,Sertoli 细胞和 Leydig 细胞变性。鼻咽和胃肠黏膜及睾丸和唾液腺等器官可检测到新型冠状病毒。

【临床表现】

潜伏期多为 2~4d。

以发热、干咳、乏力为主要表现。部分患者可以鼻塞、流涕、咽痛、嗅觉味觉减退或丧失、结膜炎、肌痛和腹泻等为主要表现。重症患者多在发病一周后出现呼吸困难和 / 或低氧血症,严重者可快速进展为急性呼吸窘迫综合征、脓毒症休克、难以纠正的代谢性酸中毒和出凝血功能障碍及多器官功能衰竭等。极少数患者还可有中枢神经系统受累及肢端缺血性坏死等表现。值得注意的是重型、危重型患者病程中可为中低热,甚至无明显发热。

1. 轻型病人　主要表现为咽干、咽痛、咳嗽、发热等,发热多为中低热,部分病例亦可表现为高热,热程多不超过 3d;部分患者可伴有肌肉酸痛、嗅觉味觉减退或丧失、鼻塞、流涕、腹泻、结膜炎等。

2. 重症型病人　多在发病 5~7d 后出现呼吸困难和 / 或低氧血症。严重者可快速进展为急性呼吸窘迫综合征、脓毒症休克、难以纠正的代谢性酸中毒和出凝血功能障碍及多器官功能衰竭等。极少数患者还可有中枢神经系统受累等表现。

3. 儿童病例　儿童感染后临床表现与成人相似,高热相对多见,部分儿童及新生儿病例症状可不典型,表现为呕吐、腹泻等消化道症状或仅表现为反应差、呼吸急促。极少数儿童可有多系统炎症综合征(multisystem inflammatory syndrome in children,MIS-C),出现类似川崎病或不典型川崎病表现、中毒性休克综合征或巨噬细胞活化综合征等，多发生于恢复期。主要表现为发热伴皮疹、非化脓性结膜炎、黏膜炎症、低血压或休克、凝血障碍、急性消化道症状等。一旦发生，病情可在短期内急剧恶化。

【临床分型】

1. **轻型** 以上呼吸道感染为主要表现，如咽干、咽痛、咳嗽、发热等。

2. **中型** 持续高热>3d 和 / 或咳嗽、气促等，但呼吸频率（RR）<30 次 /min、静息状态下吸空气时指氧饱和度>93%。影像学可见特征性新冠病毒感染肺炎表现。

3. **重型** 符合下列任何一条：

（1）出现气促，RR≥30 次 /min（<2 月龄，RR≥60 次 /min；2～12 月龄，RR≥50 次 /min；1～5 岁，RR≥40 次 /min；>5 岁，RR≥30 次 /min）；

（2）静息状态下，吸空气时手指血氧饱和度≤93%；

（3）动脉血氧分压（PaO$_2$）/ 吸氧浓度（FiO$_2$）≤300mmHg（1mmHg＝0.133kPa）；高海拔（海拔超过1 000 米）地区应根据以下公式对 PaO$_2$/FiO$_2$ 进行校正：PaO$_2$/FiO$_2$×[760/ 大气压（mmHg）]；

（4）临床症状进行性加重，肺部影像学显示 24～48h 内病灶明显进展 >50% 者。

儿童符合下列任何一条也可诊断重型：持续高热超过 3d；辅助呼吸（鼻翼扇动、三凹征）；出现嗜睡、惊厥；拒食或喂养困难，有脱水征。

4. **危重型** 符合以下情况之一者：

（1）出现呼吸衰竭，且需要机械通气；

（2）出现休克；

（3）合并其他器官功能衰竭需 ICU 监护治疗。

重型 / 危重型高危人群：①大于 65 岁老年人，尤其是未全程接种新冠疫苗者；②有心脑血管疾病（含高血压）、慢性肺部疾病、糖尿病、慢性肝脏、肾脏疾病、肿瘤等基础疾病者；③免疫功能缺陷（如艾滋病患者、长期使用皮质类固醇或其他免疫抑制药物导致免疫功能减退状态）；④肥胖（体质指数≥30）；⑤晚期妊娠和围产期女性；⑥重度吸烟者。

【实验室及其他检查】

1. **一般检查** 发病早期外周血白细胞总数正常或减少，可见淋巴细胞计数减少，部分病人可出现肝酶、乳酸脱氢酶、肌酶、肌红蛋白、肌钙蛋白和铁蛋白增高。多数病人 C 反应蛋白（CRP）和血沉升高，降钙素原正常。重型、危重型病人可见 D- 二聚体升高、外周血淋巴细胞进行性减少、炎症因子升高。

2. **病原学及血清学检查**

（1）病原学检查：采用核酸扩增检测方法，在鼻咽拭子、痰和其他下呼吸道分泌物、血液、粪便、尿液等标本中可检测出新型冠状病毒核酸。核酸检测会受到病程、标本采集、检测过程、检测试剂等因素的影响，为提高检测准确性，应规范采集标本，标本采集后尽快送检。

（2）血清学检查：新型冠状病毒特异性 IgM 抗体、IgG 抗体阳性，发病 1 周内阳性率均较低。一般不单独以血清学检测作为诊断依据，需结合流行病学史、临床表现和基础疾病等情况进行综合判断。

3. **胸部影像学检查** 早期呈现多发小斑片影及间质改变，以肺外带明显。进而发展为双肺多发磨玻璃影、浸润影，严重者可出现肺实变，胸腔积液少见。MIS-C 时，心功能不全病人可见心影增大和肺水肿。

【诊断要点】

诊断原则：根据流行病学史、临床表现、实验室检查等综合分析，作出诊断。新型冠状病毒核酸

Note:

检测阳性为确诊的首要标准。

诊断标准：

1. 具有新冠病毒感染的相关临床表现。

2. 具有以下一种或以上病原学、血清学检查结果：

（1）新冠病毒核酸检测阳性。

（2）新冠病毒抗原检测阳性。

（3）新冠病毒分离、培养阳性。

（4）恢复期新冠病毒特异性 IgG 抗体水平为急性期 4 倍或以上升高。

【治疗要点】

1. 一般治疗

（1）按呼吸道传染病要求隔离治疗，保证充分能量摄入；注意水、电解质平衡，维持内环境稳定。

（2）密切监测生命体征，特别是静息和活动后的手指血氧饱和度等。

（3）根据病情监测血常规、尿常规、CRP、生化指标（肝酶、心肌酶、肾功能等）、凝血功能、动脉血气分析、胸部影像学等。有条件者可行炎症因子检测。

（4）根据病情给予有效氧疗措施，包括鼻导管、面罩给氧和经鼻高流量氧疗。

（5）抗菌药物治疗：避免盲目或不恰当使用抗菌药物，尤其是联合使用广谱抗菌药物。

（6）有基础病者给予相应治疗。

2. 抗病毒治疗

（1）PF-07321332/ 利托那韦片（paxlovid）：适用人群为发病 5d 以内的轻型和普通型且伴有进展为重型高风险因素的成人和青少年（12～17 岁，体重≥40kg）。用法：300mg PF-07321332 与 100mg 利托那韦同时服用，每 12h 一次，连续服用 5d。使用前应详细阅读说明书，不得与哌替啶、雷诺嗪等高度依赖 CYP3A 进行清除且其血浆浓度升高会导致严重和 / 或危及生命的不良反应的药物联用。

（2）单克隆抗体：安巴韦单抗 / 罗米司韦单抗注射液。联合用于治疗轻型和普通型且伴有进展为重型高风险因素的成人和青少年（12～17 岁，体重≥40kg）患者。用法：两药的剂量分别为 1 000mg。在给药前两种药品分别以 100ml 生理盐水稀释后，经静脉序贯输注给药，以不高于 4ml/min 的速度静脉滴注，之间使用生理盐水 100ml 冲管。在输注期间对患者进行临床监测，并在输注完成后对患者进行至少 1h 的观察。

（3）静注 COVID-19 人免疫球蛋白：可在病程早期用于有高危因素、病毒载量较高、病情进展较快的患者。使用剂量为轻型 100mg/kg，普通型 200mg/kg，重型 400mg/kg，静脉输注，根据患者病情改善情况，次日可再次输注，总次数不超过 5 次。

（4）康复者恢复期血浆：可在病程早期用于有高危因素、病毒载量较高、病情进展较快的患者。输注剂量为 200～500ml（4～5ml/kg），可根据患者个体情况及病毒载量等决定是否再次输注。

4. 免疫治疗

（1）糖皮质激素治疗：对于氧合指标进行性恶化、影像学进展迅速、机体炎症反应过度激活状态的重型和危重型病人，酌情短期内（一般建议 3～5d，不超过 10d）使用糖皮质激素，建议地塞米松 5mg/d 或甲泼尼龙 40mg/d。

（2）白细胞介素 6（IL-6）抑制剂：托珠单抗。对于重型、危重型且实验室检测 IL-6 水平升高者可试用。用法：首次剂量 4～8mg/kg，推荐剂量 400mg，生理盐水稀释至 100ml，输注时间大于 1h；首次用药疗效不佳者，可在首剂应用 12h 后追加应用一次（剂量同前），累计给药次数最多为 2 次，单次最大剂量不超过 800mg。注意过敏反应，有结核等活动性感染者禁用。

5. 抗凝治疗 用于具有重症高危因素、病情进展较快的普通型，重型和危重型患者，无禁忌证情况下可给予治疗剂量的低分子肝素或普通肝素。发生血栓栓塞事件时,按照相应指南进行治疗。

6. 俯卧位治疗 具有重症高危因素、病情进展较快的中型病例以及重型和危重型病例,应当给予规范的俯卧位治疗,建议每天不少于 12h。

7. 重型、危重型支持治疗

(1)治疗原则:在上述治疗的基础上,积极防治并发症,治疗基础疾病,预防继发感染,及时进行器官功能支持。

(2)呼吸支持:①鼻导管或面罩吸氧:PaO_2/FiO_2 低于 300mmHg 的重型病人均应立即给予氧疗;②经鼻高流量氧疗或无创通气:PaO_2/FiO_2 低于 200mmHg 应给予经鼻高流量氧疗(HFNC)或无创通气(NIV);③有创机械通气:PaO_2/FiO_2 低于 150mmHg 应考虑气管插管;④气道管理;⑤体外膜肺氧合(ECMO)。

(3)循环支持:危重型病人可合并休克,应在充分液体复苏的基础上,合理使用血管活性药物,密切监测病人血压、心率和尿量的变化,以及乳酸和碱剩余。

(4)抗凝治疗:重型或危重型病人合并血栓栓塞风险较高。对无抗凝禁忌证者,同时 D- 二聚体明显增高者,建议预防性使用抗凝药物。

(5)急性肾损伤和肾替代治疗:危重型病人可合并急性肾损伤,应积极寻找病因,如低灌注和药物等因素。在积极纠正病因的同时,注意维持水、电解质、酸碱平衡。连续性肾替代治疗(CRRT)的指征包括:①高钾血症;②严重酸中毒;③利尿剂无效的肺水肿或水负荷过多。

(6)营养支持:应加强营养风险评估,首选肠内营养,必要时加用肠外营养。可使用肠道微生态调节剂,维持肠道微生态平衡,预防继发细菌感染。

(7)中药辅助治疗:本病属于中医“疫”病范畴,病因为感受“疫戾”之气,可根据病情、当地气候特点以及不同体质等情况,进行辨证论治。

【护理】

(一)护理评估

1. 病史

(1)流行病学特点:评估发病前 7d 内是否与新型冠状病毒感染者有接触史。

(2)患病及治疗经过:病人的起病经过,起病时间、主要症状及其特点、病情的进展情况,目前一般状况等。患病后经过何种处理、服药情况等。

(3)心理 - 社会状况:评估病人有无抑郁、悲观、孤独、无助、困惑、焦虑、恐惧等心理反应,对住院隔离治疗的认识及适应情况。患病后对家庭、生活、工作、经济等的影响;社会支持系统的作用,如对病人的心理支持等。

2. 身体评估

(1)生命体征:监测生命体征,如体温、脉搏、呼吸、血压,监测血氧饱和度。了解体温变化特点,注意监测呼吸变化。

(2)神经精神状态:注意病人意识状态的改变,如有无表情淡漠、反应迟钝,神志恍惚、甚至谵妄、昏迷等。

(3)症状与体征:注意评估病人有无发热、干咳、乏力、嗅觉、味觉减退或丧失等症状,有无鼻塞、流涕、咽痛、结膜炎、肌痛和腹泻等症状。有无出现持续高热,出现气促、胸闷、呼吸困难等呼吸道症状,有无伴随进行性呼吸困难和低氧血症。有无血压下降等休克的表现。

3. 实验室及其他检查

(1)血常规检查:是否有白细胞计数降低及淋巴细胞计数减少。

(2)病原学检查:在鼻咽拭子、痰和其他下呼吸道分泌物、血液、粪便、尿液等标本中是否检测出新型冠状病毒核酸。

（3）胸部 X 线或 CT 检查：肺部有不同程度的片状、斑片状浸润性阴影或呈网状改变。

（二）常用护理诊断／问题

1. 体温过高 与新型冠状病毒感染有关。

2. 气体交换受损 与肺部炎症有关。

3. 营养失调：低于机体需要量 与发热、摄入减少有关。

4. 潜在并发症： 休克、呼吸衰竭及多器官功能衰竭等。

5. 焦虑／恐惧 与知识缺乏,疾病对健康的威胁或担心预后有关。

（三）护理目标

1. 病人体温逐渐降至正常范围。

2. 病人能说出呼吸系统常见症状,如:咽痛、咳嗽、咳痰、气促、胸闷等。

3. 病人能说出并实践改善呼吸困难的方法。

4. 病人能列举主要并发症,并能识别主要早期征象,主动配合治疗、护理。

5. 病人情绪稳定,积极配合治疗护理。

（四）护理措施及依据

1. 体温过高 除监测体温变化外,还应密切监测病人的脉搏、呼吸、血压的变化,注意血氧饱和度的变化,及时识别呼吸衰竭的发生。重症病人密切观察病人生命体征和意识状态,危重症病人 24h 持续心电血压血氧监测并记录。遵医嘱给予药物或者物理降温,注意病人保暖,观察病人有无因体温过高引起的头疼、四肢酸痛等不适,并给予相应的护理。发热期间病人须卧床休息,以减少热量和营养物质的消耗。轻型与普通型病人可以适当活动;重症与危重症病人应卧床休息,恢复期可以通过做呼吸操等进行呼吸功能锻炼。遵医嘱使用药物,观察用药后疗效及不良反应。其余措施详见第一章总论发热护理。

2. 气体交换受损的护理

（1）严密观察呼吸型态的变化和呼吸困难的程度,监测动脉血气分析、血常规、胸片等。帮助病人取舒适体位,避免用力咳嗽,咳嗽剧烈者可给予镇咳、祛痰药。气促病人给予持续鼻导管或面罩吸氧。病情严重者可气管内插管或切开,经插管或切开处射流给氧,有利于呼吸道分泌物排出,保持呼吸道通畅。重症病人抢救时给予呼吸机给氧。

（2）咳嗽、咳痰：指导病人有效咳嗽的方法：①病人取坐位或立位,上身略前倾;②嘱病人缓慢深吸气,屏气 2s 后收缩腹肌,用力连续咳嗽 3 次,停止咳嗽后缩唇,尽量呼出余气;③按照上述步骤连续做 2～3 次,休息后可重复进行。根据病人病情,可采取胸部叩击、振动排痰仪排痰、体位引流等促进排痰的物理治疗方法。

（3）呼吸困难：呼吸困难伴低氧血症的病人,应遵医嘱给予氧疗。根据病人缺氧程度选择吸氧流量,轻度缺氧病人遵医嘱给予鼻导管吸氧,氧流量通常从 5L/min 起上调;若病人呼吸窘迫加重,应遵医嘱给予高流量鼻导管或面罩吸氧,氧流量通常从 20L/min 起始,逐步上调至 50～60L/min。

3. 营养失调的护理

（1）轻型与中型病人：坚持食物多样,保持均衡膳食;保持清淡饮食,主动足量饮水;合理安排三餐,要保证三餐规律,定时定量,不节食,不暴饮暴食。

（2）重症与危重症病人：根据 NRS2002 评分尽早进行营养风险筛查,应依据重症肺炎病人的疾病本身严重程度、基础营养状态、胃肠功能耐受性,选择适宜的营养支持方式。

4. 潜在并发症 严重肺炎、ARDS、休克、呼吸衰竭

（1）观察并发症的征象：密切观察病人生命体征和意识状态,重点监测血氧饱和度。

（2）呼吸衰竭和多器官功能损伤病人的护理：遵医嘱给予鼻导管或面罩吸氧,意识清楚的病人应做好沟通,取得配合。无创及有创呼吸机械通气病人遵循相应的护理规范。做好人工气道的护理与俯卧位通气的护理。做好体外膜氧合治疗病人的护理工作：①病人行体外膜肺氧合（extracorporeal membrane oxygenation，ECMO）治疗期间，应给予充分镇静镇痛，妥善固定管路，防止脱出。②保持 ECMO 管路通畅，注意观察离心泵的转速与流量，流量应保持恒定。观察膜式氧合器出气口有无渗漏，静脉管路有无抖动，如有异常及时通知医生。③保证膜式氧合器持续不间断氧供。④观察病人 ECMO 管路穿刺部位有无活动性出血、渗血、肿胀等情况，及时更换敷料，保持局部无菌环境。如有异常，及时通知医生进行处理。⑤密切监测以下各项指标，包括静脉血氧饱和度、平均动脉压、PaO_2、$PaCO_2$、动脉血气分析和活化凝血时间及血细胞比容等。如有 S-G 导管置入时，监测心排血量和肺动脉压。监测病人各项灌注指标，记录尿量，预防并发症。

5. 心理护理

（1）加强沟通：多与病人进行沟通，严密隔离的必要性和重要性，鼓励战胜疾病的信心，引导病人加深对本病的自限性和可治愈的认识。

（2）合理安排观察室：对疑似病例，应合理安排收住条件，减轻病人担心院内交叉感染的压力。

（3）减少孤独感：在隔离病房安装网络通信设施，使一般病人能与亲戚朋友取得联系，进行交流，减少孤独感。

（五）护理评价

1. 病人体温是否逐渐降至正常范围。

2. 病人能否说出呼吸系统常见症状。

3. 病人能否践行改善呼吸困难的方法并使呼吸困难减轻。

4. 病人能否列举主要并发症早期征象并配合治疗、护理。

5. 病人是否情绪稳定，积极配合治疗和护理。

（六）其他护理诊断/问题

潜在并发症：肺出血、胸腔积液、肾衰竭、败血症等。

【健康指导】

1. 做好预防新型冠状病毒宣教

（1）保持良好的个人及环境卫生，均衡营养、适量运动、充足休息，避免过度疲劳。提高健康素养，养成"一米线"、勤洗手、戴口罩、公筷制等卫生习惯和生活方式，打喷嚏或咳嗽时应掩住口鼻。

（2）保持室内通风良好，科学做好个人防护，出现呼吸道症状时应及时到发热门诊就医。

2. 保护易感人群　接种新冠病毒疫苗可以减少新冠病毒感染和发病，是降低重症和死亡发生率的有效手段，符合接种条件者均应接种。符合加强免疫条件的接种对象，应及时进行加强免疫接种。

【预后】

多数病人预后良好，少数病人病情危重，多见于老年人、有慢性基础疾病者、晚期妊娠和围产期女性、肥胖人群。

（张志云）

思　考　题

1. 在护理冠状病毒感染病人时，如何识别呼吸衰竭？

2. 如何在生活中做好冠状病毒感染的预防控制？

第四节 肾综合征出血热

学习目标

知识目标：

1. 掌握肾综合征出血热的临床表现、隔离、护理措施。

2. 熟悉肾综合征出血热的流行病学、实验室及检查、治疗要点。

3. 了解肾综合征出血热的病原学、发病机制、病理改变。

能力目标：

1. 能根据病人的临床表现实施护理。

2. 能运用护理程序护理病人。

素质目标：

树立以病人为中心的护理理念，强化人文关怀和慎独精神。

导入情境与思考

王某，男性，32 岁。因"发热伴头痛、腰痛、眼眶痛 4d"以"发热待查"入院。4d 前无明显诱因出现发热，最高体温 39.2℃，伴头痛、腰痛、眼眶痛，血小板 23×10⁹/L，给予退热、抗炎治疗后暂时好转，但仍有间断发热，且伴有头痛。饮食及睡眠欠佳，尿量无明显变化，体重未见明显变化。既往体健。有老鼠接触史。查体：体温 38.2℃，脉搏 95 次/min，呼吸 20 次/min，血压 97/60mmHg，神志清楚，面颈部潮红，球结膜轻度充血、水肿，咽部无红肿。双肺呼吸音清。双肾叩击痛阳性。神经系统查体未见阳性体征。

请思考：

1. 请根据病史信息，做病情分析。并写出判断依据。

2. 病人现在所处分期为哪期？主要护理措施有哪些？

3. 恢复期容易出现哪些并发症？如何识别？

肾综合征出血热（hemorrhagic fever with renal syndrome，HFRS）又称流行性出血热，1982 年 WHO 建议统称为肾综合征出血热，我国学术界于 20 世纪 90 年代末统称为肾综合征出血热。是由汉坦病毒属的各型病毒引起的、以鼠类为主要传染源的一种自然疫源性疾病。临床主要表现为发热、充血、出血、低血压休克和肾损害。

【病原学】

汉坦病毒属于布尼亚病毒科，为负性单链 RNA 病毒，由于抗原结构的不同，汉坦病毒至少分为 20 个的血清型。我国所流行的主要是 I 型和 II 型病毒。

汉坦病毒对乙醚、氯仿、去氧胆酸盐敏感，不耐热、不耐酸，高于 37℃ 及 pH < 5.0 以下易被灭活，56℃ 30min 或 100℃ 1min 可被灭活。对紫外线、乙醇和碘酒等消毒剂敏感。

【流行病学】

（一）宿主动物与传染源

据国内外不完全统计，有 170 多种脊椎动物能自然感染汉坦病毒，主要宿主动物是啮齿类，其他动物包括家兔、猫、猪和犬等。在我国以黑线姬鼠、褐家鼠为主要宿主动物和传染源。林区则以大林姬鼠为主。由于病人早期的血液和尿液中携带病毒，虽有接触后发病的个别报道，但人不是主要传染源。

（二）传播途径

1. **呼吸道传播**　鼠类携带病毒的排泄物如尿、粪、唾液等污染尘埃后形成的气溶胶通过呼吸道而感染人体。

2. **消化道传播**　进食被鼠类携带病毒的排泄物污染的食物，可经口腔或胃肠黏膜感染。

3. **接触传播**　被鼠咬伤或破损伤口接触带病毒的鼠类血液或排泄物后亦可致感染。

4. **垂直传播**　孕妇感染本病后，病毒可经胎盘感染胎儿。

5. **虫媒传播**　我国从恙螨和柏次禽刺螨中曾分离到汉坦病毒，但其传播作用待进一步证实。

（三）人群易感性

人群普遍易感，以男性青壮年为主。在流行区隐性感染率可达 3.5%～4.3%。

（四）流行特征

1. **地区性**　主要分布在亚洲，其次为欧洲和非洲，美洲病例较少。我国疫情最重，除青海和新疆外，均有病例报告。目前我国的流行趋势是由北向南，由农村向城市扩展；老疫区病例逐渐减少，新疫区不断增加。

2. **季节性与周期性**　虽四季均可发病，但有明显高峰季节。黑线姬鼠传播者以 11 月份至次年 1 月份为高峰，5～7 月份为小高峰，褐家鼠传播者以 3～5 月份为高峰，林区姬鼠传播者以夏季为流行高峰。

3. **人群分布**　以男性青壮年农民和工人发病较多，不同人群发病多少与接触传染源的机会多少有关。

【发病机制与病理改变】

1. **发病机制**　发病机制至今仍未完全清楚，多数研究认为一方面是病毒感染导致被感染细胞功能和结构的损害，另一方面病毒侵入人体后，可引起机体一系列免疫应答和各种细胞因子的释放，导致机体出现休克、出血及急性肾衰竭等临床表现。

2. **病理改变**　以小血管和肾脏病变最明显。基本病变是全身小血管和毛细血管广泛受损，可见其内皮肿胀、变性和坏死，引起各脏器病变。

【临床表现】

潜伏期 4～46d，一般为 7～14d。典型病例起病急骤，表现为发热、出血和肾损害三类症状和发热期、低血压休克期、少尿期、多尿期、恢复期五期经过。

1. **发热期**

（1）发热：突起畏寒、高热，24h 内体温可迅速升至 39～40℃，以弛张热多见，少数呈稽留型或不规则型，多持续 3～7d。一般体温越高，热程越长，病情越重。少数病人起病时以低热、胃肠不适和呼吸道前驱症状开始。轻型病人热退后症状缓解，重症病人热退后病情反而加重。

（2）全身中毒症状

1）头痛、腰痛、眼眶痛（三痛）及关节肌肉酸痛，疼痛原因与相应部位充血和水肿有关。

2）多数病人出现食欲减退、恶心、呕吐、腹痛、腹泻等消化道症状，腹痛剧烈时腹部有压痛、反跳痛，易误诊为急腹症。

3）部分病人出现嗜睡、烦躁不安、谵妄、神志恍惚等神经症状，多发展为重型。

（3）毛细血管损害征

1）皮肤充血：多有颜面、颈部、胸部潮红（皮肤"三红"），重者呈醉酒貌；还可见眼结膜、软腭与咽部充血（黏膜"三红"）。

2）出血：皮肤出血多在腋下和胸背部，呈点状、搔抓样条索状瘀点。黏膜出血可见于软腭及眼结膜。少数病人内脏出血，表现为呕血、黑便、咯血等。在病程4～6d，注射部位出现大片瘀斑和腔道大出血可能为DIC所致，是重症表现。

3）渗出水肿征：球结膜水肿，部分病人出现眼睑和面部水肿。

（4）肾损害：可于起病后的2～4d出现，主要表现为蛋白尿、血尿和尿量减少，重者病人尿中可排出膜状物，镜检可见管型。

2. 低血压休克期 常发生于病程第4～6d，一般持续1～3d，多数病人表现为低血压及休克，轻症病人可不发生。本期持续时间短者数小时，长者可达6d以上，其持续时间长短与病情轻重、治疗措施是否及时正确有关。轻者血压略有波动，重者可为顽固性休克，易并发DIC、ARDS、急性肾衰竭、脑水肿等。

3. 少尿期 是本病具有特征性的一期，多发生于起病后第5～8d，持续2～5d，持续时间长短与病情有关。以少尿或无尿、尿毒症、水和电解质及酸碱平衡紊乱为特征。严重者可表现为高血容量综合征和肺水肿。

4. 多尿期 多发生于病程的第9～14d，多为7～14d。尿量400～2 000ml/d为移行期，此期尿量增加，但血尿素氮、肌酐仍上升；尿量超过2 000ml/d为多尿早期，氮质血症无改善；多尿后期尿量超过3 000ml/d，最多达4 000～8 000ml/d，全身症状明显好转，但仍可能再次出现继发性休克、电解质紊乱、急性肾衰竭。

5. 恢复期 多尿期后，尿量逐渐恢复至2 000ml/d或以下，精神食欲基本恢复。一般尚需1～3个月体力才完全恢复。少数病人可遗留高血压、肾功能障碍、心肌损害和垂体功能减退等症状。

临床根据发热程度、中毒症状轻重和出血、休克、肾损害的严重程度，分为轻型、中型、重型、危重型及非典型5种类型（表2-2）。轻型病例多有越期现象，重型病例发热、休克和少尿期可互相重叠。

表2-2 肾综合征出血热临床分型

	轻型	中型	重型	危重型	非典型
体温	<39℃	39～40℃	>40℃	>40℃	<38℃
中毒症状	轻	较重	严重	严重	轻
出血	出血点	明显出血	皮肤瘀斑和腔道出血	重要脏器出血	可有出血点
渗出	无	球结膜水肿明显	严重	严重	无
休克	无	<90mmHg	有	难治性	无
少尿	无	有	<5d	>天	无
无尿	无	无	<2d	>2d	无
NS中毒症状	无	无	可有	可有	无
备注	无	无	无	心衰、肺水肿、脑水肿、脑出血、脑疝、继发严重感染	出血热抗体阳性

【实验室及其他检查】

1. 血常规检查 白细胞计数增多，一般为(15～30)×10^9/L，重者明显增多，可见幼稚细胞，呈类白血病反应。分类计数早期以中性粒细胞为主，病程第 4～5d 淋巴细胞增多，并出现较多异型淋巴细胞。血红蛋白和红细胞可因血液浓缩而明显升高。血小板从病后第 2d 起即有不同程度下降，若出现 DIC 则可减至 $50×10^9$/L 以下。

2. **尿常规检查** 显著蛋白尿为本病主要特征之一。病程第 2d 即可出现，至少尿期达高峰。少数病例尿中出现膜状物，系红细胞、尿蛋白和尿道上皮细胞的混合物。

3. **血液生化检查** 血尿素氮、血肌酐多在低血压休克期开始上升。发热期血气分析以呼吸性碱中毒多见，休克期及少尿期以代谢性酸中毒为主。血钾在发热期、休克期处于低水平，少尿期升高，多尿期又降低，但亦有少尿期低血钾。

4. **凝血功能检查** 发热期开始血小板减少，若出现 DIC，血小板常减少至 $50×10^9$/L 以下。

5. **免疫学检查** 病程第 2d 用 ELISA、免疫荧光法检测尿沉渣及血清特异性抗原及血中特异性抗体 IgM、IgG。IgM 1∶20 为阳性，IgG 1∶40 为阳性，相隔 1 周双份血清效价升高 4 倍以上有诊断价值。

6. **病原学检查** 血清、血细胞可行病毒分离及 RT-PCR 法检测汉坦病毒 RNA。

7. **其他检查** 心电图可出现窦性心动过缓、传导阻滞等心律失常和心肌受损表现；高血钾时 T 波高尖、低血钾时出现 U 波。

【诊断要点】

根据流行病学资料，如流行季节，有疫区野外作业及留宿史，或有与鼠类及其排泄物接触史；结合临床出现 3 大症状及 5 期经过；实验室检查包括血液浓缩、血红蛋白和红细胞增高、血白细胞计数增加、血小板减少以及大量尿蛋白等可初步诊断。血清特异性抗体阳性可进一步明确诊断。

知 识 链 接

肾综合征出血热与登革热鉴别

肾综合征出血热是由汉坦病毒引起的借鼠传播的传染病，登革热是由登革病毒借伊蚊叮咬传播的传染病。两者均有发热、出血的现象。肾综合征出血热传染源主要是鼠，而登革热的传染源主要是病人和隐形感染者。肾综合征出血热感染人群以男性青壮年为主，登革热在东南亚好发于 1～4 岁儿童，在我国以 15～30 岁占多数。肾综合征出血热主要表现为发热、出血、肾损害三类症状以及发热期、低血压休克期、少尿期、多尿期、恢复期五期经过。典型的登革热主要表现为发热、皮疹和出血，病程分为急性发热期、极期和恢复期三期。实验室检查肾综合征出血热白细胞计数增多，而登革热白细胞显著减少。登革热尚无有效疫苗，防蚊灭蚊是预防疾病的主要手段。

【治疗要点】

尚无特效治疗。应以综合疗法为主，早期应用抗病毒治疗，中晚期则针对病理生理进行对症治疗。"三早一就"仍为本病的治疗原则，即早期发现、早期休息、早期治疗和就近治疗。把好"四关"，包括休克、少尿、出血和脏器损害。治疗中要注意防治休克、肾衰竭和出血。

1. **发热期** 以抗病毒、减轻外渗、对症治疗和预防 DIC 为主。

（1）抗病毒治疗：早期给予利巴韦林，800～1 200mg（成人）或 15～30mg/kg 加入葡萄糖溶液内，每日一次或分两次静脉滴注，疗程 3～5d。抗病毒治疗宜早期进行，最好在发病后 3～5d 内用药。

（2）减轻外渗：应早期卧床休息；为降低血管通透性予以芦丁、维生素 C 等，每天给予平衡盐溶液或葡萄糖盐水 1 000ml 左右输注。高热、大汗或呕吐、腹泻者适当增加补液量。

（3）对症治疗，改善中毒症状：高热以物理降温为主，忌用强烈发汗退热药，以防大汗血容量减少，中毒症状重者可短程予以激素，如静脉滴注地塞米松 5～10mg；呕吐频繁者可肌内注射甲氧氯普胺（灭吐灵）10mg。

（4）预防 DIC：适当给予低分子右旋糖酐或丹参注射液静脉滴注，以降低血液黏滞性。高热、中毒症状和渗出征严重者，应定期检查凝血功能，处于高凝状态时可给予小剂量肝素抗凝。

（5）一般治疗：卧床休息，避免劳累。给予营养丰富、易消化的饮食。高热者可给予物理降温，慎用退热药物。静脉补入适量盐和葡萄糖等液体，每日 1 000～1 500ml，发热期末每日静脉液量可增至 1 500～2 000ml，并及时根据体温、血压、尿量及血液浓缩情况予以调整。

2. 低血压休克期治疗 以补充血容量、纠正酸中毒、改善微循环为原则。

（1）补充血容量：争取血压在 4h 内稳定回升，宜早期、快速和适量，应晶胶结合，晶体液以平衡盐液为主，胶体可选用 10% 低分子右旋糖酐、20% 甘露醇、血浆和白蛋白。切忌单纯输注葡萄糖液。补充血容量期间应密切观察血压变化，血压正常后，输液仍应维持 24h 以上。

（2）纠正酸中毒：多用 5% 碳酸氢钠，以动态血气分析检测结果作为依据。

（3）强心药：如血容量已补足，心率仍在 140 次 /min 以上，可给予毛花苷 C（西地兰）或毒毛花苷 K。

（4）血管活性药物与肾上腺糖皮质激素的应用：经处理血压仍不稳定时，可选用血管活性药物，如间羟胺、多巴胺等。也可同时使用地塞米松 10～20mg 静脉滴注。

3. 少尿期治疗 原则为"稳、促、导、透"四字方针，即稳定内环境、促进利尿、导泻和透析治疗。

（1）稳定内环境：①控制氮质血症：供给充分热量，减少蛋白质分解；②严格限制液体入量：如确定为肾实质损害所致少尿，入液量应为前一天尿量和呕吐量加上 500～700ml；③维持电解质和酸碱平衡：纠正酸中毒及高钾或低钾血症。

（2）促进利尿：可用呋塞米（速尿）等利尿药，亦可用血管扩张药如酚妥拉明或山莨菪碱静脉滴注。

（3）导泻疗法：为预防高血容量综合征和高血钾，在无消化道出血的情况下，可用甘露醇、硫酸镁，中药大黄等口服导泻。

（4）透析疗法：少尿持续 4d 以上或无尿 24h 以上，明显氮质血症，高血钾或高血容量综合征者、严重代谢性酸中毒，应尽早进行血液透析、持续性肾脏替代治疗或腹膜透析。

4. 多尿期治疗 移行期和多尿早期治疗原则与少尿期相同。多尿后期主要是维持水、电解质及酸碱平衡，注意防治继发感染。

5. 恢复期治疗 以补充营养、逐步恢复工作为原则，出院后应休息 1～2 个月。补充营养，定期复查血压、肾功能和垂体功能，如有异常及时治疗。

6. 并发症治疗

（1）消化道大出血：应注意病因治疗。如为 DIC 消耗性低凝血期，应补充凝血因子和血小板，如为 DIC 纤溶亢进期，可用六氨基己酸静脉滴注。肝素类物质增高所致的出血，应使用鱼精蛋白或甲苯胺蓝静脉注射。

（2）心力衰竭、肺水肿：应控制输液量及输液速度，给予强心、镇静、扩张血管和利尿药物治疗。

（3）ARDS：可给予糖皮质激素静脉注射，应限制入水量，必要时使用机械通气治疗。

（4）中枢神经系统并发症：抽搐者可给予地西泮或戊巴比妥钠静脉注射，脑水肿或颅内高压者可用甘露醇静脉滴注。

（5）自发性肾破裂：进行手术缝合。

【隔离】

采取严密隔离,隔离期为10d,疾病早期需绝对卧床休息,避免过多活动而加重血浆外渗及脏器出血。病情好转后可逐步恢复活动和工作。

【护理】

（一）护理评估

1. 病史

（1）流行病学特点：评估发病地区、发病季节、不同鼠类季节流行高峰不同；有无疫区野外作业及留宿史；有无鼠类接触史；病人的饮食、饮水及生活环境,有无接触过污染的水源或食物等；是否接种过沙鼠或地鼠肾细胞疫苗,既往患病情况。

（2）患病及治疗经过：病人发病前是否有发热、恶心、呕吐、腹泻、皮肤出血点等。患病后是否服药及服药后效果如何。

（3）心理 - 社会状况：了解病人的文化背景、生活环境等情况；评估病人在疾病发展过程中的心理活动；评估病人对疾病的理解及认识程度；评估病人及家属的心理、情绪变化；评估病人有无焦虑、恐惧、抑郁、悲观、无助、困惑等心理反应；评估病人患病后对家庭、生活、工作、经济等的影响,社会支持的作用。

2. 身体评估

（1）生命体征：监测生命体征,如体温、脉搏、呼吸、血压、血氧饱和度以及神志等。了解体温上升、下降特点、发热程度、热型及持续时间。注意血压波动情况、尿量等。

（2）意识状态：注意病人意识状态的改变,如有无嗜睡、烦躁不安,神志恍惚、谵妄等。

（3）皮肤黏膜：评估皮肤充血是否出现于颜面、颈、胸部位；黏膜充血是否是眼结膜、软腭和咽部；皮肤出血是否是在腋下及胸背部,有搔抓样、条索点状瘀点；黏膜出血的部位是否在软腭,呈针尖样出血点；注射部位是否出现大片瘀斑；是否有腔道的出血；评估有无球结膜水肿。

（4）腹部情况：评估有无腹胀、腹痛；腹痛剧烈者有无压痛及反跳痛、有无腹膜刺激征。

3. 实验室及其他检查

（1）血常规检查：是否有白细胞计数升高、中性粒细胞增多、淋巴细胞增多、血红蛋白和红细胞升高、血小板减少。

（2）尿常规：是否有蛋白尿、尿中是否出现膜状物。

（3）血生化：是否肌酐及尿素氮在低血压休克期开始升高、移行末期达高峰、多尿期开始下降；发热期血气分析多为呼吸性碱中毒、休克期和少尿期多为代谢性酸中毒；血钠、氯、钙是否降低、磷镁是否增高；血钾在少尿期是否升高；转氨酶和胆红素是否升高。

（4）凝血功能：发热期血小板是否减少、高凝期凝血时间是否缩短、低凝期凝血酶原时间是否延长。

（5）免疫学检查：抗汉坦病毒IgM和IgG抗体是否阳性。

（6）其他检查：评估是否有窦性心动过缓等心律失常和心肌损害。

（二）常用护理诊断 / 问题

1. **体温过高** 与病毒作用机体引起感染有关。

2. **组织灌注不足** 与全身广泛小血管损害、血浆外渗、出血、后期并发DIC有关。

3. **体液过多** 与肾损害有关。

4. **疼痛：头痛、腰痛、眼眶痛** 与组织水肿、充血有关。

5. **营养失调：低于机体需要量** 与呕吐、营养摄入不足、低蛋白饮食有关。

6. **焦虑** 与肾功能损害担心疾病预后有关。

（三）护理目标

1. 病人体温降至正常。

2. 病人能说出休息对本病的重要性及预防出血的方法、减少或避免出血。

3. 病人了解入量管理对本病的重要性、少尿与多尿的处理方法，症状得到及时处理。

4. 病人能说出缓解疼痛的方法，疼痛减轻。

5. 病人能够执行各项饮食要求，营养状况得到改善。

6. 病人能够了解疾病的发展过程及预后，学会自我控制的方法，缓解焦虑。

（四）护理措施及依据

1. 体温过高

（1）一般护理措施："请参照第一章总论第十节发热的护理"。

（2）忌用强烈发汗退热药物，以防大汗引起休克。

（3）病情观察：密切观察病人的心率、呼吸、血压变化；注意心电图有无窦性心动过缓或传导阻滞，少尿期注意观察心率是否增快；注意观察呼吸的频率、深度等酸中毒表现；低血压休克期及少尿期注意观察血压变化及是否有休克表现。

（4）补充液体及营养：每天应保证足够的热量及液体摄入，但在少尿期或无尿期要严格限制液体入量。

2. 组织灌注不足

（1）休息：早期绝对卧床休息，过多活动可加重血浆外渗和组织脏器的出血。

（2）病情观察：①密切观察生命体征及意识状态，尤其注意体温及血压的变化；有无呼吸频率及节律的改变、脉搏细速、嗜睡或昏迷。②观察充血、渗出及出血的表现：有无"三红""三痛"的表现，皮肤瘀斑的分布、范围及有无破溃出血等；有无咯血、呕血、便血；有无剧烈头痛、突发视力模糊、血压进行性下降、脉搏细速、冷汗、唇周和指／趾苍白发绀以及尿少等休克的表现。③了解化验结果，若有血小板进行性减少，凝血酶原时间延长，常预示出现 DIC，多预后不良。④准确记录 24h 出入量。

（3）配合抢救，防治并发症：血压明显下降，有效循环血容量不足者，应迅速建立静脉通道，快速补充血容量，纠正酸中毒并使用血管活性药。输入液体量是否合适，衡量标准为收缩压达 90～100mmHg；脉压＞30mmHg；心率≤100 次／min；微循环障碍明显改善；红细胞、血红蛋白及血细胞比容接近正常。快速扩容时，应注意观察心功能，有无突发的呼吸困难、咳嗽、咳粉红色泡沫样痰等急性肺水肿的临床表现。

（4）给予吸氧，注意保暖。

（5）出血的护理：①注意观察病人出血的发生部位、主要表现形式、发展或消退情况，及时发现新的出血，重症出血及先兆，完善辅助检查，以利于及时护理及抢救配合。②应做好病人的休息与饮食指导，保持大小便通畅；如为皮肤黏膜出血，应增加卧床休息时间，如血小板计数小于 $20 \times 10^9/L$ 应绝对卧床休息，做好生活护理；禁食过硬粗糙的食物；避免用力排便引起内脏出血或颅内出血。③皮肤出血的预防：保持床单元平整，衣着柔软宽松；避免肢体的碰撞或外伤，避免用力擦洗皮肤，勤剪指甲，以免抓伤皮肤；禁止用酒精进行擦浴降温；穿刺部位应延长按压时间。④鼻出血的预防：防止鼻黏膜干燥而出血，室内温湿度适宜；避免人为诱发出血，不能用力抠鼻，少量出血时，可用棉球或吸收性明胶海绵填塞。⑤口腔牙龈出血应使用软毛牙刷刷牙，忌用牙签剔牙；避免食用煎炸带刺或含尖硬骨头的食物，带硬壳的坚果及质硬的水果；如出现牙龈渗血时，可使用凝血酶或 0.1% 肾上腺素棉球、吸收性明胶海绵贴敷压迫止血，同时用生理盐水做好口腔清洁。

3. 体液过多

（1）严格记录 24h 出入量，少尿期应严格限制液体入量，如确定为肾实质损害所致少尿，入量应为前一天尿量和呕吐量加 500~700ml。

（2）密切监测病人电解质及酸碱平衡情况，发热期以呼吸性碱中毒多见，休克期及少尿期以代谢性酸中毒多见，应用 5% 碳酸氢钠纠正；发热期及休克期血钾低，应注意补充；少尿期血钾升高，注意降钾治疗，高钾及高血容量综合征应尽早进行血液净化治疗。

（3）密切观察病人意识状态及心率情况，低血压休克期应注意补充血容量。

（4）密切监测肾功能变化，每天检查血尿素氮及血肌酐情况，明显升高时应尽早进行血液净化治疗。

（5）急性肾衰竭的护理：①体液过多：应绝对卧床休息减轻肾脏负担；下肢水肿者抬高下肢促进血液回流；坚持量出为入原则，严格记录 24h 出入液量，将出量的记录方法内容告诉病人，以便得到配合；每天监测体重，严密观察病人有无体液过多的表现。②电解质、酸碱平衡失调：监测并及时处理电解质酸碱平衡失调，发现异常及时处理；密切观察有无高钾血症征象，血钾高者应限制钾的摄入，少用或禁用富含钾的食物，预防高钾血症还包括积极预防和控制感染，及时纠正代谢性酸中毒，禁止输入库存血；限制钠盐摄入；密切观察有无低钙血症的征象；密切观察病人临床症状、尿量、血清尿素氮和血肌酐，如临床症状改善，尿量增加，血清尿素氮和血清肌酐逐渐下降，治疗有效。

4. 疼痛

（1）疼痛评估：评估疼痛的部位、性质、程度、持续时间。

（2）疼痛护理

1）头痛的护理：提供安静的休息环境，减少外界刺激；指导病人缓慢深呼吸，可采取冷、热敷以及理疗缓解疼痛；疼痛频繁时可给予止痛药物；心理疏导等。

2）眼眶痛的护理：保持环境安静舒适、卧床休息，减少用眼；协助病人取舒适体位，可给予半卧位；密切观察病人的视力及眼压，及时采取措施。

3）腰痛的护理：急性期应绝对卧床休息，活动时动作应缓慢，避免出现碰撞引起腹膜后血肿而诱发出血；疼痛剧烈时可给予止痛药物。

（3）用药护理：应根据病人病情和疼痛性质，遵医嘱给予止痛药物，并观察用药后的效果。

5. 营养失调：低于机体需要量

（1）评估病人营养情况：评估病人每天进食量，监测红细胞计数及血红蛋白水平，计算病人每日所需热量，根据出量调整每天入量。

（2）合理饮食：由于发热出汗、呕吐、腹泻、血管通透性增加及血浆外渗，病人可有脱水、低钠、低钾血症，发热期应给予营养丰富的流质或半流质饮食；少尿期给予高碳水化合物、高维生素、低蛋白饮食；多尿期给予含钾丰富的饮食；恢复期应增加营养。

（3）药物治疗：观察病人的食欲，有无消化道症状，呕吐病人可使用胃黏膜保护剂，同时补充所需营养，呕吐严重者，可遵医嘱应用止吐药。

6. 焦虑

（1）心理护理：关心病人，倾听病人心理情况，多与病人沟通，了解心理状态，尽量满足其合理需求；讲解疾病的相关知识，如发病机制、临床表现、治疗要点、护理措施，让病人了解疾病的发展过程及预后，鼓励病人战胜疾病的信心。

（2）社会支持：了解病人的社会支持资源状况及病人对资源的利用度，鼓励家属给病人提供生活上和精神上的帮助，解除病人的焦虑、恐惧感。

（五）护理评价

1. 病人体温是否降至正常。

2. 病人是否了解疾病的临床表现及治疗过程，并积极配合治疗。

3. 病人是否严格控制入量，症状是否缓解。

4. 病人能否正确运用缓解疼痛的方法,疼痛是否减轻。

5. 病人是否执行饮食要求,营养状况是否改善。

6. 病人是否正确认识疾病的发展及预后,焦虑有无缓解。

（六）其他护理诊断/问题

潜在并发症: 心力衰竭、感染。

【健康指导】

1. **疾病预防指导** 改善卫生条件,做好卫生宣教,提高群众意识,灭鼠和防鼠是预防本病的关键。野外作业、疫区工作时注意不要用手直接接触鼠类或鼠的排泄物。防止鼠类排泄物污染食物和水。动物实验时要防止被鼠咬伤。

2. **保护易感人群** 对于重点人群,应指导其接受沙鼠肾细胞灭活疫苗（Ⅰ型汉坦病毒）和地鼠肾细胞灭活疫苗（Ⅱ型汉坦病毒）注射。

3. **对病人的指导** 肾功能恢复需较长时间,故出院后仍应休息1~3个月。生活要有规律,保证足够睡眠,安排力所能及的体力活动,逐渐增加活动量。

【预后】

与感染病毒的型别、病情轻重、治疗迟早及措施得当与否有关。近年来由于早期诊断和治疗措施改进,病死率已由10%降为3%~5%。

（朱 媛）

思 考 题

1. 肾综合征出血热发热期的临床表现有哪些?应如何护理?

2. 肾综合征出血热少尿期应采取哪些护理措施?

第五节 麻 疹

学 习 目 标

知识目标:

1. 掌握麻疹的护理措施。

2. 熟悉麻疹的流行病学资料、临床表现、实验室及其他检查。

3. 了解麻疹病毒的特点、麻疹的发病机制。

能力目标:

1. 能根据临床表现实施护理。

2. 能运用护理程序护理病人。

素质目标:

1. 能够体会病人的病痛,给予相应的关爱。

2. 培养严谨的工作作风。

王某,男性,6岁,以"发热6d,皮疹2d"来门诊就诊。6d前无明显诱因出现发热,体温39℃,伴鼻塞、咳嗽、流涕、流泪、怕光,2d前发现耳后及颜面部出现皮疹,渐蔓延至胸背部。发病前10d有类似疾病接触史。查体:T 38.7℃,精神欠佳,急性热病容,全身皮肤可见红色斑丘疹,以颜面部及胸背部为著,咽红,可见口腔黏膜斑。双肺呼吸音粗,未闻及干湿啰音。辅助检查:血常规示WBC $3.86×10^9$/L,N 56.3%,L 40.1%。胸部CT平扫:双肺纹理增重,纵隔未见肿大淋巴结。血清麻疹病毒IgM抗体阳性。

请思考:

1. 请根据病史信息,做病情分析。并给出诊断,写出依据。

2. 病人现在处于什么期?主要护理措施有哪些?

3. 病人容易出现什么并发症?如何识别?

麻疹(measles)是由麻疹病毒引起的一种急性呼吸道传染病。我国《传染病防治法》将其定义为乙类传染病。在麻疹减毒疫苗问世之前,麻疹有较强的季节性,且2～3年常有1次大流行。麻疹病人大多为儿童,主要经呼吸道传播。临床特征为发热、流涕、咳嗽、眼结膜充血,口腔出现Koplik斑及全身斑丘疹。如发生严重的并发症,病死率高。

【病原学】

麻疹病毒属于副黏液病毒科,麻疹病毒属,只有一个血清型,电镜下病毒呈球状或丝状。麻疹病毒在体外抵抗力较弱,对热、紫外线及一般消毒剂敏感,56℃ 30min即可灭活。但对寒冷及干燥环境有较强的抵抗力,室温下可存活数天,-70℃可存活数年。

【流行病学】

1. 传染源 人是麻疹病毒的唯一宿主,因此麻疹病人是唯一的传染源。急性期的病人是最重要的传染源,发病前2d至出疹后5d内均具有传染性,前驱期传染性最强,出疹后逐渐减低,疹退时已无传染性。传染期病人口、鼻、咽、眼结合膜分泌物均含有病毒,恢复期不带病毒。此外,无症状病毒携带者和隐性感染者较少,传染性也较低,作为传染源的意义不大。

2. 传播途径 经呼吸道飞沫传播是主要的传播途径。病人咳嗽、打喷嚏时,病毒随排出的飞沫经口、咽、鼻部或眼结合膜侵入易感者。密切接触者亦可经污染病毒的手传播,通过第三者或衣物间接传播很少见。

3. 人群易感性 普遍易感。易感者接触病人后90%以上均可发病,病后可获得持久免疫力。6个月以内婴儿因可从母体获得抗体很少患病,该病主要在6个月至5岁婴幼儿间流行。近些年在学龄期儿童和成人中也可见一些轻型麻疹病例,其主要原因为婴幼儿时未接种过麻疹疫苗或未再复种,使体内抗体的水平降低而成为易感者。

4. 流行特征 麻疹是一种传染性很强的传染病,发病季节以冬、春季为多见,但全年均可发生。20世纪前50年,世界各地均有麻疹流行。60年代麻疹疫苗问世以来,普种疫苗的国家发病率大大下降。在我国自麻疹疫苗纳入计划免疫项目,婴幼儿普遍接种麻疹疫苗以来,麻疹流行得到了有效控制。

【发病机制与病理改变】

1. 发病机制 麻疹病毒经空气飞沫到达上呼吸道或眼结合膜,在局部上皮细胞内复制,并从原发病灶处侵入局部淋巴组织，迅速大量复制后入血，于感染后第 2～3d 引起第一次病毒血症。随后病毒进入全身单核 - 吞噬细胞系统并进行大量增殖。感染后第 5～7d，大量复制后的病毒再次侵入血流，形成第二次病毒血症。病毒随血流播散至全身各组织器官，主要部位有呼吸道、眼结合膜、口咽部、皮肤、胃肠道等，引起一系列临床表现。病程 15d 以后，由于机体特异性免疫应答清除病毒，临床进入恢复期。感染麻疹病毒后，人体可产生补体结合抗体、血凝抑制抗体及中和抗体，前者为 IgM，表示新近感染，后两者为 IgG，表示对麻疹病毒具有免疫力。

2. 病理改变 麻疹的病理特征是感染部位数个细胞融合形成多核巨细胞，可见于皮肤、眼结合膜、呼吸道和胃肠道黏膜、全身淋巴组织、肝、脾等处，如典型的口腔麻疹黏膜斑和皮肤斑丘疹。麻疹的病理改变以呼吸道病变最显著，肠道黏膜病变相对较轻。并发脑炎时脑组织可出现充血、水肿、点状出血或脱髓鞘病变。

【临床表现】

本病潜伏期为 6～18d，平均为 10d。接受过主动或被动免疫者可延长至 3～4 周。

1. 典型麻疹 典型麻疹临床过程可分为三期：

（1）前驱期：此期一般是从发热到出疹的 3～4d。主要表现为：

1）发热及感染中毒症状：病人急起发病，一般体温逐渐升高，儿童可骤起高热伴惊厥。伴有头痛、周身不适、乏力、食欲减退等感染中毒症状。

2）上呼吸道和眼结膜等黏膜的卡他症状：表现为咳嗽、咳痰、流涕等上呼吸道炎症表现；畏光、流泪、眼结膜充血、分泌物增多等结膜炎症表现；此外，还可出现恶心、呕吐、腹痛、腹泻、咽痛、声音嘶哑及喉头水肿等。

3）麻疹黏膜斑（Koplik's spots）：在病程第 2～3d，约 90% 以上病人出现麻疹黏膜斑，为 0.5～1mm 针尖大小的小白点，周围有红晕，多出现在面对双侧第二磨牙的颊黏膜上，初起时仅数个，迅速增多、融合，持续 2～3d 后消失。是麻疹前驱期的特征性体征，具有早期诊断价值。麻疹黏膜斑也可见于唇内侧、牙龈及鼻黏膜上。一些病人可见颈、胸、腹部一过性风疹样皮疹，数小时即退去，称麻疹前驱疹。

（2）出疹期：病程的第 3～4d 开始顺序出现皮疹，持续 1 周左右。皮疹依次出现在耳后、发际、前额、面、颈部、胸、腹、背及四肢，2～3d 后遍及全身，达到手掌与足底。皮疹形态为淡红色充血性斑丘疹，压之褪色，疹间皮肤正常，大小不等，直径 2～5mm，可融合成片，部分病例可有出血性皮疹，压之不褪色。出疹高峰时，体温及呼吸道等感染中毒症状明显加重，出现并发症病人体温可达 40℃以上，咳嗽加重，声音嘶哑，咽部充血、舌干、眼结膜充血、畏光，流泪，眼睑水肿，分泌物增多；部分病人可有嗜睡或烦躁不安，甚至谵妄、抽搐。体格检查可出现肝、脾及淋巴结肿大，双肺可闻及干、湿啰音，胸部 X 线片可有轻重不等弥漫性肺部浸润或肺纹理增多改变。严重者可出现心肺功能衰竭。

（3）恢复期：出疹 3～5d 皮疹达高峰后，体温开始下降，多于 1～2d 内降至正常。全身症状迅速减轻及消失，皮疹按出疹的先后顺序依次消退，疹退时有糠麸样脱屑。并可出现浅褐色色素沉着，1～2 周后消失。无并发症者病程为 10～14d。

麻疹过程中，可出现鼻炎、咽炎、支气管炎及肺炎，还可并发脑炎。麻疹病程中机体免疫功能明显降低，病人原有的湿疹、哮喘、肾病综合征等疾病得到暂时缓解，但结核病灶等可复发或恶化，且易继发细菌感染。

2. 非典型麻疹 由于机体的免疫状态，病毒毒力、数量及感染者的年龄、接种麻疹疫苗种类等因素的差异，临床上可出现以下非典型麻疹：

（1）轻型麻疹：多见于 6 个月以内婴儿、近期接受过被动免疫或曾接种过麻疹疫苗等对麻疹具有部分免疫力的感染者。表现为短时间低热，皮疹色淡稀疏，麻疹黏膜斑不典型或无麻疹黏膜斑,呼吸道及全身症状轻,一般无并发症,病程在 1 周左右。病后可获与典型麻疹病人相同的免疫力。

(2)重型麻疹:病死率高,多见于全身状况差、继发严重感染或免疫功能异常的感染者。分为以下四种类型:

1)中毒性麻疹:起病急,迅速出现 40℃ 以上高热,全身感染中毒症状重,皮疹迅速增多、融合,呼吸急促、口唇发绀、心率加快,并可出现谵妄、抽搐、昏迷等中枢神经系统损伤的表现。

2)休克性麻疹:除严重感染中毒症状外,皮疹暗淡稀少或出现后又突然隐退。迅速出现面色苍白、发绀、四肢厥冷、心音弱、心率快、血压下降等循环衰竭表现。

3)出血性麻疹:皮疹为出血性,压之不褪色,同时可有内脏及肠道出血。

4)疱疹性麻疹:病人除高热、中毒症状外,出现疱疹样皮疹,可融合成大疱。

(3)异性麻疹:主要发生在接种麻疹灭活疫苗后 4~6 年,再接触麻疹病人时出现。表现为突起高热,头痛,肌痛,无麻疹黏膜斑;病后 2~3d 出现皮疹,为多形性皮疹,依次从四肢远端开始逐渐到躯干,与普通麻疹的发疹顺序相反,但多呈自限性,病毒分离阴性,无传染性,恢复期病人血清麻疹血凝抑制抗体呈现高滴度是其最重要的诊断依据。

【实验室及其他检查】

1. **血常规** 多数病人外周血白细胞总数正常或减少,淋巴细胞增加。若淋巴细胞明显减少,常提示预后不良;如出现外周血白细胞总数增加,尤其是中性粒细胞增加,提示继发细菌感染。

2. **血清学检查** 用酶联免疫吸附试验检测血清特异性 IgM 抗体阳性时诊断麻疹的标准办法。其特异性和敏感性高。病后 5~20d IgM 抗体阳性率最高,恢复期血清特异性 IgG 抗体效价较病程早期 4 倍以上增高,也可以诊断麻疹。取病程早期和恢复期血清,应用血凝抑制试验、中和试验或补体结合试验检测麻疹病毒特异抗体,效价增高 4 倍以上,有助于诊断及流行病学调查。

3. **病原学检查** 采用麻疹病程早期病人眼、鼻、咽分泌物或血、尿标本进行病原学检查进行诊断:①病毒分离;②病毒抗原检测;③病毒核酸检测。

4. **多核巨细胞检查** 采用麻疹病程早期病人眼、鼻、咽分泌物及尿沉渣涂片,瑞氏染色直接镜检多核巨细胞,阳性率为 90% 以上,出疹前 2d 至出诊后 1d 为最高。

【诊断要点】

典型麻疹不难诊断,根据当地有麻疹流行,无麻疹病史、未接种过麻疹疫苗且有麻疹病人的接触史,有急起发热、上呼吸道卡他症状、结膜充血、畏光、口腔麻疹黏膜斑及典型的皮疹等麻疹的临床表现即可作出临床诊断。非典型病人的确诊,依赖于病原学检查。

【治疗要点】

目前尚无特效治疗,抗病毒药物如利巴韦林对麻疹的临床疗效有待证实。主要以对症支持治疗,预防和治疗并发症为主,如退热、止咳、治疗继发感染等。

【隔离】

呼吸道严格隔离。严格探视人员管理,探视者要戴好口罩、帽子,做好防护,同时要注意手卫生。医疗机构和医护人员要做好消毒隔离工作,无并发症的轻症病人应居家隔离,减少传播。隔离时间是依据传染期的长短决定的,典型麻疹病人隔离至出诊后 5d,伴肺炎等并发症者应延长到出疹后 10d。接触者的检疫期为 3 周,曾做被动免疫者应延长至 4 周。

Note:

【护理】

（一）护理评估

1. 病史

（1）流行病学特点：评估发病季节，如是否为冬春季节；是否散发或当地是否有麻疹暴发流行；是否接种过麻疹疫苗且有无麻疹病人的接触史；既往有无麻疹病史。

（2）患病及治疗经过：评估病人的起病经过和发病情况，如起病时间、主要症状及其特点、病情的进展情况，目前一般状况等。询问病人有无发热，仔细询问皮疹出现的时间、顺序、部位、形态、持续时间及进展情况。有无伴随症状，如发热、乏力、食欲缺乏、恶心、呕吐等不适，有无出现并发症。出疹前后病人的自觉症状是否有变化等。评估治疗经过，如用药情况及效果等。

（3）心理-社会状况：评估发病后病人的心理反应，观察有无焦虑、抑郁、悲伤、恐惧等不良情绪。了解病人对住院及隔离治疗的认识，有无孤立无助、被约束感等。了解导致不良心理反应的原因，如患病后病人工作、学习是否中断，生活是否受到影响，能否承担医药费等。

2. 身体评估

（1）生命体征：评估病人生命体征，注意有无发热，发热的程度和伴随症状。监测生命体征如体温、脉搏、呼吸、血压，面色等的变化，有无四肢厥冷、心音弱、心率快、血压下降等循环衰竭表现。

（2）神经精神状态：注意病人有无头痛、周身不适，乏力、食欲减退等感染中毒症状。评估有无嗜睡或烦躁不安，甚至谵妄、抽搐、昏迷等中枢神经系统损伤的表现。

（3）皮肤黏膜：观察皮疹的部位、形态、大小，有无融合或出现溃疡、合并感染，出疹的顺序、进展及消退情况等。评估是否有咳嗽，咳痰，流涕等上呼吸道炎症表现及畏光，流泪，眼结膜充血，分泌物增多等结膜炎症表现。评估口腔黏膜有无特征性变化及全身皮肤色素沉着情况。

（4）呼吸道情况：评估有无咳嗽、咳痰、流涕等上呼吸道炎症表现，是否有恶心、呕吐、腹痛、腹泻、咽痛、声音嘶哑及喉头水肿等。出疹高峰时，要注意呼吸急促、口唇发绀、心率加快等感染中毒症状有无加重，有无心肺功能衰竭。

3. 实验室及其他检查

（1）血常规检查：是否有外周血白细胞总数正常或减少。

（2）血清学检查：是否血清特异性 IgM 抗体阳性。

（3）病原学检查：在病人眼、鼻、咽分泌物或血、尿标本中是否检测到阳性标本。

（4）其他免疫学试验：病人眼、鼻、咽分泌物及尿沉渣涂片是否为阳性结果。

（二）常用护理诊断/问题

1. 体温过高 与病毒血症、继发感染有关。

2. 皮肤完整性受损 与病原体和/或其代谢产物引起皮肤黏膜损伤、毛细血管炎症有关。

3. 气体交换受损 与病毒随血流播散至呼吸道导致感染中毒症状加重有关。

4. 焦虑 与疾病导致极度不适、后期全身出现色素沉着及隔离治疗有关。

（三）护理目标

1. 病人或家属了解发热相关知识，学会实施简单物理降温措施。

2. 病人皮疹消退，受损组织恢复正常，未发生继发感染。

3. 病人无呼吸急促、发绀或血氧饱和度下降症状及喉炎、肺炎等呼吸道并发症发生。

4. 病人了解疾病发生和发展的过程及预后，缓解焦虑。

（四）护理措施及依据

1. 体温过高

（1）严密监测生命体征：注意发热的过程、热型、持续时间和伴随症状。根据病情确定体温测量的间隔时间。

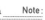

（2）采取有效的降温措施：以物理降温为主，药物降温为辅。可用冰帽、冰袋冷敷头部或大动脉走行处，达到有效降温的作用。对高热伴寒战、四肢肢端厥冷的病人可采用温水擦浴的方法。高热惊厥的病人可遵医嘱使用冬眠疗法或亚冬眠疗法。降温时应注意：

1）使用冷敷袋或者冰块物理降温时，避免持续长时间冰敷在同一部位，以免冻伤皮肤。对疹未出齐或疹出不畅者，禁用冰敷。

2）全身发疹和 / 或皮疹破溃禁用酒精擦浴。

3）应用药物降温时，注意不要在短时间内降温过快，以免因退热速度过快、出汗过多，导致脱水虚脱加重病情。注意观察周围循环情况，根据需要酌情补液。

4）使用冬眠疗法降温前，要评估病情，观察生命体征尤其是血压的变化，并保持呼吸道通畅。

（3）加强基础护理：皮疹较重、伴有发热等症状者应注意卧床休息，保持病室适宜的温湿度，定期通风换气，保持空气清新和流通。

（4）补充营养和水分：每天保证足够的热量和液体摄入。成人麻疹病人并发肝损害较多，病人常有乏力、食欲缺乏、恶心、厌食油腻等表现，需做好饮食指导，可给予高热量、高蛋白、高维生素、易消化的流质或者半流质饮食，避免辛辣。保证足够的液体摄入，以维持水、电解质的平衡。必要时遵医嘱静脉输液。

（5）加强口腔、皮肤护理：指导并协助发热病人注意口腔卫生以避免发生口腔感染，必要时给予口腔护理。高热病人大量出汗后，应及时擦干，并更换被服，以保持皮肤的清洁、干燥，避免造成皮肤继发感染。协助更换卧位，减少皮肤受压，防止压力性损伤。

2. 皮肤完整性受损

（1）观察皮疹的消长变化：注意皮疹的进展和消退情况，观察皮疹消退后有无脱屑、脱皮、结痂、色素沉着等变化。

（2）环境与休息：住院环境应舒适、安静。病房内温湿度保持在合适的范围，每天多次通风，保持光线柔和，避免强光刺激病人眼睛。病人尽量卧床休息，床单元整洁，开关门窗、操作、走路以及说话力度不可过大。

（3）局部皮肤护理

1）保持局部皮肤清洁干燥，每天用温水清洗皮肤，禁用肥皂水、酒精等擦拭皮肤。

2）衣着应宽松，勤换洗。被服保持清洁、松软、平整、干燥。

3）病人的指甲剪短，婴幼儿可包裹手部，避免皮肤瘙痒时抓破皮肤。局部皮肤瘙痒较重者，可用炉甘石洗剂、涂擦患处。

4）脱皮不完全时，可用消毒剪刀修剪，不可用手撕扯，以免加重损伤，导致出血、感染。

5）对出现大面积瘀斑、坏死的皮肤时，翻身动作应轻柔，避免拖、拉、扯、拽等动作，以免损伤皮肤。局部可用海绵垫、气垫圈加以保护，防止大小便浸渍，避免发生溃疡和继发感染。

6）瘀斑破溃后，可用无菌生理盐水清洗局部，涂抗生素软膏，再覆盖无菌敷料。

（4）口腔黏膜疹的护理：每天常规用温生理盐水或漱口液漱口。进食后用清水漱口，以保持口腔清洁，黏膜湿润。出现溃疡者，用 3% 过氧化氢溶液清洗口腔后，涂以冰硼散。

（5）眼部护理：观察有无结膜充血、水肿，可用生理盐水或眼药水清洗眼睛，或涂抗生素眼膏以防继发感染。

3. 气体交换受损

（1）病情观察：麻疹的并发症较多，肺炎是最常见的并发症。当出现持续的高热、咳嗽加剧、呼吸困难及肺部细湿啰音等表现时，提示为并发肺炎。要注意观察病人的神志、面色、呼吸、心率变化，注意观察有无呼吸急促、发绀、血氧饱和度下降等变化。注意有无咳嗽、咳痰，咳嗽的时间、诱因及痰液的性质和量的变化。协助正确采集血液、痰液标本，以明确诊断。注意监测血气分析、血常规，观察心、肝、肾功能并定期复查胸片，以确定疾病进展和恢复情况。

Note：

（2）对症护理

1）病人有咳嗽、咳痰、胸闷、发绀、气急等肺炎症状时，协助取半卧位，给予氧气吸入，保持呼吸道通畅，必要时吸痰，及时报告医生并相应处理。

2）咳痰者给予祛痰药，鼓励病人咳出痰液，必要时给予雾化吸入。

3）出现呼吸困难时应根据病情及耐受情况，选择氧疗或呼吸机辅助呼吸。使用呼吸机时应注意呼吸机与病人自主呼吸是否同步，是否存在人机对抗，必要时使用镇静剂以确保呼吸机治疗有效。

（3）用药后的观察与护理：使用降温药物时要注意出汗的情况，以免造成虚脱。使用抗病毒药物时应注意观察用药后效果和不良反应。咳嗽剧烈口服止咳糖浆等镇咳药物后，要给病人宣教暂时不要进食或饮水，要让镇咳药物保持在咽喉部，以达到更好的镇咳效果。应用祛痰药物口服或雾化吸入导致病人痰液增多时，应注意保持病人呼吸道通畅，同时医务人员需做好防护。

4. 焦虑

（1）心理状态的评估：隔离可导致病人有孤独无助感，随着病情的变化尤其是皮疹明显、色素沉着时，病人对病情的恐惧可导致焦虑、抑郁和烦躁不安等问题出现。

（2）疾病知识教育：向病人及家属解释本病的发生、发展过程，解释疾病的进展和预后，以缓解病人焦虑和恐惧情绪。要注意把握正确的宣教时机，使用通俗易懂的语言，同时要注重宣教效果。

（3）心理支持：医务人员要及时与病人沟通，关心安慰病人，了解其真实想法，有效解决病人存在的心理问题，帮助病人树立治病信心和增强安全感，同时提供细心周到的护理，创造清洁舒适的环境。

（五）护理评价

1. 病人或家属是否了解发热相关知识，是否掌握简单物理降温措施。

2. 病人皮疹是否消退，受损部位是否恢复正常，是否发生继发感染。

3. 病人是否出现呼吸急促、发绀、血氧饱和度下降症状，是否发生喉炎、肺炎等呼吸道并发症。

4. 病人是否了解疾病发生和发展的过程及预后，焦虑是否缓解。

（六）其他护理诊断/问题

1. 营养失调：低于机体需要量　与发热、食欲缺乏、摄入减少有关。

2. 疼痛　与病毒感染导致毒血症、发热有关。

【健康指导】

1. 控制传染源　麻疹流行季节尽可能减少公众聚会，尤其是室内活动，以防止疾病扩散。不随地吐痰，注意咳嗽礼仪，避免在人前打喷嚏、咳嗽。确诊病人应按照要求隔离1周或至主要症状消失。隔离期要避免外出，外出时需戴口罩。

2. 加强卫生防疫　注意环境卫生，做好卫生防疫工作。房间要经常开窗换气，保持空气清新。对病人的物品及环境进行充分消毒。

3. 保护易感人群　注意锻炼身体，增强机体抵抗力。保持乐观稳定的心态，注意休息和均衡膳食，避免疲劳。如有咳嗽、咽痛等呼吸道症状或者去人多的场所时，应戴好口罩做好防护。

4. 疾病预防指导　向病人和家属介绍麻疹特点和随访要求，使其出院后定期检查肺、心、肝、肾功能。合理饮食，充分休息，适当身体锻炼等。

【预后】

典型麻疹一般预后良好，重型麻疹预后差，病死率较高。合并脑炎时，部分病人会有智力减退、强直性瘫痪、癫痫、昏迷等后遗症。

（尹　霞）

思　考　题

---

1. 在护理麻疹病人时,如何判断麻疹的分期?

2. 如何做好麻疹病人的皮肤护理?

第六节　水　痘

学 习 目 标

- 知识目标:
  1. 掌握水痘的临床表现及护理措施。
  2. 熟悉水痘的流行病学特点、治疗要点及预防措施。
  3. 了解水痘的病原学特点、发病机制及辅助检查。
- 能力目标:
  1. 能识别病人的临床表现并实施护理。
  2. 能对水痘病人及家属进行健康教育。
- 素质目标:
  1. 尊重病人,关心关爱病人。
  2. 注意保护病人的隐私。

　导入情境与思考

　　徐某,男性,10岁。因"发热、食欲缺乏、咳嗽4d伴皮疹1d"入院。4d前患儿出现无明显诱因发热,为不规则低、中度发热,伴咳嗽。于发热第4d出现细小红色斑丘疹,后发展为疱疹,有痒感。入院查体:体温38.0℃,脉搏106次/min,呼吸20次/min,神志清醒,颜面、耳后、躯干及四肢分布有斑疹、丘疹及疱疹,皮疹主要集中于躯干及颜面部,手掌、足底未见皮疹。疱疹多呈椭圆形,大小不一,疱液清亮,周围有红晕。血常规检查:WBC $5.8×10^9$/L,淋巴细胞比例增高。

　　请思考:

　　1. 护士应从哪些方面对患儿进行评估? 建议完善哪些检查以明确病情?

　　2. 目前主要的护理问题与相应的护理措施有哪些?

　　3. 患儿可能出现哪些并发症? 如何识别?

　　水痘(varicella)是由水痘-带状疱疹病毒(Varicella-zoster virus,VZV)初次感染引起的急性出疹性传染病。水痘普遍存在且传染性极强,多见于儿童,临床特征为全身同时出现丘疹、水疱及结痂。水痘痊愈后,VZV仍能潜伏于感觉神经节中,再激活后发生皮肤感染,称为带状疱疹。临床主要表现为沿身体一侧周围神经出现呈带状分布的、成簇出现的疱疹,多见于成人。

【病原学】

　　水痘-带状疱疹病毒属疱疹病毒科,仅有一个血清型,人类是其在自然界中已知的唯一宿主。VZV呈球形,直径为150～200nm,其衣壳由162个壳粒排成对称20面体,外层为脂蛋白包膜,核心为双链DNA。VZV含有DNA聚合酶和胸腺嘧啶激酶,前者为疱疹病毒属共有,系合成DNA所必

Note:

需的酶，后者则仅存在于单纯疱疹病毒和 VZV。一般认为，不能产生胸腺嘧啶激酶的病毒不会引起潜伏性感染，即带状疱疹。VZV 在人体外抵抗力弱，不耐热，不耐酸，能被乙醚、乙醛等消毒剂灭活。不能在痂皮中存活，但 -65℃的条件下可在疱液中长期存活。

【流行病学】

1. **传染源**　水痘病人是唯一的传染源。病毒存在于病人病变的皮肤黏膜组织、疱疹液、上呼吸道黏膜、口鼻分泌物及血液中。发病前 1～2d 至疱疹干燥结痂为止均具有较强的传染性。带状疱疹病人传染性相对较小，但易感儿童接触后也可发生水痘。

2. **传播途径**　主要通过呼吸道飞沫传播和直接接触疱疹液传播，也可通过接触被污染的用具间接传播。孕妇患水痘时，胎儿和新生儿也可被感染发病。

3. **人群易感性**　普遍易感，不受种族和性别影响，易感个体（血清阴性者）中的发病率至少为 90%。接触水痘或带状疱疹病人后易发病的高风险人群包括：从未患过水痘也从未接种过水痘疫苗者；孕妇；因疾病或药物导致免疫功能低下或缺陷者。水痘发病痊愈后，个体可获得持久免疫，极少出现再患水痘者，但可反复发生带状疱疹。

4. **流行特征**　呈全球分布，全年均可发病，在温带气候区冬末春初易出现季节性高峰期。据中国疾病预防控制中心报道，我国水痘年均报告发病率约为 55.05/10 万，发病率呈逐年增高趋势，儿童和学生为高风险人群。

【发病机制与病理改变】

1. **发病机制**　VZV 经上呼吸道侵入人体，先于呼吸道黏膜细胞中增殖，2～3d 后进入血液，发展为病毒血症。在单核 - 吞噬细胞系统内增殖，再次入血，形成第二次病毒血症，并向全身扩散，引起全身各器官组织病变，主要表现为弥漫性、散在性的皮肤损害，偶可累及内脏。皮疹出现时间与间隙性病毒血症发生相一致，分批出现。皮疹出现 1～4d 后机体出现特异性细胞免疫并产生特异性抗体，病毒血症消失，症状随之缓解。

2. **病理改变**　水痘的皮肤病变主要累及表皮棘细胞层，出现以气球样变、多核巨细胞和嗜酸性核内包涵体为特征的退行性变。感染可累及皮肤局部血管，导致坏死和表皮出血。水痘疱疹以单房为主，内含大量病毒，开始时疱液透明。随疾病进展，由于多形核白细胞的聚集和变性细胞、纤维蛋白的存在，疱内液体逐渐变混浊并减少。最后，下层上皮细胞再生，形成结痂，结痂脱落后一般不留痕迹。并发脑炎者，脑组织可见充血、水肿、点状出血等病理改变。

【临床表现】

潜伏期一般为 10～21d，以 14～16d 多见。水痘多为自限性疾病，10d 左右可痊愈。典型水痘分为前驱期和出疹期两期。

1. **前驱期**　婴幼儿常无前驱症状或症状轻微，可出现低热、烦躁易激惹或拒绝吃奶。年长儿童及成人可有畏寒、低热、头痛、乏力、咽痛、咳嗽、恶心及食欲减退等症状，持续 1～2d 后出现皮疹。

2. **出疹期**　出疹较早，发热同时或 1～2d 后出疹。皮疹分批出现，首先见于躯干和头部，然后蔓延至面部及四肢。同一部位同时可见斑疹、丘疹、水疱和结痂，后期出现的斑丘疹未发展成疱疹即隐退。皮疹呈向心状分布，躯干最为密集，其次为头部，四肢分布相对较少，手掌、足底更为少见。部分病人可在口、咽、眼结膜和外阴等黏膜处发生疱疹，易破溃形成溃疡，多伴疼痛。皮疹初为红色斑疹，数小时后变为丘疹再发展为疱疹。疱疹呈椭圆形，直径 3～5mm，周围有红晕，疱疹壁薄易破，疱液先为透明，很快变为混浊，疱疹处常伴瘙痒。出疹 1～2d 后疱疹从中心开始干枯、结痂，红晕消失。1 周左右痂皮脱落愈合，一般不留瘢痕。免疫功能低下者易出现播散性水痘，皮疹融合形成大疱；妊娠期感染水痘则可致胎儿畸形、早产或死胎。产妇在产前数天内（一般为 5d）或产后 48h 内患水痘，可出现新生儿水痘,病情常较危重,死亡率高达30%。

除上述典型水痘外,可有出血型水痘,病情极重。此型病人全身症状重,因血小板减少或弥散性血管内凝血可导致皮肤黏膜出现瘀点、瘀斑和内脏出血。还可有坏疽型水痘,皮肤大片坏死,病人可因脓毒血症而死亡。

3. 并发症

(1)皮疹继发细菌感染:是水痘最常见的并发症,通常由化脓性链球菌或金黄色葡萄球菌引起,发生皮肤化脓性感染、丹毒和蜂窝织炎等。

(2)脑炎:发生率低于1%,多见于儿童,可在出疹1周左右出现。病人可出现剧烈头痛、意识障碍、惊厥或抽搐等,有脑膜刺激征及颅内压升高,重者可死于呼吸衰竭。病死率约为5%,预后较好,少数可遗留神经系统后遗症。

(3)肺炎:是水痘最为严重的并发症,成人发生率为20%(多见于免疫力低下者和孕妇),明显高于儿童。多见于出疹后3~6d,少数病人症状轻微可于数日康复,重者表现为高热、咳嗽、咯血、胸痛、呼吸困难和发绀等,严重者可于24~48h内死于急性呼吸衰竭。查体胸部体征少,X线检查示肺部病变不对称,多见结节性浸润和间质性肺炎。病理检查可发现胸膜表面和支气管黏膜表面出现水疱,在脱落的肺间质细胞内核内可见包涵体。胸膜受累时产生结节状物,类似水痘皮疹,伴双侧胸腔积液。

(4)其他并发症:水痘肝炎、心肌炎、角膜病变、肾炎、出血倾向等。肝脏损害多表现为天冬氨酸氨基转移酶和丙氨酸氨基转移酶水平升高,少数可出现肝脏脂肪性病变。

【实验室及其他检查】

1. 血常规检查　血白细胞计数可正常或稍高,淋巴细胞比例相对升高。

2. 血清学检查　常采用酶联免疫吸附法或补体结合试验检测特异性抗体。补体结合抗体于出疹后1~4d出现,2~6周达高峰,6~12个月后逐渐下降。血清抗体检查可与单纯疱疹病毒发生交叉反应而呈假阳性,一般认为急性期和恢复期血清抗体滴度升高4倍以上有诊断价值。

3. 病原学检查

(1)抗原检测:刮取新鲜疱疹基地组织涂片,用免疫荧光法检查病毒抗原。该方法敏感快速,并能与单纯疱疹病毒感染相鉴别。

(2)核酸检测:用聚合链反应检测病人呼吸道上皮细胞和外周血白细胞中的病毒DNA,是早期诊断中敏感、快速的确诊方法。

(3)病毒分离:取起病3~4d疱疹液种于人胚成纤维细胞,分离出病毒后做进一步鉴定。

【诊断要点】

典型水痘根据特征性皮疹和近期接触史可及时诊断,非典型病人须依赖于实验室检查确定。诊断时注意与以下疾病相鉴别:

1. 手足口病　该疾病由多种病毒引起,其中肠道病毒71型感染后病情较重。多见于年长儿,3岁以内婴幼儿病情较重。皮疹多为红色丘疹,部分丘疹顶部呈疱疹状,主要见于手、足和口腔。

2. 脓疱疹　儿童常见细菌感染性疾病,皮疹无分批出现、无全身症状,常发生于鼻唇周围或四肢暴露部位。出疹时为疱疹,继成脓疱,最后结痂。

3. 丘疹样荨麻疹　多见于婴幼儿的皮肤过敏性疾病。皮疹于四肢和躯干分批出现,为红色丘疹,顶端有小疱,周围无红晕,不结痂,不累及头部和口腔。

【治疗要点】

1. 一般治疗　除执行隔离措施外,发热期病人应卧床休息,补充足够的水分和营养。保护皮肤,避免继发感染。皮肤瘙痒者可擦涂炉甘石洗剂,疱疹破溃后可涂甲紫或抗生素软膏预防感染。在出疹期避免使用糖皮质激素,以防病毒播散。

2. 抗病毒治疗 阿昔洛韦是目前治疗 VZV 感染的首选抗病毒药物,早期应用有一定疗效。在出疹 24h 内使用可减轻症状,缩短病程。使用方法为 600～800g 分次口服,疗程 10d。此外,也可应用阿糖胞苷和干扰素进行治疗。

3. 中医治疗 以清热解毒利湿为基本原则,辨证论治。常用口服中成药有小儿豉翘清热颗粒、双黄连口服液、黄栀花口服液等。

4. 并发症的防治 皮疹继发细菌感染时应及早根据细菌敏感试验选用抗菌药物。并发脑炎出现脑水肿时应脱水治疗。在病程后期若水痘已结痂,病情危重时可酌情使用肾上腺激素治疗。

【隔离】

对水痘病人执行呼吸道隔离至全部疱疹变干、结痂,建议隔离时间不少于发病后 2 周,并对被污染的被服、用具等进行消毒清洗并暴晒。

【护理】

（一）护理评估

1. 病史

（1）流行病学特点:评估发病季节,如是否为冬春季节;病人年龄及既往健康状况,如是否为幼儿、孕妇,是否存在免疫力降低的情况等;是否散发或当地是否有水痘暴发流行;是否到过水痘流行区,有无水痘病人或带状疱疹病人接触史;病人的个人卫生及生活环境,有无接触过污染物品或环境等;既往水痘、带状疱疹病史、是否接种过水痘疫苗。

（2）患病及治疗经过:病人的起病经过,如起病时间、有无食欲减退、低热等前驱症状,目前的一般状况等。询问起病后经过何种处理、服药情况及其效果如何。

（3）心理 - 社会状况:对于未成年病人,结合行为观察对其心理状态进行评估。了解病人对水痘的认知程度及社会支持情况,进行有效的沟通,及时发现不良情绪与心理问题,采取针对性的心理护理措施。

2. 身体评估

（1）生命体征:监测生命体征如体温、脉搏、呼吸、血压,面色等的变化,了解体温的变化和热型,注意监测呼吸变化。

（2）神经精神状态:密切观察继发症状,如精神状态,注意病人有无意识改变,出现惊厥、抽搐等类似于病毒性脑炎的相关症状等。

（3）皮肤黏膜:观察皮肤黏膜的病变情况,评估红斑、丘疹及疱疹出现的时间、部位、数量、形态、颜色、大小、有无结痂、融合、坏死,是否破溃、有无出血等。注意评估患者皮肤瘙痒的程度。

（4）呼吸道症状:评估有无咳嗽、咯血、胸痛、呼吸困难和发绀等表现,注意警惕呼吸衰竭的发生。

3. 实验室及其他检查

（1）血常规检查:是否有白细胞计数增高及淋巴细胞分数升高。

（2）血清学检查:特异性抗体效价是否升高,是否具有诊断意义。

（3）病原学检查:是否分离出 VZV、检查到 VZV 抗原或检测到 VZV DNA。

（二）常用护理诊断 / 问题

1. 体温过高 与 VZV 感染有关。

2. 组织完整性受损 与 VZV 引起的皮疹侵犯局部皮肤或皮肤继发细菌感染有关。

3. 自我形象紊乱 与全身弥漫性皮疹有关。

4. 潜在并发症: 肺炎、脑炎。

（三）护理目标

1. 病人了解水痘发热特点，配合治疗，体温逐渐恢复正常。

2. 病人能配合皮疹的处理，受损组织恢复正常，未发生继发细菌感染。

3. 病人能正确面对皮肤黏膜的改变，配合皮肤护理，恢复自身形象。

4. 病人了解主要并发症，住院期间未发生肺炎、脑炎等并发症或发生后得到及时发现和处理。

（四）护理措施及依据

1. 体温过高　发热一般护理措施请参照第一章总论第十节发热护理措施。注意水痘患儿禁用阿司匹林退热治疗。

2. 组织完整性受损

（1）观察皮疹的消长变化：注意皮疹的进展和消退情况，观察有无出血、瘀点、瘀斑，结痂脱落后有无瘢痕、色素沉着等变化。

（2）局部皮肤护理：病人应着宽松、柔软的棉质衣物，保持衣被整洁、干燥，勤换洗，以促进舒适。保持皮肤清洁，以温水轻柔擦拭皮肤，禁用肥皂水，减少对皮肤的刺激。嘱勿搔抓皮肤，皮疹结痂后让其自然脱落，不强行抠脱。剪短指甲，婴幼儿可戴并指手套，睡眠时将双手包起，以防抓破皮肤导致继发感染或留下瘢痕。若瘙痒难耐，可用温水擦浴缓解，或遵医嘱使用含 0.25% 冰片的止痒炉甘石洗剂擦洗、2%～5% 碳酸氢钠液局部湿敷或洗拭。如皮肤继发感染，应配合局部使用抗生素软膏或口服、静脉输注抗生素以控制感染。皮疹处可用氦氖激光等治疗仪照射，促其干燥结痂、止痒防感染。

（3）黏膜疹的护理：若口腔黏膜破溃，可遵医嘱指导病人用复方氯己定溶液漱口，或使用含有抗生素的药膜贴于破溃处，以减轻疼痛，促进溃疡面愈合。眼部及眼周皮肤受累时，应注意避光，不用手揉眼。注意眼部护理，分泌物多时用生理盐水冲洗眼部。若角膜破溃，则禁用冲洗，可用无菌棉签擦拭分泌物，防止眼睑粘连。保持眼部卫生，适当活动眼球，外出时可佩戴眼镜，严防感染。

3. 自我形象紊乱　护士应多与病人及家属沟通交流，倾听其想法，对其提出的问题耐心解释，予以安慰，减轻其精神压力和负担。采用转移注意力等方法缓解皮疹及伴随的瘙痒给病人带来的烦躁情绪。引导患儿父母积极地陪伴患儿，可根据病情允许逗抱患儿或一同做游戏、讲故事，消除其隔离期间的恐惧孤独。

4. 潜在并发症: 肺炎　密切观察病人有无高热、咳嗽、呼吸急促、呼吸困难、胸痛等水痘肺炎症状，尽早发现并采取相应治疗、护理措施。对出现低氧血症者遵医嘱予以氧疗并观察氧疗效果。

5. 潜在并发症: 脑炎　密切观察病人是否有头痛、惊厥、呕吐、抽搐、意识不清等水痘脑炎表现，若出现可立即将病人取仰卧位，头偏向一侧，保持呼吸道通畅并予以吸氧。行床档保护防止坠床，备好抢救设备与药物，严密监测病人神志、瞳孔及生命体征变化。

（五）护理评价

1. 病人体温是否逐渐降至正常。

2. 病人皮疹是否完全结痂脱落，受损组织是否恢复正常，有无继发细菌感染发生。

3. 病人能否配合保护皮肤，自我形象是否逐渐恢复。

4. 病人是否发生肺炎、脑炎等并发症，或发生后是否及时发现并得到有效处理。

（六）其他护理诊断／问题

1. 有营养失调的风险　与发热、纳差、消耗增加等有关。

2. 疼痛: 躯体性疼痛　与黏膜疱疹破溃或搔抓致皮肤破损有关。

3. 潜在并发症: 继发感染、肝炎、角膜病变、肾炎。

Note:

【健康指导】

1. 疾病预防指导　对水痘病人应早发现、早诊断、早报告、早隔离、早治疗,病室勤通风换气。无并发症者可在家隔离,以减少传播。彻底消毒病人呼吸道分泌物及生活污染物。流行期间易感者应佩戴口罩,避免出入人员密集的公共场所或探访亲友,避免与水痘或带状疱疹病人接触。接触水痘或带状疱疹病人的易感者应检疫3周。幼托机构宜定时使用紫外线消毒。

2. 保护易感人群

(1)主动免疫:强调计划免疫的重要性,1岁以上健康儿童、青少年、成人及高危人群均可接种水痘减毒活疫苗,对自然感染的预防效果可达68%～100%,并持续10年以上。

(2)被动免疫:对于免疫功能低下、正在使用免疫抑制剂治疗、孕妇或患有重大疾病者,若有水痘或带状疱疹病人接触史,可肌内注射免疫球蛋白0.4～0.6ml/kg或带状疱疹免疫球蛋白0.1ml/kg,以预防或减轻病情。

3. 疾病知识指导　做好知识宣教,对水痘病因、流行病学特点、皮疹的变化特征、主要症状、治疗手段等进行讲解,帮助病人及家属正确认识疾病,树立康复的信心。指导病人及家属细心观察,及早识别病情变化。强调主动配合治疗、休息和隔离的重要性。嘱病人及家属养成良好的个人卫生习惯,居室内勤通风,保持温、湿度适宜。注意保护皮肤,加强营养摄入等。

【预后】

普通型水痘一般预后良好,结痂脱落后不留瘢痕。重症或并发脑炎、肺炎者,预后较差,可导致死亡。

(邓　蓉)

思　考　题

1. 在护理水痘病人时,如何尽早识别水痘脑炎的发生?

2. 如何做好水痘患儿及其家属的健康指导?

第七节　流行性腮腺炎

学 习 目 标

● 知识目标:

1. 掌握流行性腮腺炎的护理措施。

2. 熟悉流行性腮腺炎的治疗要点。

3. 了解流行性腮腺炎的病原学特点。

● 能力目标:

1. 能根据病人的临床表现实施整体护理。

2. 能根据流行病学做好消毒、隔离,避免交叉感染。

● 素质目标:

1. 尊重、理解病人。

2. 具有良好的人文关怀能力。

李某,女,11岁。因发热伴左耳下疼痛3d,头疼、呕吐1d,腹痛半天入院。3d前开始发热,体温波动在39~40.5℃,伴头痛、呕吐,上腹痛,无力,饮食缺乏。入院查体:体温39.5℃,心率102次/min,呼吸22次/min,神志清楚,精神欠佳,双侧瞳孔等圆等大,对光反射灵敏,左侧腮腺肿胀,压痛明显,右上腹压痛,无反跳痛。血常规未见明显异常,血淀粉酶356U/L,尿淀粉酶423U/L。入院时脑脊液检查白细胞15.0×10⁹/L,未分离出腮腺炎病毒。入院后第6d,脑脊液分离出腮腺炎病毒。

请思考:

1. 请根据病史和检查,考虑病人的医疗诊断及诊断依据。

2. 病人目前存在的护理问题有哪些?如何进行护理?

3. 该病人可能会出现哪些并发症?如何识别?

流行性腮腺炎(mumps)简称流腮,是由腮腺炎病毒引起的一种常见的急性呼吸道传染病,在全球广泛流行。主要临床表现为腮腺区肿大、疼痛,腮腺肿大表现为以耳垂为中心,向前、后、下发展,使下颌骨边缘不清,部分病例有发热、头痛、无力、食欲缺乏等前驱症状。流行性腮腺炎全年均可发病,但以冬、春季常见,儿童和青少年是流腮的高发人群。腮腺炎病毒主要通过呼吸道飞沫传播,传染性较强,易导致学校等聚集性场所发生流腮暴发疫情。因此,我国已将流行性腮腺炎纳入丙类传染病管理,并通过国家法定传染病信息报告系统进行网络直报,实施流行病学监测。

【病原学】

腮腺炎病毒属于副黏病毒科副黏病毒属(Paramyxovirus)的单股RNA病毒。呈球形,大小悬殊,直径在85~300nm。人是腮腺炎病毒唯一的宿主。腮腺炎病毒抵抗力低,暴露于紫外线下迅速死亡。对甲醛、乙醇敏感,加热至55~60℃时10~20min即可灭活。但耐寒,在4℃时活力能保持2个月,在-70℃时可存活数年。

【流行病学】

1. **传染源** 早期病人及隐性感染者均为传染源。病人腮腺肿大前7d至肿大后2周时间内,可从唾液中分离出病毒,此时病人具有高度传染性。部分脑膜炎表现的病人也能从脑脊液中分离出病毒。

2. **传播途径** 主要通过飞沫经呼吸道传播,也能通过接触被病毒污染的物品传播。妊娠早期可经胎盘传播至胚胎导致胎儿发育畸形。

3. **人群易感性** 人群普遍易感,约90%的病例为1~15岁的少年儿童,易在幼儿和5~9岁的儿童中流行。

4. **流行特征** 本病呈全球性分布,全年均可发病,但以冬、春季为主。病人主要是学龄儿童,无免疫力的成人亦可发病。感染后一般可获较持久的免疫力,再次感染极为罕见。

【发病机制与病理改变】

1. **发病机制** 腮腺炎病毒从呼吸道侵入人体后,在局部黏膜上皮细胞和局部淋巴结中复制,然后进入血流,播散至腮腺和中枢神经系统,引起腮腺炎和脑膜炎。病毒进一步繁殖复制后,再次侵入血流,形成第二次病毒血症,并侵犯第一次病毒血症时未受累的器官,如颌下腺、舌下腺、睾丸、胰腺等,引起相应的临床表现。因此,流行性腮腺炎实际上是一种系统性、多器官受累的疾病,临床表现形式多样。

2. 病理改变 腮腺炎的主要病理特征有腮腺非化脓性炎症和腮腺区肿痛。睾丸、胰腺等受累时亦可出现淋巴细胞浸润和睾丸炎、胰腺炎等病变。腮腺炎病毒所致脑膜脑炎以变性、坏死和炎性细胞浸润为主。

【临床表现】

潜伏期8～30d, 平均18d。

1. 主要表现 典型病例以腮腺炎为主要表现。

（1）前驱期：可有发热、头痛、无力、食欲缺乏。病人诉"耳痛"，咀嚼时可加重。

（2）腮腺肿大（文末彩图2-2）：通常一侧腮腺肿大后1～4d又累及对侧。双侧腮腺肿大者约占75%。腮腺肿大是以耳垂为中心，向前、后、下发展，使下颌骨边缘不清。腮腺肿大2～3d达高峰，持续4～5d后逐渐消退。因唾液腺管的阻塞，当进食酸性食物刺激唾液分泌时疼痛加剧。腮腺管口早期常有红肿，由于覆盖于腮腺上的皮下软组织水肿使局部皮肤发亮，肿痛明显，有轻度触痛。

2. 累及其他腺体及系统的表现

（1）累及颌下腺或舌下腺：颌下腺肿大时颈前下颌处明显肿胀，可触及椭圆形腺体。舌下腺肿大时，可见舌下及颈前下颌肿胀，并出现吞咽困难。

（2）累及神经系统：常见的有脑膜炎，病人出现头痛、嗜睡和脑膜刺激征。一般发生在腮腺炎后的4～5d, 症状一般在1周内消失。脑脊液检查白细胞计数升高，以淋巴细胞增高为主。少数病人脑脊液中糖降低。一般预后良好。脑膜脑炎或脑炎病人常有高热、谵妄、抽搐、昏迷，重症者可致死亡。可遗留耳聋、视力障碍等后遗症。

（3）累及消化系统：并发胰腺炎，常于腮腺肿大数天后发生，可有恶心、呕吐和中上腹疼痛和压痛。血、尿淀粉酶增高，因此需做脂肪酶检查，若升高则有助于胰腺炎的诊断。

（4）累及生殖系统：并发睾丸炎、卵巢炎，一般不影响生育能力。

1）睾丸炎：常发生于腮腺肿大开始消退时病人又出现发热，睾丸明显肿胀和疼痛，可并发附睾炎，鞘膜积液和阴囊水肿。睾丸炎多为单侧，亦可为双侧，急性症状持续3～5d, 10d内逐渐好转。部分病人睾丸炎后发生不同程度的睾丸萎缩，这是腮腺炎病毒引起睾丸细胞坏死所致。

2）卵巢炎：5%的成年妇女发生卵巢炎，可表现为下腹疼痛。右侧卵巢炎病人可酷似阑尾炎。有时可触及肿大的卵巢。

（5）累及呼吸系统：有文献报道可并发肺炎，表现为发热、咳嗽，X线检查为支气管肺炎表现。

（6）其他：如心肌炎、乳腺炎和甲状腺炎等亦可在腮腺炎发生前后发生。

【实验室及其他检查】

1. 常规检查 白细胞计数和尿常规一般正常，有睾丸炎者白细胞可以增高。有肾损害时尿中可出现蛋白和管型。

2. 血清和尿液中淀粉酶测定 发病早期90%病人血清和尿淀粉酶增高。淀粉酶增高的程度往往与腮腺肿胀程度成正比。无腮腺肿大的脑膜炎病人，血和尿中淀粉酶也可升高。血脂肪酶增高，有助于胰腺炎的诊断。

3. 脑脊液检查 有腮腺炎而无脑膜炎症状和体征的病人，约半数脑脊液中白细胞计数轻度升高，且能从脑脊液中分离出腮腺炎病毒。

4. B超检查 可以对病人的受侵腺体或者是肿块形态以及大小、回声、前后径及双侧情况进行了解，协助诊断。

5. 血清学检查

（1）抗体检查：特异性抗体一般要在病程第2周后方可检出。用ELISA法检测血清中核蛋白的

IgM 抗体可作出近期感染的诊断,用放射免疫法测定病人唾液中腮腺炎病毒 IgM 抗体的敏感性和特异性亦很高。

（2）抗原检查：近年来有应用特异性抗体或单克隆抗体来检测腮腺炎病毒抗原,可做早期诊断。应用 PCR 技术检测腮腺炎病毒 RNA,可明显提高可疑病人的诊断率。

6. 病毒分离　应用早期病人的唾液、尿或脑膜炎病人的脑脊液,接种于原代猴肾、Vero 细胞或 HeLa 细胞可分离出腮腺炎病毒,3～6d 内组织培养细胞可出现病变形成多核巨细胞。

【诊断要点】

主要根据有发热和以耳垂为中心的腮腺肿大,结合流行情况和发病前 2～3 周有接触史,进行诊断。没有腮腺肿大的脑膜脑炎、脑膜炎和睾丸炎等,确诊需依靠血清学检查和病毒分离。

【治疗要点】

流行性腮腺炎具有自限性,本病可采用中西医结合治疗。

1. 一般治疗　卧床休息,给予流质或半流质饮食,避免食酸性食物,坚硬食物,以免加重疼痛。注意口腔卫生,餐后用生理盐水漱口。

2. 对症治疗　有严重毒血症状者,可在适量、有效抗生素治疗同时,加用糖皮质激素;兴奋、躁狂者可用镇静剂对症治疗;头痛和腮腺胀痛可应用镇痛药;睾丸胀痛可局部冷敷或用棉花垫和丁字带托起;发热温度较高、病人食欲差时,应补充水、电解质和能量,以减轻症状。

3. 抗病毒治疗　发病早期可试用利巴韦林 1g/d,儿童 15mg/kg 静脉滴注,疗程 5～7d,但效果有待确定。有文献报道更昔洛韦治疗有效率显著高于利巴韦林。更昔洛韦既可直接与病毒 DNA 杂合,终止病毒 DNA 链的延长,又能在病毒激酶诱导下产生三磷酸化物,竞争性地抑制病毒 DNA 聚合酶。更昔洛韦通过以上两种途径终止病毒 DNA 链的延长,增强抗病毒效果,较单一途径更不易产生耐药性。亦有报道应用干扰素治疗成人腮腺炎合并睾丸炎病人,能使腮腺炎和睾丸炎症状很快消失。

4. 肾上腺皮质激素的应用　对重症或并发脑膜脑炎、心肌炎病人,可应用地塞米松每天 5～10mg,静脉滴注,3～5d。

5. 颅内高压处理　若出现剧烈头痛、呕吐疑为颅内高压的病人,可应用 20% 甘露醇 1～2g/kg 静脉推注,隔 4～6h 一次,直到症状好转。

6. 预防睾丸炎　男性成年病人,疾病早期可应用己烯雌酚 2～5mg/ 次,3 次 /d 口服,预防睾丸炎。

7. 中医治疗　口服中药、药物外敷等。

【隔离】

病人应按呼吸道传染病隔离至腮腺消肿后 5d,有接触史的易感者应观察 3 周。隔离期间注意病人有无悲观、孤独、无助、困惑、焦虑、恐惧等心理反应,做好心理护理。出院时做好病人、物品、环境终末消毒。

【护理】

（一）护理评估

1. 病史

（1）流行病学特点：评估发病季节,如是否为冬、春季节;是否为学龄儿童;有无与流行性腮腺炎病人接触史;既往腮腺炎病史、是否接种过腮腺炎疫苗。

（2）患病及治疗经过：病人的起病经过,如发病前是否有发热、头疼、无力,病人是否诉"耳痛",

咀嚼是否疼痛加重。起病时间、主要症状及其特点、病情的进展情况，目前一般状况等。患病后经过何种处理、服药情况及其效果如何。

（3）心理－社会状况：流行性腮腺炎具有传染性，需隔离治疗和抗病毒治，病人和家属往往对本病认识不足，容易引起病人和家属的心理、情绪以及行为上的一些变化。因此，需要评估病人有无抑郁、悲观、孤独、无助、困惑、焦虑、恐惧等心理反应，对住院隔离治疗的认识及适应情况。患病后对家庭、生活、工作、经济等的影响，社会支持系统的作用，如家属对流行性腮腺炎知识的了解程度、对病人的心理支持等。

2. 身体评估

（1）生命体征：监测生命体征，如体温、脉搏、呼吸、血压，面色、神志状态，必要时监测脉搏和血氧饱和度。了解体温上升或下降特点、发热程度、热型及持续时间等。

（2）神经精神状态：注意病人意识状态、瞳孔的改变，如有无表情淡漠、反应迟钝，神志恍惚，甚至谵妄、昏迷等。

（3）营养状态：有无消瘦、营养不良以及有无进食困难或拒绝进食等。

（4）腮腺情况：双侧腮腺是否肿大、疼痛。如有肿大，是否以耳垂为中心，向前、后、下发展，使下颌骨边缘不清等情况。

（5）评估病人是否有恶心、呕吐和中上腹疼痛和压痛。男性病人睾丸明显肿胀和疼痛，成年女性是否有下腹疼痛情况。

3. 实验室及其他检查

（1）血常规检查：白细胞是否正常。

（2）血、尿淀粉酶是否升高。

（3）血清学是否检测出特异性抗体或抗原。

（4）病人的唾液、脑脊液等是否分离出腮腺病毒。

（二）常用护理诊断／问题

1. 疼痛 与腮腺非化脓性炎症有关。

2. 体温过高 与病毒感染致毒血症有关。

3. 营养失调：低于机体需要量 与腮腺肿大不能张口进食有关。

4. 潜在并发症：脑膜炎、睾丸炎、胰腺炎、肺炎等。

（三）护理目标

1. 病人疼痛逐渐减轻，直至完全消失，感到舒适。

2. 病人能说出本病发热特点，配合治疗，体温逐渐降至正常范围。

3. 病人能说出营养失调发生的原因，切实执行各项饮食措施，营养状况得到改善。

4. 病人能列举主要并发症，并能识别主要早期征象，避免诱因，住院期间无脑膜炎、睾丸炎、胰腺炎、肺炎等并发症发生，或早期发现及时干预。

（四）护理措施及依据

1. 疼痛

（1）急性期卧床休息，保持环境安静、舒适、温暖，减少探视。保持口腔清洁，协助病人饭后、睡前用生理盐水或复方硼酸溶液漱口，增加食欲，预防口腔感染。

（2）疼痛较剧者，可遵医嘱进行腮腺局部间歇冷敷、中药外敷或镇痛药。

（3）忌酸、辣、坚硬等饮食，以防加剧疼痛。

（4）指导病人听音乐、深呼吸等方法减轻疼痛。

（5）心理指导：介绍相关疾病知识，解释疼痛原因。各项诊疗活动尽量集中完成，动作轻巧，避免一切不良刺激。尊重、理解病人，争取病人配合诊疗，促进疾病恢复。

Note:

2. 体温过高 发热一般护理措施请参照第一章总论第十节发热护理措施。

3. 营养失调：低于机体需要量

（1）告知病人饮食疗法的重要性、基本原则与要求，结合病人的营养状况与病人共同制订饮食计划，鼓励病人进食。应给予易消化的高热量、高蛋白、高维生素流质或半流质饮食，避免刺激性和酸性的食物。

（2）疼痛剧烈不能张口进食者，遵医嘱予肠内营养或静脉营养，以满足机体需要，促进疾病恢复。

（3）每天记录进食情况，评估饮食结构是否合理，热量是否充足等。

（4）营养状况监测：定期监测体重，血红蛋白，血清蛋白的变化。

4. 潜在并发症：脑膜炎、睾丸炎、胰腺炎、肺炎等

（1）并发脑膜炎的护理：嘱病人卧床休息，颅内压较高者注意取去枕平卧位。呕吐频繁者，可暂禁饮食，给予静脉补液；有高热、头痛及烦躁不安者，可给头部冷敷或服用退热止痛药；重症病人可静滴肾上腺皮质激素；颅内压增高者应静脉给予甘露醇或山梨醇等脱水剂。

（2）并发睾丸炎的护理：主动关心病人，密切观察病情，若出现高热、寒战、睾丸肿痛，坠胀感等应立即与医生联系处理。嘱病人卧床休息，用丁字带将睾丸托起；每4h监测体温1次，遵医嘱给解热止痛药、静脉滴注氢化可的松或口服泼尼松；疼痛难忍者，给予局部冷敷，严重者可用2%普鲁卡因局部封闭。

（3）并发胰腺炎的护理：暂禁食，腹胀严重者可行胃肠减压，给予静脉输液减少胰腺的分泌。腹痛缓解后从少量清淡流质饮食开始，逐渐恢复正常饮食；腹痛剧烈者遵医嘱予肌注阿托品，东莨菪碱等用于解痉止痛。

（4）并发肺炎的护理

1）环境与休息：为病人提供安静、舒适的病室环境，保持室内空气清新、洁净，注意通风。维持室温和湿度，以充分发挥呼吸道的自然防御功能。使病人保持舒适体位，采取坐位或半坐位有助于改善呼吸和咳嗽排痰。

2）饮食指导：提供足够热量、蛋白质和维生素的流质或半流质食物，以补充高热引起的营养物质消耗。鼓励病人多饮水，以保证足够的入量并有利于稀释痰液。

3）保持呼吸道通畅：协助病人清除呼吸道分泌物及异物，指导病人有效咳嗽，进行胸部叩击或机械吸痰。如病人无心、肾功能障碍，应给予充足的水分，使每天饮水量达到1.5～2L，有利于呼吸道黏膜的湿润，使痰液稀释容易排出。必要时需建立人工气道以保证气道通畅。

4）根据呼吸困难类型、严重程度不同，进行合理氧疗或机械通气，以缓解呼吸困难症状。密切观察氧疗的效果及不良反应，记录吸氧方式（鼻塞／鼻导管、面罩、呼吸机）、吸氧浓度及吸氧时间，若吸入高浓度氧或纯氧要严格控制吸氧时间，一般连续给氧不超过24h以免引起不良反应。

5）病情观察：密切观察有无咳嗽的发生及咳嗽持续时间、性质、程度、音色、伴随症状等；是否存在缺氧、呼吸困难，如有呼吸困难，注意观察其类型、严重程度，有无三凹征等；进行血氧饱和度和动脉血气分析监测。

（5）执行呼吸道隔离措施：给予单间隔离或同种病原感染安置在一起。隔离期间注意病人的心理反应，减轻病人焦虑、孤独的情绪反应。鼓励家属探视，保持对病人的关心、照顾，维持对病人的心理支持和社会支持。

（五）护理评价

1. 病人疼痛是否消失，病人是否感到舒适。

2. 病人及家属是否能自觉配合物理降温，体温是否降至正常范围。

3. 病人能否说出饮食控制的重要性，营养状况是否得到改善。

4. 病人住院期间有无并发症发生或并发症发生时能否得到早期发现及干预。

（六）其他护理诊断／问题

知识缺乏：缺乏与疾病有关的知识。

【健康指导】

1. 疾病预防指导

（1）管理传染源：隔离病人至腮腺肿胀完全消退后 5d，有接触史的易感者应观察 3 周。

（2）切断传播途径：流行期间避免去公共场所或人员聚集的地方，出入应戴上口罩。居室空气应流通，对病人口鼻分泌物及污染用品都应进行消毒处理。

2. 保护易感人群，重视疫苗接种

（1）疫苗简介：中国现有上市使用的含麻疹、风疹、流腮成分疫苗包括麻疹风疹联合减毒活疫苗（measles and rubella combined attenuated live vaccine，MR）、麻疹腮腺炎联合减毒活疫苗（measles and mumps combined attenuated live vaccine，MM）、麻腮风联合减毒活疫苗（measles，mumps and rubella combined attenuated live vaccine，MMR）、腮腺炎减毒活疫苗（mumps attenuated live vaccine，MuV）等，目前含腮腺炎成分疫苗包括 MuV 和 MMR，但大多数国家使用 MMR 以预防流腮。

（2）疫苗效力或效果

1）MMR：接种 1 剂 MMR 后对流腮的长期保护效果（60%～90%）不理想，而接种 2 剂 MMR 的保护效果明显好于 1 剂次。同时为实现控制流腮，实施 2 剂 MMR 免疫程序是理想的免疫策略。我国从 2020 年 6 月开始实施 2 剂次 MMR 常规免疫程序。

2）MuV：接种 MuV 能够有效预防流腮，当人群的疫苗接种率 >90% 则能够有效预防流腮暴发的发生。疫苗接种率低是流腮疫情出现的重要原因之一，提高 2 剂次疫苗接种率有助于加强儿童的疫苗保护效果，建议对学龄前儿童和学龄儿童开展 2 剂次 MuV 免疫，加强免疫效果。

（3）安全性

1）MMR：接种 MMR 后不良反应多是轻微、一过性的，如接种部位红肿，多在接种后 24h 前后发生，持续 1～2d 可自行缓解；全身反应包括一过性发热、接种 7d 左右发生皮疹等，48h 内可自行消退。近年有研究也显示，8 月龄儿童接种 MMR 安全性良好。

2）MuV：接种 MuV 的不良反应少见且以轻微居多。无论是低剂量组还是高剂量组，急性毒性试验均未见明显异常，充分验证了疫苗的安全性。

（4）接种建议：从 2020 年 6 月开始中国实施 8 月龄和 18 月龄接种 MMR 的常规免疫程序。

（5）免疫程序：儿童常规免疫：8 月龄、18 月龄各接种 1 剂 MMR。成人也存在感染麻疹、风疹和流腮病毒风险，可推荐接种含麻疹、风疹、流腮成分疫苗。

（6）接种部位、途径和剂量：在上臂外侧三角肌下缘附着处皮下注射 0.5ml。

（7）接种禁忌：已知对该疫苗所含任何成分，包括辅料和硫酸庆大霉素过敏者；患急性疾病，严重慢性疾病，慢性疾病的急性发作期或发热者，妊期妇女，免疫缺陷，免疫功能低下或正在接受免疫抑制治疗者，病情不稳定的脑病、未控制的癫痫或其他进行性神经系统疾病者。

（8）预防接种不良反应

1）常见不良反应：一般接种疫苗后 24h 内注射部位可出现疼痛和触痛，多数情况下于 2～3d 内自行消失；1～2 周内可能出现一过性发热，其中大多数为轻度发热，一般持续 1～2d 后可自行缓解，不需处理，必要时适当休息，多喝开水，注意保暖，防止继发感染；对于中度发热或发热超过 48h 者，可采用物理方法或药物对症处理；接种 MMR 可能出现皮疹，一般接种疫苗后 6～12d 可能出现散在皮疹，出疹时间一般不超过 2d，通常不需特殊处理，必要时可对症治疗；接种 MMR 可能有轻度腮腺和唾液腺肿大，一般在 1 周内自行好转，必要时对症处理。

2）罕见不良反应：重度发热，采用物理方法或药物对症处理，以防高热惊厥。

3）极罕见不良反应：①过敏性皮疹：一般接种疫苗后 72h 内出现荨麻疹，应及时就诊，给予抗过敏治疗。②过敏性休克：一般接种疫苗后 1h 内发生，应及时采取注射肾上腺素等抢救措施进行治疗。③过敏性紫癜：出现过敏性紫癜时应及时就诊，应用皮质类固醇药物给予抗过敏治疗，治疗不当或不及时有可能并发紫癜性肾炎；血小板减少性紫癜。成年人接种本疫苗后发生关节炎，大关节疼痛、肿胀。④注意事项：哺乳期妇女慎用本疫苗。注射免疫球蛋白者应至少间隔 3 个月接种 MR 或 MMR；与其他减毒活疫苗接种间隔至少 1 个月；育龄妇女接种 MR 或 MMR 后应至少 3 个月内避免怀孕。

3. 对病人的指导　无并发症的病人一般在家中进行隔离治疗以防传播，进行饮食、用药指导，做好口腔、皮肤护理指导。

【预后】

一般预后良好，大多能完全恢复。并发脑炎、心肌炎及胰腺炎者，偶有重症死亡。

（李　娟）

思 考 题

1. 在护理流行性腮腺炎病人时，如何识别常见并发症？
2. 居家隔离病人如何做好预防控制？

第八节　手足口病

学 习 目 标

● 知识目标：
1. 掌握手足口病的临床表现、隔离、护理措施。
2. 熟悉手足口病的流行病学、实验室及检查、治疗要点。
3. 了解手足口病的病原学、发病机制、病理改变。
● 能力目标：
1. 能根据病人的临床表现实施护理。
2. 能运用护理程序护理病人。
● 素质目标：
树立为病人服务思想，对病人有爱心和耐心。

导入情境与思考

李某，男性，1 岁。因"发热 3d，皮疹 2d"入院。病人于 3d 前无明显诱因出现发热，最高体温 39.7℃。2d 前病人面部、口腔黏膜、前胸、四肢出现散在疱疹，疱疹周围有红晕，痒感不明显，偶有咳嗽及睡眠中惊醒，病程中有肢体抖动，无恶心、呕吐，无腹痛、腹泻，精神欠佳。既往体健。查体：体温 36.9℃，脉搏 122 次 /min，呼吸 20 次 /min，血压 115/87mmHg。病人面部、口腔黏膜、前胸、四肢出现散在疱疹，疱疹周围有红晕，疱内液体较少、咽部有充血，扁桃体无肿大。WBC 17.95×10^9/L，中性粒细胞百分比 0.48，淋巴细胞百分比 0.37，HB 120g/L，PCT 0.14ng/ml。

请思考：

1. 请根据病史信息，做病情分析，并写出判断依据。
2. 病人现在主要的护理措施有哪些？

手足口病（hand，foot，and mouth disease，HFMD）是由肠道病毒引起的急性传染病，其中以柯萨

奇病毒 A 组 16 型（CoxA16）和肠道病毒 71 型（EV71）感染最常见，主要通过消化道、呼吸道和密切接触传播，一年四季都可发病，以夏秋季节最多。多发生于学龄前儿童，尤其以三岁以下儿童发病率最高。临床表现以手、足、口腔等部位皮肤黏膜的皮疹、疱疹、溃疡为典型表现，多数症状轻，病程一周左右自愈，部分肠道病毒 71 型感染者可引起无菌性脑膜炎，脑干脑炎，脑脊髓炎，神经源性脑水肿、心肌炎、循环障碍等严重并发症导致死亡，目前，肠道病毒 71 型灭活疫苗已经运用于临床，但治疗上仍缺乏特效治疗药物，以对症治疗为主，本病传染性强，易引起暴发或流行。

【病原学】

手足口病病原体多样，均为单股正链 RNA 病毒，小 RNA 病毒科，肠病毒属。其中引起手足口病的肠道病毒有 EV71 型、柯萨奇病毒（Cox）和埃可病毒的某些血清型，其中 EV71 和 Cox16 为引起手足口病最常见的病原体。

手足口病病毒在室温下可存活数日，在污水和粪便中可存活数月。病毒对乙醚、脱氧胆酸盐、去污剂、弱酸等有抵抗力，能抵抗 70% 乙醇和 5% 甲酚皂溶液。对紫外线及干燥敏感，对多种氧化剂、甲醛、碘酒也比较敏感，病毒在 50℃ 可被迅速灭活，在 4℃ 可存活一年，-20℃ 可长期保存。

【流行病学】

1. **传染源** 传染源包括病人和隐性感染者。流行期间，病人为主要传染源，病毒主要存于病人和病毒携带者的粪便、呼吸道分泌物及病人的黏膜疱疹液中。其中，粪便中病毒排毒时间为 4～8 周，一般以发病后一周内传染性最强。散发期间隐性感染者为主要传染源。

2. **传播途径** 手足口病主要经粪 - 口途径传播，其次是经呼吸道飞沫传播和密切接触传播。本病传染性强，病人和病毒携带者的粪便、呼吸道分泌物及病人的黏膜疱疹液中含有大量病毒，接触其污染的手、日常用具、衣物以及医疗器具等均可感染。其中，污染的手是传播中的关键媒介。家庭内传播和幼儿园内传播是肠道病毒 71 型手足口病最主要的传播方式，且儿童传播病毒能力比成人强。

3. **人群易感性** 普遍易感，隐性感染较多。肠道病毒分布广泛、传染性强，多数人在婴幼儿时期已经感染当地流行着的几种肠道病毒，到青少年和成年时期，多数人已通过感染获得相应的免疫。

4. **流行特征** 手足口病流行形式多样，无明显地区性，世界各地广泛分布。一年四季均可发生，夏秋季 5～7 月可有明显的感染高峰。引起本病的肠道病毒型别众多，传染性强，感染者排毒期较长，传播途径复杂，传播速度快，控制难度大，故在流行期间常可发生幼儿园集体感染和家庭聚集发病，短期内可造成暴发流行。

知识链接

手足口病流行特征

手足口病是全球性疾病。最早在 1957 年新西兰首次报道手足口病。第二年便分离出该病病毒 CoxA16，后来被证实是手足口病的常见病毒之一。1959 年，被正式命名为手足口病。1974 年，Schmidt 等首次从 1 例患儿的粪便标本中分离出了手足口病的另一种主要病毒类型 EV71。此后，包括我国在内的很多国家和地区都报道了 EV71 感染的案例。1981 年上海市第 1 次报道手足口病，2008 年手足口病被我国纳入丙类法定传染病报告与管理。但是，由于 EV71 病毒毒株不断进行变异、重组等，每隔一段时间暴发的病毒毒株并不相同，并且随着时间的推移，积累出越来越多复杂的新型毒株，加上肠道各型之间无交叉免疫力，这些都大大地增加了手足口病流行的规模及严重程度。EV71 是导致重症手足口病死亡的主要病毒。

Note:

【发病机制与病理改变】

1. 发病机制 人肠道病毒从呼吸道或消化道侵入，在局部黏膜上皮细胞或淋巴组织中复制，继而病毒侵入局部淋巴结，由此进入血液循环引起第一次病毒血症。随后，病毒经血液循环进入带有病毒受体的靶组织，并再次进入血液循环导致第二次病毒血症。最终病毒可随血流播散至全身各器官。

2. 病理改变 皮疹或疱疹是手足口病特征性组织学病变。脑膜脑炎、心肌炎和肺水肿是手足口病的严重并发症，少数危重病人有脑组织水肿或脑疝形成。

【临床表现】

手足口病潜伏期多为2~10d，平均3~5d。

1. 普通病例 急性起病，发热，口腔黏膜出现散在疱疹，手、足和臀部出现斑丘疹、疱疹，疱疹周围可有炎性红晕，泡内液体较少。可伴有咳嗽、流涕、食欲缺乏等症状。部分病例仅表现为皮疹或疱疹性咽峡炎。多在一周内痊愈，预后良好。

2. 重症病例 根据病情严重程度分重型和危重型。

少数病例病情进展迅速，在发病1~5d出现脑膜炎、脑炎、脑脊髓炎、肺水肿、循环障碍等，极少数病例病情危重，可致死亡，存活病例可留有后遗症。

（1）重型：出现神经系统受累表现：精神差、嗜睡、易惊、头痛、呕吐、谵妄甚至昏迷；肢体抖动，肌阵挛、眼球震颤、共济失调、眼球运动障碍；无力或急性弛缓性麻痹；惊觉。

（2）危重型：出现下列情况之一：①频繁抽搐、昏迷、脑疝。②呼吸浅促、呼吸困难或节律改变，口唇发绀，咳嗽、咳白色、粉红色或血性泡沫样痰。③面色苍灰、皮肤花斑、四肢发凉，指/趾发绀；出冷汗；心率增快或减慢，脉搏浅速或减弱甚至消失；血压升高或下降。

【实验室及其他检查】

1. 血常规 轻症病例一般无明显改变，或白细胞计数轻度增高，以淋巴细胞增多为主。重症病例白细胞计数可明显升高（$>15\times10^9$/L）或显著降低（$<2\times10^9$/L），恢复期逐渐降至正常。

2. 血生化检查 部分病例可有轻度丙氨酸氨基转移酶（ALT），天冬氨酸氨基转移酶（AST）、肌酸激酶同工酶（CK-MB）升高的情况，恢复期逐渐降至正常，若此时仍升高可能与免疫损伤有关。并发多器官功能损害者还可出现血氨、血肌酐、尿素氮等升高。病情危重者可有肌钙蛋白、血糖升高。C反应蛋白（CRP）一般不升高，乳酸水平升高。

3. 脑脊液检查 中枢神经系统受累时，脑脊液外观清亮，压力增高，白细胞计数增多，蛋白正常或轻度增高，糖和氯化物正常。

4. 血气分析 轻症病人血气分析在正常范围。重症病人并发肺炎、肺水肿，在呼吸频率增快时，可表现为呼吸性碱中毒，病情加重会出现低氧血症、代谢性酸中毒；并发脑炎，脑水肿引起中枢性呼吸功能不全时还可出现呼吸性酸中毒、代谢性酸中毒。

5. 病原学检查 咽拭子、粪便或肛拭子、血液等标本肠道病毒特异性核酸阳性或分离出肠道病毒。

6. 影像学 肺部X线检查：轻症病人肺部无明显异常，重症病人早期常无明显异常或仅有双肺纹理增粗模糊，极少数病例并发气胸、纵隔气肿，个别病例迅速发展为白肺，提示预后极差。

【诊断要点】

根据病人的流行病学资料，如流行季节，发病年龄，有无聚集性发病，结合临床表现、实验室检查等可初步诊断。根据血清特异性抗体IgM阳性可进一步明确诊断。

【治疗要点】

（一）一般治疗

1. 避免交叉感染 病人所用物品应用 500mg/L 含氯消毒液浸泡 30min 或煮沸 20min 进行消毒，不宜蒸煮或浸泡的物品可于日光下暴晒 6h。病人粪便需用 500mg/L 含氯消毒液浸泡 2h 后直接排入厕所。

2. 休息及饮食 应指导病人注意休息，多饮温开水，以小便颜色清澈或淡黄为佳。饮食以清淡、易消化、富含维生素为宜；口腔有糜烂时进流质饮食，禁食刺激性食物。

3. 口咽部疱疹及手足皮肤疱疹治疗

（1）对于口咽部疱疹：每次餐后应用温水漱口；口腔有糜烂时可涂金霉素，鱼肝油。可用西瓜霜、冰硼散、珠黄散等任意一种用蒸馏水稀释后，用棉签蘸涂患处，每天 2～3 次。

（2）手足、皮肤疱疹治疗：病人衣服、被褥保持清洁干燥，剪短指甲，避免抓破皮肤，可用冰硼散、金黄散等任意一种用蒸馏水稀释后用棉签蘸涂患处，每天 3～4 次；疱疹破裂者，局部涂 1% 甲紫或抗生素软膏。

（二）对症治疗

1. 低热或中度发热者，可让病人多饮水，如体温超过 38℃，可使用解热镇痛药同时多饮水，高热者给予头部冷敷和温水擦浴等物理降温。

2. 有咳嗽、咳痰者，给予镇咳祛痰药。

3. 呕吐、腹泻者给予补液，纠正水、电解质、酸碱平衡紊乱。

4. 注意保护心、肝、肺、脑等重要脏器功能。

（三）病原治疗

手足口病目前还缺乏特异高效的抗病毒药物，可采用广谱抗病毒药物进行治疗，如利巴韦林、α干扰素。

（四）重症病例治疗

根据重症病例脏器受累情况采取相应的对症治疗并严密观察病情变化。

1. 神经系统 ①控制颅内压：限制入量，给予甘露醇，根据病情调整给药间隔时间及剂量；②静脉注射免疫球蛋白；③酌情应用糖皮质激素，病情稳定后尽早减量或停用；④其他对症治疗：降温、镇静、止惊，必要时应用促进脑细胞恢复的药物。

2. 呼吸循环衰竭 ①保持呼吸道通畅，必要时气管插管使用正压机械通气；②根据血压情况可使用血管活性药物，血压稳定限制液体入量；③保护重要脏器功能，维持内环境稳定；④监测血糖变化，严重高血糖时可使用胰岛素；⑤应用抑制胃酸分泌药物；⑥抗生素防止继发肺部细菌感染。

【隔离】

对病人、隐性感染者应进行消化道、呼吸道及接触隔离。病人应隔离至体温正常在 37℃ 以下，皮疹干瘪或结痂，一般需 2 周。

【护理】

（一）护理评估

1. 病史

（1）流行病学特点：评估发病的季节是否处于感染高峰期；评估是否有集体感染和家庭聚集发病现象；是否接触过污染的水源及生活环境等；既往患病情况。

（2）患病及治疗经过：病人发病时是否有发热，口腔黏膜是否出现散在疱疹，手、足和臀部是否出现斑丘疹及疱疹。患病后经过何种处理，是否服药及服药后效果如何。

（3）心理 - 社会状况：了解病人的生活环境、生活习惯、病人及家属的文化背景等情况；评估病人

Note：

及家属对疾病的理解及认识程度；评估病人及家属有无紧张、焦虑、恐惧、无助、困惑等心理反应。

2. 身体评估

（1）生命体征：监测生命体征，如体温、脉搏、呼吸、血压、血氧饱和度。重症病人要注意有无心率增快、呼吸急促、血压下降等情况。

（2）呼吸系统：评估呼吸频率、节律、咳嗽、咳痰情况。

（3）胃肠道情况：评估病人恶心、呕吐情况；有无腹泻。

（4）循环系统：心率、血压、面色、皮温等情况。

（5）神经系统：重症病人密切观察意识状态，有无精神差、嗜睡、易惊、头痛、呕吐、谵妄甚至昏迷等。是否有肢体抖动、无力、惊厥、肌阵挛等。

（6）皮肤黏膜：评估病人口腔黏膜是否出现疱疹，手、足、臀部是否出现斑丘疹、疱疹，疱疹周围是否有炎性红晕，疱内液体情况；评估是否单一部位出现斑丘疹。

3. 实验室及其他检查

（1）血常规检查：评估轻症病人有白细胞计数轻度升高、中性粒细胞增多；重症病人白细胞计数明显升高或降低。

（2）血生化：轻度丙氨酸氨基转移酶（ALT）、天冬氨酸氨基转移酶（AST）、肌酸激酶同工酶（CK-MB）升高，并发多器官功能损害者还可出现血氨、血肌酐、尿素氮等升高。病情危重者可有肌钙蛋白、血糖升高。C反应蛋白（CRP）一般不升高，乳酸水平升高。

（3）脑脊液检查：外观清亮，压力增高，白细胞计数增多，多以单核细胞为主，蛋白正常或轻度增多，糖和氯化物正常。

（4）血清学检查：急性期与恢复期血清IgG抗体有四倍以上的升高。

（二）常用护理诊断/问题

1. 体温过高　与病毒作用机体引起感染有关。

2. 疼痛：口腔黏膜疼痛　与口腔黏膜疱疹溃疡、破溃有关。

3. 营养失调：低于机体需要量　与口腔黏膜疼痛、营养摄入不足有关。

4. 体液不足　与呕吐、腹泻有关。

5. 皮肤完整性受损　与手、足、臀部皮疹破溃有关。

6. 知识缺乏：缺乏手足口病护理的相关知识。

7. 潜在并发症：脑炎。

（三）护理目标

1. 病人及家属能配合物理降温的方法，体温降至正常范围。

2. 病人及家属能配合护士正确处理口腔黏膜疱疹溃疡，协助进行口腔护理，使疼痛缓解。

3. 病人及家属能掌握缓解疼痛的方法及饮食要求，增加进食量，营养状况改善。

4. 病人及家属能配合护士准确记录每日出入量，及时补充液体，纠正体液不足。

5. 病人及家属能运用正确的方法减少皮疹破溃的发生，预防感染发生。

6. 病人及家属了解疾病相关知识及预后，配合医护治疗。

（四）护理措施及依据

1. 体温过高

（1）一般护理措施："请参照第一章总论第十节发热的护理措施"。

（2）由于病人全身散在皮疹和疱疹，避免用酒精进行擦浴，物理降温时动作应轻柔，以免疱疹破溃造成继发感染。

2. 疼痛

（1）口腔疱疹溃疡时应每次餐后给予温生理盐水漱口；

（2）进食时应进温凉流质或半流质饮食；

（3）口腔溃疡处可给以金霉素涂抹；

（4）口腔破溃处可敷冰硼散，每天2～3次；

（5）口腔护理时手法轻柔，并观察口腔黏膜有无糜烂、溃疡等。操作中避免刺激会厌部，以免引起恶心；

（6）皮肤疱疹处可给予冰硼散、金黄散稀释后涂抹以减轻疼痛，疱疹破溃者小面积可以用无菌棉签蘸拭涂抗生素软膏，大面积者应用无菌纱布包扎，防止继发感染。

3. 营养失调

（1）应进食易消化、营养丰富、高蛋白、富含维生素的食物，如蒸鸡蛋、牛奶、鱼粥等；

（2）宜少量多次给予温凉的半流质或流质食物，忌食刺激性食物。

4. 体液不足

（1）了解病人呕吐的频次、量及性质。

（2）了解病人腹泻的频次、量及性质。

（3）掌握病人每天的进食量及饮水量，对进食少和拒食而导致酸中毒和脱水病人，根据病人的血生化指标及时给予补液，纠正酸碱失衡和电解质紊乱。

5. 皮肤完整性受损

（1）为病人穿着宽大、棉质衣物，床单被褥整洁平整，要及时更换潮湿衣物及被服；

（2）剪短病人指甲，低龄者以棉布将双手包裹或佩戴手套隔离指甲，防止抓破疱疹而引起疼痛甚至继发感染；

（3）注意病人臀部皮肤护理，大小便后及时清洗肛周皮肤，保持干燥清洁；

（4）足底有疱疹的病人尽量减少走动；

（5）水疱较大者以无菌针头刺破水疱，取无菌棉签蘸取生理盐水进行蘸拭，再用无菌纱布包扎。

6. 知识缺乏

（1）为病人家属讲解疾病的传染源、传播途径、流行特征等。

（2）使病人家属了解疾病的临床表现，便于观察病人的一般状态。

（3）为家属讲解治疗措施及预后情况、讲解病人应采取的护理措施，以取得家属配合。不需住院治疗的病人可在家中隔离，教会家长做好口腔护理、皮肤护理及病情观察，如有病情变化应及时来医院就诊。

（4）本病流行期间不要到公共场所聚集，养成良好的卫生习惯，加强锻炼，增强机体免疫力。

（5）心理支持

1）态度温和、爱护体贴病人，取得病人的信任。尽可能多陪伴病人，如做游戏、讲故事等；

2）对啼哭、吵闹的病人予以抚摸、轻拍，在检查、治疗时分散其注意力，使病人放松，情绪稳定；

3）家长在担心、紧张时，护士应多与家长沟通，解决家长疑问，并允许其多陪伴病人。

7. 潜在并发症：脑炎

（1）密切观察病人的意识状态，如嗜睡、易惊、谵妄等，有变化立即通知医生做好应急处理，给予对症治疗、镇静、止惊，必要时应用促进脑细胞恢复的药物防止发生意外；

（2）观察病人头痛、呕吐、肢体抖动情况，给予药物治疗控制颅内压，呕吐频繁者防止发生误吸，可给予止吐药物，酌情给予糖皮质激素。

（五）护理评价

1. 病人及家属能否配合物理降温的方法，体温是否降至正常范围。

2. 病人及家属能否配合护士正确处理口腔黏膜疱疹溃疡，疼痛是否缓解。

3. 病人及家属是否掌握缓解疼痛的方法及饮食要求，营养状况是否得到改善。

4. 病人及家属能否配合护士准确记录每日出入量，是否及时补充液体。

5. 病人及家属能否运用正确的方法减少皮疹破溃的发生，有无感染的发生。

6. 病人及家属是否了解疾病相关知识及预后，能否配合医护治疗。

（六）其他护理诊断/问题

潜在并发症：肺水肿、呼吸衰竭、心力衰竭。

【健康指导】

出院后仍需隔离 1 周，避免接触人群，以减少感染机会；指导家长做好病人的卫生保健，让孩子养成良好的卫生习惯；室内要经常通风换气，保持空气新鲜；加强营养、休息，提高机体抵抗力。出院后要待疱疹全部结痂后再给予洗澡。

【预后】

绝大多数手足口病病人仅表现为发热及手足口部位皮疹，无严重器官功能损害，预后良好，一般在 1 周内痊愈，无后遗症。少数病人表现为重症，发病后迅速累及神经系统，表现为脑干脑炎，脑脊髓炎，脑脊髓膜炎等，尤其是脑干脑炎病人可能发展为循环衰竭、神经源性肺水肿、甚至危及生命导致死亡。

（朱　媛）

思 考 题

1. 手足口病重型病例的临床表现有哪些？
2. 手足口病患儿常见的护理措施有哪些？

第九节　艾 滋 病

学 习 目 标

知识目标：
1. 掌握艾滋病的护理措施。
2. 熟悉艾滋病的治疗要点。
3. 了解艾滋病的病原学。

能力目标：
1. 能根据症状和特点判断病人的临床分期。
2. 能运用护理程序或个案管理方法护理、随访病人。

素质目标：
领悟医学伦理精神，保护病人隐私，维护病人利益。

导入情境与思考

张某，男性，49 岁，半月前无明显诱因出现咳嗽、咳痰，痰为黄白痰，无寒战，无乏力，病人反复外院就诊，予头孢克洛 0.25g tid、孟鲁司特钠片 10mg qd 口服无好转，口腔逐渐出现黏膜白斑，外院建议病人完善艾滋病相关检测。病人一周前至区疾控中心就诊，后疾控中心联系病人口头告知人类免疫缺陷病毒（human immunodeficiency virus，HIV）抗体阳性，建议到定点医院的艾滋病自愿咨询检测（HIV voluntary counseling & testing，VCT）门诊就诊，复核 HIV。就诊中病人自觉咳嗽咳痰症状加重并伴呼吸困难，活动耐力下降明显，体温 37.6℃，CD4 绝对值 94cell/μl，胸部 CT：双肺弥漫性病变、肺孢子菌肺炎（pneumocystis pneumonia，PCP）可能大。VCT 门诊拟"艾滋病、肺部感染"收治入院。

Note：

请思考:

1. 请根据病史信息做出诊断,并写出诊断依据。

2. 病人处于艾滋病的哪期? 应从哪些方面给予护理?

3. 病人目前存在的主要护理问题是什么?

4. 如何做好病人的健康教育及随访?

艾滋病即获得性免疫缺陷综合征(acquired immunodeficiency syndrome,AIDS),是由 HIV 引起的一种严重的慢性传染性疾病。

【病原学】

HIV 属于反转录病毒科慢病毒亚科,根据 HIV 基因的差异,可将 HIV 分为 HIV-1 型和 HIV-2 型。两者均为单链 RNA 病毒,均可引起艾滋病。HIV 为球形颗粒,直径为 100~120nm,由核心和包膜两部分组成。HIV 病毒结构图请见图 2-3。

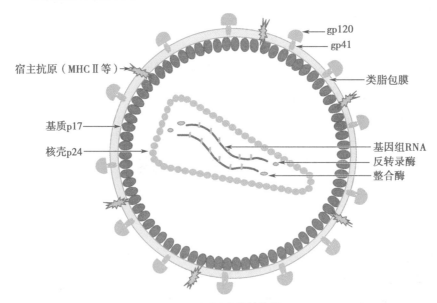

图 2-3 HIV 病毒结构图

全球流行的主要毒株是 HIV-1。与 HIV-2 相比,HIV-1 复制能力更高、传播概率更强、所致临床症状更重。HIV-2 主要局限于西部非洲和西欧,传染性和致病性均较低。HIV 显著特征是高度的变异性,高度变异性有助于 HIV 逃避宿主的免疫监视,同时也为 HIV 感染的预防、诊断和治疗设置了巨大的障碍。

HIV 在外界的抵抗力不强,对热较为敏感,56℃ 30min、75% 乙醇、0.2% 次氯酸钠和漂白粉能将其灭活。但对 0.1% 甲醛、紫外线、γ 射线不敏感。HIV 感染人体后能刺激人体产生抗体,但中和抗体很少,病毒和抗体可同时存在,故仍有传染性。

知 识 链 接

人类免疫缺陷病毒

人类免疫缺陷病毒是一种感染人类免疫系统细胞的慢病毒,属反转录病毒的一种。普遍认为是人类免疫缺陷病毒的感染导致艾滋病,艾滋病是后天性细胞免疫功能出现缺陷而导致严重随机感染和/或继发肿瘤并致命的一种疾病。

Note:

【流行病学】

1. 传染源 为被 HIV 感染的人，包括 HIV 感染者和艾滋病病人。HIV 主要存在于传染源的血液、精液、阴道分泌物、胸腹水、脑脊液、羊水和乳汁等体液中。

2. 传播途径 HIV 的传播途径主要是性接触、血液接触和母婴传播。

（1）性传播：是本病的主要传播途径，包括不安全的同性、异性和双性性接触。与发病率有关的因素包括性伴数量、性伴的感染阶段、性交方式和性交保护措施等。

（2）血液传播：包括输注含 HIV 的血液或成分血、血制品，药瘾者共用针头或注射器，文身、介入性医疗操作均可导致感染。

（3）母婴传播：感染本病的孕妇可以通过胎盘、产程及产后血液分泌物或哺乳等途径传播给婴儿。

（4）其他：病毒携带者的器官移植及人工授精等的感染率很低。医护人员意外地被 HIV 污染的针头或其他物品刺伤亦可被感染。HIV 在外界干燥环境下，抵抗力很弱，短时间内将会失去活性和感染力，所以握手、拥抱、共用办公用具、卧具和浴池等也不会传播 AIDS。一般性接吻、共同进餐、咳嗽或打喷嚏也不可能传播。蚊虫叮咬不会传播 AIDS，因蚊子不是 HIV 的适宜宿主，在其体内数小时或 2～3d 内 HIV 即消失。

3. 人群易感性 人群普遍易感。从目前统计资料看，发病年龄以 15～49 岁的人居多。近年来我国 60 岁以上老年人感染率持续升高。

4. 高风险人群 主要有男男同性性行为者、静脉注射毒品者、跨性别人群、与 HIV/AIDS 病人有性接触者、多性伴人群、性传播感染群体。

【发病机制与病理改变】

1. 发病机制 HIV 主要侵犯人体的免疫系统，包括 $CD4^+$ T 淋巴细胞、单核巨噬细胞和树突状细胞等，主要表现为 $CD4^+$ T 淋巴细胞数量不断减少，最终导致人体细胞免疫功能缺陷，引起各种机会性感染和肿瘤的发生。

2. 病理改变 呈多样性、非特异性病变。

（1）机会性感染：由于免疫缺陷，组织中病原体繁殖多，而炎症反应少。

（2）免疫器官病变：包括淋巴结病变及胸腺病变。前者又有反应性病变如滤泡增殖性淋巴结肿及肿瘤性病变。胸腺病变可见萎缩、退行性和炎性病变。

（3）中枢神经系统病变：神经胶质细胞灶性坏死，血管周围炎性浸润，脱髓鞘改变。

【临床表现】

本病潜伏期长，平均 8～9 年，可短至数月，长达 15 年。临床表现复杂多样。早期可有急性感染的表现。然后在相当长的时间内，可长达 10 年无任何症状，或仅有全身淋巴结肿大。在感染 HIV 后的终末期即艾滋病期，病人 $CD4^+$ T 淋巴细胞计数明显下降，多少于 200 个 /μl，HIV 血浆病毒载量明显升高。此期主要的临床表现为 HIV 相关症状、各种机会性感染及肿瘤。根据感染后临床表现及症状严重程度，HIV 感染的全过程可分为急性期、无症状期和艾滋病期。

1. 急性期 通常发生在初次感染 HIV 后 2～4 周。部分感染者出现 HIV 病毒血症和免疫系统急性损伤所产生的临床表现。大多数病人临床症状轻微，持续 1～3 周后缓解。临床表现以发热最为常见，可伴有咽痛、盗汗、恶心、呕吐、腹泻、皮疹、关节疼痛、淋巴结肿大及神经系统症状。此期在血液中可检出 HIV-RNA 和 p24 抗原，而 HIV 抗体则在感染后 2 周左右出现。$CD4^+$ T 淋巴细胞计数一过性减少，$CD4^+/CD8^+$ T 淋巴细胞比值亦可倒置。部分病人可有轻度白细胞和血小板减少或肝功能异常。快速进展者在此期可能出现严重感染或者中枢神经系统症状体征及疾病。

2. 无症状期 是病毒破坏 $CD4^+$ T 淋巴细胞和其他免疫细胞直至免疫功能恶化前的阶段，可由

Note：

原发感染或急性感染症状消失后延伸而来,病人无任何症状。血清可检出 HIV RNA 和 HIV 抗体。此期持续 6～8 年或更长,由于 HIV 在感染者体内不断复制,具有传染性。

3. 艾滋病期 为感染 HIV 后的最终阶段。病人 $CD4^+T$ 淋巴细胞计数多 <200 个 /μl,HIV 血浆病毒载量明显升高。此期主要临床表现为艾滋病相关综合征、各种机会性感染及肿瘤。

(1)艾滋病相关症状:主要表现为持续 1 个月以上的发热、盗汗、腹泻;体重减轻 10% 以上。部分病人表现为神经精神症状,如记忆力减退、精神淡漠、性格改变、头痛、癫痫及痴呆。另外还可出现持续性全身性淋巴结肿大,其特点为:

1)除腹股沟以外有两个或两个以上部位的淋巴结肿大;

2)淋巴结直径≥1cm,无压痛,无粘连;

3)持续时间 3 个月以上。

(2)机会性感染及肿瘤

1)呼吸系统:以肺孢子菌肺炎最为常见,且是本病机会性感染死亡的主要原因,表现为间质性肺炎,念珠菌、巨细胞病毒、结核分枝杆菌、卡波西肉瘤均可侵犯肺部。

2)中枢神经系统:新隐球菌脑膜炎、结核性脑膜炎、脑弓形虫病、巨细胞病毒脑炎等。

3)消化系统:念珠菌、疱疹和巨细胞病毒引起口腔和食管炎症或溃疡最为常见,表现为吞咽疼痛和胸骨后烧灼感。胃肠道黏膜受到疱疹病毒、隐孢子虫、鸟分枝杆菌和卡波西肉瘤的侵犯,引起腹泻和体重减轻。鸟分枝杆菌、隐孢子虫、巨细胞病毒感染肝脏,可出现肝大及肝功能异常。

4)口腔:鹅口疮、舌毛状白斑、复发性口腔溃疡、牙龈炎等。

5)皮肤:带状疱疹、传染性软疣、尖锐湿疣、真菌性皮炎和甲癣。

6)眼部:巨细胞病毒、弓形虫可引起视网膜炎,眼部卡波西肉瘤等。

7)肿瘤:恶性淋巴瘤、卡波西肉瘤等,卡波西肉瘤侵犯下肢皮肤和口腔黏膜可引起紫红色或深蓝色浸润或结节,融合成片,表面溃疡并向四周扩散。

【实验室及其他检查】

1. 一般检查 血常规检查:艾滋病期病人白细胞、血红蛋白、红细胞及血小板均有不同程度的减少。尿蛋白常呈阳性。

2. HIV-1/2 抗体检测 是 HIV 感染诊断的金标准。包括筛查试验和补充试验。

3. $CD4^+T$ 淋巴细胞检测 $CD4^+T$ 淋巴细胞是 HIV 感染最主要的靶细胞,HIV 感染人体后,出现 $CD4^+T$ 淋巴细胞进行性减少,$CD4^+/CD8^+T$ 淋巴细胞比值倒置,细胞免疫功能受损。

4. HIV 核酸检测 感染 HIV 以后,病毒在体内快速复制,血浆中可检测出病毒 RNA(病毒载量),一般用血浆中每毫升 HIV-RNA 的拷贝数或每毫升国际单位(IU/ml)来表示。病毒载量检测结果低于检测下限,表示本次试验没有检测出病毒载量,见于未感染 HIV 的个体、HAART 成功的病人或自身可有效抑制病毒复制的部分 HIV 感染者。病毒载量检测结果高于检测下限,表示本次试验检测出病毒载量,可结合流行病学史、临床症状及 HIV 抗体初筛结果做出判断。

5. HIV 基因型耐药检测 HIV 耐药检测结果可为艾滋病治疗方案的制订和调整提供重要参考。出现 HIV 耐药,表示该感染者体内病毒可能耐药,同时需要密切结合临床情况,充分考虑 HIV 感染者的依从性,对药物的耐受性及药物的代谢吸收等因素进行综合评判。

【诊断要点】

1. 诊断原则 HIV/AIDS 的诊断需结合流行病学史(包括不安全性生活史、静脉注射毒品史、输入未经 HIV 抗体检测的血液或血液制品、HIV 抗体阳性者所生子女或职业暴露史等),临床表现和实验室检查等进行综合分析,慎重做出诊断。

2. 成人、青少年及 18 月龄以上儿童,符合下列一项者即可诊断:

（1）HIV 抗体筛查试验阳性和 HIV 补充试验阳性（抗体补充试验阳性或核酸定性检测阳性或核酸定量大于 5 000 拷贝 /ml）；

（2）HIV 分离试验阳性。

3. 18 月龄及以下儿童，符合下列一项者即可诊断：

（1）为 HIV 感染母亲所生和 HIV 分离试验结果阳性；

（2）为 HIV 感染母亲所生和两次 HIV 核酸检测均为阳性（第二次检测需在出生 6 周后进行）；

（3）有医源性暴露史，HIV 分离试验结果阳性或两次 HIV 核酸检测均为阳性。

4. 急性期的诊断标准　病人半年内有流行病学史或急性 HIV 感染综合征，HIV 抗体筛查试验阳性和 HIV 补充试验阳性。

5. 无症状期的诊断标准　有流行病学史，结合 HIV 抗体阳性即可诊断。对无明确流行病学史但符合实验室诊断标准的即可诊断。

6. 艾滋病期的诊断标准　成人及 15 岁（含 15 岁）以上青少年，HIV 感染加下述各项中的任何一项，即可诊为艾滋病或者 HIV 感染，而 CD4$^+$ T 淋巴细胞数 < 200 个 /μl，也可诊断为艾滋病。

（1）不明原因的持续不规则发热 38℃以上，> 1 个月；

（2）腹泻（大便次数多于 3 次 /d），> 1 个月；

（3）6 个月之内体重下降 10% 以上；

（4）反复发作的口腔真菌感染；

（5）反复发作的单纯疱疹病毒感染或带状疱疹病毒感染；

（6）肺孢子菌肺炎（pneumocystis pneumonia，PCP）；

（7）反复发生的细菌性肺炎；

（8）活动性结核或非结核分枝杆菌病；

（9）深部真菌感染；

（10）中枢神经系统占位性病变；

（11）中青年人出现痴呆；

（12）活动性巨细胞病毒感染；

（13）弓形虫脑病；

（14）马尔尼菲篮状菌病；

（15）反复发生的败血症；

（16）皮肤黏膜或内脏的卡波西肉瘤、淋巴瘤。

7. 15 岁以下儿童，符合下列一项者即可诊断：HIV 感染和 CD4$^+$ T 淋巴细胞百分比 < 25%（< 12 月龄），或 < 20%（12～36 月龄），或 < 15%（37～60 月龄），或 CD4$^+$ T 淋巴细胞计数 < 200 个 /μl（5～14 岁）；HIV 感染和伴有至少一种儿童艾滋病指征性疾病。

【治疗要点】

抗反转录病毒治疗是针对病原体的特异治疗，目标是最大限度地抑制病毒复制，重建或维持免疫功能，降低病死率和 HIV 相关疾病的罹患率，提高生活质量，减少艾滋病的传播。

1. 抗病毒治疗　HIV 抗病毒药物分别作用于病毒复制周期的多个环节，包括病毒的黏附、融合、脱壳、反转录、整合、转录、翻译、装配与芽生释放等过程。目前，超过 50 种抗反转录病毒药物（包含复合制剂）获得了食品药品监督管理局的批准，分别属于 7 个大类，包括：核苷类反转录酶抑制剂（NRTIs）、非核苷类反转录酶抑制剂（NNRTIs）、蛋白酶抑制剂（PIs）、整合酶抑制剂（INSTIs）、融合抑制剂、CCR5 受体抑制剂和 CD4$^+$ T 淋巴细胞侵入抑制剂，另外，利托那韦（RTV）和考比司他（COBI）则作为蛋白酶和整合酶抑制剂艾维雷韦（EVG）的增效剂。除此之外，尚有许多药物处于临床试验阶段，更多更好的抗病毒药物有望进入临床应用。国际上常见的抗反转录病毒药物的类别、作用机制

Note：

和常见药物如下:

（1）核苷类反转录酶抑制剂:此类药物能选择性与 HIV 反转录酶结合,并掺入正在延长的链中,使 DNA 链中止,起到抑制 HIV 复制和转录的作用。此类药物包括:齐多夫定(zidovudine, ZDV, AZT),首选药物,成人每次 300mg,每天 2 次。儿童和婴幼儿按体表面积和体重确定剂量。双脱氧肌苷(dideoxyinosine, DDI)成人体重≥60kg 者,每次 200mg,2 次 /d;体重 <60kg 者,每次 125mg,2 次 /d。拉米夫定(lamivudine, LAM),又名 3TC,每次 150mg,2 次 /d,与 AZT 合用有协同作用。此外,还有阿巴卡韦(abacavir, ABC)每次 300mg,2 次 /d;司他夫定(stavudine, d4T)每次 30mg,2 次 /d;替诺福韦酯(tenofovir disoproxil fumarate, TDF)每次 300mg,1 次 /d,与食物同服;齐多拉米双夫定(AZT+3TC)1 片 / 次,2 次 /d;阿巴卡韦双夫定(AZT+3TC+ABC)1 片 / 次,2 次 /d。

（2）非核苷类反转录酶抑制剂:其主要作用于 HIV 反转录酶,使其失去活性,从而抑制 HIV 复制。常用药有奈韦拉平(nevirapine, NVP)每次 200mg,2 次 /d;依非韦伦(efavirenz, EFV)每次 600mg,1 次 /d;利匹韦林(rilpivirine, RPV)每次 25mg,1 次 /d,随餐服用。

（3）蛋白酶抑制剂:抑制蛋白酶,阻断 HIV 复制和成熟过程中所必需的蛋白合成,从而抑制 HIV 的复制。此类制剂包括洛匹那韦 / 利托那韦(lopinavir/ritonavir, LPV/r)成人;2 片 / 次,2 次 /d(每粒含量:LPV 200mg, RTV 50mg);达芦那韦 / 考比司他(darunavir/cobicistat, DRV/c)成人:每次 800mg 达芦那韦 /150mg 考比司他(1 片),1 次 /d,口服。随餐服用,整片吞服,不可掰碎或压碎。

（4）整合酶抑制剂:拉替拉韦(raltegravir, RAV)每次 400mg,2 次 /d。多替拉韦(dolutegravir, DTG)成人和 12 岁以上儿童:50mg/ 次,1 次 /d,服药与进食无关。

2. 抗机会性感染、肿瘤治疗

（1）肺孢子菌肺炎:首选复方磺胺甲噁唑。

（2）卡波西肉瘤:可用多柔比星脂质体 20mg/m²,每 3 周 1 次治疗,多柔比星脂质体无效或不能耐受的病人,可采用紫杉醇 100mg/m² 每 2 周 1 次。

（3）隐孢子虫感染和弓形虫病:可用螺旋霉素或克林霉素。

（4）巨细胞病毒感染:可用更昔洛韦或磷钾酸钠。

（5）隐球菌性脑膜炎:应用氟康唑或两性霉素 B。

3. 支持治疗及对症治疗 输血、补充维生素及营养物质,必要时辅以心理治疗。

4. 预防性治疗 结核菌素试验阳性者,异烟肼治疗 1 个月。$CD4^+$ T 淋巴细胞 $<0.2×10^9$/L 者可用喷他脒或复方磺胺甲噁唑预防肺孢子菌肺炎。针刺或实验室意外感染者应 2h 内用 AZT 等治疗,疗程 4～6 周。HIV 感染的孕妇产前 3 个月起服 AZT,产前顿服 NVP 200mg,产后新生儿 72h 内一次性口服 NVP 2mg/kg,可降低母婴传播。

（1）职业暴露后预防性用药原则

1）治疗用药方案:首选推荐方案为 TDF/FTC+RAL 或 DTG 等 INSTIs;根据当地资源,如果 INSTIs 不可及,可以使用 PIs 如 LPV/r 和 DRV/r;对合并肾脏功能下降者,可以使用 AZT/3TC。

2）开始治疗用药的时间及疗程:在发生 HIV 暴露后尽可能在最短的时间内(尽可能在 2h 内)进行预防性用药,最好不超过 24h,但即使超过 24h,也建议实施预防性用药。用药疗程为连续服用 28d。

3）暴露后预防性用药的监测:发生暴露后立即、4 周、8 周、12 周和 6 个月后检测 HIV 抗体。一般不推荐进行 HIVp24 抗原和 HIV-RNA 测定。

（2）预防艾滋病母婴传播应该综合考虑 3 个原则:降低 HIV 母婴传播率;提高婴儿健康水平和婴儿存活率;关注母亲及所生儿童的健康。预防艾滋病母婴传播的有效措施为:尽早服用抗反转录病毒药物干预 + 安全助产 + 产后喂养指导。

1）抗反转录病毒药物干预:所有感染 HIV 的孕妇不论其 $CD4^+$ T 淋巴细胞计数多少或临床分期如何,均应终身接受 HAART。首选方案:TDF/FTC(或 TDF+3TC 或 ABC/3TC 或 ABC+3TC)+LPV/r(或 RAL)。

Note:

2）安全助产：对于已确定 HIV 感染的孕妇，主动提供预防艾滋病母婴传播咨询与评估，由孕产妇及其家人在知情同意的基础上做出终止妊娠或继续妊娠的决定。

3）产后喂养指导：应当对 HIV 感染孕产妇所生儿童提倡人工喂养，避免母乳喂养，杜绝混合喂养。医务人员应当与 HIV 感染孕产妇及其家人就人工喂养的接受性、知识和技能、负担的费用，是否能持续获得足量、营养和安全的代乳品，及时接受医务人员综合指导和支持等条件进行评估。对于具备人工喂养条件者尽量提供人工喂养，并给予指导和支持；对于因不具备人工喂养条件而选择母乳喂养的感染产妇及其家人，要做好充分的咨询，指导其坚持正确的纯母乳喂养，且在整个哺乳期间必须坚持抗病毒治疗，喂养时间最好不超过 6 个月。

HIV 阳性孕妇所生儿童的随访. 应在出生后 6 周以及 3 个月进行 HIV 核酸检测，进行 HIV 感染早期诊断。HIV 抗体检测在出生后 12 个月和 18 个月进行。核酸检测阴性而 18 个月时抗体阳性的 HIV 暴露儿童需在出生后 24 个月再进行一次 HIV 抗体检测。为了检测服用预防感染药物的安全性，出生后需进行血常规及肝功能检查作为基线评估的依据，之后检测的时间间隔取决于基线时肝功能和血常规的数值、孕龄、新生儿的临床状况、AZT 或 NVP 的剂量，以及其他药物的使用情况。

【隔离】

艾滋病期病人应在执行血液/体液隔离的同时实施保护性隔离。在急性期和艾滋病期应卧床休息，以缓解症状；无症状期可以照常工作，但应避免过度劳累。

【护理】

（一）护理评估

1. 病史

（1）流行病学特点：了解病人有无不安全性生活史、静脉注射毒品史、输入未经抗 HIV 抗体检测的血液或血液制品，是否为 HIV 抗体阳性者所生子女，有无职业暴露史等。

（2）患病及治疗经过：有无不明原因的持续不规则发热、腹泻、体重下降，有无疲乏、恶心、呕吐等。有无机会性感染的表现，如有无反复发作的口腔念珠菌感染或疱疹病毒感染、肺孢子菌肺炎、反复发生的细菌性肺炎、中枢神经系统病变、弓形虫脑病、活动性巨细胞病毒感染、活动性结核或非结核分枝杆菌病，有无反复发生的败血症，皮肤黏膜或内脏有无卡波西肉瘤、淋巴瘤等。了解病人有无接受抗反转录病毒治疗，服用药物情况及其效果如何。询问病人有无接受机会性感染相关疾病的治疗，服药情况及治疗效果。

（3）心理 - 社会状况：对于 HIV/AIDS 病人来讲，疾病本身就是一个严重的应激事件，而伴随艾滋病而来的各种复杂的伦理社会问题，会对病人带来重大的打击，产生一系列的心理社会问题。因此需要评估病人有无震惊、否认、焦虑、恐惧、悲伤、自杀或自杀意念等负性心理反应。评估病人获得的家庭及社会支持，如患病后对家庭、生活、工作等的影响，病人经济状况、是否与家人同住、对家人病情告知情况及家人的反应、照护者与病人的关系、有无接触或参加艾滋病帮扶组织等。

2. 身体评估

（1）生命体征：监测生命体征，如体温、脉搏、呼吸、血压、血氧饱和度，面色、神志状态等。

（2）急性感染期体征：感染 HIV 2～4 周后，部分病人可出现发热、咽痛、头痛、恶心、厌食、关节肌肉痛等症状，可有红斑样皮疹、腹泻、全身淋巴结肿大等。

（3）艾滋病期体征：艾滋病期主要表现为各种机会性感染和肿瘤，体征视具体感染的疾病，表现不一。

1）呼吸系统：发热、咳嗽、咳痰、胸痛、呼吸困难、胸闷、消瘦等。

2）消化系统：腹泻、鹅口疮、口腔黏膜溃疡、黏膜毛状白斑、吞咽疼痛等。

3）神经系统：瞳孔不等大、颈强直、病理反射阳性等。

4）皮肤黏膜：口腔毛状白斑、白毛舌、肛周软疣、银屑病、脓疱疮等。

5）心血管系统：下肢疼痛性肿胀、小腿刀割样剧痛等。

6）卡波西肉瘤：皮肤和面部有红色或紫红色斑疹、丘疹和结节，数量多，压之不褪色，疾病的进展期常融合成斑块。

3. 实验室及其他检查

（1）血常规检查：是否有血红细胞计数、白细胞计数、血小板减少、淋巴细胞绝对值下降。

（2）免疫学检查：CD4$^+$T 淋巴细胞计数结果、CD4$^+$/CD8$^+$ 比值。

（3）血清学检查：HIV-1、HIV-2 抗体检测是否阳性。HIV 抗原检查。

（4）HIV RNA 的检测结果。

（5）耐药检测。

（6）影像学检查结果：CT、MR 等。

（二）常用护理诊断/问题

1. 体温过高　与 HIV 病毒感染、机会性感染导致大量致热源释放或药物反应有关。

2. 营养失调：低于机体需要量　与腹泻、食欲缺乏、疾病高消耗状态有关。

3. 腹泻　与并发胃肠道机会性感染和肿瘤有关。

4. 气体交换受损　与肺部炎性渗出导致气体分压改变有关。

5. 疼痛　与机会性感染导致各组织脏器病变产生不适有关。

6. 有感染的危险　与免疫功能受损有关。

7. 恐惧　与艾滋病预后不良、疾病折磨、担心受到歧视有关。

（三）护理目标

1. 病人配合治疗，体温逐渐降至正常范围。

2. 病人执行各项饮食措施，营养状况逐步改善。

3. 病人能说出并实践改变腹泻的方法。

4. 病人能说出有利呼吸的体位，有效进行咳嗽咳痰。

5. 病人能说出疼痛感受、疼痛的原因，知晓降低疼痛的方法。

6. 病人与陪护者知晓消毒隔离措施，并执行。

7. 病人能说出内心感受，树立治疗信心，知晓获得社会支持的途径。

（四）护理措施及依据

1. 体温过高　发热一般护理措施请参照第一章第十节中的发热护理措施。

2. 营养失调：低于机体需要量

（1）评估病人饮食习惯及进食情况，定期监测体重、血红蛋白、血清蛋白等变化。

（2）不同时期感染者的饮食原则：急性期供给充足的能量、蛋白质、维生素和矿物质，供给量不应低于病人的平常摄入量。电解质和水应根据丢失情况和临床检验结果供给或补充。供给易消化吸收的软食或半流食；少食多餐，每日至少 5～6 餐；食物多样，尽可能符合病人的饮食习惯；膳食摄入不足应及时给予口服营养补充。呕吐者饭前 30min 给予止吐药。大多数无症状期 HIV 感染者能够通过合理的饮食摄入获取足够的能量和营养素。基本饮食原则是平衡膳食。艾滋病期 HIV 感染者的饮食方案需要个体化设计，应根据病人的食欲、进食受限情况、胃肠道功能评估、营养缺乏评定、代谢状态、饮食习惯、经济条件、依从性等进行合理设计。绝大多数艾滋病期 HIV 感染者的饮食营养摄入不能满足机体需要，应常规增加口服营养补充，必要时应结合管饲营养和肠外营养治疗。

（3）教会病人增加食欲的方法，如采用调味品改善食物味道、进食前保持心情愉快、用餐前避免大量喝水等。

3. 腹泻

（1）评估腹泻次数、粪便的颜色、性状、量，持续时间，有无便血。正确留取标本，并及时送检。

（2）饮食护理：进清淡、易消化饮食，避免摄入乳制品、脂肪、高纤维、生冷和刺激性食物。少量多餐，保证充足的营养摄入。鼓励摄入新鲜果汁等富含电解质的流质。注意食品卫生。鼻饲者，注意鼻饲液温度及浓度，胃肠不适可适当减慢喂养速度，必要时定期更换鼻饲管，防止感染。

（3）遵医嘱补液，监测水、电解质、酸碱平衡状况。

（4）肛周皮肤护理：排便后用温水轻柔清洗肛周皮肤，保持肛周皮肤清洁干燥，避免排泄物刺激。必要时使用皮肤保护剂。

（5）做好排泄物的处理。

4. 气体交换受损

（1）病情观察：评估病人呼吸频率、节律、有无呼吸困难、咳嗽咳痰情况等。监测病人氧饱和度变化、动脉血气分析结果。

（2）遵医嘱给氧，保持输氧装置通畅，必要时配合做好机械通气护理。

（3）保持呼吸道通畅，及时清除呼吸道分泌物，协助病人翻身拍背，促进痰液排出。遵医嘱使用雾化吸入或体位引流。协助病人取有利于呼吸的体位，如半坐卧位或高枕卧位，以减轻呼吸困难。

（4）教会病人有效咳嗽咳痰方法，鼓励病人训练缩唇呼吸及腹式呼吸。避免剧烈咳嗽。

（5）遵医嘱合理使用抗感染的药物，观察用药后的效果。

（6）嘱病人保持大便通畅，避免摄入产气食物，以免腹胀加重呼吸困难。避免用力排便，防止发生气胸。

5. 疼痛 评估疼痛的部位、性质、程度、发作及持续时间，有无伴随症状及诱发因素等。

（1）解除疼痛刺激源，如颅内压高导致疼痛可遵医嘱使用脱水剂降低颅压等。

（2）尽可能满足病人舒适的需求，如帮助变换体位、做好各类生活护理、保持室内环境舒适、减少不必要的置管等。

（3）遵医嘱使用药物止痛：癌痛可遵三阶梯止痛法用药，颅高压引起头痛可使用脱水剂缓解。牙痛、关节痛等，遵医嘱使用非麻醉性止痛药。

（4）心理护理

1）尊重并接受病人对疼痛的反应，鼓励病人说出疼痛感受，建立良好的护患关系。

2）解释疼痛的原因、机制，有助于减轻病人焦虑、恐惧等负性情绪，从而缓解疼痛压力。

3）教会病人减轻疼痛的方法，如听音乐、与家人交谈、深呼吸、放松按摩等。

（5）应用冷、热疗法可以减轻局部疼痛，如采用热水浴、局部冷敷等方法。

（6）有条件者可采用中医疗法进行止痛，如针灸、按摩等。

6. 有感染的危险

（1）隔离：对于艾滋病病人，应在标准预防的基础上，采取相应隔离，如护理开放性肺结核病人，护理人员应佩戴 N95 口罩。预防艾滋病病毒感染的防护措施尤其要预防污染的针头及其他锐器刺破皮肤。艾滋病期病人由于免疫缺陷，应实施保护性隔离。

（2）病情观察：密切观察有无肺部、胃肠道、中枢神经系统、皮肤黏膜等机会性感染的发生，如有无发热、咳嗽、呼吸困难、呕吐、腹泻等症状，以便及早发现、及时治疗，并对症护理。

（3）休息与活动：在急性感染期和艾滋病期应卧床休息，以减轻症状；无症状感染期可以正常工作，但应避免劳累。

（4）加强个人卫生：加强口腔护理和皮肤清洁，防止继发感染，减轻口腔、外阴真菌、病毒等感染引起的不适。长期腹泻的病人要注意肛周皮肤的护理。每次排便后用温水清洗局部，再用吸水性良好的软布或纸巾吸干，可涂抹润肤油保护皮肤。

（5）用药护理：对使用抗病毒治疗的病人应进行用药依从性的教育，抗病毒治疗需终身服药，并应按时、足量、按医嘱服用，否则会降低疗效及产生耐药性。注意观察抗病毒药物的不良反应。

7. 恐惧

（1）评估病人心理状态，了解病人恐惧的对象、内心的负担等。

（2）加强与病人的沟通，运用倾听技巧，鼓励病人说出恐惧的事物。护士要注意沟通方式，关心体谅病人，并注意保护病人的隐私。介绍疗效好的案例，鼓励病人树立治疗信心。

（3）社会支持：了解病人的社会支持资源状况及对资源的利用度，鼓励亲属、朋友提供生活上和精神上的帮助，解除病人孤独、恐惧感。向病人介绍可获得社会支持的相关组织或途径。

（五）护理评价

1. 病人是否配合治疗并使体温逐渐降至正常范围。

2. 病人能否执行各项饮食措施，营养状况是否逐步改善。

3. 病人能否说出并实践改变腹泻的方法。

4. 病人能否说出有利呼吸的体位，是否可以有效进行咳嗽咳痰。

5. 病人能否说出疼痛感受、疼痛的原因，是否知晓降低疼痛的方法。

6. 病人与陪护者是否知晓消毒隔离措施并执行。

7. 病人是否树立治疗疾病信心，是否知晓获得社会支持的途径。

（六）其他护理诊断／问题

1. **活动无耐力**　与 HIV 感染、并发各种机会性感染和肿瘤有关。

2. **焦虑**　与生理疾病、经济压力、担心预后与歧视有关。

3. **皮肤完整性受损**　与机体免疫功能低下，继发皮肤黏膜感染或肿瘤有关。

4. **潜在并发症**：脑疝、呼吸衰竭、感染性休克。

【健康指导】

1. **一般知识指导**　向病人讲解本病的基本知识、传播途径、预防措施及保护他人和自我保护的方式等。

2. **心理指导**　由于人们对本病的恐惧心理和特殊的流行病学特征。病人往往受到他人的回避，甚至歧视，极易产生恐惧、焦虑、孤独及悲观失望的心理，应从心理上给予支持和帮助，鼓励其恢复正常人的生活。设法摆脱与世隔绝的忧虑和痛苦处境，树立起战胜疾病的信心。

3. **饮食指导**　谷类为主，多吃蔬菜水果和薯类，常吃奶类、豆类制品，辅以鱼、禽、蛋、瘦肉类，少吃肥肉和荤油，应清淡少盐。禁食未烹熟的肉类、海鲜。建议服用抗病毒药物初期（前半年）尽量禁食海鲜类易过敏的食物。

4. **个人防护**

（1）私人物品如剃须刀、牙刷、针具及其他可刺破皮肤的锐器等不能共用。

（2）在家庭中一般护理感染者或病人后，用肥皂仔细洗手是最简便和有效的防保措施。特别是接触其体液和排泄物（血液、精液、阴道分泌物、尿、粪便及呕吐物等）或处理被体液污染过的地方，一定要戴橡胶手套，先用卫生纸抹净这些体液，并将用过的卫生纸装入塑料袋内扎紧后焚烧处理；再用 75% 酒精仔细擦抹干净。

（3）感染者或病人使用过的废弃物，如卫生纸、卫生巾、医疗纱布、敷料、棉条等应装入塑料袋内进行焚烧处理，不要作为垃圾丢弃。

5. **休息、活动指导**　在急性感染期和艾滋病期应卧床休息，以减轻症状；无症状感染期可以坚持工作，但要避免劳累，保证充足睡眠。

6. **预防指导**　此病目前尚无有效的治疗方法，关键是预防；使用一次性注射器、输液器，病人使用过的医疗器械应做到一人一用一消毒；感染者和病人禁止危险性行为，禁止以任何理由捐献器官或献血；禁止吸毒；洁身自好，遵守性道德，任何情况下坚持使用安全套。

7. HIV 感染与生育

（1）HIV 感染女性的避孕方法：科学选择避孕方法是降低母婴传播最有效的措施。指南建议：

1）HIV 感染女性可采用长效可逆避孕方法。WHO 临床 3/4 期的 HIV 感染女性不建议放置宫内节育器，宜优先推荐皮下埋植剂；

2）有永久避孕意愿且能耐受手术，可推荐绝育术；

3）选择口服避孕药的 HIV 感染女性，需要加强咨询服务，提高其服药依从性；

4）HIV 感染女性在采用其他避孕方法的同时使用安全套避孕，以有效预防 HIV 传播；

5）HIV 感染女性不推荐使用阴道隔膜、杀精剂、安全期和体外排精进行避孕。

（2）HIV 感染孕妇的管理

1）对 HIV 感染育龄妇女的孕前咨询和保健：在孕前咨询和保健时，应了解育龄妇女的生育意愿，提供有关安全性行为的信息，以减少非意愿妊娠。所有计划妊娠的 HIV 感染妇女都应接受 ART，使得孕前血浆病毒载量低于检测下限。在选择或评估 ART 时，特别要考虑药物的潜在致畸风险，以及对母亲和胎儿可能产生的不良后果。

2）HIV 阳性孕妇妊娠期及分娩期的管理：所有 HIV 感染孕妇应在妊娠期尽早启动 ART，以防止母婴传播。定期对孕妇及胎儿进行检测，包括核酸（RNA）、CD4 细胞计数及药物的不良反应等。HIV 感染不作为实施剖宫产的指征。达到病毒学抑制的情况下（HIV 病毒载量≤1 000 拷贝/ml）建议阴道分娩。避免使用产钳或负压吸引器进行手术分娩。

3）产后管理：HIV 感染产妇产后必须继续 ART，不可停药或减量。新生儿需在出生后尽早（6～12h 内）使用抗病毒药物。HIV 感染孕产妇所生儿童提倡人工喂养、避免母乳喂养。同时在婴儿出生时（48h）、6 周及 3 个月进行 HIV 核酸检测。

【预后】

部分 HIV 感染者无症状感染期可长达 10 年以上。一旦进展为艾滋病，平均存活期 12～18 个月，同时合并卡波西肉瘤及肺孢子菌肺炎者病死率高。

（张　林）

思 考 题

---

1. 如何预防艾滋病？
2. 艾滋病的常用治疗药物有哪些？

第十节　狂　犬　病

学 习 目 标

● 知识目标：

1. 掌握狂犬病的临床表现、隔离和护理措施。

2. 熟悉狂犬病流行病学特征与狂犬病暴露后处理。

3. 了解狂犬病的临床表现、诊断和治疗原则。

● 能力目标：

1. 能根据狂犬病病人的神经系统表现实施护理。

2. 能运用护理程序护理狂犬病病人。

Note：

素质目标：

1. 尊重病人，注重保护病人隐私。

2. 积极为病人和家属提供心理支持。

 ————————————— 导入情境与思考 —————————————

宋某，男性，45岁，农民。3d前感全身乏力不适，发热，伴皮肤瘙痒，喝水时出现呛咳，3d后出现左下肢刺痛，不可控制地乱吐，言语增多，有时出现紧张、恐惧的感觉，怕光，怕风，随后出现全身肌肉阵发性抽搐，出现下肢无力，不能站立。发病前2个月，左踝部曾被家犬咬伤，咬伤部位的伤口约有0.5cm深，并且有出血，仅用自来水冲洗1～2min。血常规检查：WBC 12.6×10^9/L，LY% 82.0%，RBC 4.8×10^{12}/L，Hb 121g/L，PLT 178×10^9/L。脑脊液：细胞数 300×10^9/L，以单核细胞为主。

请思考：

1. 病人入院后应采取怎样的隔离措施？主要护理措施有哪些？

2. 该病人为何被咬伤后已进行自来水冲洗还会出现狂犬病发作？狂犬病暴露后的预防处置流程为何？

狂犬病（rabies）是由狂犬病毒引起的一种以侵犯中枢神经系统为主的急性人畜共患传染病，为国家法定乙类传染病。狂犬病毒通常由病兽通过唾液以咬伤方式传染给人。临床表现有狂躁型和麻痹型，狂躁型症状为特有的恐水、怕风、恐惧不安、咽肌痉挛、进行性瘫痪等，狂躁型因有典型的恐水症状又名恐水症（hydrophobia）。

【病原学】

狂犬病毒属弹状病毒科，形似子弹，一段圆，另一端扁平，大小约75nm×180nm，为闭合型单股RNA病毒，外面为核衣壳和含脂蛋白及糖蛋白的包膜。在组织细胞内的狂犬病毒，于室温或4℃其传染性可保持1～2周，若置于中性甘油，在室温下可保存数周，在4℃可保存数月。病毒易被紫外线、苯扎溴铵、碘酒、高锰酸钾、乙醇、甲醛等灭活，加热100℃，2min可灭活。

从病人或患病动物直接分离得到的病毒称为野毒株或街毒株，致病力强，能侵入脑和唾液腺中并在其神经细胞中繁殖。经实验室传代培养后病毒毒力减弱，被称为固定毒株，对人和犬失去致病力，不能侵入脑和唾液腺中增殖，但仍保持其免疫原性，可供制备疫苗。

【流行病学】

1. **传染源** 带狂犬病毒的动物（特别是犬，其次是猫、狼及蝙蝠），通常由病兽以咬伤方式传染给人。发展中国家报道的人类狂犬病中，至少有90%是由犬传播导致。

2. **传播途径** 大部分狂犬病都是由动物咬伤时唾液暴露所致。极少病例是由非咬伤性暴露导致（如，吸入蝙蝠洞穴内的病毒气溶胶、实验室操作时不慎感染病毒），或者因移植隐匿性感染狂犬病的供者的组织或器官导致。所有哺乳动物均易感狂犬病毒，但不同物种的易感性有差异。例如，狐狸、土狼、狼、豺狼相当易感，负鼠则抵抗性较强。据报道，尚不存在狂犬病经感染者传染给医护人员或家庭成员，或通过污染物或环境表面传播的情况。

3. **人群易感性** 人群普遍易感，兽医与动物饲养员尤其易感。人被病犬咬伤后发病率为15%～20%。被病兽咬伤后是否发病与下列因素有关：①咬伤部位：头、面、颈、手指处被咬伤后发病机会多；②咬伤的严重性：创口深而大者发病率高；③局部处理情况：咬伤后迅速彻底清洗者发病机会较少；④及时、全程、足量注射狂犬疫苗和免疫球蛋白者发病率低；⑤被咬伤者免疫功能低下或免疫缺陷者发病机会多。全年均可发病，但冬季较少，男多于女，以农村青少年居多。

4. 流行特征　狂犬病呈全球性分布，仅极少数地区例外，包括南极洲、新西兰、日本、瑞典、挪威、西班牙和一些加勒比群岛。尽管在 1885 年就发明了第一支狂犬病疫苗，但据 WHO 估计，全球每年仍有约 60 000 人死于该病，且实际人数可能多于此。大部分死亡发生在发展中国家，其原因是没有充分控制家养动物的狂犬病。

【发病机制与病理改变】

1. 发病机制　狂犬病毒从皮肤或黏膜破损处侵入机体，因其具有嗜神经组织倾向，可通过外周神经传至中枢神经系统（central nervous system，CNS）。其致病可通过组织内病毒小量增殖期、侵入中枢神经期、向各器官扩散期，最终由末梢神经侵入中枢神经，再扩散至周围神经，进而侵入各器官组织，以唾液腺、舌部味蕾、嗅神经上皮等处病毒数量最多。

2. 病理改变　本病病理变化以急性弥漫性脑脊髓炎为主，大脑基底面海马回和脑干部位、小脑最为明显。病变以嗜酸性包涵体最具特征性，亦称内基小体，是狂犬病毒的集落，HE 染色后呈现樱桃红色，具有诊断意义。

【临床表现】

一旦病人出现相关临床体征，狂犬病通常会导致进行性脑病和死亡，极少有例外。

1. 前驱症状　前驱期时通常不会考虑到狂犬病，其以非特异性症状作为开端，如低热、寒战、不适、肌痛、乏力、疲劳、厌食、咽痛、恶心、呕吐、头痛，并偶有畏光。前驱期持续几日到 1 周左右。如果存在从咬伤部位向近侧辐射的感觉异常，则可能提示为狂犬病毒感染。病人可能会描述多种症状，包括咬伤部位出现疼痛、压痛、麻刺感、瘙痒、烧灼感、局部温度觉异常或麻木。

2. 临床狂犬病　感染可能进展为两大类疾病：脑炎型（狂躁型）狂犬病和麻痹型（哑型）狂犬病，两者初期均会出现上述非特异性前驱症状。脑炎型狂犬病更常见。咬伤程度、伤口和头部的距离及接触的分泌物量都对病程有极大影响。

（1）脑炎型狂犬病：脑炎型狂犬病的典型表现包括发热、恐水、咽肌痉挛以及多动，后逐渐发展为麻痹、昏迷及死亡。下述症状和体征是此类狂犬病的典型表现：

1）恐水为狂犬病最具特征性的临床表现，见于 33%～50% 的病人。病人初起感到有些咽部不适或吞咽困难，随后突然出现对水的强烈恐惧感，会在试图饮水时出现不自主的咽肌痉挛。在疾病的较晚时期，就连看到或提到水都有可能引起咽肌的不自主痉挛。

2）气流恐惧症也是对狂犬病具有诊断意义的表现，病人明显感受到气流可触发咽肌痉挛。膈肌及辅助呼吸肌在吸气时痛性痉挛可导致误吸、咳嗽、窒息、呕吐及呃逆；这些肌肉严重痉挛时可导致窒息及呼吸骤停。

3）面部肌肉可能挛缩，导致面部扭曲，肌肉强直可导致颈部和背部过度伸展（角弓反张）。

4）约 25% 的病人会出现自主神经系统不稳定。自主神经系统过度兴奋的体征包括多涎、流泪、流汗、瞳孔扩张。也有关于高热及低体温交替出现的报道。心动过速及心律失常常见，可能与病毒直接损害导致的心肌炎有关。

5）病人可能出现构音障碍、吞咽困难，或者诉有复视或眩晕。在一项回顾性病例系列研究结果显示，约半数的病人都有吞咽困难。

6）激越状态及好斗性也比较常见（见于约 50% 的病人）。病人可能间歇性表现出广泛性兴奋（generalized arousal）或过度兴奋，引起定向障碍、意识波动、躁动、激越状态以及视幻或听幻觉。病人可能在好斗和躁狂后出现一段安静期。

7）体格检查可发现意识状态改变、肌张力增强，肌腱反射亢进伴巴氏征阳性以及肌束震颤。可能出现颈强直。病人出现昏迷时，通常可见弛缓性麻痹伴广泛性反射消失。病人通常死于呼吸及血管衰竭。

（2）麻痹型狂犬病：不足 20% 的狂犬病病人表现为上行性麻痹，这些病人在疾病晚期前都极少出现脑受累表现。①在上述前驱症状后，病人出现弛缓性麻痹。咬伤患肢的麻痹通常最为显著，随后呈对称性或非对称性扩散。体格检查可见肌束颤动；深部腱反射及跖反射消失。②病人可能诉有头痛以及受累肌肉疼痛伴轻度感觉障碍。有时可见颈强直及脑神经麻痹，而恐水不常见。③随着麻痹上行，病人出现严重截瘫、括约肌张力丧失，随后出现吞咽肌及呼吸肌麻痹，进而死亡。

3. 并发症 大部分狂犬病病人于昏迷后 2 周内死亡，但也有在重症治疗支持下达到更长病程的报道。此外，自 2004 年起，出现了少数临床狂犬病病人存活的报道。病人经常死于并发症，例如在脑炎型狂犬病中窒息和呼吸骤停，其继发于肌肉痉挛或不能控制的全面性发作，或麻痹型狂犬病中的呼吸肌麻痹。室上性心律失常、房室阻滞、窦性心动过缓及窦性停搏伴非特异性 ST-T 段和 T 波改变均有报道。

【实验室及其他检查】

1. 血、尿常规和脑脊液 外周血白细胞总数轻至中度增多[$(20\sim30)\times10^9/L$]，中性粒细胞占 80% 以上。尿常规检查常可发现轻度蛋白尿，偶有透明管型；脑脊液的压力在正常范围或稍增高，细胞数及蛋白可稍增多，糖及氯化物正常。

2. 病毒分离 有活组织检查和尸检两条途径。从病人脑组织、脊髓、唾液腺、肺、肾、肾上腺、脑脊液、尿液中均可分离出病毒，其中脑活组织阳性率最高。病人生存时间越长，病毒分离越困难，阳性率最高的时间为病后 2 周。分离病毒可采用组织培养或动物接种，分离病毒后可用中和试验加以鉴定。

3. 内基小体检查 取动物或死者的脑组织作切片染色后用光学显微镜观察。镜检找内基小体，阳性时可确诊，狂犬病特征性病理形态学变化是感染神经细胞内出现嗜酸性包涵体，也称内基小体，多见于大脑皮质锥体细胞。

4. 免疫学检查

（1）血清中和抗体或荧光抗体测定：血清中和抗体可于病后 6d 测得。对未注射过疫苗、抗狂犬病血清或免疫球蛋白者有诊断价值。

（2）免疫荧光技术检测法：采用免疫荧光法检测标本中的包涵体及病毒抗原，脑标本的检出阳性率达 90%，皮肤活检标本阳性率为 50%～75%。当检测血清标本中抗体时可采用间接免疫荧光法。

（3）免疫酶技术检测法：有狂犬病快速酶免疫诊断法（RREID）和 ELISA。前者除用病因诊断外，主要用于狂犬病的流行病学调查；后者常用于检测狂犬病疫苗接种者血清中抗体水平，也可用于流行病学调查。

【诊断要点】

1. 临床诊断 病人出现典型的临床症状如兴奋、狂躁、恐水、怕风、咽喉肌痉挛、大量流涎、瘫痪等，可作出初步诊断。如了解病人有被狂犬或可疑狂犬病的猫、狼、狐等动物咬伤史，诊断初步成立。

2. 确诊 如病人免疫学狂犬病毒抗原、抗体检测阳性，或死后脑组织动物接种及神经元胞质中发现内氏小体，可确诊狂犬病。

3. 鉴别要点 某些病例由于动物咬伤史不确切，早期常被误诊为神经征。如发病症状不典型，则易误诊为精神病、破伤风、病毒性脑炎和脑型钩端螺旋体病。安静型肢体瘫痪病例可误诊为脊髓灰质炎或吉兰 - 巴雷综合征。

狂犬病尚应与类狂犬病性癔症（假性狂犬病）相鉴别。这类病人有被犬且多确定为狂犬咬伤史或与患病动物接触的经历,经数小时或数日即发生类似狂犬病的症状,如咽喉部有紧缩感、不能饮水、精神兴奋的症状,但不发热、不流涎、不怕风,或试以饮水,并不引起咽喉肌肉痉挛。这类病人经暗示、说服、对症治疗,可很快恢复健康。

【治疗要点】

一旦狂犬病发病,治疗仅为支持性,包括深度镇静(如氯胺酮,咪达唑仑)和安慰治疗。病人通常在症状出现后3~10d内死亡。只有少数病人幸存,所有幸存者都在症状出现前接受过免疫预防。

1. 单室严格隔离病人,最好专人护理,防止唾液污染,安静卧床休息,避免一切声、光、风等外界刺激,狂躁时用镇静剂。

2. 加强监护治疗,包括给氧,必要时气管切开,纠正酸中毒,维持水电解质平衡。鼻饲给予营养及水分也属重要,装好床栏,防止病人在痉挛发作中受伤。

3. 采取一切措施维护病人的心血管和呼吸功能。有脑水肿时给予脱水剂。

学 科 前 沿

狂犬病暴露后预防的评估

当决定在潜在狂犬病暴露后是否需进行暴露后预防时,需要考虑以下几个因素:

1. 该地区动物狂犬病的流行病学。

2. 所暴露的动物种类。

3. 与动物的接触类型(若接触类型为咬伤、抓伤或者开放性伤口或黏膜被唾液或神经组织污染,则存在暴露可能)。

4. 其他注意事项,包括评估可提示所暴露动物可能有狂犬病的因素(如没有恰当的疫苗接种、在未受挑衅的情况下发起攻击、动物在近期有行为改变、动物最近被咬过或有伤口),以及对动物进行观察/检测的可能性。

5. 在极少数情况下,狂犬病可由非咬伤性暴露引起,例如抓伤或黏膜接触了狂犬病动物的唾液或神经组织。此外,还有在接受未被识别的狂犬病供者的角膜或器官移植后发生狂犬病的病例。

6. 尚无狂犬病感染者将狂犬病传播给医护人员或家庭接触者的记录。此外,狂犬病不会经污染物或环境表面传播。狂犬病病毒在宿主之外不易存活,易受干燥、阳光、pH值和其他环境因素的影响。

4. 预防接种

(1)疫苗接种:可用于暴露后预防,也可用于暴露前预防,我国为狂犬病流行地区,凡被犬咬伤者,或被其他可疑动物咬伤、抓伤者,或医务人员的皮肤破损处被狂犬病病人唾液沾污时均需做暴露后预防接种。暴露前预防主要用于高危人群,即兽医、山洞探险者,从事狂犬病毒研究人员和动物管理人员。世界卫生组织(WHO)推荐使用的疫苗有:①人二倍体细胞疫苗,价格昂贵;②原代细胞培养疫苗,包括地鼠肾细胞疫苗、狗肾细胞疫苗和鸡胚细胞疫苗等;③传代细胞疫苗,包括 Vero 细胞(非洲绿猴肾传代细胞)疫苗和 BHK 细胞(baby hamster kidney cell,幼仓鼠肾细胞)疫苗。

我国批准的有地鼠肾细胞疫苗、鸡胚细胞疫苗和 Vero 细胞疫苗,暴露前预防:接种 3 次,每次 1ml,肌内注射,于 0d、7d、28d 进行;1~3 年加强注射一次。暴露后预防:接种 5 次,每次 2ml,肌内注射,于 0d、3d、7d、14d 和 28d 完成,如严重咬伤,可全程注射 10 针,于当天至第 6d 每天一针,随后于 10d、14d、30d、90d 各注射一针。部分 Vero 细胞疫苗可应用 2-1-1 免疫程序:于 0d 在左右上臂三角肌肌内各注射一剂(共两剂),幼儿可在左右大腿前外侧区肌内各注射一剂(共两剂),7d、21d 各注射本疫苗一剂,全程免疫共注射 4 剂,儿童用量相同。对下列情形之一的建议首剂狂犬病疫苗剂量加倍给予:①注射疫苗前 1 个月内注射过免疫球蛋白或抗血清者;②先天性或获得性免疫缺陷者;③接受免疫抑制剂(包括抗疟疾药物)治疗的病人;④老年人及患慢性病者;⑤暴露后 48h 或更长时间后才注射狂犬疫苗的人员。

(2)免疫球蛋白注射:它可直接中和狂犬病病毒,故应用愈早效果愈好。如果被狂犬咬伤后 1 周内应用,尚有一定意义,过迟就无效了,一般主张即刻使用。①人源狂犬病免疫球蛋白(RIG):应用剂量 20IU/kg。②马源狂犬病免疫球蛋白(ERIG):应用剂量 40IU/kg。总量的一半在伤口行局部注射,剩余剂量作臀部肌内注射,若伤口位于鼻、手指等范围较小时,剂量可减少。免疫球蛋白半衰期大约 21d。

(3)预防接种需注意的几个问题

1)如果解剖部位条件允许,全剂量狂犬病免疫球蛋白完全渗入到伤口及其周围组织,剩余部分肌内注射,注意远离疫苗注射部位。

2)狂犬病免疫球蛋白与疫苗不应当用同一注射器或同一部位给予。

3)通常疫苗肌注于三角肌部位,儿童注射于大腿前内侧,不宜臀部肌内注射,也不宜注射于脂肪组织,以免影响中和抗体效价。

4)怀孕不认为是暴露后预防治疗的禁忌。如果暴露狂犬病危险性很大,在怀孕期间暴露前预防治疗也可进行。

【隔离】

单病室隔离病人,尽量保持病人安静,减少光、风、声等刺激。病人的分泌物、排泄物及其被污染的物品均需严格消毒。应将所有样本都视作感染源,在处理、包装以及递送的过程中需采取相应防护措施。操作前戴手套、穿隔离衣,脱手套后消毒双手;必要时戴护目镜或面屏;室内物体表面、地面、护理用物用酸化水擦拭消毒;病房空气净化器消毒。

【护理】

(一)护理评估

1. 病史

(1)一般资料:年龄、性别、职业(尤其关注是否兽医或动物饲养员)、文化程度、婚姻、居住地、生活环境、体质指数、饮食习惯、个人卫生习惯。既往是否曾患免疫功能低下或免疫缺陷病。

(2)流行病学史:发病前有无被犬或其他有可能带狂犬病毒咬伤或抓伤;咬伤或抓伤后伤口有无处理过;咬伤后是否接种过狂犬疫苗。咬伤的部位具体在哪里,是否在头、面、颈、手指等处,伤口的形态、深度,面积、出血量及当时局部是否接触其他容易导致继发性感染的污染物。少见的传播可能也应询问,比如是否为野外工作或曾经洞穴探险接触蝙蝠相关的病毒气溶胶,是否有机会导致实验室操作不慎感染等。

(3)患病及治疗经过:病人的起病经过是否曾有过低热、肌痛、乏力、恶心、呕吐、头痛等前驱期症状。仔细询问咬伤部位有无出现麻、痒、痛等异常感觉,尤其对于出现恐水、怕风、恐惧不安、咽肌痉挛、进行性瘫痪等临床表现的病人详细记录。局部伤口经过何种处理、伤口是否立刻得到清洗,清洗过程中操作是否规范,伤口局部是否冲洗干净。是否注射狂犬疫苗和免疫球蛋白,注射的时间和具体剂量。

(4)心理 - 社会状况:狂犬病是一种急性传染病,病情重,病程进展快,预后极差。病人可表现为极度恐慌、悲观、绝望等不良心理反应。要评估病人及家属对疾病的应对方式。

2. 身体评估

(1)严密观察呼吸、脉搏、心率、心律、体温、意识及瞳孔变化,尤其是呼吸频率、节律的改变,注意有无呼吸困难、发绀,了解有无呼吸肌痉挛。

(2)对于有抽搐的病人而言,记录抽搐部位、发作次数和持续时间。除一般体检外,重点是神经系统的检查。查体重点应包括:精神、意识形态、有无恐惧感、反射、脑膜刺激征、病理征、肌力肌张力等。检查被咬伤的肢体有无烧灼、麻木、发痒、刺痛或蚁走感等神经感觉异常。

(3)观察病人见水、闻水声、饮水后是否出现咽肌痉挛,以了解有无恐水,或是朝病人面部轻轻吹风可否引起咽肌痉挛,以了解有无怕风。

(4)观察是否出现上行性麻痹的症状,比如受累肌肉疼痛和感觉障碍。对于后期发展到截瘫和括约肌张力丧失的病人增加呼吸系统评估的频率。

3. 实验室及其他检查

(1)血常规和脑脊液常规、生化:是否外周血白细胞增多,中性粒细胞占比升高。脑脊液的压力在正常范围或稍增高,细胞数及蛋白可稍增多,糖及氯化物正常。

(2)血清中和抗体或荧光抗体测定:大部分仅在疾病晚期出现。未接受过免疫接种者若血清及脑脊液的中和抗体或补体结合抗体效价上升,有助于诊断。

(3)核酸测定:采用 PCR 的方法测定脑脊液、组织狂犬病毒 RNA,阳性率达 100%,可用于早期诊断。

(二)常用护理诊断 / 问题

1. **皮肤完整性受损** 与病犬、猫等动物的咬伤或抓伤有关。

2. **有受伤的危险** 与病人极度兴奋、狂躁、挣扎有关。

3. **低效性呼吸型态** 与中枢神经系统损害导致呼吸肌痉挛有关。

4. **体液不足** 与发热、恐水、多汗等因素有关。

5. **潜在并发症**:惊厥发作。

(三)护理目标

1. 病人主动配合局部伤口的保护措施。

2. 病人未出现自伤或伤害他人。

3. 病人呼吸较前得到改善。

4. 病人体液供给得到满足,维持正常的水、电解质平衡。

5. 病人及家属能了解主要并发症 - 惊厥,并能识别主要早期征象,主动避免诱因,配合治疗、护理。

(四)护理措施及依据

1. 皮肤完整性受损

(1)人被咬伤后,及时(指 2h 内)严格地处理伤口,对降低发病率有重要意义。包括尽快用 20% 肥皂水或 0.1% 新洁尔灭(季胺类消毒液)反复冲洗至少 30min,再用大量清水冲洗;若是贯通伤口或伤口较深,可插管插入伤口,用注射器灌注冲洗;挤出污血冲洗后用 70% 酒精擦洗及 5% 浓碘酒反复涂拭或新洁尔灭消毒,伤口一般不予缝合或包扎,以便排血引流。伤口如能及时彻底清洗消毒,可明显降低发病率。

(2)如有抗狂犬病免疫血清,皮试阴性后在伤口内或周围作浸润注射。

(3)单间接触隔离,被病人唾液沾染的用品均应消毒。医护人员如有皮肤破损,应戴乳胶手套。如有皮肤炎症等疾患,可用防水敷料进行覆盖。

(4)详细记录病人皮肤伤口的变化,包括位置、大小、有无肿胀和渗出,局部皮肤温度以及病人对伤口疼痛的主观感受。

(5)增加蛋白质和碳水化合物的摄入量,以维持正氮平衡;如有可能每天测量病人体重,每周测定血清蛋白水平,以便监测病人的全身营养状态。

(6)向护理专家或医生进行咨询关于咬伤伤口的进一步处理措施。

（7）如果在家中需要帮助，可以向急救或社区护理机构寻求帮助。

2. 有受伤的危险

（1）须防病人在痉挛发作中抓伤咬伤自己。

（2）减少肌肉痉挛的措施：保持病房的安静、病房光线暗淡，避免水、风、光、声的刺激；简化医疗护理操作，各种检查与护理尽量集中在使用镇静药后，操作要轻柔，减少对病人的刺激。

（3）由于本病主要引起中枢神经系统的受累。需保证中枢神经系统的相关评估准确及时。按照格拉斯哥评分详细记录神志变化，观察瞳孔大小，直接和间接对光反射；评估病人语言功能的变化以及对疼痛的反应。

（4）苯巴比妥等镇静药有抑制呼吸作用，故在遵医嘱使用时，应注意观察病人有无呼吸抑制现象，需仔细观察病人的呼吸频率、深度、形态，必要时进行无创的血氧饱和度检测。

（5）护士应同情和关心病人，语言谨慎，做好治疗与专人护理，尽量使病人有安全感。

1）病人呼吸困难急性发作时陪伴病人，以降低恐惧，减轻焦虑。

2）向病人解释肌肉痉挛的原因。

3）遵医嘱使用镇静剂。

（6）必要时经病人或家属同意使用保护性约束措施。

3. 低效性呼吸型态

（1）严密监测病人的生命体征，评估有无恐水等表现，记录其变化情况，抽搐部位及发作的次数。

（2）保持呼吸道通畅：及时清除呼吸道及口腔的分泌物，并做好气管切开的准备工作，必要时准备气管插管或气管切开用物以及呼吸机。

（3）评估病人自觉症状、呼吸频率、节律、咳嗽、咳痰的性质。

（4）根据病情给予适当的氧流量吸入，并评估氧疗的效果。

（5）促进分泌物的移动和清除并采取适当的体位。

1）条件允许的情况下，适当增加饮水量。

2）保持室内空气清新，室温 18～22℃，湿度 50%～70%。

3）超声雾化吸入或氧气雾化吸入。

4）协助翻身拍背、体位引流、痰液吸引。

（6）指导病人衣着宽松，避免影响呼吸。

4. 体液不足

（1）观察病人呼吸与循环衰竭的进展，记录入水量。

（2）神志不清的病人按医嘱应用胃肠营养和胃肠外营养，保证充足的摄入。补充血容量，纠正水电解质及酸碱平衡失调。若可能给予流食或半流食，必要时咽部用 0.5%～1% 丁卡因喷雾后鼻饲。

（3）监测排出量：保证 24h 排出量至少 1 000～1 500ml。

（4）监测尿比重，每天同一时间、穿同样的衣服测量体重，体重降低 2%～4% 提示轻度脱水，体重降低 5%～9% 提示中度脱水。

（5）监测血清电解质、血尿素氮、尿和血浆渗透压、肌酐、血细胞比容和血红蛋白水平。

（6）考虑是否有呕吐、腹泻、发热、插管、引流管引起的液体丢失。

5. 潜在并发症：惊厥发作

（1）使用气垫床，保证床单干燥、整洁。

（2）取下活动性义齿，床旁准备压舌板和开口器备用。

（3）遵医嘱给予止痛剂和脱水剂并观察用药后的反应。

（4）指导病人使用放松技术，如听音乐和转移注意力。

（5）评估病人病情和神志变化，预见性地使用保护性约束装置保护病人避免受伤。

（五）护理评价

1. 病人是否主动配合局部伤口的保护措施。

2. 病人是否出现自伤或伤害他人。

3. 病人呼吸是否较前得到改善。

4. 病人体液供给是否得到满足。

5. 病人及家属是否了解主要并发症并能识别早期征象,配合治疗和护理。

（六）其他护理诊断/问题

潜在并发症:呼吸衰竭、循环衰竭。

【健康指导】

1. **管理传染源**　以犬的管理为主。捕杀所有野犬、消灭流浪犬,对必须饲养的猎犬、警犬及实验用犬进行登记,做好预防接种。发现病犬或病猫立即击毙,以免伤人,对疑似狂犬或咬过人的家犬或家猫应设法捕获,并隔离观察10d,如出现症状或死亡,应取脑组织检查,做好终末消毒,将动物焚毁或深埋处理,切不可剥皮或食用。

2. **及时处理局部伤口**　人被咬伤后,及时(指2h内)严格地处理伤口,对降低发病率有重要意义。应鼓励病人尽快及时就医。伤口如能及时彻底清洗消毒,可明显降低发病率。如有抗狂犬病免疫血清,皮试阴性后在伤口内或周围作浸润注射。

3. **疫苗注射**　详见本章治疗要点中预防接种部分。

【预后】

狂犬病病死率极高,一旦发病即使使用大剂量狂犬病免疫球蛋白也不能改变预后,病死率几乎为100%。

（宋晓璟）

思　考　题

1. 在护理狂犬病病人时,应重点记录哪些神经系统护理评估的结果?

2. 从护理角度出发,如何进行狂犬病病毒感染暴露后预防的宣传教育?

第十一节　流行性乙型脑炎

学 习 目 标

知识目标:

1. 掌握流行性乙型脑炎的临床表现、隔离、护理措施及健康指导。

2. 熟悉流行性乙型脑炎的流行病学、实验室及其他检查、诊断及治疗要点。

3. 了解流行性乙型脑炎的病原学与发病机制。

能力目标:

1. 能对乙型脑炎病人进行完整的护理评估。

2. 能对乙型脑炎病人实施正确的护理。

3. 能对乙型脑炎病人及家属进行正确的健康指导。

素质目标:

坚持以病人为中心的护理理念,保护病人安全。

患儿，女，6岁，因"发热、头痛3d，嗜睡、抽搐2次"入院。患儿3d前无明显诱因出现发热、头痛，同时出现精神萎靡，1d前体温升高至39℃，头痛加重，嗜睡并抽搐2次。居住地有乙脑流行，未接种过乙脑疫苗。

体格检查：体温39.2℃，脉搏122次/min，呼吸22次/min，血压118/76mmHg。嗜睡状态，呼之能应，颈项强直(+)，Kernig征(+)，Brudzinski征(+)。

辅助检查：① WBC计数 15×10^9/L，中性粒细胞85%。②脑脊液检查：脑脊液压力250mmH$_2$O，无色透明，WBC计数 260×10^6/L，中性粒细胞85%，淋巴细胞18%，糖、氯化物均正常。③血清乙脑病毒IgM抗体阳性。

请思考：

1. 根据病史信息，此患儿的诊断是什么？

2. 患儿现在处于什么期？主要的护理诊断及护理措施有哪些？

3. 如何对患儿和家属进行健康指导？

流行性乙型脑炎(epidemic encephalitis B)简称乙脑，又称日本脑炎(Japanese encephalitis)，是由乙型脑炎病毒(Japanese encephalitis virus，JEV)引起的以脑实质炎症为主要病变的中枢神经系统急性传染病。本病经蚊传播，流行于夏秋季，多见于儿童。其临床特征为高热、抽搐、意识障碍、病理反射及脑膜刺激征，严重者可有呼吸衰竭。病死率高，部分病例可留有后遗症。

【病原学】

乙型脑炎病毒(简称乙脑病毒)属虫媒病毒(Arborvirus)乙组的黄病毒科(Flaviviridae)，呈球形，直径40～50nm，有包膜，其基因为含10 976碱基对的单股正链RNA，RNA包被于单股多肽的核衣壳蛋白中组成病毒颗粒的核心。包膜中镶嵌有糖基化蛋白(E蛋白)和非糖基化蛋白(M蛋白)，其中E蛋白是病毒的主要抗原成分，由它形成的表面抗原决定簇，具有血凝活性和中和活性，同时还与多种重要的生物学活性密切相关。

乙脑病毒抵抗力不强，容易被常用消毒剂(碘酊、乙醇、酚类等)杀灭，对乙醚、酸等均很敏感，不耐热，100℃ 2min或56℃ 30min即可灭活，但耐低温和干燥，用冷冻干燥法在4℃冰箱中可保存数年。乙脑病毒为嗜神经病毒，在细胞质内繁殖，能在乳鼠脑组织内传代，亦能在鸡胚、猴肾细胞和HeLa细胞中生长繁殖。在蚊体内繁殖的适宜温度为25～30℃。

乙脑病毒的抗原性稳定，较少变异，具有较好的免疫原性。人与动物感染乙脑病毒后，可产生特异性的中和抗体、血凝抑制抗体及补体结合抗体，对这些抗体的检测有助于临床诊断和流行病学调查。

【流行病学】

1. 传染源 乙脑是人畜共患的自然疫源性疾病，人与许多动物(如猪、马、牛、羊等家畜和鸭、鸡、鹅等家禽)都可成为本病的传染源。人被乙脑病毒感染后，可出现短暂的病毒血症，但病毒数量少、且持续时间短，所以人不是本病的主要传染源。动物中的家畜、家禽和鸟类均可感染乙脑病毒，尤其是猪的感染率高，仔猪经过一个流行季节几乎达到100%感染，感染后因病毒血症期长、血中病毒数量多，且猪饲养面广、更新快，因此猪是本病最主要的传染源。病毒通常在蚊-猪-蚊等动物间循环。一般在人类乙脑流行前1～2个月，先在家畜、家禽中流行，通过检测猪的乙脑病毒感染率可预测当年在人群中的流行趋势。亦有报道从蝙蝠中分离出乙脑病毒，认为蝙蝠可作为本病的传染源和长期储存宿主。

2. 传播途径　通过蚊叮咬传播乙脑。库蚊、伊蚊和按蚊的某些种都能传播本病，而三带喙库蚊为主要传播媒介。三带喙库蚊在我国分布广泛，是最重要的蚊种之一，对人畜危害大。近年来，我国部分地区如北方及云南先后从三带喙库蚊中分离出数十株乙脑病毒，是带病毒率最高的蚊种。这种蚊在家禽的圈里最多，当它们叮咬感染乙脑病毒的动物尤其是猪后，病毒进入蚊体内迅速繁殖，然后转移至唾液腺，并在唾液中保持较高浓度，经叮咬将病毒传给人和动物。由于蚊可携带病毒越冬，并且可经卵传代，所以蚊不仅为传播媒介，也是长期储存宿主。此外，被感染的候鸟、蠛蠓、蝙蝠也是乙脑病毒越冬宿主。

3. 人群易感性　人对乙脑病毒普遍易感，以隐性感染最为常见，显性与隐性感染之比为 1∶（300～2 000）。感染后可获得较持久的免疫力。病例多见于 10 岁以下儿童，以 2～6 岁组发病率最高，大多数成人因隐性感染而获得免疫力，婴儿可从母体获得抗体而具有保护作用。近年来由于儿童和青少年广泛接种疫苗，成人和老年人的发病率则相对增加。

4. 流行特征　本病主要流行于东南亚和西太平洋地区。我国除青海、新疆及西藏外均有本病流行，因实施免疫措施，我国流行区发生明显改变，近年以中西部的河南、江西、云南为高流行区。农村发病率高于城市。随着疫苗的广泛接种，我国的乙脑发病率已逐年下降。某些国家如日本等地乙脑流行正在被消灭，但近年来也出现了一些新的流行区，并引起了暴发流行。

热带地区全年均可发生乙脑，在亚热带和温带地区有严格的季节性，主要流行于夏季和秋季，约 80%～90% 的病例集中在 7、8、9 三个月，这主要与气温、雨量和蚊虫滋生密度有关。乙脑集中发病少，呈高度散发性，家庭成员中很少有多人同时发病者。

【发病机制与病理改变】

1. 发病机制　带有乙脑病毒的蚊在叮咬人后，病毒即侵入机体，在单核 - 吞噬细胞内繁殖，继而进入血液循环引起病毒血症。感染病毒后是否发病及引起疾病的严重程度一方面取决于感染病毒的数量及毒力，而更重要的则是取决于人体的免疫力。若机体免疫力强，只形成短暂的病毒血症，病毒很快被清除，不侵入中枢神经系统，临床表现为隐性感染或轻型病例。同时可获得终身免疫。当被感染者的免疫力低下、而感染的病毒数量大及毒力强时，病毒才通过血 - 脑脊液屏障进入中枢神经系统，引起脑实质病变。脑寄生虫病、癫痫、高血压、脑血管病和脑外伤等可使血 - 脑脊液屏障功能降低，使病毒更易侵入中枢神经系统。

2. 病理改变　乙脑的病变范围较广，可以累及整个中枢神经系统灰质，其中以大脑皮质及基底核、视丘最为严重，脊髓的病变最轻。肉眼可见软脑膜充血、水肿、出血，镜检可出现神经细胞变性、坏死，软化灶形成，血管变化和炎症反应，胶质细胞增生等病变。其中软化灶形成表现为灶性神经细胞的坏死、液化形成镂空筛网状软化灶，在本病的诊断中具有一定的特征性。其他典型表现还有血管套及小胶质细胞结节形成。

【临床表现】

潜伏期 4～21d，一般为 10～14d。

1. 典型的临床表现　分为四期：

（1）初期：此期相当于病毒血症期，起病急，一般无明显前驱症状，在第 1～2d 内体温升至 39～40℃，伴头痛、恶心和呕吐、嗜睡，婴幼儿可出现腹泻，此时神经系统症状及体征不明显而误认为上呼吸道感染，少数病人可出现神志淡漠，易激惹或颈项强直。病程持续 1～3d。

（2）极期：病程第 4～10d。除初期症状加重外，主要表现为脑实质损害症状。

1）高热：体温高达 40℃ 以上，热程一般持续 7～10d，重型者可达 3 周以上。体温越高，热程越长，病情越重。

2）意识障碍：可有程度不等的意识障碍，如嗜睡、谵妄、昏迷或定向力障碍等。神志不清最早可出现在病程第 1~2d，但多发生在第 3~8d，通常持续 1 周左右，重者可长达 1 个月以上。昏迷的深浅、持续时间的长短与病情的严重程度和预后呈正相关。

3）惊厥或抽搐：发生率在 40%~60%，是病情严重的表现，主要由高热、脑实质炎症及脑水肿所致。可有口唇、眼肌、面部局部小抽搐，随后肢体抽搐、强直性痉挛，可发生在单肢、双肢或四肢，重者可发生全身强直性抽搐，持续数分钟至数十分钟，均伴有意识障碍。长时间或频繁抽搐，可导致发绀、脑缺氧和脑水肿，甚至呼吸衰竭。

4）呼吸衰竭：主要为中枢性呼吸衰竭，多发生在重症病人。由于脑实质炎症、缺氧、脑水肿、颅内高压、脑疝和低血钠脑病所致，其中以脑实质病变，尤其是延髓呼吸中枢病变为主要原因。表现为呼吸节律不规则及幅度不均，如呼吸表浅、双吸气、叹息样呼吸、潮式呼吸、抽泣样呼吸等，最后呼吸停止。此外，由于脊髓病变导致呼吸肌瘫痪可发生周围性呼吸衰竭。脑疝病人除前述的呼吸异常外，尚有其他表现。小脑幕切迹疝（颞叶疝）表现为患侧瞳孔先变小，随病情进展而逐渐散大，患侧上眼睑下垂、眼球外斜，病变对侧肢体的肌力减弱或麻痹，病理征阳性；由于脑干受压，可出现生命体征异常。而枕骨大孔疝（小脑扁桃体疝）的生命体征紊乱出现较早，意识障碍出现较晚。因脑干缺氧，瞳孔可忽大忽小，由于位于延髓的呼吸中枢受损严重，病人早期可突发呼吸骤停而死亡。

高热、抽搐及呼吸衰竭称为"乙脑三联征"，是乙脑极期的严重症状，三者相互影响，互为因果。其中，呼吸衰竭常为致死的主要原因。

5）其他神经系统症状和体征：神经系统的症状多在病程 10d 内出现，是乙脑病人最危险的时期，第 2 周后出现新的神经症状者少见。常有浅反射减弱或消失，深反射先亢进后消失，病理征阳性。还可出现脑膜刺激征，但婴幼儿多无脑膜刺激征而有前囟隆起。由于自主神经受累，深昏迷病人可有膀胱和直肠麻痹，导致大小便失禁或尿潴留。昏迷病人尚可有肢体强直性瘫痪，偏瘫较单瘫多见，或者全瘫，伴有肌张力增高。

6）循环衰竭：比较少见，常与呼吸衰竭同时出现，表现为血压下降、脉搏细速、休克和胃肠道出血。产生的原因多为心功能不全、有效循环血量减少、消化道失血、脑水肿和脑疝等。

（3）恢复期：此期体温逐渐下降，上述神经症状和体征逐日好转，一般于 2 周左右可完全恢复。但重症病人需 1~6 个月才能逐渐恢复，此阶段表现为持续低热、多汗、失眠、痴呆、失语、流涎、吞咽困难、颜面瘫痪、肢体强直性瘫痪、不能自主运动以及癫痫样发作等，经积极治疗大多数能恢复，如半年后上述症状仍不能恢复，称为后遗症。

（4）后遗症期：5%~20% 重症病人留有后遗症，主要有失语、痴呆、肢体瘫痪、意识障碍、精神失常及癫痫等。经积极治疗后可有不同程度的恢复。但癫痫后遗症可持续终身。

2. 临床分型 临床上根据发热、意识障碍、抽搐程度、病程长短、有无后遗症等病情轻重不同，把乙脑分为轻型、普通型、重型及极重型（表 2-3）。

（1）轻型：体温在 39℃ 以下，表现为神志清楚，可有轻度嗜睡，无抽搐，头痛及呕吐不严重，脑膜刺激征不明显。1 周左右可恢复。

（2）普通型：体温在 39~40℃，有意识障碍如昏睡或浅昏迷，头痛、呕吐、脑膜刺激征明显，偶尔有抽搐，病理征可阳性。病程 7~14d，多无恢复期症状。

（3）重型：体温持续在 40℃ 以上，昏迷，反复或持续抽搐，瞳孔缩小，浅反射消失，深反射先亢进后消失，病理征阳性，常有神经系统定位症状和体征，可有肢体瘫痪和呼吸衰竭。病程多在 2 周以上，常有恢复期症状，部分病人留有不同程度后遗症。

（4）极重型（暴发型）：起病急骤，体温于 1~2d 内升至 40℃ 以上，反复或持续性强烈抽搐，伴深度昏迷，迅速出现中枢性呼吸衰竭及脑疝，病死率高，病人多在极期中死亡，幸存者常留有严重后遗症。

乙脑流行期间以轻型和普通型病人多见。

表2-3 流行性乙型脑炎临床分型

分型	体温	意识状态	临床表现
轻型	39℃以下	神志清楚,轻度嗜睡	头痛及呕吐不严重,脑膜刺激征不明显,1周左右可恢复
普通型	39~40℃	昏睡或浅昏迷	头痛、呕吐、脑膜刺激征明显,偶有抽搐,病理征可阳性。病程7~14d
重型	40℃以上	昏迷	反复或持续抽搐,瞳孔缩小,浅反射消失,深反射先亢进后消失,病理征阳性,常有神经系统定位症状和体征,可有肢体瘫痪和呼吸衰竭。病程多在2周以上,常有恢复期症状,部分病人留有后遗症
极重型	1~2d升至40℃以上	深昏迷	反复或持续性强烈抽搐,迅速出现中枢性呼吸衰竭及脑疝,病死率高,多在极期中死亡,幸存者有明显后遗症

3. 并发症 发生率约10%,以支气管肺炎最常见,多由于昏迷使呼吸道分泌物不易咳出或因机械通气发生呼吸机相关肺炎。其次为肺不张、败血症、尿路感染、压疮等。重型病人因应激性溃疡而发生上消化道大出血。

【实验室及其他检查】

1. 血常规检查 白细胞计数增高,一般在(10~20)×10⁹/L。个别甚至更高,中性粒细胞达80%以上,这有别于大多数病毒感染,部分病人血象始终正常。

2. 脑脊液检查 压力增高,外观无色透明或微浊,白细胞数多在(50~500)×10⁶/L,少数>1 000×10⁶/L。早期以中性粒细胞为主,随后则淋巴细胞增多。脑脊液中白细胞数不反映病情严重程度。免疫功能严重受损者(如HIV/AIDS、应用皮质激素、淋巴网状细胞恶性疾病、应用免疫抑制剂、接受化疗等病人),白细胞数可始终不升高。蛋白轻度增高,氯化物基本正常,糖正常或偏高。部分病人在发病初期脑脊液检查正常。

3. 血清学检查

(1)特异性IgM抗体测定:此抗体在病后第3~4d即可出现,脑脊液中最早在病程第2d即可检测到,在2周达到高峰,可用于早期诊断指标。其检测的方法有酶联免疫吸附试验(ELISA)、间接免疫荧光法、2-巯基乙醇(2-ME)耐性试验等。

(2)补体结合试验:补体结合抗体为IgG抗体,具有较高的特异性,IgG抗体多在发病后2周出现,5~6周达到高峰。抗体水平可维持1年左右,不能用于早期诊断,主要用于回顾性诊断或流行病学调查。

(3)血凝抑制试验:血凝抑制抗体出现比较早,一般在病后第4~5d出现,在2周达到高峰,抗体水平可维持1年以上。该试验阳性率高于补体结合试验,操作简便,可用于临床诊断或流行病学调查。因乙脑病毒的血凝素抗原与同属病毒登革热病毒和黄热病病毒等有弱的交叉反应,故可出现假阳性。

4. 病原学检查

(1)病毒分离:因乙脑病毒主要存在于脑组织中,血与脑脊液中不易分离出病毒,在病程的第1周内死亡病人的脑组织中可分离出乙脑病毒。

(2)病毒抗原或核酸检测:在组织、血液或其他体液中通过直接免疫荧光或聚合酶链反应(PCR)可检测到乙脑病毒抗原或特异性核酸。

Note:

【诊断要点】

1. **流行病学特点**　夏秋季流行，多见于 10 岁以下儿童，但近年来成人病例有增加趋势。

2. **临床特点**　起病急，高热、头痛、呕吐、抽搐、意识障碍、呼吸衰竭、病理反射及脑膜刺激征阳性等。

3. **实验室检查**　血象白细胞及中性粒细胞增高；脑脊液检查呈无菌性脑膜炎改变；对乙脑诊断主要是依赖血清或脑脊液中的抗体检测，病原分离等。乙脑病人病毒血症期短，血清和脑脊液中病毒分离阳性率低，所以临床早期诊断多使用 ELISA 法检测 IgM。发病第 4～7d 就可进行血清学检查，特异性 IgM 抗体阳性可助确诊。另外，如恢复期血清中抗乙脑病毒 IgG 抗体或中和抗体滴度比急性期升高大于 4 倍者，或急性期抗乙脑病毒 IgM/IgG 抗体阴性，而恢复期阳性者；或检测到乙脑病毒抗原、特异性核酸者均可确诊。

知 识 链 接

流行性乙型脑炎的鉴别诊断

1. **中毒性菌痢**　乙脑与中毒性菌痢多见于夏秋季，且 10 岁以下儿童的发病率高，故需加以鉴别。中毒性菌痢起病较乙脑更急，常于发病 24h 内出现高热、抽搐、昏迷和感染性休克，一般无脑膜刺激征，脑脊液多正常。做肛拭或生理盐水灌肠镜检粪便，可见大量脓、白细胞。

2. **化脓性脑膜炎**　化脓性脑膜炎中枢神经系统表现与乙脑相似，但多以脑膜炎的表现为主，脑实质病变的表现不突出，脑脊液呈细菌性脑膜炎改变，涂片和培养可检出细菌。

3. **结核性脑膜炎**　无季节性。表现为结核病史，起病较缓，病程长，脑膜刺激征较明显，而脑实质病变表现较轻。脑脊液蛋白明显增高，氯化物明显下降，糖降低，其薄膜涂片或培养可检出结核分枝杆菌。

【治疗要点】

目前尚无特效抗病毒治疗药，早期可试用利巴韦林、干扰素等。应采取积极的对症和支持治疗，维持体内水和电解质的平衡，密切观察病情变化，重点处理好高热、抽搐、控制脑水肿和呼吸衰竭等危重症状，降低病死率和减少后遗症的发生。

1. **一般治疗**　病人应隔离于有防蚊和降温设施的病房，室温控制在 30℃ 以下。注意口腔和皮肤清洁，昏迷病人应定时侧卧、翻身、拍背、吸痰，防止肺部感染和压疮的发生。昏迷、抽搐病人应设床栏以防坠床。重型病人应静脉输液，但输液量不宜过多，以免加重脑水肿。一般成人每天补液 1 500～2 000ml，儿童每天 50～80ml/kg，并酌情补充钾盐，纠正酸中毒。昏迷者可采用鼻饲。

2. **对症治疗**　高热、抽搐及呼吸衰竭是危及病人生命的三大主要症状，且互为因果，形成恶性循环。高热增加耗氧量，加重脑水肿和神经细胞病变，使抽搐加重；抽搐又加重缺氧，导致呼吸衰竭并进一步加重脑组织病变，使体温升高。因而及时控制高热、抽搐及呼吸衰竭是抢救乙脑病人的关键。

（1）高热：应以物理降温为主，药物降温为辅，同时降低室温，使肛温保持在 38℃ 左右。具体措施有：①物理降温：可冰敷额部及体表大血管部位；或用 25%～50% 乙醇、温水擦浴及冷盐水灌肠等。②药物降温：适当应用退热药，剂量不宜过大；③亚冬眠疗法：适用于持续高热伴反复抽搐者，具有降温、镇静、止痉作用。以氯丙嗪和异丙嗪每次各 0.5～1mg/kg 肌注，每 4～6h 一次，疗程一般为 3～5d。

（2）惊厥、抽搐：应去除病因及镇静解痉：①因高热所致惊厥、抽搐，以降温为主；②因脑水肿所致者，给予脱水治疗，可用 20% 甘露醇静脉滴注或推注（20～30min 内），每次 1～2g/kg，根据病情可每

4～6h 重复使用，必要时可加用 50% 葡萄糖、呋塞米、肾上腺皮质激素静脉注射；③因脑实质病变引起的抽搐，可使用镇静剂。常用的镇静剂有地西泮，成人每次 10～20mg，儿童每次 0.1～0.3mg/kg（每次不超过 10mg）；肌注或缓慢静脉注射；还可用水合氯醛鼻饲或灌肠，成人每次 1～2g，儿童每次 60～80mg/kg（每次不超过 1g）；亦可采用亚冬眠疗法。巴比妥钠可用于预防抽搐，成人每次 0.1～0.2g，儿童每次 5～8mg/kg。

（3）呼吸衰竭：根据引起的病因应进行相应的治疗：①根据呼吸衰竭类型和严重程度选择适当地给氧方法和吸氧浓度，可选用鼻导管或面罩给氧。②因脑水肿所致者应加强脱水治疗。③因呼吸道分泌物阻塞者应定时吸痰、翻身、拍背，必要时可用化痰药物（α-糜蛋白酶、沐舒坦等）和糖皮质激素雾化吸入，也可适当加入抗生素以防治细菌感染；对有严重排痰障碍者可考虑用纤维支气管镜吸痰。经上述处理无效，病情危重者，可采用气管插管或气管切开建立人工气道。人工呼吸器是维持有效呼吸功能，保证呼吸衰竭抢救成功，减少后遗症的重要措施之一，因而必要时可适当放宽气管切开的指征。④中枢性呼吸衰竭时可使用呼吸兴奋剂，首选山梗茶碱，成人每次 3～6mg，儿童每次 0.15～0.2mg/kg，肌注或静脉滴注；亦可选用尼可刹米，成人每次 0.375～0.75g，儿童每次 5～10mg/kg，肌注或静脉滴注；其他如盐酸哌甲酯（利他林）、二甲弗林（回苏林）等可以交替或联合使用。⑤使用血管扩张剂改善脑微循环、减轻脑水肿、解除脑血管痉挛和兴奋呼吸中枢。可用东莨菪碱，成人每次 0.3～0.5mg，儿童每次 0.02～0.03mg/kg；或山莨菪碱（654-2）成人每次 20mg，儿童每次 0.5～1mg/kg，加入葡萄糖液中静脉注射，10～30min 重复 1 次，一般用 1～5d；此外，还可使用阿托品、酚妥拉明等。纳洛酮是特异性的吗啡受体拮抗剂，对退热、止痉、神志转清、纠正呼吸衰竭等方面有较好的作用，可早期应用。

（4）循环衰竭：根据情况补充血容量，可应用升压药物、强心剂、利尿药等，并注意维持水及电解质的平衡。

（5）其他治疗：根据病情需要酌情使用肾上腺皮质激素等药物治疗。

3. 恢复期及后遗症治疗　可进行中西医结合的综合治疗。如注意进行语言、智力、吞咽和肢体的功能训练，还可结合理疗、针灸、推拿按摩、高压氧、中药等治疗。肢体瘫痪者，应注意协助使其肢体保持功能位，并进行按摩和被动运动，防止肌肉挛缩和功能障碍。应加强护理，防止压疮和继发感染的发生。

【隔离】

在标准预防的基础上，主要执行虫媒隔离。做好防虫、灭蚊措施，病人应卧床休息，保持室内空气流通、安静、光线柔和、防止强光、强声的刺激，以避免诱发抽搐或惊厥。病室内配有防蚊、降温设备，室温控制在 30℃以下。病人住院隔离至体温正常。隔离期间注意病人心理护理。病室内按要求做好常规消毒，出院后做好终末消毒。

【护理】

（一）护理评估

1. 病史

（1）流行病学特点：评估发病季节是否为夏秋季；当地是否有乙脑流行；病人是否去过乙脑流行区；当地是否有感染乙脑的人；家中是否饲养家畜、家禽；居住地是否有候鸟、蠓蠓、蝙蝠等；病人是否接种过乙脑疫苗。

（2）患病及治疗经过：病人的起病经过，近期是否被蚊虫叮咬过，起病时间，主要症状及病情进展情况等。患病后经过何种处理、服药情况及其效果如何。

（3）心理 - 社会状况：乙脑具有传染性，因起病急、病情重，病情变化快，需隔离治疗，病人会产生紧张、焦虑和恐惧等不良情绪。进入后遗症期以后，病人容易产生悲观、自卑心理。因此，护士要针对不同年龄阶段、不同病情的病人进行个性化的评估,了解病人及家属的心理状态、文化层次、经济状况、家庭支持系统以及对疾病的认知程度等,以便提供针对性的护理措施。

2. 身体评估

(1)注意观察病人的生命体征,如体温、脉搏、呼吸、血压、面色,尤其注意观察热程、热型和体温的变化,每 1~2h 测体温 1 次,观察呼吸的频率、节律、幅度的改变,观察呼吸道分泌物的阻塞情况,及时判断有无呼吸衰竭。

(2)观察意识障碍是否加重,注意病人意识状态的改变,有无表情淡漠、定向力障碍、神志恍惚,甚至谵妄、嗜睡、昏迷、脑膜刺激征等。

(3)观察惊厥或抽搐:①惊厥发作先兆:是否出现两眼凝视、眼球震颤、烦躁不安、惊跳、口角抽搐、指 / 趾抽动、肌张力增高。②抽搐:注意观察抽搐发作次数、发作时间、持续时间、间隔时间、抽搐的部位和形式及伴随的症状。惊厥和抽搐发作时,注意防止发生窒息和外伤。

(4)观察是否出现颅内压增高及脑疝的先兆,是否出现头痛、呕吐;观察神志、瞳孔的大小、形状、两侧是否对称、对光反应等;注意四肢肌张力是否增高,是否有运动障碍等。

(5)观察记录 24h 出入量情况。

(6)并发症的观察,如有无压疮和肺部感染等症状和体征。

3. 实验室及其他检查

(1)血常规:是否有白细胞总数及中性粒细胞计数增高。

(2)脑脊液检查:脑脊液压力是否增高、是否呈无菌性脑膜炎改变。外观是否无色透明或微混浊。早期中性粒细胞、淋巴细胞是否增多,白细胞计数、蛋白、糖、氯化物轻度异常或正常。脑脊液中特异性 IgM 抗体是否阳性;或是否急性期乙脑病毒 IgM/IgG 抗体阴性,恢复期阳性。

(3)血清学检查:①血液中特异性 IgM 抗体是否阳性;②是否恢复期血清中抗乙脑病毒 IgG 抗体或中和抗体滴度恢复期比急性期升高大于 4 倍。

(4)病原学检查:①病人脑脊液或血清中是否分离出乙脑病毒;②在组织、血液或其他体液中是否检测到乙脑病毒抗原或特异性核酸。

(二)常用护理诊断 / 问题

1. **体温过高**　与病毒血症及脑部炎症有关。

2. **意识障碍**　与中枢神经系统、脑实质损害、抽搐、惊厥有关。

3. **气体交换受损**　与呼吸衰竭有关。

(三)护理目标

1. 病人体温逐渐降至正常范围。

2. 病人意识状态及抽搐、惊厥等中枢神经系统症状对症治疗护理有效,防止并发症发生。

3. 病人呼吸道通畅,有效通气,呼吸衰竭症状得到缓解。

(四)护理措施及依据

1. 体温过高

(1)加强基础护理:应注意休息,高热病人应绝对卧床休息,以减少耗氧量。保持病室适宜的温湿度,定期通风换气,保持空气清新和流通。

(2)严密观察病情变化:监测病人的生命体征,重点观察体温的变化。注意发热的过程、热型、持续时间、伴随症状。根据病情确定体温测量的间隔时间。

(3)有效的降温方法:乙脑病人体温不易下降,常采用综合措施控制体温。①物理降温:如用冰帽、冰袋冷敷额部或大血管走行处,如额头、腋下、颈部及腹股沟等处,可有效降低头部温度,也可用 25%~50% 的乙醇或 32~35℃温水擦浴或冷盐水灌肠等。冷敷时,避免持续长时间冰敷在同一部位,以防止冻伤;注意周围循环情况,如脉搏细速、面色苍白、四肢厥冷的病人,禁用冷敷和乙醇擦浴;降温不宜过快、过猛,以免引起寒战和虚脱。②药物降温:应用解热药时防止用药过量致大量出汗而引起循环衰竭。③亚冬眠法：适用于高热并频繁抽搐的病人，用药过程中避免搬动病人，此类药物可抑制呼吸中枢及咳嗽反射，密切观察生命体征，特别是血压的变化，并保持呼吸道通畅。

（4）补充营养和水分：每天应保证足够的热量和液体的摄入。可给予清淡、易消化、高热量、高蛋白、高维生素的流质饮食，如西瓜汁、绿豆汤、牛奶、豆浆、菜汤等。鼓励病人多饮水，一般每日摄入液体量约 2 000ml，根据每日出入量，酌情增减，以维持水、电解质的平衡。必要时遵医嘱静脉输液，以补充水分。

（5）口腔、皮肤护理：发热病人易并发口腔感染，指导并协助病人在餐前、餐后、睡前漱口。病情严重的病人，给予口腔护理。高热病人大量出汗后，应及时用温水擦拭，更换湿的床单、被褥和衣裤，以保持皮肤的清洁、干燥，使病人舒适，防止皮肤继发感染。意识障碍的病人，协助改变体位，防止压疮的发生。

2. 意识障碍

（1）休息与环境：病人应卧床休息。病房应有防蚊设备和灭蚊措施。环境安静、光线柔和，防止声音、强光刺激病人。有计划集中安排各种检查、治疗、护理操作，有利于休息并避免操作刺激诱发惊厥或抽搐。

（2）病情观察：注意观察病人的意识状态，瞳孔大小、对光反射；血压改变；呼吸频率、节律、幅度的改变，以早期发现脑疝的临床表现。观察惊厥发作先兆，如烦躁不安、口角抽动、指/趾抽动、两眼凝视、肌张力增高等，以及发作次数、发作持续时间、抽搐的部位和方式。准确记录出入量。

（3）对症护理和治疗配合：根据意识障碍不同的原因，给予相应的护理：①脑水肿所致者以脱水为主，使用 20% 甘露醇静滴时，应注意在 30min 内滴完，同时要监测病人的尿量、心率。②呼吸道分泌物多者，应取仰卧位，头偏向一侧，松解衣服和领口，如有义齿应取下，给予吸痰，保持呼吸道通畅。必要时吸氧，以改善脑缺氧。如舌后坠阻塞呼吸道，可用缠有纱布的舌钳拉出后坠舌体，并使用简易口咽通气管，必要时行气管切开。呼吸衰竭的病人遵医嘱给予呼吸兴奋剂，严格控制输液速度，以免快速输入呼吸兴奋剂诱发抽搐，并注意观察用药的疗效。③高热所致的病人以物理降温为主，高热伴抽搐者应用亚冬眠治疗期间，应避免搬动病人。④脑实质炎症使用地西泮等镇静药时严格掌握药物剂量和用药时间，用药期间严密观察病人呼吸和意识状态，应注意药物对呼吸有抑制作用。

（4）生活护理：做好眼、鼻、口腔的清洁护理，每天用漱口液清洁口腔 2 次，口唇涂以石蜡油，以防干裂。定时翻身、拍背，骶尾部等受压处使用减压贴，防止压疮形成。有吞咽困难或昏迷者，以鼻饲或静脉补充足够水分和营养。早期以清淡流质饮食为宜，恢复期病人注意增加营养，防止继发感染。注意病人安全，防止坠床，必要时用床栏或约束带约束。

3. 气体交换障碍

（1）保持呼吸道通畅：鼓励协助翻身、拍背，痰液黏稠者遵医嘱雾化吸入，痰液阻塞者行机械吸痰。

（2）吸氧：氧疗是低氧血症病人的重要处理措施，选用鼻导管或面罩给予病人持续吸氧，纠正病人的缺氧状态。在吸氧过程中，要注意观察氧疗效果，如吸氧后呼吸困难缓解、发绀减轻、心率减慢，表示氧疗有效；如果意识障碍加深或呼吸过度表浅、缓慢，可能为 CO_2 潴留加重。应根据动脉血气分析结果和病人临床表现，及时调节吸氧流量或浓度，保证吸氧效果。

（3）用药护理：中枢性呼吸衰竭时遵医嘱肌内注射或静脉滴注呼吸兴奋剂，使用东莨菪碱或山莨菪碱等血管扩张药，改善脑微循环，减轻脑水肿，解除脑血管痉挛和兴奋呼吸中枢。使用呼吸兴奋药物时应保持呼吸道通畅，适当提高吸氧浓度，静脉注射不宜过快，注意观察呼吸频率、节律、神志变化及动脉血气的变化，以便调节剂量。如出现恶心、呕吐、烦躁、面色潮红、皮肤瘙痒等现象，需减慢滴速。同时注意监测心率、血压以防心动过速、血压升高等不良反应。

（4）急救药品及物品的准备：如需气管插管、气管切开或应用人工呼吸机的病人，应做好相应的术前准备，此外，还可使用纳洛酮、阿托品、酚妥拉明。

4. **心理护理**　心理护理要有针对性,不同年龄段的心理护理侧重点不同,对于年幼患儿,要注意环境安静,动作轻柔,可通过抚摸、哄抱等方式,安抚患儿情绪;对于神志清楚的年长患儿,护理人员及家长要给予患儿更多的关心和照顾,鼓励患儿配合治疗和护理;对于成年人,帮助病人和家属正确认识疾病,积极配合治疗,早日康复;有功能障碍或后遗症者告知康复治疗的重要性,护理人员要给予积极耐心的护理,必要时进行心理疏导,鼓励并指导病人坚持治疗和康复训练,并协助病人及家属取得亲友和社会的支持。

（五）护理评价

1. 病人体温是否逐渐降至正常范围。

2. 病人意识状态及抽搐、惊厥等中枢神经系统症状的对症治疗护理是否有效,有无并发症发生。

3. 病人呼吸道是否通畅,呼吸衰竭症状是否得到缓解。

（六）其他护理诊断／问题

1. **躯体活动障碍**　与意识障碍、感觉运动缺失、瘫痪、长期卧床有关。

2. **有皮肤完整性受损的危险**　与昏迷、长期卧床有关。

3. **有受伤的危险**　与惊厥、抽搐发作有关。

【健康指导】

1. **疾病预防指导**　加强对家畜的管理,尤其是幼猪,做好牲畜饲养场所的环境卫生。在流行季节前对猪进行疫苗接种,能有效控制乙脑在人群中的流行。加强宣传,大力开展防蚊、灭蚊工作,消灭蚊虫滋生地。流行季节使用驱蚊剂、蚊帐等防止蚊虫叮咬。

2. **保护易感人群**　对重点人群及其家属加强预防接种的教育,接种对象为 10 岁以下的儿童和初次进入流行区的人员。目前我国采用地鼠肾细胞灭活疫苗进行预防接种,一般接种 2 次,间隔 7～10d。接种后第二年加强 1 次,连续 3 次加强后不必再注射,可获得持久免疫。6～12 个月婴儿,每次 0.25ml;1～6 岁儿童每次 0.5ml;7～12 岁每次 1.0ml。接种后保护率达 60%～90%。疫苗接种应在流行前 1 个月完成。接种时应注意不能与伤寒三联菌苗同时注射,以免引起过敏反应;有中枢神经系统疾病和慢性乙醇中毒者禁用。此外,我国大规模生产的减毒活疫苗具有副作用少、价格便宜、抗体产生率高等特点,也可选用。

3. **疾病知识指导**　大力宣传乙脑的疾病知识和防治知识,使群众认识乙脑的临床特征。在乙脑流行季节如发现有高热、头痛、意识障碍者,应考虑乙脑的可能性,立即送院诊治。乙脑恢复期病人仍有瘫痪、失语、痴呆等神经精神症状者,应鼓励病人坚持康复训练和治疗,尽可能使病人的功能障碍于 6 个月内恢复,以防留有不可逆的后遗症,增加家庭及社会负担。教会家属切实可行的护理措施及康复疗法,如针灸、按摩、肢体功能锻炼及语言训练等,使残疾减到最低程度,促进病人康复。

【预后】

乙脑轻型和普通型病人多能顺利恢复。重型和暴发型病人的病死率可高达 20% 以上,主要死因为中枢性呼吸衰竭。存活者可有程度不等的后遗症。

（王晓春）

思 考 题

1. 流行性乙型脑炎主要的护理诊断及护理措施是什么?

2. 如何在生活中做好流行性乙型脑炎的预防控制?

Note:

第十二节 登 革 热

学 习 目 标

知识目标：

1. 掌握登革热的护理措施。

2. 熟悉登革热的临床表现与治疗要点。

3. 了解登革热的病原学。

能力目标：

1. 能根据病人的临床表现与病情变化实施护理。

2. 能运用护理程序护理病人。

素质目标：

1. 具有高度的责任心和敏锐的观察能力。

2. 关心爱护病人。

导入情境与思考

张某，男性，42 岁。因"畏寒、发热 4d 伴恶心、呕吐，皮疹及鼻出血 1d"入院。4d 前病人无明显诱因出现畏寒、发热，体温最高为 40.2℃，伴全身肌肉、关节痛。自服感冒药（具体不详），未见好转，并于发热第 3d 全身出现皮疹，伴恶心、呕吐，出现鼻出血。入院查体：体温 39.4℃，脉搏 116 次/min，呼吸 22 次/min，神志清醒，颜面潮红，全身分布有点状出血疹。血常规检查：WBC 2.2×10^9/L，PLT 60×10^9/L。检测出登革热 IgM 抗体阳性、登革热病毒核酸 I 型阳性。

请思考：

1. 分析该病人病情处于疾病哪个周期，护士应从哪些方面对病人进行评估？

2. 目前主要的护理问题与相应的护理措施有哪些？

3. 怎样预防登革热？

登革热（dengue fever）是由登革病毒（Dengue virus）引起的由伊蚊传播的急性发热性传染病，是全球传播最广泛、最快速的虫媒传染病之一。临床特点为突起发热，全身肌肉、骨、关节痛，极度疲乏，皮疹，淋巴结肿大及白细胞减少。其严重类型称为重症登革热，起病后病情可突然加重，出现多器官大量出血和休克，病死率高。

登革热主要流行于热带和亚热带地区，近几十年来，其发病率急剧上升，流行国家已超过 100 个，40% 以上的世界人口生活在患病风险地区。据 WHO 估计，每年约有 1 亿至 4 亿人感染登革病毒，其中登革热病例为 5 000 万至 1 亿。在美洲，每年登革热疾病负担超过 20.1 亿美元，在东南亚则约为 9.5 亿美元。在我国，1978 年，广东省佛山市发生经病原学证实的我国首次登革热流行，随气候变暖和人口流动，我国登革热疫情逐渐由东南沿海地区向全国各地蔓延。

【病原学】

登革病毒归为黄病毒科（Flaviviridae）中的黄病毒属（Flavivirus）。病毒颗粒多呈球形，直径 40～50nm，基因组为单股正链 RNA。病毒内部由基因组与核心蛋白一起装配成 20 面对称体的核衣壳，外部为脂蛋白组成的双层包膜，含有型和群特异性抗原。根据抗原性的不同，登革病毒可分为 4 种血清型，第 2 型最为常见，4 型均可引起登革热、重症登革热的发生。登革病毒对热敏感，超声波、紫外线、甲醛、乳酸、高锰酸钾、龙胆紫等均可将其灭活,但在 -70℃ 或冷冻干燥状态下可长期存活。

【流行病学】

1. **传染源** 登革热病人、隐性感染者以及带病毒的非人灵长类动物为主要传染源。多数病人在潜伏期末及发热期内(即发病前 6～18h 至发病后 3d 内)血液中可分离出病毒,个别病人在病程第 6d 仍具有传染性。在流行期间,轻型病人和隐性感染者数量较多,不易发现,是重要的传染源。本病尚未发现慢性病人及病毒携带者,蝙蝠等野生动物作为传染源的作用也未肯定。

2. **传播途径** 以埃及伊蚊和白纹伊蚊为主要媒介通过叮咬吸血传播,同时伊蚊也能作为登革病毒的贮存宿主,经卵将病毒传至后代。其中,埃及伊蚊主要分布于东南亚和我国海南省,白纹伊蚊主要分布于太平洋岛屿和我国广东省。

3. **人群易感性** 在新发区域,人群普遍易感,感染后部分人发病,发病以成人为主。在地方性流行区,因成年居民多具备中和抗体,发病以儿童、青少年为主。发病人群中男性略多于女性。感染康复后,个体对同型病毒持久免疫,对其他血清型的登革病毒或黄病毒属病毒(如寨卡病毒、乙型脑炎病毒等)仅存在部分或暂时的交叉免疫,后续感染其他血清型登革病毒时可能引起抗体依赖增强作用,罹患重症登革热的风险增加。因此,重症登革热多见于登革热地方性流行区的本土居民之中。此外,老人、婴幼儿和孕妇,患有糖尿病、高血压、冠心病、消化性溃疡、哮喘等基础疾病及伴有免疫缺陷病者均为重症登革热的高危人群。

4. **流行特征** 呈世界性分布,主要流行于北纬 25° 到南纬 25° 的热带和亚热带地区,尤其见于东南亚、太平洋岛屿和加勒比海地区,多由城市向农村蔓延。1989 年,我国将登革热纳入乙类传染病疫情管理,但尚无证据表明我国存在登革热地方性流行区。我国登革热疫情以输入性病例和本地感染病例两种形式流行,主要发生于海南省、广东省、广西壮族自治区、台湾地区等,已知 4 种血清型登革病毒均已在我国发现。登革热流行具有季节性,随伊蚊滋生,多发生于夏秋雨季。在广东省多为 5～11 月,海南省则多为 3～12 月。在地区性流行区有隔年发病率升高的趋势,但近年来周期表现常不规则。

【发病机制与病理改变】

1. **发病机制** 登革病毒经伊蚊叮咬侵入人体,在单核 - 吞噬细胞系统和毛细血管内皮细胞增殖后进入血液循环,形成第一次病毒血症。然后定位于单核吞噬细胞系统和淋巴组织中,在外周血单核细胞、组织中的巨噬细胞和肝脏的 Kupffer 细胞内复制到一定程度,再次进入血液循环,形成第二次病毒血症。同时,病毒抑制骨髓中白细胞和血小板生成,导致白细胞、血小板减少。

2. **病理改变** 病理生理改变表现为:肝、肾、心和脑的退行性变。心内膜、心包、胸膜、腹膜、胃肠黏膜、肌肉,皮肤及中枢神经系统不同程度的出血。皮疹活检见小血管内皮细胞肿胀、血管周围水肿及单核细胞浸润,瘀斑中广泛血管外溢血。蛛网膜下隙和脑实质灶性出血,脑水肿及软化。重症登革热的病理生理变化主要包括血管通透性增加和血浆外渗,导致多脏器损害及出血。血浆大量进入腔隙中,血液浓缩,血压下降,最终导致低血容量性休克。

【临床表现】

登革热是一种全身性疾病,临床表现复杂多样。潜伏期一般为 1～14d,多数为 5～9d。典型的登革热病程分为急性发热期、极期和恢复期三期,部分病人仅有发热期和恢复期。少数病人可发展为重症登革热这一严重类型。

1. **登革热**

(1)急性发热期:首发症状为发热,常急性起病,骤起高热,24h 内体温可达 40℃,持续 5～7d 恢复至正常体温。部分病例发热 3～5d 后体温降至正常,1d 后再度上升,称为马鞍热或双峰热。发热

Note:

过程可伴畏寒，头痛，眼眶、眼球后疼痛，全身肌肉、骨骼和关节疼痛，乏力，恶心，呕吐以及食欲缺乏、腹痛、腹泻或便秘等消化道症状，其中肌肉、骨痛可持续到热退后。起病早期脉搏加速，颜面潮红，结膜充血，浅表淋巴结肿大。而儿童病人起病较缓，体温较低，毒血症较轻，恢复相对较快。

病程第3～6d，在头面部、四肢及全身出现多样性皮疹，可为充血性皮疹或点状出血疹，麻疹样或猩红热样皮疹，多有痒感，多数不脱屑，持续3～4d消退。典型皮疹为四肢的针尖样出血点，或融合成片的红斑疹，其中可见有散在小片的正常皮肤，如红色海洋中的岛屿，简称"皮岛"样表现。也可出现不同程度的出血现象，如皮下或黏膜出血、注射部位瘀点瘀斑、牙龈出血、鼻出血及束臂试验阳性等。

（2）极期：通常出现在病程的第3～8d。部分病人可因毛细血管通透性增加导致明显的血浆渗漏，可出现腹部剧痛、持续呕吐、球结膜水肿、四肢渗漏征、胸腔积液和腹水等。严重者可发生休克及其他重要脏器损伤。血浆渗漏程度因人而异，实验室检查可表现为进行性白细胞减少以及血小板计数迅速降低、血细胞比容升高以及白蛋白下降等。其中，血细胞比容升高幅度常反映血浆渗漏的严重程度。随着休克加重和持续，发生代谢性酸中毒、多器官功能障碍和弥散性血管内凝血等。少数病人没有明显的血浆渗漏表现，但仍可出现皮下血肿、阴道出血、肉眼血尿等出血表现。严重病人还可出现脑炎、脑膜炎表现，急性肝衰竭、急性肾衰竭等多器官损害表现。

（3）恢复期：极期后2～3d，病情好转，胃肠道症状减轻，白细胞及血小板计数逐渐回升。部分病人可见针尖样出血点，多见于下肢，可有皮肤瘙痒。

2. 重症登革热 前驱期2～5d，具有典型登革热临床表现。在发热过程中或退热后病情突然恶化，可表现为皮肤湿冷、心动过速、脉搏细弱。部分病人发生消化道出血、颅内出血等严重出血。病情凶险，进展迅速，可于极期开始后24～48h内死亡。早期识别重症病例的预警指征包括：①退热后病情恶化或持续高热一周不退；②严重腹部疼痛；③持续呕吐；④胸闷、心悸；⑤昏睡或烦躁不安；⑥明显出血倾向；⑦少尿；⑧发病早期血小板快速下降；⑨血清白蛋白降低；⑩血细胞比容升高；⑪心律失常；⑫胸腔积液、腹水或胆囊壁增厚等。

3. 并发症 血管内溶血最为常见，发生率约为1%，多发生于G6-PD缺乏的病人。其他并发症包括精神异常、脑炎、心肌炎、尿毒症、急性肝损害肝衰竭、急性脊髓炎、二重感染、格林-巴利综合征及眼部病变等。

【实验室及其他检查】

1. 一般检查 白细胞总数减少，多数病例自早期开始下降，病程第4～5d降至最低点，白细胞分类计数以中性粒细胞下降为主，淋巴细胞增多，可见异型淋巴细胞。血小板计数减少，减少幅度与病情严重程度成正比，最低可降至10×10^9/L以下。束臂试验可呈阳性。血细胞比容升高提示血液浓缩。部分病人尿常规可见蛋白尿及血尿，可有管型出现。超半数病人氨基转移酶、乳酸脱氢酶升高，部分心肌酶、尿素氮和肌酐升高。可见纤维蛋白原减少，凝血酶原时间和部分凝血活酶时间延长，重症者凝血因子Ⅱ、Ⅴ、Ⅶ、Ⅸ和Ⅹ减少。

2. 血清学检查 可采集急性期及恢复期血液标本送检：

（1）登革病毒IgM抗体检测：应用IgM捕捉酶联免疫吸附试验、间接酶联免疫吸附试验检测IgM抗体，适用于登革热早期诊断。初次感染者可于发病后3～5d检出，发病2周后达到高峰并维持2～3个月。

（2）登革病毒IgG抗体检测：采用免疫荧光法检测IgG抗体。IgG抗体可于发病1周后检出并维持数年甚至终身。阳性结果说明受检者可能曾存在登革病毒感染，而发病1周内检出高水平特异性IgM抗体提示二次感染，可结合IgM/IgG抗体比值进行综合判断。

3. 病原学检查 应在病程急性期应用登革病毒核酸检测进行早期诊断，有条件可进行病毒分型和病毒分离：

（1）反转录聚合酶链反应：检测急性期血清，敏感性高于病毒分离，可用于早期快速诊断及血清型别鉴定，基因扩增产物可进一步进行序列测定和分析。

（2）TaqMan 探针法实时荧光聚合酶链式反应：定性或定量检测登革热病人早期血清中的登革病毒，具有灵敏、特异、快速、低污染的特点。

（3）病毒分离：将急性期病人血清接种于乳鼠脑内或 C6/36 白纹伊蚊细胞系，可分离出登革病毒，用于确诊存在登革病毒感染，经鉴定可确定病毒型别。

（4）酶联免疫法：用于登革热早期诊断，检测登革病毒特异性 NS1（Non-structural protein 1，NS1）抗原，阳性结果表示病人新近存在登革病毒感染。

4. 影像学检查　胸腹部 CT 检查可发现胸腔积液、心包积液、腹水，部分病人有间质肺炎表现。X 线检查可有心脏扩大。腹部 B 超可发现腹水及肝脾大，胆囊壁增厚；头颅 CT 和磁共振可发现脑水肿、颅内出血等。

【诊断要点】

登革热临床表现多样，诊断时应注意与肾病综合征出血热等发热伴出血疾病、荨麻疹、斑疹伤寒、猩红热等发热伴皮疹疾病以及血液系统疾病、中枢神经系统疾病等相鉴别。根据流行地区、流行季节，短期内出现大量发热病人等流行病学资料，急性起病、高热、全身骨、肌肉疼痛、皮疹、出血等临床特征，实验室检查见白细胞及血小板减少可诊断本病。登革病毒 IgM 抗体、NS1 抗原、双份血清检查恢复期抗体效价有 4 倍升高或登革病毒核酸阳性可确诊本病。

重症登革热的诊断标准：在登革热诊断标准基础上出现下列严重表现之一者：①严重出血：皮下血肿，肉眼血尿，咯血，消化道出血、阴道出血及颅内出血等；②休克：心动过速、肢端湿冷、毛细血管充盈时间延长 >3s、脉搏细弱或测不到、脉压减小，血压下降（<90/60mmHg，或较基础血压下降 20%）或血压测不到等。此种类型称为登革休克综合征；③严重器官损伤：急性呼吸窘迫综合征或呼吸衰竭，急性心肌炎或急性心力衰竭，急性肝损伤，急性肾功能不全，脑病或脑炎等重要脏器损伤。

【治疗要点】

目前登革热尚无特效抗病毒治疗药物，主要采取一般处理与对症支持治疗措施。治疗原则为早发现、早诊断、早隔离、早治疗。

1. 一般处理

（1）急性期卧床休息，清淡流质或半流质饮食。

（2）监测神志、生命体征、液体入量、尿量，血常规、肝肾功能、心肌酶及重症预警指征等。

（3）重型病人注意口腔与皮肤清洁，保持粪便通畅。

2. 对症治疗

（1）退热：高热者以物理降温为主，可采用温水擦浴。慎用止痛退热药物，以防诱发急性血管内溶血或加重胃炎及消化道出血。高热病人不能耐受时可给予乙酰氨基酚治疗，毒血症状严重者可短期使用小剂量肾上腺皮质激素，如泼尼松 5mg，口服，每天 3 次。

（2）补液：出汗较多、呕吐或腹泻者，根据病人脱水程度给予补液治疗。以口服补液为主，恶心、厌食者可采取少量多次的方式口服补液，口服补液盐、果汁或汤汁可避免电解质失衡。非必要时不滥用静脉补液，以防诱发脑水肿。对频繁呕吐、进食困难或血压低的病人，可予等渗液如 0.9% 氯化钠注射液等输注。

（3）镇静止痛：可予地西泮等对症处理。

（4）根据病人意愿给予中医辨证治疗：发热期以清热化湿，解毒透邪为治法，方剂有甘露消毒丹、达原饮等加减；极期根据临床表现不同，治法有解毒化瘀、清营凉血，温阳、益气、摄血等，方剂分别为清瘟败毒饮加减，附子理中汤合黄土汤加减；恢复期治法为清热化湿，健脾和胃，可服用竹叶石膏汤合生脉饮。

3. 重症登革热的治疗 在采取上述一般处理措施的同时，重症病人还应对电解质进行动态监测，有条件时同时监测乳酸水平。对出现严重血浆渗漏、休克、呼吸窘迫综合征、严重出血或其他重要脏器功能障碍者应积极采取相应的治疗措施。

（1）补液原则：以维持良好的器官灌注为原则，根据病人血细胞比容、血小板、电解质、尿量及血流动力学情况动态调整补液种类和液体入量。可给予平衡盐等晶体液，渗出严重者及时补充白蛋白等胶体液。尿量约达 0.5ml/（kg•h）时，应逐步控制并减少静脉补液量。

（2）抗休克治疗：合理补液可以减少休克的发生，早期补液可能减轻疾病的严重程度。因此，出现休克时应尽快进行液体复苏治疗，初始液体复苏以等渗晶体液为主，对初始液体复苏无反应的休克或更严重的休克可加用胶体溶液。同时，积极纠正酸碱失衡。液体复苏治疗无法维持血压时，应使用血管活性药物；严重出血引起休克时，应及时输注红细胞或全血等。有条件可进行血流动力学监测以指导治疗。

（3）出血的预防和治疗

1）根据已明确的出血部位进行治疗。严重鼻出血者给予局部止血。胃肠道出血者给予制酸药。慎用有创检查或肌内注射以免发生出血风险，尽量避免插胃管、尿管等侵入性操作。

2）严重出血伴血红蛋白低于 7g/L 者，根据病情及时输注红细胞。

3）严重出血伴血小板计数低于 30×10^9/L 者，可输注血小板。

（4）重要脏器损害的治疗：在循环支持治疗及出血治疗的同时，重视其他器官功能状态的监测，预防并及时治疗相关并发症。

1）急性心肌炎和急性心功能衰竭：卧床休息，持续低中流量吸氧，限制静脉输液量及输注速度，保持大便通畅。根据病情给予抗心律失常、利尿等处理。

2）脑病：降温、持续低中流量吸氧，控制静脉输液量和输注速度。减轻脑水肿，若出现中枢性呼吸衰竭及时给予辅助通气支持治疗。

3）急性肾功能衰竭：及时予以血液净化治疗。

4）肝衰竭：按肝衰竭常规处理。

【隔离】

对诊断为登革热的病人执行虫媒隔离措施，自发病 5d 内隔离治疗，病程超过 5d，并且症状缓解、退热 24h 以上可解除。医院隔离病房周围立即杀灭成蚊，医务人员需穿着长袖衣裤，隔离病房及医护办公区域应安装纱门和纱窗等，以预防蚊虫叮咬。

【护理】

（一）护理评估

1. 病史

（1）流行病学资料：评估发病季节，如是否为夏秋季节，是否降雨；是否散发或当地有无登革热暴发流行；是否到过登革热流行区，是否接触来自登革热流行区者；病人的个人卫生及生活环境，如居住地及生活区域内是否存在伊蚊等；有无蚊虫叮咬史，既往登革热病史，是否进行过登革热病毒疫苗的预防接种。

（2）起病经过：如发病前是否被蚊虫叮咬，起病时间、急缓与病情进展等。了解患病后采取了哪些处理措施、治疗手段及其效果如何。

（3）心理 - 社会状况：登革热起病急骤，自觉症状重且具有传染性，重型或重症登革热病人易并发休克或大出血等危象，病人及家属多有紧张、恐惧等不良情绪，甚至发生焦虑、应激障碍等心理问

Note:

题,对治疗与预后不利。应对病人进行常规化、动态化、标准化、个体化的心理评估,筛查心理问题并及时干预。了解其社会支持情况,鼓励其表达心中的负担。

2. 身体评估

(1)生命体征:了解体温变化范围、发热持续时间、伴随症状和热型;脉搏有无脉率异常、节律异常、强弱异常。是否存在低血压、呼吸节律及深度异常、呼吸困难等。

(2)意识状态:评估病人神志是否清醒,有无嗜睡、谵妄或异常行为等。

(3)皮肤及黏膜:询问皮疹出现的时间,评估其分布范围、部位、数量、形态、颜色、大小等,评估有无瘀点、瘀斑、牙龈出血、皮下血肿等。

3. 实验室及其他检查

(1)血常规检查:是否存在白细胞及血小板减少。

(2)病原学检测:NS1抗原或登革病毒核酸是否阳性。

(3)血清学试验:登革病毒IgM抗体、双份血清检查恢复期抗体效价是否有效升高。

(二)常用护理诊断/问题

1. 体温过高　与登革病毒感染有关。

2. 组织完整性受损　与登革病毒感染导致皮肤黏膜损伤、毛细血管炎症有关。

3. 体液不足　与高热、多汗、血管通透性增加致血浆外渗等有关。

4. 潜在并发症:出血。

(三)护理目标

1. 病人了解本病发热特征,配合物理降温与相关治疗。体温能得到控制,逐渐恢复正常。

2. 病人皮疹消退,受损组织恢复正常,未发生继发感染。

3. 能保证机体所需水分、电解质及热量的摄入。

4. 病人了解本病出血特征,主动避免诱因,不发生出血或出血能被及时发现,并得到有效处理。

(四)护理措施及依据

1. 体温过高　发热一般护理措施请参照第一章总论第十节发热护理措施。

此外,密切观察病人感染相关症状、体征及其变化,协助医生做好标本采集及送检工作,尽量采集病人急性期和恢复期双份血清,标本在4℃保存,并于24h内送检。遵医嘱应用降温方法,注意登革热病人以物理降温为主。有出血倾向或全身多部位皮疹者除禁用酒精擦浴外应慎用退热剂,以防诱发或加重出血。遵医嘱正确配制和输注对症治疗药物,观察和预防不良反应的发生。

2. 组织完整性受损　发疹的一般护理措施请参照第一章总论第十节发疹护理措施。注意皮疹消退后可能出现皮肤干燥,可涂抹液体石蜡润滑局部皮肤。皮肤结痂后让其自行脱落,勿强行撕脱,翘起的痂皮可用消毒剪刀剪去。

3. 体液不足

(1)密切观察病情变化,警惕出血性休克或登革休克征。在上述病情观察的基础上,注意记录24h出入量,监测水、电解质平衡情况,观察病人有无软弱无力、口渴、尿量减少等失水征象。呕吐者记录呕吐次数,观察呕吐物的性质、量、颜色和气味。饮食护理见相关内容。

(2)对症护理:防止发热病人在降温过程中脱水,注意事项见相关内容。大量出汗或腹泻病人应尽可能口服补液,呕吐频繁、不能进食或潜在血容量不足者,可静脉补液。注意补液速度与液体入量,防止脑水肿。

4. 潜在并发症:出血

(1)观察出血征象,监测出血情况:及时发现出血、重症出血及其先兆征象,明确病人出血部位、主要表现形式及发展或消退情况。动态监测心率、血压,观察有无皮肤黏膜瘀点、瘀斑,鼻出血、牙龈出血、注射部位出血、便血、尿血等,结合实验室检查及其他辅助检查结果,如血小板明显下降等,及时做出临床判断,采取护理措施并配合救治。

（2）预防出血：做好饮食与休息指导，避免增加出血危险或加重出血的行为。严重出血或血小板计数低于 $20×10^9$g/L 时，必须绝对卧床休息，协助做好生活护理。保持大便通畅，便秘者酌情使用开塞露或缓泻剂，以防用力排便致腹压骤增诱发内脏出血，甚至颅内出血。针对可能发生出血的部位，还应注意：

1）防止鼻黏膜干燥，勿用力擤鼻，用手抠鼻痂。避免揉搓眼睛。

2）使用软毛牙刷，忌用牙签剔牙；避免进食带尖硬骨头、粗糙、带刺、坚硬、煎炸的食物。

3）保证充足的睡眠，避免情绪激动、剧烈咳嗽和屏气用力。

（3）出血护理，配合救治：有出血倾向者，遵医嘱使用卡巴克络、酚磺乙胺、维生素 K 等止血药物。病人大量出血时，遵医嘱正确输注血液制品，多采用红细胞、血小板、白蛋白等成分输血。不宜输入全血，以免加重血液浓缩。输注前必须认真查对，输注过程要注意观察病人有无输血反应。根据出血部位，采取对应护理措施。如少量鼻出血时，可用棉球或吸收性明胶海绵填塞，无效者可用 0.1% 肾上腺素棉球或凝血酶棉球填塞，并局部冷敷。后鼻腔出血严重时，可配合医生行凡士林油纱条填塞术，术后注意保持黏膜湿润。病人被迫张口呼吸，应加强口腔护理，避免局部感染。

（4）心理支持与护理：耐心倾听，加强沟通，及时了解病人及家属的需求与担忧，并给予必要的解释与疏导。可分享治疗效果较好的病例，强调不良情绪对病情控制的不利影响，增强病人战胜疾病的信心，缓解恐惧与焦虑。营造良好的诊疗环境，建立互信的护患关系，促进家属、病友间的支持与帮助。当病人突发大出血时，护士应保持冷静、镇定，迅速通知医生并配合做好止血救治工作。及时清除血污，避免不良刺激。

（五）护理评价

1. 病人体温是否逐渐恢复正常，有无并发症发生。

2. 病人皮疹是否完全消退，有无继发感染发生。

3. 病人摄入水分、电解质及热量能否保障机体需要。

4. 病人是否积极采取预防措施避免出血发生，若发生出血，出血部位是否被及时发现并得到有效处理。

（六）其他护理诊断 / 问题

1. **有感染的危险**　与机体抵抗力下降、营养失调等因素有关。

2. **疼痛：全身骨骼、肌肉和关节痛**　与病毒血症、发热等有关。

3. **营养失调：低于机体需要量**　与感染消耗、高热、食欲缺乏、呕吐等有关。

4. **焦虑**　与急性起病，持续高热、频繁呕吐、剧烈腹痛、出血量大等有关。

5. **潜在并发症：**休克、急性血管内溶血。

【健康指导】

1. **疾病预防指导**　做好登革热疫情和病媒的监测预报工作，宣传疾病相关知识，指导群众了解疾病传播过程、致病原因、临床表现，发现症状及早就诊，尽量做到早发现，早诊断，及时隔离治疗。加强国境卫生检疫，对来自疫情的人员进行 15d 医学观察。防蚊灭蚊是预防本病的根本措施，一般以杀灭成蚊为主。有登革热发生或流行时，应对疫点、疫区的室内、室外进行紧急成蚊灭杀，尤其做好疫区内医院和学校范围内的灭蚊工作。在灭蚊同时，实行翻盆倒罐、填平洼地、清除积水、疏通沟渠、勤换家用水缸并加缸盖等措施消灭蚊媒滋生地，限期将疫点范围内布雷图指数降至 5 以下。

2. **保护易感人群**　2015 年 12 月，全球首个登记注册的登革热疫苗 CYC-T DV 在墨西哥推广应用，该疫苗目前已获得 20 个国家地区批准，应用于当地登革热流行区。此外，全球多个登革热疫苗处于研制与临床试验阶段，尚不能广泛使用。易感者应加强自我保护，登革热流行季节可擦涂昆虫驱避剂，佩戴驱蚊用品，室内喷洒驱蚊药，防止蚊虫叮咬。居室内用防蚊设施，如纱窗、纱门、蚊帐等。登革热流行期间应避免集会。

【预后】

登革热是一种自限性疾病,通常预后良好。影响预后的因素包括病人既往感染登革病毒史、年龄、基础疾病、并发症等。病死率约为 3/10 000,死亡病例多为重型,主要死因为重要器官功能衰竭。重症登革热病死率为 1%～5%,发生登革休克综合征者预后不良。

(邓　蓉)

思 考 题

1. 在护理登革热病人时,如何对重型病人进行早期识别与预警?
2. 如何在生活中做好登革热的预防控制?

URSING

第三章

细菌感染性疾病

03章 数字内容

第一节 伤 寒

知识目标:

1. 掌握伤寒的临床表现和护理措施。

2. 熟悉伤寒的治疗要点。

3. 了解伤寒的病原学。

能力目标:

1. 能根据病人的临床表现实施护理。

2. 能运用护理程序护理病人。

素质目标:

尊重病人,注意保护病人的隐私。

———————————————————— 导入情境与思考 ————————————————————————

王某,男性,48 岁。因高热、食欲缺乏、腹部不适、乏力 1 周入院。1 周前开始发热,午后达 39～40℃,伴有腹痛、腹胀、便秘,无恶心、呕吐,不思饮食,全身乏力。入院查体:体温 39.5℃,脉搏 78 次 /min,神志清楚,表情淡漠,重听;胸部有数个淡红色斑丘疹,压之褪色。心肺未见异常,肝肋下 1.5cm,剑突下 2cm,质软有轻压痛,脾肋下 2cm。血常规:WBC $3.5×10^9$/L,中性粒细胞占 58%,淋巴细胞占 36%,单核细胞占 6%,未见嗜酸细胞。入院时血培养阴性。肥达反应:TO 1∶160,TH 1∶80,PA 1∶20。入院后第七天复查肥达反应:TO 1∶640,TH 1∶640,PA 1∶20,PB 1∶20。

请思考:

1. 请根据病史信息做出诊断。并写出诊断依据。

2. 病人现处于什么期?主要护理措施有哪些?

3. 恢复期容易出现什么并发症?如何护理?

伤寒(typhoid fever)是由伤寒杆菌(Salmonella typhi)引起的急性传染病。有持续发热、表情淡漠、相对缓脉、神经系统中毒症状、玫瑰疹、肝脾大和白细胞减少等典型临床表现。主要病理改变为菌血症和毒血症所致的全身单核 - 吞噬细胞系统的增生性反应,回肠下段淋巴组织肿胀坏死和溃疡形成等病变最明显。肠出血和肠穿孔是主要的严重并发症。

【病原学】

伤寒杆菌属沙门菌属 D 群,菌体呈短杆状,革兰氏染色阴性。伤寒杆菌为需氧和兼性厌氧菌,在普通培养基中即可生长,但在含胆汁的碱性培养基中更易生长,因此在人体胆囊中易生长繁殖形成慢性带菌状态。

伤寒杆菌在自然界中抵抗力较强,能耐低温,在干燥的污物、水和食物中可存活 2～3 周,在粪便中可存活 1～2 个月,在冰冻环境可维持数月,在牛奶、鸡蛋和肉类中能生存繁殖。伤寒杆菌对阳光、热、干燥抵抗力差,阳光直射数小时死亡,加热至 60℃ 15min 或煮沸后即可杀灭。对一般常用化学消毒剂敏感,5% 苯酚 5min 即可杀灭,消毒饮用水含氯达 0.2～0.4mg/L 时可被迅速杀灭。

【流行病学】

1. **传染源** 为病人与带菌者,动物不感染本病。带菌者有以下几种:①潜伏期带菌者:伤寒病人在潜伏期末即可从粪便排菌;②暂时带菌者:病人以发病 2～4 周排菌量最多,传染性最强,至恢复期或病愈后排菌停止;③慢性带菌者:病人恢复期排菌 3 个月以上者;④健康带菌者:是指没有伤寒病史,但不断排出伤寒杆菌者。原有胆石症或慢性胆囊炎等胆道系统疾病的病人容易成为慢性带菌者,少数病人可成为终身排菌者(健康带菌者)。慢性带菌者因不易被发现,是引起伤寒不断传播或流行的主要传染源,有重要的流行病学意义。在流行地区,病患周围常有健康带菌者,对传播伤寒起着重要作用。

2. **传播途径** 通过消化道传播,亦称粪 - 口途径。伤寒杆菌随粪便排出体外,通过污染的水或食物、日常生活接触、苍蝇与蟑螂等机械性携带而传播。其中食物被污染是主要的传播途径。水源和食物污染可引起暴发流行。散发病例的主要传播方式是以日常生活接触传播,如污染的手接触食物和不良的卫生习惯等构成。苍蝇和蟑螂也是传播的媒介。

3. **人群易感性** 普遍易感,病后可产生持久免疫力,第二次发病者少见,仅有约 2% 的病人可再次发病。免疫水平与细胞免疫有关,而与血清中"O""H""Vi"抗体效价无关。伤寒与副伤寒甲、乙之间无交叉免疫力。预防接种后产生的抗体儿童的效果好于成人。

知 识 链 接

伤寒与副伤寒

伤寒是由肠沙门菌肠亚种伤寒血清型引起的急性传染病。副伤寒是由肠沙门菌肠亚种副伤寒甲或乙或丙血清型引起的一种和伤寒相似的疾病。副伤寒甲、乙的症状与伤寒相似,但一般病情较轻,病程较短,病死率较低。副伤寒丙的症状较为不同,可表现为轻型伤寒,急性胃肠炎或脓毒血症。伤寒和副伤寒可因水源和食物污染发生暴发流行。本病分布我国各地,常年散发,以夏秋季最多,发病以儿童、青壮年较多。

4. 流行特征 伤寒在世界各地均有发病,以热带、亚热带地区多见。全球每年有 1 300 万~1 700 万伤寒发病,60 万人死于伤寒。发展中国家,尤其是居住拥挤、供水系统和卫生条件较差的地区仍是一种常见的消化道传染病。发达国家由于建立了完善的卫生供水和污水处理系统,发病率维持在较低水平,主要以国际旅游为主。伤寒可发生于任何季节,但流行多在夏秋季节。散发为主,部分地区偶见暴发流行。儿童及青壮年发病率高,无明显性别差异。我国目前伤寒的发生大大减少,且呈逐年下降的趋势,2015—2016 年疾病监测报告显示全国报告的伤寒和副伤寒年均报告发病率为 0.83/10 万。

【发病机制与病理改变】

1. 发病机制 伤寒杆菌进入人体后是否发病取决于伤寒杆菌的数量、人体的免疫能力、菌株的致病性及内毒素等几个方面。一般伤寒杆菌摄入量在 10^5 以上才能引起发病,而胃酸分泌减少、口服碱性药物、胃动力异常、肠道菌群失调等胃肠道非特异性防御机制异常时有利于伤寒杆菌在肠道的定位和繁殖。

2. 病理改变 伤寒的主要病理特点是全身单核 - 吞噬细胞系统的增生性反应,如肠系膜淋巴结、肝和脾充血肿大,以回肠下段的集合淋巴结及孤立淋巴滤泡的病变最具特征性。病程第 1 周出现典型的"伤寒细胞"。伤寒细胞聚集成团,形成小结节,称为伤寒肉芽肿,具有病理诊断意义。病程第 3 周坏死组织脱落,形成溃疡,炎症侵蚀血管可导致肠出血,穿透肌层和浆膜层导致肠穿孔。玫瑰疹由局部充血、单核细胞浸润和细菌组成。

【临床表现】

潜伏期长短与感染细菌量及机体免疫状态有关,范围为 3~60d,一般为 10~14d。

1. 典型伤寒(普通型) 临床经过分为 4 期,自然病程为 4~5 周。

(1)初期:为病程的第 1 周。发热是最早出现的症状。起病缓慢,发热前可有畏寒,但少有寒战,出汗不多。随着病情逐渐加重,体温呈阶梯形上升,5~7d 内达 39~40℃。可伴全身不适、头痛、乏力、四肢酸痛、食欲减退、腹部不适、咽痛、轻咳等症状。

(2)极期:为病程的第 2~3 周。出现伤寒特征性表现,肠出血、肠穿孔等并发症多在本期出现。

1)高热:呈持续高热,以稽留热型为主,少数呈弛张热型或不规则热型,热程较长,持续两周左右。

2)消化道症状:食欲下降、腹部不适、腹胀明显,多数病人有便秘,少数病人出现腹泻。因病变在回盲部,右下腹可有压痛。

3)神经系统症状:由内毒素引起,病人出现特殊的中毒面容,精神恍惚、表情淡漠、呆滞、反应迟钝,耳鸣、听力减退。重者可有谵妄、昏迷或脑膜刺激征等中毒性脑病表现。随着病情改善、体温下降而逐渐恢复。

4)循环系统症状:约 75% 病人有相对缓脉或重脉。相对缓脉指脉搏与发热不成比例上升,即体

Note:

温每增高 1℃，每分钟脉搏增加少于 15～20 次。并发中毒性心肌炎时，相对缓脉不显著。重脉指桡动脉触诊时，每一次脉搏感觉有两次搏动的现象。重症病人出现脉搏细速、血压下降、循环衰竭。

5）肝脾大：多数病人在病程 1 周末可有脾大，质软有压痛。部分病人有肝大，质软，可有压痛。若病人出现黄疸或肝功能明显异常时，提示并发中毒性肝炎。

6）玫瑰疹（rose spots）：病程第 7～14d，部分病人在前胸、腹部、上肢伸面、肩背等部位的皮肤分批出现直径 2～4mm 淡红色小斑丘疹，称为玫瑰疹，压之褪色，多在 10 个以下，2～4d 内消退。

7）其他：高热期间，可有蛋白尿，后期可有水晶型汗疹（白痱）、消瘦及脱发。

（3）缓解期：为病程第 3～4 周。体温逐渐下降，各种症状逐渐减轻，肿大的肝脾开始回缩。由于本期病人食欲好转，但肠道病理改变仍处于溃疡期，如果饮食不当，因此仍可能出现各种肠道并发症。

（4）恢复期：为病程第 4～5 周。体温恢复正常，临床症状消失，食欲好转，需 1 个月左右完全康复。体弱、原有慢性疾病或出现并发症者，病程往往较长。

以上为典型伤寒的自然发展过程。由于推行计划免疫接种，且多数病人能够得到及时诊断和治疗，目前这种典型病人已不多见。

2. 其他临床类型　除上述典型表现外，伤寒可有轻型、暴发型、迁延型、逍遥型、顿挫型及小儿和老年型等多种临床类型。

（1）轻型：多见于儿童、发病初期使用有效抗菌药物、曾接受过伤寒疫苗接种的病人。临床特征不典型，全身毒血症状轻，病程短，1～3 周即可恢复正常。

（2）迁延型：普通型病人由于机体抵抗力低下，发热持续时间可延长至 5 周以上或数月之久，发热呈弛张热或间歇热型，肝脾大明显。常发生于原有消化系统基础疾病的病人，如慢性乙型肝炎、胆道结石或慢性血吸虫病等。

（3）逍遥型：初期症状不明显，病人正常工作和生活，部分病人以肠穿孔和肠出血为首发症状。

一些特殊临床背景下伤寒具有其特点。如老年伤寒通常发热不高，但出汗多时易虚脱。由于大多数合并有慢性基础疾病，可并发支气管肺炎和心力衰竭。老人记忆力减退，病程迁延，恢复慢，病死率高。

3. 复发和再燃　少数病人热退后 1～3 周，临床症状再现，血培养再度阳性，称为复发。复发与胆囊或单核吞噬细胞系统中潜伏的病菌大量繁殖，再度侵入血循环有关，见于抗菌治疗不彻底、机体抵抗力低下的病人。复发时一般症状较轻，病程短，并发症少。部分缓解期病人体温下降还未恢复正常时，又重新上升，血培养阳性，持续 5～7d 后退热，称为再燃。再燃时症状加剧，可能与抗菌治疗不当，菌血症仍未被完全控制有关。

4. 并发症

（1）肠出血：是伤寒较常见的肠道并发症，多发生于病程第 2～3 周。可有粪便隐血至大量便血，发生率为 2%～15%。大出血时，体温骤降后很快回升，脉搏增快，伴头晕、面色苍白、烦躁、出冷汗、血压下降等休克表现。

（2）肠穿孔：是最严重的并发症，多见于病程第 2～3 周，发生率为 1%～4%，好发回肠末段。穿孔前常有腹胀、腹泻或肠出血等先兆，穿孔时病人突感右下腹剧痛，伴恶心、呕吐、冷汗、脉搏细速、呼吸急促、体温与血压下降，经 1～2h 后体温又迅速回升，并出现腹膜刺激征等。X 线检查膈下有游离气体。

（3）其他并发症：在伤寒病程中还可发生中毒性肝炎、中毒性心肌炎、支气管炎和肺炎、急性胆囊炎、血栓性静脉炎等，溶血性尿毒综合征近年有增加趋势。

【实验室及其他检查】

1. 一般检查

（1）血常规检查：血白细胞数减少，一般在（3～5）×10⁹/L，中性粒细胞减少，嗜酸性粒细胞减少或消失,随病情好转逐渐恢复正常,复发时可再度减少或消失,对伤寒的诊断与病情评估有一定参考价值。血小板计数如果出现突然下降,提示出现溶血性尿毒症综合征或弥散性血管内溶血。

(2)尿常规检查:于第 2 周开始出现轻度蛋白尿和少量管型。

(3)粪便检查:在腹泻病人可见少量白细胞,并发肠出血时粪便隐血试验可为阳性。

(4)骨髓涂片可见伤寒细胞。

2. 细菌学检查   血培养是最常用的确诊方法。发病第 1~2 周血培养阳性率可达 80%~90%,以后逐渐下降,复发时再度阳性。骨髓培养阳性率高于血培养,阳性持续时间长,对已用抗生素治疗、血培养阴性的病人尤为适用。粪便培养在发病第 3~4 周阳性率最高,但对早期诊断价值不高,常用于判断病人带菌情况。尿培养早期常为阴性,第 3~4 周可有 25% 的阳性率,但需注意粪便是否有污染。十二指肠胆汁引流培养不作为常规,适用于慢性带菌者。玫瑰疹刮取液培养亦可获伤寒杆菌,但不作为常规。

3. 免疫学检查

(1)肥达试验(Widal test):又称肥达反应,是伤寒杆菌血清凝集反应。其原理为应用伤寒杆菌"O"抗原和"H"抗原,通过凝集法测定病人血清中相应抗体的凝集效价,对伤寒有辅助诊断价值。伤寒抗体通常在病后 1 周左右出现,第 3~4 周阳性率可达 70% 以上,效价亦较高,并可维持数月。"O"抗体效价在 1∶80 及"H"抗体效价在 1∶160 或以上时,可确定为阳性,有辅助诊断价值。相隔 1 周双份血清抗体效价上升 4 倍以上有助于确定诊断。要进行动态监测,5~7d 复查一次,效价逐渐升高,辅助诊断意义增大。"Vi"抗体的检测可用于慢性带菌者的调查,有高水平的"Vi"抗体的,且持久存在,效价在 1∶40 以上有意义。

(2)其他免疫学试验:报道较多的如对流免疫电泳(CIE)、间接血凝试验(IHA)、酶联免疫吸附试验、PCR 等,主要检测伤寒杆菌 IgM、IgG 以及核酸。以上各种检测技术是近年来发展的一些新技术,特异性、敏感性、重复性还有待进一步评价。

【诊断要点】

根据流行病学资料、临床症状和体征、实验室检查结果等做出临床诊断,但确诊伤寒应以检出致病菌为依据。

1. 临床诊断标准   伤寒流行季节和地区,有伤寒接触史,持续高热(39~41℃)1~2 周,并出现特殊中毒面容、相对缓脉、玫瑰疹、肝脾大、外周血白细胞计数低下、嗜酸性粒细胞减少或消失、骨髓涂片有伤寒细胞,临床可诊断为伤寒。有并发肠出血和肠穿孔者更有助于诊断。

2. 确诊标准   疑似病例从血、骨髓、尿、粪便或玫瑰疹刮取物标本中分离到伤寒杆菌即可确诊;早期以血培养为主,后期可以做骨髓培养。血清特异性抗体阳性、肥达试验的"O"抗体凝集效价≥1∶80、"H"抗体凝集效价≥1∶160 以及恢复期效价增高 4 倍以上,有助于诊断。

【治疗要点】

1. 病原治疗

(1)第三代喹诺酮类药物:是目前治疗伤寒的首选药物,具有抗菌谱广、杀菌作用强、细菌对其产生突变耐药的发生率低、体内分布广、组织体液中药物浓度高以及口服制剂使用方便等优点。但因其影响骨骼发育,孕妇、儿童、哺乳期妇女慎用。常用药物有左旋氧氟沙星、氧氟沙星、环丙沙星、诺氟沙星等。左氧氟沙星用法:成人每次 0.2~0.4g,每天 2~3 次,口服,疗程 14d。

(2)第三代头孢菌素:第三代头孢菌素在体外有强大的抗伤寒杆菌作用,临床应用效果良好。但因需要静脉给药,且价格昂贵,除儿童和孕妇外一般不作为首选药。可选用头孢噻肟、头孢哌酮、头孢他啶、头孢曲松等。

2. 对症治疗   有严重毒血症状者,可在适量、有效抗生素治疗同时,加用糖皮质激素。兴奋、躁狂者可用镇静剂。

3. 慢性带菌者治疗　可选择氧氟沙星每次 0.2g,口服,每天 2 次;或环丙沙星每次 0.5g,口服,每天 2 次,疗程 4～6 周。氨苄西林每天 4～6g,静脉滴注,或阿莫西林每次 0.5g,口服,每天 4 次,疗程 4～6 周。

4. 并发症治疗

(1)肠出血:禁食,绝对卧床休息,注射镇静剂及止血剂。大出血者酌情多次输新鲜血,注意水、电解质平衡。大量出血经内科积极治疗无效时,可考虑手术处理。

(2)肠穿孔:禁食,胃肠减压,加用对肠道菌敏感的抗菌药物,以加强腹膜炎的控制,视病人具体情况,尽快手术治疗。

【隔离】

对病人和带菌者执行接触隔离措施。至体温正常后 15d 或间隔 5～7d 粪便培养 1 次,连续 2 次阴性,方可解除隔离。接触者应医学观察 2 周,发热者应立即隔离。隔离期间注意心理护理。出院前做好终末消毒,病人的粪便、尿、便器、食具、衣物等消毒处理。

【护理】

(一)护理评估

1. 病史

(1)流行病学特点:评估发病季节,如是否为夏秋季节;是否散发或当地是否有伤寒暴发流行;是否到过伤寒流行区,有无与伤寒病人接触史;病人的饮食、饮水、个人卫生及生活环境,有无接触过污染的水源或食物等;既往伤寒病史、是否接种过伤寒疫苗。

(2)患病及治疗经过:病人的起病经过,如发病前是否饮用不洁生水、井水、摄入不洁饮食或于食堂、摊点等处就餐,起病时间、主要症状及其特点、病情的进展情况,目前一般状况等。询问病人的食欲与摄入量,记录每天排便情况,有无便秘或腹泻、便血,有无腹胀、腹痛及其部位、性质、程度。患病后经过何种处理、服药情况及其效果如何。

(3)心理 - 社会状况:伤寒具有传染性,需隔离治疗和控制饮食等特殊治疗,病人和家属往往对本病认识不足,容易引起病人和家属的心理、情绪以及行为上的一些变化。因此需要评估病人有无抑郁、悲观、孤独、无助、困惑、焦虑、恐惧等心理反应,对住院隔离治疗的认识及适应情况。患病后对家庭、生活、工作、经济等的影响,社会支持系统的作用,如家属对伤寒知识的了解程度、对病人的心理支持等。

2. 身体评估

(1)生命体征:监测生命体征,如体温、脉搏、呼吸、血压、面色、神志状态,必要时监测脉搏血氧饱和度。了解体温上升、下降特点、发热程度、热型及持续时间。注意有无相对缓脉、重脉或脉搏细速及血压下降等。

(2)神经精神状态:注意病人意识状态的改变,如有无表情淡漠、反应迟钝,神志恍惚,甚至谵妄、昏迷等。评估听力是否减退或重听、耳鸣。有无脑膜刺激征,以及上述症状与体温升降的关系。

(3)皮肤黏膜:询问皮疹出现的时间,评估发疹的部位、数目、分布情况,形态、颜色、大小、压之是否褪色,有无皮肤黏膜黄染,有无白痱及脱发现象。

(4)腹部情况:评估有无腹胀、腹部不适;右下腹部有无压痛,其性质、程度,有无腹膜刺激征。触诊判断肝、脾有无肿大、质地、压痛等,及出现的时间。

3. 实验室及其他检查

(1)血常规检查:是否有白细胞计数减少及嗜酸性粒细胞减少或消失。

(2)细菌培养及药敏试验:是否找到伤寒杆菌及敏感抗生素。

Note:

（3）血清肥达试验：抗体效价是否升高。

（4）其他免疫学试验：是否为阳性结果。

（二）常用护理诊断/问题

1. 体温过高　　与伤寒杆菌感染、释放大量内源性致热原有关。

2. 营养失调：低于机体需要量　　与高热、食欲缺乏、腹胀、腹泻有关。

3. 腹泻　　与内毒素释放致肠道功能紊乱有关。

4. 便秘　　与中毒性肠麻痹、低钾、长期卧床等有关。

5. 潜在并发症：肠出血、肠穿孔。

（三）护理目标

1. 病人能说出本病发热特点，配合治疗，体温逐渐降至正常范围。

2. 病人能说出营养失调发生的原因和饮食管理对本病的重要性，切实执行各项饮食措施，营养状况逐步改善。

3. 病人能列举改善腹泻的方法。

4. 病人能说出并实践改变便秘的方法。

5. 病人能列举主要并发症，并能识别主要早期征象，主动避免诱因，配合治疗、护理，住院期间无肠出血、肠穿孔发生。

（四）护理措施及依据

1. 体温过高　　观察发热程度及持续时间，体温的升降特点，如体温阶梯样上升和下降，判断热型，如是否为稽留热型，为诊断提供依据。注意识别再燃和复发。病情观察的重点除体温外，还应观察有无相对缓脉、重脉等现象。应用擦浴等物理降温方法时，应注意擦浴时避免在腹部加压用力，以免引起肠出血或肠穿孔。发热期间病人必须卧床休息至热退后1周，以减少热量和营养物质的消耗，同时减少肠蠕动，避免肠道并发症的发生。因此鼓励病人少量、多次饮水，避免一次大量饮水造成肠道内压力过大，导致肠出血或肠穿孔的发生。其余护理措施见第一章发热的护理。

2. 营养失调：低于机体需要量

（1）说明饮食控制重要性：在疾病进展期，尤其是发病的第2～3周，进食生、冷、硬、粗、刺激性强、产气、多渣的食物或进食过饱等，易诱发肠道并发症。故应向病人及家属说明饮食控制的重要性，使病人及家属主动配合饮食管理，严格控制饮食。

（2）饮食原则：极期病人应给予营养丰富、清淡的流质饮食，少量多餐，避免过饱。有肠出血时应禁食，静脉补充营养。缓解期，可给予易消化的高热量、高蛋白、高维生素、少渣或无渣的流质或半流饮食，避免刺激性和产气的食物，并观察进食后胃肠道反应。热退后2周病人食欲好转，可由流质、半流质少渣饮食逐渐恢复至正常软食，但此时仍可能发生肠道并发症，应节制饮食，密切观察进食后反应。腹胀者给予少糖低脂食物，禁食牛奶，注意补充钾盐。

（3）营养状况监测：定期监测体重、血红蛋白、血清蛋白的变化。

3. 便秘　　嘱便秘病人在排便时切忌过分用力，必要时用生理盐水200～300ml低压灌肠，忌用泻药。由于便秘可引起病人腹胀，缓解腹胀除调节饮食外，如减少或停止易产气食物的摄入，还可用松节油腹部热敷、肛管排气，但禁用新斯的明，因新斯的明可引起剧烈肠蠕动，诱发肠出血或肠穿孔。

4. 腹泻　　注意评估腹泻次数，粪便的颜色、性状、量，持续时间，有无便血，注意检查大便隐血。遵医嘱补液，监测水、电解质、酸碱平衡状况。注意排泄物的处理。执行接触隔离措施：尤其预防经消化道途径的传播，病人的排泄物和分泌物以4∶1的漂白粉和等量的生石灰搅拌，静置2h。隔离期间注意病人的心理反应，减轻病人焦虑、孤独的情绪反应。鼓励家属探视，保持对病人的关心、照顾，维持对病人的心理支持和社会支持。

5. 潜在并发症：肠出血、肠穿孔

（1）避免诱因：常见诱因包括病程中过早、过多下床活动或随意用力起床、过量饮食、饮食中含

固体及纤维渣滓较多、用力排便时、腹胀、腹泻、治疗性灌肠或用药不当等。

（2）观察并发症的征象：密切监测生命体征，及早识别肠道并发症的征象，血压下降、脉搏增快、体温下降、出冷汗、肠蠕动增快、便血提示肠出血征兆。小量出血时粪隐血试验阳性或粪便呈深褐色，中等量出血时粪便呈柏油样，大量出血时呈血便，严重时呈休克状态。病人突发右下腹剧痛，伴有恶心、呕吐、面色苍白、体温和血压下降、腹肌紧张等提示有肠穿孔的可能。发现异常时，及时通知医生并配合处理。部分病人可能以急腹症症状为首发表现，注意及时识别。

（3）肠出血和肠穿孔的护理：肠出血病人应绝对卧床休息，保持安静，必要时给镇静剂。出血时禁食，遵医嘱静脉输液，给予止血药物，应严禁灌肠治疗。肠穿孔时给予胃肠减压，并积极准备手术治疗。

（五）护理评价

1. 病人体温是否逐渐降至正常范围。

2. 病人是否执行各项饮食措施，营养状况得到逐步改善。

3. 病人能否列举出改善腹泻的方法。

4. 病人能否说出并实践改变便秘的方法。

5. 病人能否主动避免诱因，是否预防了肠出血、肠穿孔等并发症的发生。

（六）其他护理诊断/问题

潜在并发症：中毒性心肌炎、肺炎、中毒性肝炎、胆囊炎。

【健康指导】

1. **疾病预防指导**　加强公共饮食卫生管理、水源保护和粪便管理，注意个人卫生，消灭苍蝇、蟑螂，搞好"三管一灭"。

2. **保护易感人群**　高危人群应定期普查、普治。与带菌者一起生活，或进入伤寒流行区之前，可以接受伤寒疫苗注射以增加对伤寒的抵抗力，或应急性的预防服药，可用复方新诺明 2 片，每天 2 次，服用 3～5d。重点人群可注射伤寒 Vi 菌苗。注射后 90% 的人可产生抗体，完全保护率为 60%～70%。

3. **疾病知识指导**　教育病人养成良好的卫生与饮食习惯，坚持饭前、便后洗手，不饮生水，不吃不洁食物等。伤寒的恢复过程很慢，痊愈后仍需检查其粪便，以防止成为带菌者，若有发热等不适，应及时随访，以防止复发。若粪便或尿液培养呈阳性持续 1 年或 1 年以上者，不可从事饮食服务业，且仍需用抗生素治疗。对居家治疗的居所和临时隔离治疗点被污染的厕所、地面、食具、衣物、用品等实施随时消毒，对可能污染的物品可使用煮沸、焚烧、阳光照射、消毒灵浸泡等方法消毒，病人排泄的粪、尿等要严格消毒。

【预后】

婴幼儿、老年人预后较差，并发肠穿孔、肠出血、心肌炎者病死率较高。儿童、接受过预防接种者预后较好。

（张　清）

思 考 题

1. 在护理伤寒病人时，如何识别肠穿孔和肠出血？

2. 如何在生活中做好伤寒的预防控制？

Note：

第二节　细菌性食物中毒

学习目标

● 知识目标：

1. 掌握细菌性食物中毒的临床表现及护理措施。

2. 熟悉细菌性食物中毒的治疗要点。

3. 了解细菌性食物中毒的病原学、流行病学、发病机制与病理改变等。

● 能力目标：

1. 能根据病人的临床表现实施护理。

2. 能运用护理程序护理病人。

● 素质目标：

具有尊重理解病人的能力。

导入情境与思考

某饭店300多人共进晚餐，进食卤虾后，100多人同时发病，其中17例病人送至某医院。所有病人均于次晨4～5时起陆续开始腹部不适、腹痛、腹泻，2/3病人恶心，1/3病人呕吐。腹泻不重，共1～4次。稀便，少数病人稀便带黏液，呕吐1～2次，为胃内容物。约有半数病人发热，均为低热及中度热，无高热者。

体检：一般情况均较好，均能步入病房，有1例发热病人皮肤明显潮红，另1例有荨麻疹。病人心肺正常。腹部检查所有病人有脐周或下腹部压痛。

辅助检查：多数病人为稀便，1/3病人稀便带黏液。显微镜下多数病人粪便无炎症细胞，1/3病人镜下 WBC≥5/HP，一例病人 WBC≥15/HP。

请思考：

1. 请根据病史信息，做病情分析。并写出判断依据。

2. 病人主要护理措施有哪些？

细菌性食物中毒（bacterial food poisoning）系指因摄入细菌性中毒食品（被致病菌或其毒素污染的食品）引起的食物中毒。根据临床表现的不同，又分为胃肠型食物中毒和神经型食物中毒。胃肠型食物中毒多发生于夏季，潜伏期短，常集体发病，临床上以恶心、呕吐、腹痛、腹泻等胃肠炎表现为主要特征；神经型食物中毒（botulism）是因进食含有肉毒梭状芽孢杆菌（简称肉毒杆菌）外毒素的食物而引发的中毒性疾病（又称肉毒中毒），临床上以眼肌和咽肌麻痹等中枢神经症状为主要表现，若抢救不及时，病死率较高。

【病原学】

（一）胃肠型食物中毒

1. **沙门菌**　是革兰氏阴性杆菌，在自然环境中抵抗力较强，在水、牛奶、蛋及肉类食品中可存活数月，在适宜的温度下（22～30℃）能在食物中大量繁殖。不耐热，60℃ 25～30min 可将其灭活，煮沸则立即死亡。此菌广泛存在于猪、牛、鸡、鸭等家禽的肠道中，动物内脏、肌肉、乳、蛋等极易受到污染，是引起胃肠型食物中毒最常见的病原菌之一，其中以猪霍乱沙门菌、鼠伤寒沙门菌、鸭沙门菌等较为常见。

Note：

2. 副溶血性弧菌 是革兰氏阴性的荚膜杆菌，为多形态杆菌。菌体一端有单根鞭毛，运动活泼。本菌嗜盐生长，广泛存在于海水中，偶尔亦存在于淡水。该菌在不含盐的培养基上，生长很差或不能生长，含氯化钠率为 3%～4% 是其最适宜的培养基。最适宜的温度为 37℃，pH 为 7.7。副溶血弧菌对酸较敏感，当 pH<6 时，即不能生长，在普通食醋中 3min 即死亡。本菌不耐热，56℃时 5～10min 即可死亡；室温下自来水中，1d 内死亡；河水、塘水、井水中不超过 2d 即死亡；但在海水中 47d 后仍可存活。本菌对常用消毒剂抵抗力很弱，可被低浓度的酚和煤酚皂溶液杀灭。在含甘露醇及 7% 氯化钠的血琼脂上本菌能溶解人或兔的红细胞，被称为神奈川现象阳性。

3. 变形杆菌 是革兰氏阴性杆菌，呈多形性，无芽孢，无荚膜，四周有鞭毛，运动活泼。

4. 金黄色葡萄球菌 简称金葡菌，是革兰氏阳性球菌。引起食物中毒的金葡菌只限于能产生肠毒素的菌株，包括 A、B、C_1、C_2、C_3、D、E 和 F 共 8 个血清型，以 A、D 型最常见。本菌广泛存在于外界环境，如人体的皮肤、鼻咽部黏膜、指甲下及各种皮肤化脓性感染灶内。此菌污染食物后，适宜温度下，如 37℃经 6～12h 可大量繁殖并产生肠毒素，是致病的主要原因。此毒素耐高温，煮沸 30min 仍能保持毒性并致病。

5. 蜡样芽孢杆菌 为一种需氧、有芽孢、革兰氏阳性粗大杆菌。芽孢体外抵抗力极强，能在 110℃存活 1～4d，并可分泌强烈的外毒素。此菌广泛存在于自然界，土壤、尘埃、水、草和腐物均可检出，也可存在于人、畜肠道中，随着粪便排出污染食物、炊具等，从而引起胃肠型食物中毒。

6. 大肠埃希菌 为革兰氏阴性短杆菌，是肠道正常存在的菌群，一般不致病。对外界抵抗力较强，在水和土壤中能存活数月。引起食物中毒的大肠埃希菌有下列几种类型：①产肠毒素大肠埃希菌，是导致发展中国家的婴幼儿和旅游者腹泻的重要原因；②致病性大肠埃希菌，是引起婴儿腹泻和大规模食物中毒的重要致病菌；③侵袭性大肠埃希菌，可累及成人和较大儿童，引起类似细菌性痢疾的症状；④出血性大肠埃希菌，表现为出血性肠炎。

7. 产气荚膜杆菌（魏氏杆菌） 为厌氧革兰氏阳性粗大芽孢杆菌，能分泌强烈的外毒素，毒素可分为 6 型，引起食物中毒的主要是 A 型，少数为 C 型。本菌在自然界分布较广，污水、垃圾、土壤、人和动物的粪便、昆虫以及食品等均可检出。致病食物由于存放较久或加热不足，细菌大量繁殖，产生毒素引起中毒。

8. 空肠弯曲菌 为革兰氏阴性菌，微需氧。对一般消毒剂敏感。

9. 其他细菌 亲水气单孢菌、小肠结肠炎耶尔森菌等均可引起胃肠型食物中毒。

（二）神经型食物中毒

肉毒杆菌是革兰氏阳性菌，为厌氧梭状芽孢杆菌。芽孢对热及化学消毒剂的抵抗力强，100℃水中可存活 5～22h，120℃高压灭菌 30min 才能将其杀灭，5% 苯酚、2% 甲醛溶液 24h 才能将其灭活。肉毒杆菌可分为 8 型（A、B、Ca、Cb、D、E、F、G），对人致病的是 A、B 型和少量的 E、F 型，各型肉毒杆菌产生抗原性不同的外毒素，外毒素是一种嗜神经毒素，毒力极强，是致病的主要因素，且仅能被同型的抗毒素中和。外毒素不耐热，加热至 80℃ 30min 或 100℃ 10min 即可被破坏。本菌主要存在于家畜（牛、羊、猪）及土壤中，肉毒杆菌可污染各种食品，在缺氧的情况下，细菌大量繁殖，并产生外毒素。

【流行病学】

（一）传染源

1. 胃肠型食物中毒

（1）溶血弧菌主要存在于浅海水中，附着海洋生物体表生长繁殖，故主要传染源为海产品，海产品中以乌贼、蛏子、海蜇头等带菌率较高，其带菌部位主要是体表、鳃和排泄腔。我国尚发现在近海河中淡水鱼也有较高的带菌率。病人和带菌者虽也可成为传染源，但由于病人带菌时间仅 3～5d；健康人带菌率除水产工、渔民可达 2%～5% 外，一般不超过 0.5%，故病人和带菌者作为传染源意义不大。

Note：

（2）变形杆菌存在于正常人与动物肠道中，故人粪便中常携带变形杆菌。其次，在腐败食物、垃圾中亦可检出。

（3）金黄色葡萄球菌食物中毒的传染源主要有皮肤化脓性病灶和葡萄球菌上呼吸道感染的病人和带菌者，以及动物中患有乳腺炎的乳牛。

（4）蜡样杆菌分布广泛，存在于土壤、尘埃、水、草和腐物中。也存在于人、畜肠道中，随粪便排出。据调查，健康成人粪便中蜡样杆菌检出率达 14%，食物检出率可达 47.8%，生米中可达 91%。如污染菌量小，则不足以致病。发生食物中毒，半数是由保存的剩米饭所致，其次是被污染的蔬菜、牛奶、鱼肉冷盆等所引起。

2. 神经型食物中毒 肉毒杆菌属主要寄生于食草动物的肠道，排出于土壤中能以芽孢保持相当长时间，若通过某种途径被人或家畜摄入消化道，在肠道内暂时寄生。肠道肉毒芽孢对人类一般不致病，但对婴儿可能致病。患肉毒中毒的人或家畜对周围人畜均无传染性。

（二）传播途径

细菌及其毒素污染的食物经口进入消化道而致病。食品本身带菌，或在加工、贮存过程中污染。苍蝇、蟑螂亦可作为沙门菌、大肠埃希菌污染食物的媒介。

（三）人群易感性

人群普遍易感，各年龄、性别均可患病，病后通常不产生明显的免疫力，可重复感染。

（四）流行特征

本病有明显的季节性，多发生于夏秋季。有共同的传染源，发病者往往食用被细菌或毒素污染的同一食物，未食者不发病。发病比较集中，多以暴发和集体发病的形式出现。

【发病机制与病理改变】

（一）胃肠道型食物中毒

1. 发病机制 细菌性食物中毒根据发病机制可分为毒素型、感染型和混合型。细菌或毒素随受污染的食物进入人体，是否发病和病情轻重与食物受细菌和毒素污染的程度、进食量（即进食的活菌数和毒素量）、机体抵抗力等因素有关。肠毒素可激活肠上皮细胞膜上的腺苷酸环化酶，从而引起一系列酶反应，抑制肠上皮细胞对钠和水的吸收，促进肠液和氯离子的分泌，导致水样腹泻。细菌内毒素可使消化道蠕动增快产生相应症状，并引发机体出现全身中毒症状和胃肠黏膜炎症。部分细菌如侵袭性大肠埃希菌，还可侵袭肠黏膜上皮细胞，造成侵袭性破坏。莫根变形杆菌能使蛋白质中的组氨酸脱羧而成组织胺，引起过敏反应。

2. 病理改变 主要病理变化为肠黏膜充血、水肿，上皮细胞变性、坏死、脱落并形成溃疡，导致黏液血便。重症病例可有胃肠黏膜糜烂、出血，肺、肝、肾等器官中毒性病变。

（二）神经型食物中毒

1. 发病机制 肉毒毒素是一种嗜神经毒素，主要由上消化道吸收，在胃和小肠内被蛋白溶解酶分解成小分子后，吸收进入血循环，到达运动神经突触和胆碱能神经末梢，与神经末梢表面部分可逆性结合，可被相应的抗毒素中和，而处于乙酰胆碱释放部位的毒素将会抑制神经传导递质 - 乙酰胆碱的释放，使肌肉收缩运动障碍，发生软瘫，但肌肉仍能保持乙酰胆碱的反应性，静脉注射乙酰胆碱能使瘫痪的肌肉恢复功能。

2. 病理改变 主要病理变化为脑神经核及脊髓前角产生退行性变，使其所支配的相应肌群发生瘫痪。脑及脑膜显著充血、水肿，并有广泛的点状出血和小血栓形成。镜下可见神经节细胞变性，脑神经根水肿。

Note：

知 识 链 接

食源性肉毒杆菌中毒的元凶——肉毒毒素

食源性肉毒中毒病人具有典型临床表现——急性对称性下行性弛缓性瘫痪：口服染毒食物后，经过 1～3d 潜伏期；均有复视、视物模糊等眼肌麻痹。中毒病人意识清楚、无感觉障碍、无发热、无胃肠道症状。这是因为食源性肉毒杆菌中毒的元凶是肉毒毒素，而不是肉毒杆菌，肠道正常菌群抑制肉毒杆菌，其合成的 150kD 肉毒毒素前体毒性不大，且耐酸，在肠道消化酶的作用下生成为肉毒毒素，后者仅在神经肌肉接头处才产生剧毒作用。肉毒毒素可导致肌肉弛缓性瘫痪，严重会引起呼吸麻痹而死亡。

【临床表现】

潜伏期短，常于进食后数小时内发病。胃肠型食物中毒的症状基本类似，以恶心、呕吐（呕吐物多为进食之物）、腹痛、腹泻等急性胃肠炎的症状为主。而神经型食物中毒以中枢神经系统为主要特征。

1. **胃肠型食物中毒主要表现**

（1）沙门菌属食物中毒：潜伏期 4～24h。起病急，初为恶心、呕吐，继而迅速出现腹部绞痛和腹泻，呈水样便或糊状便，有腥臭味，量多，粪质少或无，偶带脓血。每天数次至数十次。常有发热，体温达 38～39℃，可伴畏寒。病情轻重不一，严重者可出现脱水、休克和肾功能衰竭，乃至死亡。一般 2～3d 痊愈，以鼠沙门菌最常见。

（2）副溶血性弧菌食物中毒：潜伏期 6～12h，起病急，病初即有腹痛，腹部和脐周疼痛明显，呈持续性或阵发性绞痛，继而腹泻，为水样便或血水样便，少数为脓血便，脓少血多。少数病人伴畏寒、发热。病程 2～4d。

（3）变形杆菌食物中毒：分为两型。胃肠型潜伏期 3～20h，起病急，恶心、呕吐、阵发性腹痛，继而腹泻，多为水样便或有少量黏液，病程 12～72h；过敏型潜伏期 0.5～2h，剧烈头痛，全身皮肤充血，颜面潮红，呈醉酒样貌，偶有胃肠道症状，病程数小时。

（4）金黄色葡萄球菌食物中毒：潜伏期 1～5h，主要表现为头痛、呕吐剧烈。上腹部疼痛剧烈，腹泻水样便或稀便，量少有恶臭，体温大多正常或略有升高。大多数病人于数小时至 1～2d 迅速恢复，病程自限。

（5）蜡样芽孢杆菌食物中毒：有两种临床典型表现，即呕吐型和腹泻型。呕吐型潜伏期短，通常为 1～6h；腹泻型潜伏期长，为 10～12h。水样腹泻 3～10 次 /d，伴恶心、里急后重、腹痛。持续时间不超过 12～24h。

（6）大肠埃希菌食物中毒：潜伏期 2～20h，发热、食欲缺乏、腹痛、腹泻为水样便、黏液便或脓血便，有恶臭，病程 2～7d。

2. **神经型食物中毒主要临床表现** 肉毒杆菌食物中毒：潜伏期为 12～36h，可短至 2h，最长可达 8～10d。潜伏期长短与进入毒素量有关，潜伏期愈短，病情愈重。潜伏期为 12～36h，可短至 2h，最长可达 8～10d。潜伏期长短与外毒素的量有关，潜伏期越短，病情越重。但也可先起病轻，后发展成重型。

临床症状轻重不一，轻型仅有轻微不适，重者可于 24h 内死亡。一般起病突然，以神经系统症状为主。病初可有头痛、头晕、眩晕、乏力、恶心、呕吐；继而，眼内外肌瘫痪，出现眼部症状，如视力模糊、复视、眼睑下垂、瞳孔散大或两侧瞳孔不等大，光反应迟钝或对光反射消失。当胆碱能神经的传递作用受损时，可出现便秘、尿潴留及唾液和泪液分泌减少，重症者腭、舌、呼吸肌呈对称性弛缓性轻瘫出现咀嚼困难、吞咽困难、语言困难等脑神经损害症状。四肢肌肉弛缓性瘫表现为深腱反射减弱和消失，但不出现病理反射，肢体瘫痪较少见，感觉正常，意识清楚。病人不发热。可于5～9d内逐渐恢复，但全身乏力及眼肌瘫痪持续较久，有时视觉恢复需数月之久。重症病人抢救不及时多数死亡，病死率为30%～60%。4～26周婴儿食入少量肉毒杆菌芽孢，细菌在肠内繁殖，产生神经毒素出现中毒综合征。首发症状为便秘、拒奶、哭声低沉、颈软不能抬头及脑神经损害，病情进展迅速，可因呼吸衰竭死亡。

3. 并发症

（1）胃肠型食物中毒

1）急性肾衰竭：其中大部分为肾前性衰竭，与肾血流急剧障碍有关；小部分为肾性衰竭，是由于肾单位损害所致，主要是肾小管上皮损害。

2）肠系膜血管血栓形成：发生肠坏死，病死率高，达90%以上。

3）休克：感染中毒性休克预后差，病死率高；血容量减少性休克预后较好。

（2）神经型食物中毒：重症病人抢救不及时多数死亡，病死率为30%～60%，死亡原因多为延髓麻痹所致呼吸衰竭，心功能不全及误吸肺炎所致继发性感染。

【实验室及其他检查】

1. 胃肠型食物中毒

（1）血常规：大肠埃希菌、沙门菌等感染者白细胞计数多在正常范围。副溶血弧菌及金黄色葡萄球菌感染者，白细胞数可增高达$10×10^9/L$以上，中性粒细胞比例增高。

（2）粪便常规：稀水样便镜检可见少量白细胞，血水样便镜检可见多数红细胞，少量白细胞；血性黏液便可见多数红细胞及白细胞。

（3）血清学检查：早期及病后2周的双份血清特异性抗体4倍升高者可明确诊断。由于病程短，血清学检查较少应用。但确诊变形杆菌感染应采取病人血清，进行对OX19及OX_K的凝集反应，效价在1:80以上有诊断意义。

（4）细菌培养：将病人的呕吐、排泄物及进食的可疑食物做细菌培养，如能分离到同一病原菌即可确诊。

（5）分子生物学检查：采用特异性核酸探针进行核酸杂交和特异性引物进行聚合酶链反应可检查病原菌并进行分型。

2. 神经型食物中毒

（1）细菌培养：将可疑食物、呕吐物、排泄物加热煮沸20min后，接种血琼脂做厌氧培养，可检出肉毒杆菌。

（2）毒素检查

1）动物实验：如怀疑为肉毒杆菌食物中毒，可以取可疑物渗出液做动物实验，动物可出现外毒素所导致的四肢瘫痪表现且迅速死亡，即可确诊。

2）中和实验：将各型抗毒血清0.5ml注射至小白鼠腹腔内，随后接种检查标本0.5ml，同时设置对照组，从而判定毒素有无并做型别鉴定。

3）禽眼接种试验：将含有毒素的浸出液，视禽类大小，采用0.1～0.3ml不等注入眼睑皮下，出现眼睑闭合或出现麻痹性瘫痪和呼吸困难，经数十分钟至数小时家禽死亡，可做快速诊断。

（3）肌电图检查：肉毒杆菌食物中毒有肌纤维颤动，单次刺激反应降低，多次反复刺激电势反而增高，有短持续期小波幅多相运动、电势增加等特点，有助于本病诊断。

【诊断要点】

1. 流行病学资料
在夏秋季有进食可疑被污染食物史，如已变质的食物、海产品、腌制品、未加热处理的卤菜、火腿、罐头等。共餐者在短期内集体发病有重要的诊断参考价值。

2. 临床表现 同食者在短时间内出现相似胃肠炎症状,如恶心、呕吐、腹痛、腹泻等(胃肠型食物中毒)。有特殊的神经系统症状与体征,如复试、斜视、眼睑下垂、吞咽困难等(神经型食物中毒)。

3. 实验室检查 对可疑食物、病人呕吐物及粪便做细菌培养。各种标本获得相同病原菌,有助于确定诊断。

4. 动物实验 如怀疑为肉毒杆菌食物中毒,也可用食物渗出液做动物实验,动物可出现外毒素所致的瘫痪表现。

5. 婴儿肉毒中毒的确诊 因为血中毒素可能已被结合而不易检出,故主要依据婴儿粪便中肉毒杆菌或肉毒杆菌毒素。

【治疗要点】

1. 病原治疗 胃肠型食物中毒病人一般可不用抗菌药物,病情严重伴有高热或排黏液脓血便者,可根据不同病原菌选用敏感抗菌药物,如沙门菌,副溶血性弧菌可选用喹诺酮类,大肠埃希菌食物中毒可选用阿米卡星等。若为肉毒杆菌食物中毒,多价精制肉毒抗毒素有特效,需及早应用,以起病后 24d 内或瘫痪发生前用药最为有效。剂量每次 5 万～10 万 U,静脉或肌内注射(先做血清敏感试验,过敏者先行脱敏处理),必要时 6h 后重复注射 1 次。病程已过 2d 者,抗毒素效果较差,但应继续注射,以中和血中残存毒素。

2. 对症治疗

(1)胃肠型食物中毒常有自限性,病人仅需卧床休息,必要时禁食。恢复饮食应为易消化的流质或半流质饮食,病情好转后可恢复正常饮食。沙门菌属食物中毒应床边隔离。呕吐、腹痛明显者,可口服丙胺太林(普鲁本辛)或皮下注射阿托品,亦可注射山莨菪碱。能进食者应给予口服补液。脱水严重甚至休克者,应积极补液,保持电解质平衡及给予抗休克处理。

(2)神经型食物中毒早期发现可予 5% 碳酸氢钠或高锰酸钾(1:4 000)洗胃及灌肠,以破坏胃肠内尚未吸收的毒素。不能进食者给予鼻饲或静脉营养支持。及时清除咽喉分泌物,呼吸困难者予吸氧或呼吸机辅助呼吸,必要时及早气管切开。应根据病情给予强心剂及防治继发性细菌感染等措施。

【隔离】

严格执行接触隔离措施,注意粪便、便器和尿布的消毒处理。解除隔离要求:急性期症状消失,粪检阴性,粪便培养连续 2 次阴性。

【护理】

(一)护理评估

1. 病史

(1)流行病学特点:评估发病季节,如是否为夏秋季;是否发病集中,在当地是否呈现暴发和集体发病。

(2)患病及治疗经过:病人的起病经过,如发病人群是否集体发病,发病前是否进食了同一食物,病人的饮食、饮水、个人卫生及生活环境,有无接触过污染的水源或食物等,起病时间、主要症状及其特点、病情的进展情况,询问病人的食欲与摄入量,记录每天排便情况,有无便秘或腹泻、便血,有无腹胀、腹痛及其部位、性质、程度,有无发生便秘、尿潴留及唾液和泪液分泌减少,精神紧张,上眼睑下垂,眼外肌运动无力,眼球调节功能减退或消失等体征。患病后经过何种处理、服药情况及其效果如何。

(3)心理 - 社会状况:细菌性食物中毒具有传染性,需隔离治疗和控制饮食等特殊治疗,病人和家属往往对本病认识不足,容易引起病人和家属的心理、情绪以及行为上的一些变化。此外,肉毒杆菌食物中毒重症病人甚至有呼吸困难等危重表现,容易使病人极度紧张、恐惧。因此需要评估病人有无抑郁、悲观、孤独、无助、困惑、焦虑、恐惧等心理反应。

2. 身体评估

（1）生命体征：监测生命体征，如体温、脉搏、呼吸、血压，面色、神志状态等。

（2）精神状态：注意观察病人有无因为脱水发生意识状态的改变，如有无疲乏头晕、手足麻木、脉搏细速、血压不稳定或下降、浅静脉萎陷、视力模糊、站立性晕倒等表现。严重脱水者甚至会发生神志不清，可出现肌痉挛性抽痛、腱反射减弱或消失、木僵性呼吸困难甚至昏迷等表现。

（3）腹部情况：评估有无腹胀、腹部不适；右下腹部有无压痛，其性质、程度，有无腹膜刺激征。

（4）辅助检查：评估病人细菌培养及动物实验的结果，明确诊断。

（二）常用护理诊断/问题

1. 胃肠型食物中毒

（1）有体液不足的危险　与细菌及其毒素作用于胃肠道黏膜引起大量体液丢失有关。

（2）疼痛：腹痛　与肠道炎症致平滑肌痉挛有关。

（3）腹泻　与细菌与毒素侵袭肠黏膜致钠和水吸收抑制、肠液和氯离子分泌有关。

2. 神经型食物中毒

（1）有受伤的危险　与眼肌麻痹引起的视物不清有关。

（2）有营养失调：低于机体需要量的危险　与咽肌麻痹所致进食困难有关。

（3）有窒息的危险　与咽肌麻痹易致口腔分泌物阻塞气道有关。

（三）护理目标

1. 病人及其亲属了解细菌性食物中毒的病因、临床表现及常见并发症，且能积极配合治疗。

2. 能说出营养失调发生的原因和饮食管理对本病的重要性，切实执行各项饮食措施，营养状况逐步改善。

3. 能说出腹泻护理的具体措施并能进行自我护理，特别是预防脱水。

4. 能列举主要并发症，并能识别主要早期征象，主动避免诱因，配合治疗、护理，住院期间无并发症的发生。

5. 胃肠功能恢复正常，粪便培养连续 2 次阴性。

6. 瘫痪肢体的肌肉逐渐复原，视觉恢复。

（四）护理措施及依据

1. 有体液不足的危险

（1）休息：急性期卧床休息，以减少体力消耗。

（2）隔离措施：严格执行接触隔离措施，注意粪便、便器和尿布的消毒处理。解除隔离要求：急性期症状消失，粪便培养连续 2 次阴性。

（3）病情观察：严密监测病人生命体征，尤其注意观察病人的血压、神志、面色、皮肤弹性及温湿度，及时识别周围循环衰竭的征象。严密观察呕吐和腹泻次数、性质、量，及时协助将呕吐物和粪便送检。注意观察伴随症状，如畏寒、发热，腹痛的部位及性质。严格记录出入量和血液生化检查结果，及时发现脱水、酸中毒、周围循环衰竭等征象以配合处理。若为神经型食物中毒病人，还需注意有无呼吸困难或继发感染的表现；注意有无咽肌麻痹的表现，如吞咽困难、咀嚼困难、发音困难等；密切观察病人眼肌麻痹的表现及进展情况，特别是视觉功能的改变。

（4）补充水、电解质：鼓励病人少量、多次饮水或饮淡盐水，以补充丢失的水分、电解质。呕吐明显者应少量、多次饮水，有脱水者应及时口服补液盐（ORS），或遵医嘱静滴生理盐水和葡萄糖盐水。休克者迅速协助抗休克处理。

（5）饮食护理：严重腹泻伴呕吐者可暂禁食，静脉补充所需营养，使肠道得到充分休息。能进食者，以进食高热量、高蛋白、高维生素、少渣、少纤维素，易消化清淡流质或半流质饮食为原则，避免生冷、多渣、油腻或刺激性食物。少量多餐，可饮糖盐水。病情好转后可由流质、半流质饮食逐步过渡至正常饮食。

2. 疼痛 腹痛者应注意腹部保暖，禁食冷饮；剧烈吐泻、腹痛者遵医嘱口服颠茄合剂或皮下注射阿托品，以缓解疼痛。

3. 腹泻

（1）腹泻有助于清除胃肠道内毒素，故早期不用止泻药。

（2）密切观察病人腹泻情况，如排便频次、量、颜色、性状及伴随症状。采集含有脓血、黏液部分的新鲜粪便作为标本，及时送检，以提高阳性率。

（3）每次排便后清洗肛周，并涂润滑剂以减少对肛周皮肤的刺激。每天用温水或 1∶5 000 高锰酸钾溶液坐浴，防止感染。伴明显里急后重者，嘱病人排便时不要过度用力，以免脱肛。发生脱肛时，可戴橡胶手套助其回纳。

（4）胃肠型食物中毒病人呕吐有助于清除胃肠道残留的毒素，一般不予止吐处理，但应注意及时清理呕吐物，保持口腔及床单的清洁卫生。呕吐频繁者可遵医嘱给氯丙嗪肌注，以减少呕吐次数，并有利于病人休息。

（5）神经型食物中毒病人进食可疑食物后 4h 内可用 5% 碳酸氢钠或 1∶4 000 高锰酸钾溶液洗胃，口服 50% 硫酸镁导泻并做清洁灌肠，以清除肠道内尚未吸收的毒素。

（6）胃肠型食物中毒使用敏感抗生素者，要注意观察疗效和不良反应。神经型食物中毒病人早期用多价抗毒素血清（A、B、E 型）对本病有特效，在起病 24h 内或瘫痪发生前注射有效，剂量每次5 万～10 万 U，静脉或肌内注射（先做血清敏感试验，过敏者先行脱敏处理），必要时 6h 后重复给予同样剂量一次。如已知毒素类别，可用单价抗毒素血清，每次 1 万～2 万 U。注射前病人应做过敏试验。阴性者可静脉注射，但速度不宜过快，阳性者采取脱敏疗法。为防止过敏性休克的发生，注射前应备好抢救物品，注射后应密切观察有无呼吸急促、脉率增加等过敏反应的表现，一旦出现，应立即给予肾上腺素、吸氧等抢救处理。

4. 有受伤的危险 肉毒杆菌食物中毒的病人可因眼肌麻痹而影响视觉功能，应注意环境安全，协助病人进行日常活动，并嘱托病人及其家属不要离开房间，以防病人受伤。

5. 有窒息的危险 神经型食物中毒的病人可伴有咽肌麻痹。有咽肌麻痹者易致口腔分泌物积聚于咽喉部而引起吸入性肺炎，应及时吸出。呼吸困难者予以吸氧，若病人出现呼吸衰竭，应使用人工呼吸辅助器呼吸，或作选择性气管切开，对较轻的病例可做气管插管。

（五）护理评价

1. 病人及家属是否能列举细菌性食物中毒的诱因、征象，是否积极配合治疗和护理。

2. 病人疼痛是否减轻，水、电解质是否得到补充。

3. 病人能否说出饮食控制的重要性，每天是否摄入所需营养物质使营养状况改善。

4. 病人能否践行改变腹泻的自我护理措施，腹泻是否得到较好的控制。

5. 病人住院期间有无并发症发生。

6. 肌肉、视力功能是否恢复良好，能否最大限度避免发生受伤等情况。

（六）其他护理诊断／问题

潜在并发症：酸中毒、电解质紊乱、休克、呼吸衰竭。

【健康指导】

1. 疾病预防指导 宣传预防食物中毒的有关知识，加强饮食卫生、个人卫生，严把"病从口入"关。加强食品卫生管理，贯彻《食品卫生法》，对从事服务性行业的人员应定期作健康检查，及时发现和治疗带菌者。发现可疑病例要及时送诊，沙门菌感染所致者应严格执行接触隔离措施。此外，加强餐饮行业的饮食卫生监督，对于发现的带菌者，应调离餐饮行业；禁止使用腐烂变质食物；生熟食品应分开存放；消灭苍蝇、鼠类、蟑螂等传播媒介。

2. 疾病知识指导 进行有关细菌性食物中毒的知识教育，指导病人认真遵守消毒、隔离措施，感染型食物中毒病人呕吐物和排泄物可携带病菌,有传染性,应进行消化道隔离。尤其在夏秋季节,应注意不要暴饮暴食,禁食不洁和腐败变质食物,不饮生水。

【预后】

胃肠型食物中毒为自限性疾病,预后大多良好,病程较短,恢复快,多在 1～3d 恢复。神经型食物中毒与进食的外毒素类型、数量及治疗早晚有关,病死率多在 30%～60%,如早期使用抗毒血清,病死率可降至 10%～15%。

（曲桂玉）

思　考　题

1. 胃肠型食物中毒和神经型食物中毒的主要区别体现在哪里?
2. 如何在生活中预防细菌型?

第三节　细菌性痢疾

学 习 目 标

- 知识目标:
  1. 掌握细菌性痢疾的临床表现、护理措施。
  2. 熟悉细菌性痢疾的治疗要点。
  3. 了解细菌性痢疾的病原学特点。
- 能力目标:
  1. 能根据病人的临床表现实施整体护理。
  2. 能运用护理程序护理病人。
- 素质目标:
  具有同理心,能感受到病人疾苦。

导入情境与思考

患儿,男性,6 岁。夏季与家人赴海边旅游,进食不洁食物后 4h 开始发热,体温 39.5℃,无咳嗽。发病 15h 后开始出现腹泻,20～30min 一次,量少,黄色稀水便,呕吐胃内容物 1 次。大便常规,白细胞 10～15/ 高倍,红细胞 0～1/ 高倍,口服抗生素及其他对症治疗病情无好转。入院前 2h 突然抽搐,双目上翻,四肢抖动,口周青紫、意识丧失,持续 15min 左右,经止痉镇静治疗后,抽搐停止,一直昏迷。查体:体温 38.2℃,脉搏 140 次 /min,呼吸 24 次 /min,血压 85/55mmHg。急性病容,面色灰暗,四肢末端湿冷、发绀。血常规 Hb 110g/L,WBC 23.4×10^9/L,PLT 110×10^9/L,便常规:黄色脓血便,WBC 30～40/ 高倍,RBC 3～8/ 高倍。

请思考:

1. 病人属于细菌性痢疾的哪种类型?依据有哪些?
2. 如何避免发展成为慢性菌痢?

细菌性痢疾(bacillary dysentery)简称菌痢,是由志贺菌(痢疾杆菌)引起的肠道传染病,主要累及直肠、乙状结肠,表现为炎症与溃疡,临床主要表现为腹痛、腹泻、里急后重和黏液脓血便,可伴有

发热及全身毒血症状,严重病人可发生感染性休克和/或中毒性脑病。本病可反复感染,一般为急性,少数迁延为慢性。

【病原学】

志贺菌属,肠杆菌科志贺菌属(shigella)为革兰氏染色阴性,短小杆菌,是人类细菌性痢疾最为常见的病原菌。痢疾杆菌的主要致病因素有侵袭力、内毒素和外毒素,其中侵袭力是其主要致病力。各型痢疾杆菌均可产生内毒素,是引起全身毒血症的主要因素,可引起发热、神志障碍甚至中毒性休克等。内毒素能破坏黏膜,形成炎症、溃疡,出现典型的黏液脓血便。内毒素还作用于肠壁自主神经系统,致肠功能紊乱、肠蠕动失调和痉挛,其中直肠括约肌痉挛最为明显,出现腹痛、里急后重(腹痛窘迫、时时欲泻、肛门重坠、便出不爽)等症状。痢疾杆菌的 A 群 1 型及部分 2 型菌株还可产生外毒素,亦称志贺毒素,为蛋白质,不耐热,75～80℃ 1h 被破坏。该毒素具有神经毒性、细胞毒性和肠毒素样作用。

痢疾杆菌在体外生存能力较强,抵抗力以宋氏志贺菌最强,福氏志贺菌次之,志贺菌最弱。温度越低存活时间越长,在阴暗处一般能存活 11d,潮湿土壤中生存 34d,在瓜果、蔬菜及污染物上可生存 10～20d,蝇肠内可存活 9～10d,在适宜的温度下还能大量繁殖。志贺菌对理化因素的抵抗力较其他肠道杆菌为弱,不耐高温,经日光直接照射 30min 死亡,56～60℃经 10min、煮沸 2min 即被杀死。对各种化学消毒剂均敏感,1% 苯酚 15～30min 死亡。

【流行病学】

1. **传染源** 急、慢性病人及带菌者为主要传染源。急性菌痢病人早期排菌量大、传染性强。非典型病人、慢性病人由于症状轻微或不典型,带菌者可能不表现出症状,而易被忽略,具有更大的流行病学意义。

2. **传播途径** 主要经消化道传播。志贺菌主要通过污染食物、水、生活用品,经口传播;亦可通过苍蝇污染食物而传播。健康人的手接触志贺菌,亦可导致经口感染,此种以污染手为媒介的传播是散发病例的主要传播途径。食物或水源被污染可引起食物型暴发流行或水型暴发流行。

3. **人群易感性** 人群普遍易感。但发病年龄主要分布在 2～7 岁儿童,其次为青壮年,1 岁以内的年龄组最少发病。在青壮年及儿童中无性别差异,老年人中女性比男性多。病后可获得短暂而不稳定的免疫力,且不同群、型之间无交叉保护性免疫,故易重复感染或复发。

4. **流行特征** 菌痢发病主要集中在温带和亚热带地区,特别是卫生条件差的区域。在我国各地区全年均有发生,但发病呈逐年下降趋势。细菌性痢疾发病呈明显的季节分布,5～10 月份为高发月份,但以夏秋季多发,与平均气温、降水量、苍蝇活动、夏季饮食习惯、机体抵抗力等因素有关。

【发病机制与病理改变】

1. **发病机制** 痢疾杆菌侵入机体后是否发病,取决于细菌致病力、细菌数量和人体抵抗力。细菌致病力强或人体胃肠局部抵抗力弱,少量致病菌即可引发致病,如致病力较强的志贺菌 10 个即可引起发病。痢疾杆菌只有黏附并侵入结肠黏膜上皮细胞,在细胞内繁殖才能引起发病。

2. **病理改变** 痢疾杆菌产生的内毒素引起发热和毒血症状。内毒素亦可释放各种血管活性物质,如肾上腺素、去甲肾上腺素等,使小动脉和小静脉发生痉挛性收缩,引起微循环障碍,导致中毒性痢疾的发病。内毒素还可导致大量血管扩张、损伤血管壁引起 DIC 及血栓形成,加重微循环障碍,引起重要脏器功能衰竭。其中脑血管痉挛引起脑组织缺血缺氧最为严重,临床表现为感染性休克、脑水肿及脑疝,出现昏迷、抽搐和呼吸衰竭,是中毒性痢疾死亡的主要原因。外毒素引起肠黏膜细胞坏死、病初的水样腹泻及神经系统症状。

【临床表现】

潜伏期一般 1～4d，短者数小时，长者可达 7d。潜伏期长短和临床症状的轻重主要取决于病人的年龄、抵抗力、感染细菌的数量、菌群的毒力。其中痢疾志贺菌感染症状多较重，宋氏志贺菌感染多较轻，福氏志贺菌介于两者之间，但易转为慢性。根据病程长短和病情轻重可分为以下临床类型：

1. 急性菌痢　根据毒血症状及肠道症状轻重分为普通型、轻型、重型和中毒型菌痢。

（1）普通型：又称典型菌痢，起病急，一般表现为高热伴畏寒、寒战，体温可高达 39℃，伴有头痛、乏力、食欲缺乏等全身毒血症状。早期有恶心、呕吐，有阵发性腹痛，初见于脐周或全腹，后转为左下腹；同时出现腹泻和里急后重（内急与持续便意感）。排便次数增多，每天十几次至数十次，量少，粪便性状开始为黄稀便，可迅速转成黏液脓血便。常有左下腹压痛及肠鸣音增强。发热一般于 2～3d 后自行消退。腹泻常持续 1～2 周缓解或自愈，少数转为慢性。

（2）轻型：亦称非典型菌痢，一般无全身毒血症状，不发热或低热。肠道症状较轻，排便次数较少，每天 3～5 次，粪便糊状或稀便。病程短，3～7d 可痊愈，亦可转为慢性。

（3）重型：多见于老年、体弱、营养不良的病人，急起发热，腹泻每天 30 次以上，为稀水脓血便，偶尔排出片状假膜，甚至大便失禁，腹痛、里急后重明显。后期可出现严重腹胀及中毒性肠麻痹，常伴呕吐，严重失水可引起外周循环衰竭。部分病人以中毒性休克为突出表现者，则体温不升，常有酸中毒和水、电解质平衡失调，少数病人可出现心、肾功能不全。

（4）中毒性菌痢：为危重型菌痢，多见于 2～7 岁体质较好的儿童，成人偶有发生。具有起病急骤，发展快速，中毒症状重，消化道症状轻的特点。患儿突发高热，病势凶险，有严重的全身毒血症状，精神萎靡、频发惊厥，迅速发生循环和／或呼吸衰竭，肠道症状可以较轻，但生理盐水灌肠或直肠拭子取标本镜检，可发现大量脓细胞和红细胞。根据其微循环部位不同和主要临床表现，可分为三型：

1）休克型：即周围循环衰竭型，成人较多见，以感染性休克为主要表现。病人面色灰白、四肢厥冷、指甲发白、心率增快、脉搏细速、脉压小、尿量减少。早期血压正常或稍低，晚期血压下降甚至不能测出，皮肤花纹明显，伴不同程度意识障碍，可出现心、肾功能不全的症状。

2）脑型：亦称呼吸衰竭型，是最为严重的一个类型。以脑膜脑炎、颅内压增高甚至脑疝，并出现中枢性呼吸衰竭为主要表现。病人有剧烈头痛、频繁呕吐，呈典型的喷射状呕吐。频繁或持续性惊厥、昏迷，瞳孔大小不等，可忽大忽小，对光反应迟钝或消失，眼球下沉呈落日征。呼吸节律不齐，深浅不匀，双吸气或叹息样呼吸，严重者可出现呼吸停止。

3）混合型：预后最为凶险，病死率很高，可达 90% 以上。常先出现惊厥，未能及时抢救则迅速发展为呼吸衰竭和循环衰竭。

2. 慢性菌痢　是指病程反复发作或迁延不愈达 2 个月以上者。急性菌痢常因轻型病例未能诊治，典型病例治疗不及时或治疗不当，或经正规治疗但因菌株耐药而转成慢性；亦与感染的细菌菌型有关，如福氏志贺菌易导致慢性感染。机体抵抗力低下，营养不良、原有胃肠道慢性疾病，如慢性胆囊炎、慢性胃炎等，分泌型 IgA 缺乏导致抵抗力下降者也易转成慢性。

（1）急性发作型：有菌痢病史，急性期后症状已不明显，但因进食生冷食物或受凉、过度劳累等因素诱发急性发作，可出现腹痛、腹泻、脓血便，发热常不明显，表现较急性期轻。

（2）慢性迁延型：最为多见。急性菌痢发作后，迁延不愈，长期有腹痛、腹胀、腹泻，或腹泻与便秘交替，稀黏液便或脓血便。常有左下腹压痛，可扪及增粗的乙状结肠。长期腹泻导致营养不良、贫血、乏力等。本型因长期间歇排菌，为重要的传染源。

（3）慢性隐匿型：较少见。1 年内有痢疾史，而无临床症状。粪便培养志贺菌阳性，乙状结肠镜检查可见黏膜炎症或溃疡等。

【实验室及其他检查】

1. **一般检查**　急性期外周血白细胞数可轻度至中度增高,多在(10~20)×10⁹/L,以中性粒细胞升高为主。慢性菌痢可有红细胞、血红蛋白减少等贫血表现。急性期粪便检查肉眼可见黏液脓血便,量少,无粪质。镜检可见白细胞(≥15个/高倍视野)、脓细胞和少数红细胞,如有巨噬细胞有助于诊断。

2. **病原学检查**

(1)细菌培养:确诊依据为粪便培养出痢疾杆菌。早期、连续多次、抗菌治疗前、采新鲜粪便的脓血部分可提高培养阳性率,粪便培养同时做药物敏感试验可指导临床合理选用抗菌药物。

(2)特异性核酸检测:特异性痢疾杆菌核酸检测阳性亦可确诊细菌性痢疾。采用核酸杂交或PCR可直接检测出粪便中的痢疾杆菌核酸,具有灵敏度高、特异性强、简便、快速、对标本要求低等特点。但必须在具备检测条件的单位应用,故尚未广泛应用。

3. **免疫学检查**　与细菌培养比较具有早期快速诊断的优点。但由于粪便中抗原成分复杂,易出现假阳性反应,故目前临床上尚未广泛应用。

【诊断要点】

临床诊断细菌性痢疾要结合流行病学资料和病人临床表现,确诊要依据粪便培养发现痢疾杆菌。

1. **流行病学资料**　包括当地菌痢的流行情况,夏秋多发季节,曾有进食不洁食物史,与菌痢病人接触史等。

2. **临床表现**　典型病例急性期有发热、腹痛、腹泻、黏液脓血便、里急后重等症状。中毒性菌痢以儿童多见,有急性高热、惊厥、意识障碍及循环衰竭或呼吸衰竭,而胃肠道症状轻微。慢性菌痢病人则有急性菌痢史,病程超过2个月而病情未愈者。

3. **粪便检查**　肉眼可见黏液脓血便,镜检有大量脓细胞、白细胞以及红细胞即可临床诊断,确诊依据是粪便培养发现痢疾杆菌。

【治疗要点】

1. **急性菌痢**

(1)一般治疗:实施接触隔离,阻断经消化道和生活接触途径的传播。解除隔离的要求是临床症状消失、粪便培养连续2次阴性。注意饮食,维持水、电解质、酸碱平衡。

(2)病原治疗:痢疾杆菌对抗生素耐药日趋严重,多重耐药的比例逐年上升。近年来有研究显示,痢疾杆菌对氯霉素、磺胺及呋喃唑酮等药的耐药率为70%~90%,对头孢类和喹诺酮类抗菌素耐药也达60%和40%。因而在用药时应尽早做粪便培养和药敏试验,参考药敏试验结果选择易被肠道吸收的口服药物,病情重或口服吸收不良时,加用肌内或静滴抗生素。抗生素治疗的疗程一般为3~5d。

1)喹诺酮类:抗菌谱广,有强大的杀菌作用,对耐药菌株亦有较好的疗效,口服后可完全吸收,是目前成人菌痢首选用药。常用环丙沙星,亦可选用其他喹诺酮类药物。因影响骨骺发育,故孕妇、儿童及哺乳期妇女慎用。

2)匹美西林和头孢曲松:WHO推荐的二线用药,可应用于任何年龄组,同时对多重耐药菌株有效。

3)小檗碱(黄连素):抗菌谱广,体外对多种革兰氏阳性及阴性菌均具抑菌作用,其中对志贺痢疾杆菌、伤寒杆菌等有较强的抑制作用,又因其有减少肠道分泌的作用,故在使用抗生素时可同时使用,每次0.1~0.3g,每天3次,7d为一疗程。目前也有应用小檗碱做保留灌肠治疗。

(3)对症治疗:针对毒血症状进行对症处理。高热可用物理降温或药物降温,剧烈腹痛者可用阿托品、颠茄合剂等解痉药物。毒血症状严重者,需卧床休息,并可酌情小剂量应用肾上腺皮质激素。

2. **慢性菌痢**

(1)病原治疗:应根据病原菌分离及细菌药敏试验,合理选择有效的抗菌药物。可联合应用2种不同类型的抗菌药物,疗程延长到 10~14d,重复 1~3 个疗程。亦可应用药物保留灌肠疗法,灌肠液内加用小量肾上腺皮质激素,以增加其渗透作用而提高疗效。

（2）对症治疗:肠功能紊乱者可用镇静、解痉药物。出现肠道菌群失调,可用微生态制剂如乳酸杆菌或双歧杆菌制剂。如并存其他慢性疾病,应积极给予相应的治疗。

3. 中毒性菌痢 本病病势凶险,应早期诊断,及时采用综合抢救措施。

（1）病原治疗:应用有效的抗菌药物静脉滴注,可选用环丙沙星或氧氟沙星,或选用第三代头孢菌素如头孢噻肟。亦可两类药物联合应用。病情好转后改口服用药。

（2）对症治疗

1）降温、镇静:高热给予药物降温及物理降温,如高热伴躁动不安及反复惊厥者,可用亚冬眠疗法,争取短时间内使体温降至正常。

2）休克型:应积极抗休克治疗:①扩充血容量、纠正酸中毒和维持水、电解质平衡:快速静脉给予低分子右旋糖酐及葡萄糖盐水,给予碱性液纠正酸中毒;②解除微循环痉挛:在扩充血容量的基础上,应用山莨菪碱（654-2）或阿托品。如血压仍不回升,则可加用升压药,以增加心肌收缩力,降低周围血管阻力及改善重要脏器的血液灌注;③注意保护重要脏器功能;④短期应用肾上腺皮质激素。

3）脑型:①脑水肿可用 20% 甘露醇脱水,及时应用血管扩张剂以改善脑血管痉挛,亦可应用肾上腺皮质激素;②防治呼吸衰竭:吸氧,如出现呼吸衰竭则可用呼吸兴奋剂,必要时气管插管或切开及应用人工呼吸器。

【隔离】

严格执行接触隔离措施,注意粪便、便器和尿布的消毒处理。解除隔离要求:急性期症状消失,粪检阴性,粪便培养连续 2 次阴性。

【护理】

（一）护理评估

1. 病史

（1）流行病学特点:评估发病季节,如是否为夏秋季节;是否散发或当地是否有菌痢集中发病情况;发病前是否饮用不洁生水、井水、摄入不洁饮食或于食堂、摊点等处就餐的病史;评估病人的饮食、饮水、个人卫生及生活环境。

（2）患病及治疗经过:评估病人的起病经过,是否突起发病,摄食生水或不洁食物与起病时间的关系,主要症状及其特点、病情的进展情况,有无突然出现的意识淡漠、面色苍白、皮肤湿冷、呼吸困难等表现,目前一般状况等。评估病人的食欲与摄入量,记录每天排便情况,有无黏液脓血便,有无腹胀、里急后重等。患病后经过何种处理、服药情况及其效果如何。

（3）心理 - 社会状况:菌痢起病急,部分病人迅速发展为休克或中枢性呼吸衰竭,但消化系统症状并不明显,故容易误诊。既可以使病人和家属对本病认识不足,休克和呼吸衰竭也容易引起病人和家属的恐慌。因此,需要评估病人和家属有无困惑、焦虑、恐惧等心理反应,对住院隔离治疗的认识及适应情况。患病后对家庭、经济等的影响,社会支持系统的作用,如家属对菌痢知识的了解程度、对病人的心理支持等。

2. 身体评估

（1）生命体征:监测生命体征,重点监测脉搏、呼吸、血压,面色、神志,必要时监测脉搏血氧饱和度,瞳孔对光反射情况。

（2）神经精神状态:注意病人意识状态的改变,如有无表情淡漠、反应迟钝、神志恍惚等微循环障碍的表现,有无呼吸困难、呼吸节律不等中枢性呼吸衰竭的表现。

（3）皮肤黏膜:有无面色苍白、皮肤颜色,温度,有无发黄湿冷情况。

Note:

（4）腹部情况：评估有无腹胀、腹痛、里急后重。

3. 实验室及其他检查

（1）血常规检查：是否有白细胞计数减少及嗜酸性粒细胞减少或消失。

（2）急性期粪便检查肉眼有无黏液脓血便。镜检是否可见白细胞、脓细胞和红细胞。

（3）细菌培养及药敏试验：粪便培养是否找到痢疾杆菌及敏感抗生素。

（4）特异性痢疾杆菌核酸检测是否阳性。

（二）常用护理诊断/问题

1. 腹泻　与肠道炎症、广泛浅表性溃疡形成导致肠蠕动增强、肠痉挛有关。

2. 体温过高　与痢疾杆菌内毒素激活细胞释放内源性致热原，作用于体温中枢导致体温升高有关。

3. 组织灌注无效　与中毒性菌痢导致微循环障碍有关。

4. 潜在并发症：中枢性呼吸衰竭。

（三）护理目标

1. 病人能说出有效改善腹泻的方法，肠痉挛减轻。

2. 能配合各种降温方法，体温逐渐降至正常范围。

3. 能配合治疗，组织灌注得到改善。

4. 能报告存在呼吸困难，有效控制呼吸衰竭。

（四）护理措施

1. 腹泻

（1）腹泻的观察：密切观察病人腹泻情况，如排便频次、量、颜色、性状及伴随症状。采集含有脓血、黏液部分的新鲜粪便作为标本，及时送检，以提高阳性率。怀疑中毒性菌痢病人，如尚未排便，可用肛拭子采集标本。观察治疗效果。慢性菌痢者注意一般状况的改善，如体重、营养状况等。

（2）休息：急性期病人腹泻频繁、全身症状明显者应卧床休息，避免烦躁、紧张、焦虑等不良情绪，有利于减轻不适。频繁腹泻伴发热、疲乏无力、严重脱水者应协助病人床边排便，以减少体力消耗，避免跌倒等不良事件发生。

（3）皮肤护理：每次排便后清洗肛周，并涂润滑剂以减少对肛周皮肤的刺激。每天用温水或1:5 000 高锰酸钾溶液坐浴，防止感染。伴明显里急后重者，嘱病人排便时不要过度用力，以免脱肛。发生脱肛时，可戴橡胶手套轻轻地助其回纳。

（4）饮食护理：严重腹泻伴呕吐者可暂禁食，静脉补充所需营养，使肠道得到充分休息。儿童病人，饮食限制过严或禁食过久常造成营养不良，并发酸中毒，造成病情迁延不愈而影响生长发育。故腹泻脱水患儿除严重呕吐者暂禁食 4~6h（不禁水）外，均应继续进食，以缓解病情，缩短病程，促进恢复。故能进食者，以进食高热量、高蛋白、高维生素、少渣、少纤维素，易消化清淡流质或半流饮食为原则，避免生冷、多渣、油腻或刺激性食物。少量多餐，可饮糖盐水。病情好转后可由流质半流质饮食逐步过渡至正常饮食。

（5）保持水、电解质平衡：准确评估腹泻量，详细记录 24h 出入量，同时根据血液生化检查结果补充水及电解质，避免发生脱水及电解质紊乱。轻者可口服补液盐溶液，严重者及时建立静脉通道迅速静脉补液。

（6）用药护理：遵医嘱使用有效抗菌药物，如诺氟沙星、复方磺胺甲噁唑等。注意观察胃肠道、肾毒性、过敏反应、粒细胞减少等不良反应。早期禁用止泻药，便于毒素排出。

2. 体温过高　严密监测体温变化，同时及时识别惊厥的发生。当高热病人出现双目发直、口角抽动、双上肢伸直或下肢不自主抽动时，提示惊厥的发生，应即刻报告医生，及时给予止惊、镇静、降温等措施。当物理降温或一般药物降温效果不好时，可遵医嘱给予人工冬眠疗法，使中枢神经系统迅速进入保护状态。其他护理措施见第一章发热病人的护理。

3. 组织灌注无效

（1）病情观察：对休克型病人应严密监测生命体征，重点监测脉搏、血压、神志、尿量的变化，观察有无面色苍白、四肢湿冷、血压下降、脉搏细速、尿少、烦躁等休克征象，通知医生，配合抢救。

（2）休息及体位：有休克征象的病人应绝对卧床休息，专人监护。置病人平卧位或休克体位（头部和下肢均抬高 30°），小儿去枕平卧，头偏向一侧。因抬高头部有利于膈肌活动，增加肺活量，使呼吸运动更接近于生理状态。抬高下肢促进静脉回流，以增加循环血量。

（3）保暖：由于循环衰竭，病人末梢循环不好，应注意四肢保暖，可调高室温，减少暴露部位，加盖棉被，喝热饮料，放置热水袋，注意防止烫伤。

（4）氧疗：采用鼻导管给氧，2～4L/min，必要时 4～6L/min。给氧期间持续监测脉搏血氧饱和度，同时判断氧疗效果。

（5）抗休克治疗的护理：迅速建立静脉通路，记录 24h 出入量，及时检查血电解质及肾功能，并根据检查结果决定输液种类、数量和速度，以防止水、电解质紊乱和酸碱失衡。遵医嘱予以扩容、纠正酸中毒等抗休克治疗。扩容时，应根据血压、尿量随时调整输液速度。在快速扩容阶段，应观察脉率、呼吸，注意有无烦躁、呼吸困难、咳粉红色泡沫痰及肺底湿啰音，防止补液不当造成的肺水肿及左心衰竭。应用血管活性药物时，维持适当的浓度和速度。注意观察药物的疗效和不良反应。如果应用阿托品，应注意区分阿托品化和阿托品中毒。

抗休克治疗有效的指征：病人面色转红、发绀消失、肢端转暖、心率减慢、血压逐渐上升，提示组织灌注良好；收缩压维持在 80mmHg 以上、脉压 >30mmHg，脉搏 <100 次/min，且充盈有力；尿量 >30ml/h，表示肾血液灌注良好。

4. 潜在并发症：中枢性呼吸衰竭

（1）病情观察：中毒性痢疾所致呼吸衰竭多为中枢性呼吸衰竭，是最凶险的症状，如不及时治疗就会死亡。应严密监测生命体征，及时识别中枢性呼吸衰竭征兆。当病人出现呼吸深浅不一、节律不齐、叹息样呼吸、瞳孔大小不等、光反应迟钝或消失时，提示有中枢性呼吸衰竭的可能。

（2）呼吸衰竭的抢救：此时应加大给氧流量，保持呼吸道通畅，遵医嘱给予脱水剂及呼吸兴奋剂，做好气管插管及人工呼吸支持的准备工作。降温也能够降低脑组织的耗氧量，防止脑水肿及呼吸衰竭的发生。

（3）脑水肿的治疗：脑水肿可使颅内压增高，病人出现剧烈头痛、烦躁不安、频繁呕吐、抽搐或嗜睡，继而瞳孔不等大、呼吸节律不齐。此时应报告医生，并遵医嘱快速给予脱水剂。

（五）护理评价

1. 病人肠痉挛是否减轻。

2. 病人体温是否逐渐降至正常范围。

3. 病人组织灌注是否得到改善。

4. 病人是否有呼吸困难。

（六）其他护理诊断 / 问题

1. 疼痛：腹痛　与细胞毒素作用于肠壁自主神经，引起肠痉挛有关。

2. 潜在并发症：惊厥、脑疝。

3. 有体液不足的危险　与高热、腹泻、摄入不足有关。

【健康指导】

1. 疾病预防指导　做好饮水、食品、粪便的卫生管理及防蝇灭蝇工作，改善环境卫生条件。严格执行食品卫生管理法及有关制度，凡从事食品加工或生产及饮食服务的人员，在工作时必须勤洗手。从事服务性行业（尤其饮食业）者定期健康检查，发现慢性带菌者应暂时调换工种，接受治疗。养成良好的个人卫生习惯，餐前便后洗手，不饮生水，禁食不洁食物，把住"病从口入"关。

2. 保护易感人群 加强易感人群的管理,特别是散居的易感婴幼儿和退休老人,以及有聚集特征的学生和农民工。在痢疾流行期间,易感者可口服多价痢疾减毒活菌苗,提高机体免疫力。

3. 疾病知识指导 菌痢病人应及时隔离、治疗,粪便消毒对于传染源的控制极为重要,应向病人及家属说明。遵医嘱按时、按量、按疗程坚持服药,争取急性期彻底治愈,以防转变为慢性菌痢。慢性菌痢病人可因进食生冷食物、暴饮暴食、过度紧张和劳累、受凉、情绪波动等诱发急性发作,应注意避免诱发因素。加强体育锻炼,保持生活规律,复发时及时治疗。

知识链接

暴发细菌性痢疾的防控措施

菌痢极易在学校、工地有集体就餐、生活等单位发生,通过污染的水源和食物引起暴发或流行。菌痢疫情暴发后,需及时查找原因,进行有效防控,及时控制疫情。具体防控措施有:①发现病人或疑似者,应及时向附近的疾病预防控制机构或者医疗机构报告所有突发病例,上报突发公共卫生事件。②对暴发流行期间的所有病例、病原携带者进行隔离治疗和有效管理。③暂时停用饮用水源,并对水源进行消毒,供应安全饮用水,加强水源管理。④加强食品安全管理,尤其是集体食堂、餐馆等管理。⑤对供水、食堂、厕所等公共区域进行重点消毒及日常保洁,开展灭蝇、灭蟑、灭鼠活动。⑥对密切接触者开展饮食、饮用水、日常生活卫生知识的防控教育。

【预后】

急性菌痢经治疗后,多于1周左右痊愈,少数病人会转为慢性。中毒性菌痢预后差,病死率高,死亡的主要原因是呼吸衰竭和循环衰竭。

(张 清)

思 考 题

1. 如何快速有效地及时识别中毒性菌痢?

2. 学校工地等聚集性场所暴发细菌性痢疾后如何进行有效防控?

第四节 霍 乱

学 习 目 标

● 知识目标:

1. 掌握霍乱的护理措施。

2. 熟悉霍乱流行病学资料、临床表现、实验室及其他检查。

3. 了解霍乱弧菌的特点、霍乱的发病机制。

● 能力目标:

1. 能根据临床表现实施护理。

2. 能运用护理程序护理病人。

● 素质目标:

1. 培养吃苦耐劳的工作品质。

2. 注意保护病人隐私。

田某，男性，28 岁，因"腹泻 10h"就诊。10h 前排多量黄色稀水样便，次数达 10 余次。呕吐 1 次，呈喷射性，为胃内容物。查体：体温 37℃，脉搏 86 次/min，呼吸 26 次/min，血压 87/56mmHg。神志清楚，精神欠佳，皮肤弹性差，口唇干燥，眼窝凹陷。腹软，无腹痛。辅助检查：血常规示 RBC 5.15×10^9/L，WBC 9.80×10^9/L，N 80%，E 0.6%。大便常规：WBC 0～5 个/HP。肾功能：8.4mmol/L，肌酐 90μmol/L。电解质：血清钾 3.5mmol/L，血清钠 132mmol/L，血清氯 118mmol/L。粪便直接涂片：可见革兰氏阴性稍弯曲的弧菌纵裂呈"鱼群"样。

请思考：

1. 根据病史信息，请考虑初步医疗诊断，并写出判断依据。

2. 病人目前存在的主要护理诊断/问题是什么？写出具体的护理措施。

3. 该病如何进行补液治疗？

霍乱（cholera）是由霍乱弧菌（Vibrio cholerae）感染引起的烈性肠道传染病，是我国法定甲类传染病。霍乱弧菌通过污染的水或食物感染人体，产生肠毒素而引起发病。霍乱病人典型的临床表现为：急性起病，剧烈腹泻、多伴呕吐，以及由此引起的脱水、电解质紊乱和肌肉痉挛，严重者可发生循环衰竭，甚至死亡。治疗的关键是补充液体，纠正脱水和电解质紊乱。

【病原学】

根据霍乱弧菌细胞壁表面抗原分为 139 个血清群，其中只有 O1 和 O139 可引起霍乱流行。WHO 腹泻控制中心根据霍乱弧菌的菌体（O）抗原特异性、生化性状、致病性等不同，将霍乱弧菌分为 O1 群霍乱弧菌、非 O1 群霍乱弧菌、O139 群霍乱弧菌三群。霍乱弧菌的致病力包括鞭毛运动、黏蛋白溶解酶、黏附素、霍乱肠毒素、内毒素、弧菌的代谢产物以及其他毒素。

霍乱弧菌对干燥、加热和一般消毒剂均敏感。一般煮沸 1～2min，即可杀灭，干热消毒需 2h。在正常胃酸中，霍乱弧菌仅能存活 5min。但霍乱弧菌在自然环境中存活时间较长，如在河水、海水和井水中，埃尔托生物型一般可存活 1～3 周。在鱼、虾和贝类食物中，存活 1～2 周，在合适的外环境中可存活 1 年以上。

【流行病学】

1. **传染源**　霍乱病人和带菌者是主要传染源。发病期一般可连续排菌 5d，也有 2 周以上者。病人吐泻物中可有大量霍乱弧菌，可达 $10^8 \sim 10^9$ 个/ml。其中轻型和隐性感染者由于病情轻或无任何临床症状，不易确诊。隐性感染者可呈排菌状态，称之为接触带菌者或健康带菌者，是重要的传染源，应隔离治疗。

2. **传播途径**　霍乱弧菌污染水源和食物引起传播，日常生活接触和苍蝇亦引起间接传播。近年来发现不论埃尔托和 O139 霍乱弧菌均能通过污染鱼、虾等水产品引起传播。

3. **人群易感性**　人群对霍乱弧菌普遍易感，病后获一定的免疫力，能产生抗菌抗体和抗肠毒素抗体，但持续时间短。本病隐性感染较多，显性感染较少，亦有再感染的报道。

4. **流行季节与地区**　在我国霍乱流行季节为夏秋季，以 7～10 月为多。流行地区主要在沿海一带如广东、广西、浙江、江苏、上海等省市为多。

5. **O139 群霍乱的流行特征**　O139 群感染病例无家庭聚集性，以成人为主，男多于女。主要经水和食物传播，人群普遍易感。在霍乱地方性流行区，人群对 O1 群霍乱弧菌有免疫力者，却不能保护免受 O139 群感染。地方疫区表现为长期散发，也可有流行高峰，新传入地常呈暴发流行。

【发病机制与病理改变】

1. 发病机制　食入霍乱弧菌后是否发病,取决于机体的免疫力、弧菌的数量和致病力。人体正常分泌的胃酸可杀灭一定数量的霍乱弧菌,不引起发病。但若胃大部切除使胃酸分泌减少,大量饮水和大量进食使胃酸稀释,或者食入霍乱弧菌的量超过 $10^8 \sim 10^9$ 均能引起发病。霍乱弧菌经胃抵达肠道后,通过鞭毛运动以及弧菌产生的蛋白酶作用,穿过肠黏膜上的黏液层,在毒素协同调节菌毛 TcpA 和霍乱弧菌血凝素的作用下,黏附于小肠上段肠黏膜上皮细胞刷状缘,定居于人类肠道中,并不侵入肠黏膜下层。

2. 病理改变　霍乱病人剧烈呕吐和无痛性腹泻,可导致脱水、电解质紊乱和酸碱失衡。本病主要病理改变为严重脱水,脏器实质性损害不重。

【临床表现】

本病潜伏期短者为数小时,长者可达 3~6d,一般为 1~3d。古典生物型与 O139 型霍乱弧菌引起者症状较重;埃尔托生物型所致者常为轻型,隐性感染较多。

1. 临床分期　典型病人多突然发病,少数发病前 1~2d 可有头昏,乏力或轻度腹泻等症状。一般将典型病例病程分为以下三期:

(1)吐泻期:以剧烈腹泻开始,继之出现呕吐,一般不发热,仅少数有低热。本期持续数小时至 1~2d。

1)腹泻:发病的第一个症状,其特点为无里急后重感,多数不伴腹痛(O139 型除外),排便后自觉轻快。少数病人有腹部隐痛,个别病例可有阵发性腹部绞痛。排出的粪便初为黄色稀便。后为水样便,无粪臭,有淡甜味或鱼腥味,以黄色水样便多见。腹泻严重者排出白色混浊的"米泔水"样大便。有肠道出血者排出洗肉水样大便。出血多者则呈柏油样便,以埃尔托生物型霍乱弧菌引起者多见。腹泻次数由每天数次至数十次不等,重者则大便失禁。

2)呕吐:一般发生在腹泻之后,不伴恶心,多为喷射性呕吐。呕吐物初为胃内食物,后为水样,严重者可呕吐"米泔水"样液体,与粪便性质相似。轻者可无呕吐。

(2)脱水期:频繁地呕吐与腹泻使体内大量水分和电解质丧失,出现脱水、电解质紊乱和代谢性酸中毒,严重者发生循环衰竭。此期一般持续数小时至 2~3d,病程长短主要取决于治疗是否及时和正确。

1)脱水:可分轻、中、重三度。①轻度脱水可见皮肤黏膜干燥,皮肤弹性差,一般约失水 1 000ml,儿童 70~80ml/kg;②中度脱水可见皮肤弹性差,眼窝凹陷,声音轻度嘶哑,血压下降和尿量减少,丧失水分 3 000~3 500ml,儿童 80~100ml/kg;③重度脱水则出现皮肤干瘪、缺乏弹性,声音嘶哑。并可见眼眶下陷、两颊深凹,神志淡漠或不清的"霍乱面容"。出现循环衰竭和酸中毒者,若不积极抢救,可危及生命。

2)循环衰竭:是严重失水所致的失水性休克。临床表现为四肢厥冷,脉搏细速甚至不能触及,血压下降或不能测出。继而由于脑部供血不足,脑缺氧而出现意识障碍。表现为烦躁不安、呆滞、嗜睡甚至昏迷。

3)尿毒症酸中毒:临床表现为呼吸增快。严重者除出现库斯莫尔(Kussmaul)呼吸外,可有神志意识障碍,如嗜睡、感觉迟钝甚至昏迷。

4)肌肉痉挛:呕吐、腹泻使大量的盐丧失,严重低血钠可引起腓肠肌和腹直肌痉挛。临床表现为痉挛部位的疼痛和肌肉呈强直状态。

5)低血钾:腹泻使钾盐大量丧失,血钾可显著降低。临床表现为肌张力减弱,膝反射减弱或消失,腹胀等亦可出现。

(3)恢复期:腹泻停止,脱水纠正后多数病人症状消失,体温、脉搏、血压恢复正常,尿量增加,

Note:

体力逐步恢复。约 1/3 病例由于血液循环的改善残留于肠腔的内毒素被吸收进入血流，可引起轻重不一的发热，一般病人体温高达 38～39℃持续约 3d 后自行消退。尤以儿童多见。

2. **临床类型** 对显性感染者根据失水程度、血压和尿量情况，可分为轻、中、重 3 型。O139 型霍乱弧菌多引起重型，已有因菌血症死亡的报道。除上述 3 种临床类型外，尚有一种罕见的暴发型或称中毒型，又称"干性霍乱"，本型起病急骤，尚未出现腹泻和呕吐症状，即迅速进入中毒性休克而死亡。

【实验室及其他检查】

1. **一般检查**

（1）血常规：脱水病人可表现为红细胞和白细胞计数均升高。

（2）尿常规：可有少量蛋白，镜检有少许红细胞、白细胞和管型。

（3）粪便常规：可见黏液和少许红细胞、白细胞。

（4）生化检查：可有尿素氮、肌酐升高，而碳酸氢离子下降。电解质可受治疗因素影响，治疗前由于细胞内钾离子外移，血清钾可在正常范围，当酸中毒纠正后，钾离子移入细胞内而出现低钾血症。

2. **病原学检查**

（1）粪便涂片：染色粪便涂片并做革兰氏染色，显微镜下可见革兰氏染色阴性的弧菌，呈"鱼群"样排列。

（2）动力试验和制动试验：取发病早期的新鲜粪便或碱性胨水增菌培养 6h 后，做暗视野显微镜检，可见穿梭状运动的弧菌，即为动力试验阳性。随后加上 1 滴 O1 群抗血清，如细菌停止运动，提示标本中有 O1 群霍乱弧菌；如细菌仍活动，再加 1 滴 O139 抗血清，细菌活动消失，则证明为 O139 霍乱弧菌。

（3）增菌培养：所有怀疑霍乱的病人均应留取粪便。除做显微镜检外，还要进行增菌后分离培养。粪便留取应在使用抗菌药物之前，并尽快送到实验室作培养。增菌培养基一般用 pH 8.6 的碱性蛋白胨水，置 37℃培养 6～8h 后，再转种到霍乱弧菌能生长的选择性培养基，如庆大霉素琼脂、TCBS 四号琼脂和碱性营养琼脂等，18～24h 后菌落生长，然后与 O1 群、O139 群特异性的单克隆抗体或诊断血清进行玻片凝集试验。

（4）快速抗原检测：目前使用较多的是霍乱弧菌胶体金快速检测法，该方法主要检测 O1 群和 O139 群霍乱弧菌抗原成分，操作简单。应用纯化的弧菌外膜蛋白抗血清，采用 ELISA 方法，可快速检测粪便中的弧菌抗原，用于快速诊断。

（5）PCR 检测：通过 PCR 方法识别霍乱弧菌毒素基因来诊断霍乱，该方法的特异性和灵敏度均较高，需要在符合 PCR 实验条件的实验室中进行，同时需要严格的核酸提取操作。

3. **血清免疫学检查** 霍乱弧菌感染后，能产生抗菌抗体和抗肠毒素抗体。抗菌抗体中的抗凝集素抗体一般在发病第 5d 出现。病程 8～21d 达高峰。血清免疫学检查主要用于流行病学的追溯诊断和粪便培养阴性的可疑病人的诊断。抗凝集素抗体双份血清滴度 4 倍以上升高有诊断意义。

【诊断要点】

1. **诊断标准** 具有下列之一者，可诊断为霍乱：

（1）有腹泻症状粪便培养霍乱弧菌阳性。

（2）霍乱流行期间，在疫区内发现典型的霍乱腹泻和呕吐症状，并迅速出现严重脱水、循环衰竭和肌肉痉挛者。虽然粪便培养未发现霍乱弧菌，但无其他原因可查者。如有条件可做双份血清凝集试验，滴度 4 倍上升者可诊断。

（3）疫源检索中发现粪便培养阳性前 5d 内，有腹泻症状者，可诊断为轻型霍乱。

2. **疑似诊断** 具有以下之一者：

（1）具有典型霍乱症状的首发病例，病原学检查尚未肯定前。

（2）霍乱流行期间与霍乱病人有明确接触史，并发生泻、吐症状，而无其他原因可查者。

疑似病人应进行隔离、消毒，并每日做粪便培养，若连续 2 次粪便培养阴性，可做否定诊断，并做疫情订正报告。

3. 带菌者无霍乱临床表现，但粪便、呕吐物或肛拭子细菌培养分离到霍乱弧菌者。

【治疗要点】

治疗原则为严格隔离，及时补液，辅以抗菌和对症治疗。重症病人应加强护理，密切观察病情，监测生命体征变化，记录出入量变化。

1. 严格隔离　应按甲类传染病进行严格隔离及时上报疫情。确诊病人和疑似病例应分别隔离。病人排泄物应进行彻底消毒。症状消失后，隔天粪便培养 1 次。连续两次粪便培养阴性方可解除隔离。

2. 补液疗法　及时正确地补充液体和电解质是治疗霍乱的关键，可以使病死率从 5% 以上降低到 1% 以下。轻度脱水病人以口服补液为主。

（1）口服补液疗法现代医学倡导口服补液治疗霍乱，口服补液是治疗轻度脱水霍乱病人的主要方法，对中、重型脱水病人，或呕吐剧烈不能口服的病人，先进行静脉补液，待病情稳定、脱水减轻，呕吐停止后尽快开始口服补液治疗。

（2）静脉补液疗法原则是：早期、迅速、足量、先盐后糖、先快后慢、纠酸补钙、见尿补钾。对老人、婴幼儿及心肺功能不全的病人补液不可过快，边补边观察治疗反应。

3. 抗菌治疗　应用抗菌药物控制病原菌后能缩短病程、减少腹泻次数，并迅速从粪便中清除病原菌，但仅作为液体疗法的辅助治疗。目前常用药物：环丙沙星，成人每次 250～500mg，每天 2 次口服；或诺氟沙星，成人每次 200mg，每天 3 次；或多西环素，成人每次 100mg，每天 2 次；或复方磺胺甲噁唑片，成人每次 2 片，每天 2 次。

4. 对症治疗　重症病人补足液体酸中毒纠正后，血压仍较低者，可加用肾上腺皮质激素及血管活性药物。注意发现急性肺水肿和心力衰竭的临床表现时，应调整输液速度，给予镇静剂、利尿剂及强心剂，可应用地塞米松或氢化可的松，静脉滴注。严重低钾血症者应静脉滴注氯化钾治疗，浓度不能超过 0.3%。对急性肾衰竭者应纠正酸中毒及电解质紊乱，如出现高血容量高血钾、严重酸中毒，必要时可采用透析治疗。氯丙嗪和盐酸小檗碱有抗肠毒素作用，目前认为氯丙嗪能抑制上皮细胞腺苷环化酶的活性。而盐酸小檗碱能抗菌及抑制霍乱肠毒素的毒性作用，临床应用可减轻腹泻。

【隔离】

及时发现病人和疑似病人，进行隔离治疗，并做好疫源检索，是控制霍乱流行的重要环节。在我国，除了建立腹泻肠道门诊，对密切接触者进行粪便培养检查和预防性治疗，还要搞好国境卫生检疫等措施，一旦发现病人或疑似病人，应立即进行隔离治疗，并对交通工具彻底消毒。

【护理】

（一）护理评估

1. 病史

（1）流行病学特点：评估发病季节，如是否为夏秋季节；是否散发或当地是否有霍乱暴发流行；询问发病前 1 周内是否曾在疫区活动，并与霍乱病人及其排泄污染物接触。病人的饮食、饮水、个人卫生及生活环境。既往有无霍乱病史。

（2）患病及治疗经过：评估病人的起病经过和发病情况，如发病前是否饮用不洁生水、摄入不洁饮食，起病时间、主要症状及其特点、病情的进展情况，目前一般状况等。询问病人有无发热，腹泻、呕吐的次数、性质、量、特点、程度,有无腹胀、腹痛及其部位、性质、程度。评估治疗经过,如用药情况及效果等。

(3)心理-社会状况:霍乱为甲类传染病,需严格隔离治疗,病人和家属往往对本病认识不足。由于本病常突然起病,发展迅速,容易引起病人和家属的心理、情绪以及行为上的一些变化。因此需要评估病人有无焦虑、紧张、极度恐惧等心理反应,患病后对家庭、生活、工作、经济等的影响,社会支持系统的作用,如家属对霍乱知识的了解程度、对病人的心理支持等。

2. 身体评估

(1)生命体征:监测生命体征,如体温、脉搏、呼吸、血压,面色、神志状态,了解体温变化。注意有无脉搏细速、甚至不能触及,血压下降或不能测出等。

(2)神经精神状态:注意病人意识状态的改变,如有无头昏、乏力,烦躁不安、呆滞、感觉迟钝、嗜睡甚至昏迷等。

(3)皮肤黏膜:评估皮肤弹性和脱水程度,有无四肢厥冷、眼眶下陷、两颊深凹等面容。

(4)腹部情况:评估有无腹泻、呕吐、腹部隐痛、腹部不适;有无腹胀、腹直肌痉挛和疼痛。

3. 实验室及其他检查

(1)血常规检查:是否有红细胞和白细胞计数均升高。

(2)尿常规检查:是否有蛋白,镜检是否有红细胞、白细胞和管型。

(3)粪便常规检查:是否有黏液和红细胞、白细胞。

(4)生化检查:是否有尿素氮、肌酐升高,碳酸氢离子下降,同时注意血钾的变化。

(5)病原菌检查:细菌培养及药敏试验是否找到霍乱弧菌及敏感抗生素。霍乱快检是否检测到弧菌抗原,以及行 PCR 检测是否识别到霍乱弧菌毒素基因等。

(6)其他免疫学试验:是否为阳性结果。

(二)常用护理诊断/问题

1. 腹泻 与霍乱肠毒素作用于肠道有关。

2. 组织灌注无效 与剧烈的泻吐导致严重脱水、循环衰竭有关。

3. 焦虑 与突然起病、病情发展迅速、严重脱水导致极度不适,实施严格接触隔离有关。

(三)护理目标

1. 病人能说出本病吐泻特点,配合治疗,粪便和呕吐物性质、量恢复至正常范围。

2. 病人能说出水、电解质和酸碱失衡的原因和补液疗法对本病的重要性,切实执行各项饮食措施,脱水状况逐步改善。

3. 病人能说出并实践隔离的方法。

4. 病人住院期间血压正常,无休克发生。

(四)护理措施及依据

1. 腹泻

(1)隔离措施:确诊病人就地按甲类传染病进行严密隔离,并及时上报疫情。疑似病例应分别隔离,彻底消毒吐泻物、便器等。急性期症状消失后,隔日粪检阴性,粪便培养连续 2 次阴性可解除隔离。

(2)腹泻的观察:密切观察病人腹泻情况,如排便频次、量、颜色、性状及伴随症状。采集含有脓血、黏液部分的新鲜粪便、呕吐物或肛拭子作为标本,及时送检,以提高阳性率。大量吐泻者注意一般状况的变化,如、面色、神志等。观察治疗和护理效果。

(3)休息:急性期病人腹泻频繁,全身症状明显者应卧床休息,避免烦躁、紧张、焦虑等不良情绪,有利于减轻不适。频繁腹泻伴大量呕吐、发热、疲乏无力、严重脱水者应协助病人床边排便(注意遮挡),减少病人往返厕所对体力的消耗,避免跌倒等不良事件发生。

(4)生活护理:呕吐时取头侧位,避免造成窒息或吸入性肺炎。呕吐后协助病人用温水漱口,病情重、禁食及呕吐严重者,协助做好口腔护理。病人的泻吐物应严格消毒。加强臀部皮肤护理,卧床病人注意预防压力性损伤。每次排便后清洗肛周,并涂润滑剂以减少对肛周皮肤的刺激。每晚用温水或1∶5 000高锰酸钾溶液坐浴,防止感染。伴明显里急后重者,嘱病人排便时不要过度用力,以免脱肛。发生脱肛时,可戴橡胶手套助其回纳。

(5)饮食护理:剧烈泻吐时,应暂时禁食。当临床症状逐渐好转,可给予少量多次饮水。病情控制后逐步过渡到温热低脂流质饮食,如果汁、米汤、淡盐水等,避免饮用牛奶、豆浆等易引起肠胀气的食物。

(6)保持水、电解质平衡:观察及记录呕吐物、排泄物的颜色、性质、量、次数,严格记录24h出入量。同时根据血液生化检查结果补充水及电解质,避免发生脱水及电解质紊乱。轻者可口服补液盐溶液,严重者及时建立静脉通道迅速静脉补液。

(7)用药及对症护理:遵医嘱使用敏感抗菌药物,注意观察不良反应。肌肉痉挛时,如腹直肌、腓肠肌痉挛,应按医嘱给予药物治疗,用局部热敷、按摩等方法解除肌肉痉挛。

2. 组织灌注无效

(1)病情观察:密切观察生命体征和神志的变化,每0.5~1h测量及记录1次。根据皮肤黏膜弹性、尿量、血压、神志等变化判断脱水程度。结合实验室检查如血清钠、钾、氯、钙、二氧化碳结合力、尿素氮等,评估水、电解质和酸碱平衡情况,为判断补液量和进一步治疗提供依据。及时采集泻吐物送检。

(2)补液治疗的护理:遵医嘱进行补液治疗,是抢救霍乱病人的关键。迅速建立至少两条静脉通道,有条件可做中心静脉穿刺,输液的同时监测中心静脉压的变化,为判断病情和疗效提供依据。根据脱水程度和病情轻重确定输液量和速度,制订周密的输液计划,可应用输液泵以保证及时准确地输入液体。加压输液或快速输液时,应加温至37~38℃,以免因快速输入大量液体出现不良反应。在输液过程中,应观察病人脉搏、血压,注意是否有烦躁、胸闷、咳嗽、心悸、气促等表现,如果出现脉搏突然加快,伴有气促、颈静脉充盈,肺部闻及湿啰音等,应警惕急性肺水肿的发生,应及时进行抢救。观察输液效果:病人的血压是否回升、皮肤弹性是否好转、尿量是否正常等。若病人循环好转后出现四肢无力、鼓肠、脉搏不整等情况,提示发生低钾血症,测血钾的同时做好补钾准备。

3. 焦虑

(1)心理状态的评估:霍乱病人往往突然起病,部分病人短期内病情进展迅速,可因剧烈泻吐,导致严重脱水、休克、循环衰竭而死亡。同时本病属于烈性肠道传染病,必须实施严密隔离和消化道隔离,加重病人的思想负担,给病人带来极度焦虑和恐惧。部分病人还会出现孤独感、自卑、愤怒等心理行为反应。

(2)疾病知识教育:向病人及家属解释本病的发生、发展过程,说明严密隔离的重要性及隔离期限。隔离期间帮助病人尽快熟悉和适应陌生的隔离环境,缓解焦虑和恐惧情绪。

(3)心理支持:护士应积极、主动地与病人及家属进行沟通,解释本病的发生、发展过程,强调严密隔离的重要性和隔离期限,帮助病人树立治病信心和增强安全感。让病人充分表达自己的情感,以了解病人的顾虑、困难。提供细心周到的护理,包括帮助病人及时清除排泄物,及时更换污染的床单,创造清洁舒适的环境。

(五)护理评价

1. 病人排便及呕吐物性质、量是否均恢复至正常范围。
2. 病人脱水状况是否逐步改善。
3. 病人能否说出并实践隔离的方法。
4. 病人住院期间血压是否正常,有无休克发生。

(六)其他护理诊断/问题

1. **潜在并发症**:急性肾衰竭、电解质紊乱、急性肺水肿。
2. **活动无耐力** 与频繁吐泻导致电解质丢失低钾有关。

3. **疼痛：腹痛、腓肠肌疼痛**　与低钠血症导致肌肉痉挛有关。

【健康指导】

1. **控制传染源**　加强对传染源的管理是控制霍乱流行的重要环节，应严格执行疫情报告和隔离制度。在霍乱流行时，应开设肠道门诊，健全疫情报告制度，对腹泻病人做好就诊登记并采便培养是发现霍乱病人的重要方法。要早发现、早隔离、早治疗。对密切接触者应严格检疫 5d，并予预防性服药。对疫点、疫区需进行严格消毒、隔离，加强对车辆、船舶、飞机上旅客的医学观察，以防止霍乱传播。

2. **加强卫生防疫**　加强饮水消毒和食品管理，确保用水安全，建立良好的卫生设施，可以明显减少霍乱传播的危险。在霍乱尚未侵袭和形成季节性流行的地区，制订有效的控制霍乱的计划是对控制霍乱流行的最好的准备。改善环境卫生，对病人和带菌者的排泄物进行彻底消毒，是预防霍乱的理想方法，消灭苍蝇等传播媒介也是重要措施之一。

3. **保护易感人群**　霍乱流行时，有选择地为疫区人群接种霍乱菌苗，对减少急性病例、控制流行有一定意义。国外应用基因工程技术研制口服菌苗和减毒活菌苗已取得重大进展，如 B 亚单位 - 全菌体菌苗和减毒口服活菌苗等。

4. **疾病预防指导**　向群众宣传有关霍乱的知识。严禁用未经无害化处理的粪便施肥，消灭苍蝇等传播媒介。指导公众养成良好卫生习惯，不饮生水、不食生冷或变质食物，饭前便后要洗手。霍乱流行期间，发动群众自觉停止一切宴请聚餐。有吐、泻症状者及时到医院肠道门诊就医。

【预后】

本病的预后与所感染霍乱弧菌的生物型、临床病情轻重、治疗是否及时和正确有关。此外，年老体弱婴幼儿或有并发症者预后差。死亡原因主要是循环衰竭和急性肾衰竭。

（尹　霞）

思　考　题

1. 在护理霍乱病人时，如何判断脱水的程度？
2. 如何在生活中做好霍乱的预防控制？

第五节　布鲁氏菌病

学 习 目 标

- 知识目标：
  1. 掌握布鲁氏菌病的临床表现和护理措施。
  2. 熟悉布鲁氏菌病的流行病学。
  3. 了解布鲁氏菌病的病原学。
- 能力目标：
  1. 能根据病人的临床表现实施护理。
  2. 能运用护理程序护理病人。
- 素质目标：
  具有关爱病人，尊重病人，保护病人隐私的能力。

张某，男性，43 岁，农民，家中养羊 30 余只。主因"腰痛伴间断发热半年余"平车入院。入院时 T 36.3℃，P 68 次 /min，R 18 次 /min，BP 135/79mmHg。张某于半年前无明显诱因出现腰痛，给予腰椎 拔罐、牵引等治疗，症状未能缓解，且过程中伴间断发热，每次持续约数小时，最高达 39.2℃，可自行降 至正常，不伴畏寒、寒战、关节疼痛、皮疹等症状，常后半夜出汗。久居出生地，自诉无疫区、疫情、疫水 接触史。无冶游史，未确诊过传染病。入院第一天完善各项检查。结果回报布凝试验 1∶200（+++）， 余未见明显异常。遵医嘱给予抗感染治疗，上报传染病卡。张某担忧后遗症影响以后的劳动，情绪 低落。

请思考：

1. 请根据病史信息，做病情分析。并写出判断依据。

2. 病人主要的护理问题有哪些？护理措施有哪些？

布鲁氏菌病（Brucellosis）是由布鲁氏菌属的细菌侵入机体，引起的人畜共患的传染 - 变态反应性 疾病。简称布病，又称为布氏菌病，地中海弛张热，马耳他热，波浪热或波状热。是世界动物卫生组 织（OIE）列为必须通报的传染病之一。潜伏期 7～60d，平均 2 周，少数病人可达数月至 1 年以上。临 床表现复杂，波及全身，以长期反复发热、多汗、关节痛、肝脾及淋巴结肿大为主要特征。易复发、慢 性化、后遗症和潜在死亡率，因此，布鲁氏菌病被认为是目前社会人群健康的一个严重威胁。临床可 见急性、亚急性、慢性发病。

【病原学】

布鲁氏菌为革兰氏阴性短小杆菌，无鞭毛，不活动，不形成芽孢或荚膜。根据感染宿主的不同种 属，布氏菌属可分为 7 个种，牛种、猪种、羊种、犬种、绵羊附睾种、沙林鼠种和海洋种布鲁氏菌。布 氏菌的致病力因种型菌株的不同而不同，牛种、羊种、犬种和猪种均有感染人的报道，且羊种菌致病 力最强，感染后症状较重，可引起暴发流行；牛种的致病力最弱，感染后症状较轻，甚至无症状，常呈 散发；犬种菌感染近年在我国很多地区均有发现，绵阳附睾菌和沙林鼠菌目前还没有致人感染的报 道。布鲁氏菌属在自然环境中生存力较强，具有显著的遗传多样性和广泛宿主物种，包括在海洋鱼 类和海洋哺乳动物鲸类，池塘两栖动物，森林狐狸、沙漠啮齿动物和穴居蝙蝠均有学者发现布鲁氏菌 感染的病例。布鲁氏菌可通过多种途径传播，在患病动物的分泌物、体液、排泄物及死畜的脏器中能 生存 4 个月左右，皮毛上可存活 4 个月，在牛奶中甚至可存活 18 个月，在干燥土壤中仍可存活数月。 布鲁氏菌被国外列为生物战剂之一。

无论哪种类型的布鲁氏菌对常用物理化学消毒法均较为敏感，例如紫外线、热和常用清毒剂等 可有效杀菌，在阳光下暴晒 10～20min 或加热 60℃、使用含氯消毒制剂，例如 3% 的漂白粉澄清液数 分钟布鲁氏菌也能被杀灭。

【流行病学】

根据世界卫生组织（WHO）的数据，布鲁氏菌病被列为"七种被忽视的地方性人畜共患病"之一。 据估计，世界上约有 35 亿人存在感染布鲁氏菌病的永久性风险。

1. 传染源 被感染的羊、牛及猪是主要传染源，目前已知有 60 多种动物（家畜、家禽及野生动 物、驯化动物）是布鲁氏菌的宿主。我国大部分地区以羊作为主要传染源，有些地方的传染源以牛为 常见，南方个别省份的猪为传染源，有些地区鹿和犬等经济动物也可成为传染源。染菌动物的分泌 物、排泄物、流产物及乳类含有大量病菌。布鲁氏菌往往先在家畜或野生动物中同种间传播，也易在 不同动物种群中传播，随后波及人类，病人也可以从粪、尿、乳液向外排菌，但人与人之间传播罕见。

2. 传播途径 布鲁氏菌病可经多种途径传播。

人的感染途径与职业、饮食、生活习惯有关。含有布鲁氏菌的各种污染物及食物均可成为传播媒介，主要有病畜流产物，病畜的乳、肉、内脏，被布鲁氏菌污染的皮毛、水、土壤、尘埃等。

（1）直接或间接接触：常见经皮肤黏膜接触传播，直接接触病畜或其排泄物、分泌物，或在饲养、挤奶、剪毛、屠宰以及加工皮、毛、肉等过程中未加防护，经皮肤伤口或眼结膜受感染。临床可见因购买未经过检疫的猪肉或羊肉制作过程中被污染，也有案例通过洗碗接触到细菌而被感染。

（2）经消化道传播：食用被病菌污染的食品、水或进食含布鲁氏菌的生奶、奶制品及未熟的肉、内脏而受感染。

（3）经呼吸道传播：病菌污染环境后形成气溶胶被吸入而感染，如皮革厂处理羊毛或者处理猪毛，如果没有做好防护，从气道吸入布鲁氏菌病，也可致病。

（4）通过血液传播：布鲁氏菌病直接进入血液。

（5）其他：如母婴垂直传播、性传播等方式也可传播本病。

3. 人群易感性 人类对布鲁氏菌普遍易感，感染率与传染源和传播媒介密切接触的机会、程度有关。临床多见以青壮年为主，男多于女（高危职业中男性从业者较多），农牧区高于城镇，城市病人则多集中在一些皮毛乳肉加工企业。病后可获得一定免疫力，不同种布鲁氏菌间有交叉免疫性，再次感染发病者为2%～7%，疫区居民可因隐性感染而获免疫。

4. 流行特征 布鲁氏菌病自1887年（Bruce）首次从因布病死亡士兵的脾中分离到布氏菌迄今已百余年，流行于世界各地，以欧洲疫情最重，国内多见于内蒙古、青藏高原、东北、西北等牧区。一年四季各月均可发病，但以家畜繁殖季节为多，牛种、猪种布鲁氏菌的患病季节性不明显，羊种布鲁氏菌流行区有明显的季节性高峰。我国北方农牧区人群发病高峰在4～5月，夏季剪羊毛和乳肉食品增多，也可出现一个小的发病高峰。该病与职业有密切关系，凡与病畜、染菌畜产品接触多者，例如兽医、畜牧者、屠宰工人、皮毛工及相关实验人员等为本病高发人群。

羊种布鲁氏菌1、2、3生物型对人、畜均有较强的侵袭力和致病力，易引起人、畜间布鲁氏菌病暴发流行，疫情重，病人多会出现典型的临床症状和体征。牛种布鲁氏菌生物型较多，毒力不一，总体对人致病力较轻，感染率高而发病率低，呈散发性，临床症状和体征多不典型，病程短，后遗症较少。猪种布鲁氏菌对人致病力比牛种布鲁氏菌强，除少数病例病情较重外，大多数无急性期临床表现。犬种布鲁氏菌除了侵袭犬，也可使猫、牛、猪、兔、梅花鹿、鼠等动物感染，人也可被感染，但鲜有发病。在混合型布鲁氏菌疫区，2种或2种以上布鲁氏菌同时在一个疫区存在，不同菌种可以发生转移，流行特点取决于当地存在的主要菌种。

【发病机制与病理改变】

1. 发病机制 本病发病机制较为复杂，目前认为细菌、毒素及变态反应均不同程度参与机体的发病过程。布鲁氏菌感染人体后，首先侵及淋巴系统，被吞噬细胞吞噬，随淋巴液到达淋巴结，在细胞内生长繁殖、形成局部原发病灶。

2. 病理改变 布鲁氏菌病病理变化为渗出、变性、坏死、增生、肉芽肿形成。组织病理损伤广泛，常累及肝、脾、骨髓、淋巴结、骨关节系统、神经内分泌系统及生殖系统，临床表现多样化，容易反复成为慢性感染。

【临床表现】

潜伏期一般为1～3周，平均2周，少数可长达数月或1年以上。临床分为亚临床感染、急性感染、亚急性感染和慢性感染，表现复杂多变，轻重不一，可呈多器官病变或局灶性感染和复发，可引起心脏、肝、脾、肺、眼、皮肤软组织或中枢神经系统等感染并以这些部位为主要或首发临床表现。

Note：

1. **亚临床感染** 常见于高危人群,血清学检测 30% 以上的人员有高水平的抗布鲁氏菌抗体,未能追及到明确的临床感染史。

2. **急性和亚急性感染** 病人出现临床表现,病程在 3~6 个月,有确诊的血清学阳性反应。临床缺乏特异性,95% 以上病人起病缓慢,主要症状为寒战高热、多汗、游走性关节痛、睾丸肿痛等。

(1)发热:是布鲁氏菌病常见的临床表现,典型病例呈波状热,5%~20% 的病人出现,常伴有寒战等症状,可见于各期病人。特点为发热 2~3 周后,间歇数天至 2 周,发热再起,反复多次。高热与病况相矛盾的现象为布鲁氏菌病所特有,即病人高热时可无明显不适,神志清醒,痛苦较小,但随着体温下降,自觉症状加重。这部分病例可表现为低热和不规则热型,且多发生在午后或夜间。

(2)多汗:为本病的突出症状之一,急性期病例出汗尤重,每于夜间或凌晨退热时大汗淋漓,可湿透衣裤、被褥,使病人感到紧张和烦躁。

(3)疼痛:部位较为广泛。以肌肉疼痛、骨骼疼痛为著,性质常为针刺样,关节痛常较剧烈,呈游走性,主要累及大关节,如腰、髋、肩、膝等,类似风湿热,单个或多个关节同时受累,非对称性,局部伴红肿。一些病例还可有脊柱(腰椎为主)骨关节受累,表现为疼痛、畸形和功能障碍等。睾丸肿痛最具特征性,占男性病人的 20%~40%,由睾丸炎及睾炎所致,多为单侧。慢性期疼痛固定于某些关节,下肢及臀部肌肉常呈痉挛性疼痛。其他可能还会出现头痛、肝区疼痛、神经痛等。

(4)肝脾及淋巴结肿大:约半数病人可有肝、脾大,淋巴结肿大多与感染方式有关,常见于颈部、颌下、腋窝和腹股沟等处,有时腹腔或胸腔淋巴结也可受累。肿大的淋巴结一般无明显压痛、可自行清散,偶见化脓和破溃。

(5)神经系统症状:由于神经根或神经干受累可导致坐骨神经痛、腰骶神经痛、肋间神经痛、三叉神经痛等,少数病人可并发脑膜脑炎和脊髓炎,表现为剧烈头痛和脑膜刺激征。

(6)其他:几乎全部病例都有乏力疲劳的表现,急性期病人可以出现各种各样的皮疹,一些病人可以出现黄疸,少数病例可有头痛、心、肾及神经系统受累的表现。若泌尿生殖系统受累可发生精索炎、前列腺炎、肾盂肾炎等,女性病人可有卵巢炎、子宫内膜炎及乳房肿痛。若感染局限在某一器官中,则呈局灶性感染,出现相应的临床表现。

3. **慢性感染** 病程超过 6 个月仍未痊愈,有布鲁氏菌病的症状和体征,并出现确诊的血清学阳性反应则成为慢性感染。多由急性期发展而来,或由无症状感染者或轻症者逐渐转变为慢性。慢性感染病人症状多不明显,可有全身性非特异性症状,类似神经官能症和慢性疲劳综合征等表现,主要为疲劳、全身不适、精神抑郁等,也可见器质性损害,其中以骨骼 - 肌肉系统最为常见,如大关节损害、肌腱挛缩等,伴有固定或反复发作的大关节或肌肉疼痛。神经系统病变也较常见,如周围神经炎、脑膜炎等,泌尿生殖系统病变也可见到,如睾丸炎、附睾炎、卵巢炎等。

(1)慢性感染活动型:慢性炎症表现明显,低热,症状体征反复出现或加重。

(2)慢性感染稳定型:无慢性炎症表现,体温正常、症状体征或功能障碍较固定。仅于气候变化、劳累过度时才加重。

4. **复发** 急性期病人经抗菌治疗后,约 10% 以上可复发。复发时间可在初次治疗后的数月内或多年后发生,机制可能与寄生于细胞内的布鲁氏菌逃脱了抗生素和宿主免疫功能的清除有关。

5. **常见并发症**

(1)血液系统:贫血、白细胞减少、血小板减少比较常见,严重的全血减少主要由于细胞吞噬作用(cytophagocytosis)引起,骨髓中的肉芽肿也可能起一定作用。血小板减少性紫癜的发生率为 1%~4%,有时非常严重且持续时间很长,需要皮质激素或切脾治疗。

(2)眼睛:葡萄膜炎、视神经炎、视神经盘水肿及角膜损害均有报告,免疫复合物可能是葡萄膜炎的病因,多见于慢性布氏菌病。

(3)神经系统:发生率为 3%~5%。可见脑膜炎、脑膜脑炎、脊髓炎、多发性神经根性神经病等。脑膜炎时脑脊液的变化类似结核性脑膜炎,脑脊液中淋巴细胞增多,蛋白质增多,葡萄糖轻度减少;

Note:

细菌培养及抗体检测均可阳性。

（4）心血管系统：常见心内膜炎，主要侵犯主动脉瓣。50% 的病人为主动脉瓣原有病病人，病死率较高。此外，偶可见心肌炎、心包炎、主动脉炎等。胸腔积液的改变类似结核性胸膜炎，包括腺苷脱氨酶（ADA）的升高。

（5）妊娠终止：妇女罹患布病后妊娠会不会自然终止，目前还有不同意见。但多数认为，如不进行抗菌治疗，则会引起妊娠的自然终止，流产、早产、死产均有发生。

（6）其他：肝脓肿、脾脓肿、肺炎、肾小球肾炎、胸膜炎等均有报道。

【实验室及其他检查】

1. 一般实验室检查　白细胞计数多正常或偏低，淋巴细胞相对增多，有时可出现异形淋巴细胞，少数出现红细胞、血小板计数减少。可出现红细胞沉降率、C 反应蛋白升高等，累及肝脏者肝功能可有异常。

2. 细菌培养　血液、骨髓、乳汁、子宫分泌物、脓性分泌物、关节液、脑膜炎病人的脑脊液等均可做细菌培养，其中血液最常用。该菌专性需氧，生长缓慢，因此布鲁氏菌培养应注意延长时间，以获得更高阳性率。

3. 检测机体对菌体细胞膜上的光滑脂多糖（S-LPS）产生的抗体。发病初期 IgM 效价上升，约 1 周后 IgG 效价升高。复发时，布鲁氏菌特异性 IgG 和 IgM 可升高。由于假阳性和假阴性的存在，建议同时采用两种以上血清学检测方法。国际上应用较广的血清学方法如下：

（1）虎红平板凝集试验（RBPT）：方便快捷，5～10min 内可获得结果，可用作快速筛查试验。

（2）血清凝集试验（SAT）：检测所有针对布鲁氏菌 S-LPS 抗原的凝集性抗体（IgM、IgA、IgG）。对产生症状的急性感染病人更加敏感，WHO 建议判断标准定为 1∶160。对于流行区病人，由于高背景抗体效价，建议定为 1∶320。效价 1∶100 并出现显著凝集（液体 50% 清亮）及以上，或病程 1 年以上效价 1∶50 并出现显著凝集及以上；或半年内有布鲁氏菌疫苗接种史，效价达 1∶100 并出现显著凝集及以上者，可作为确诊试验之一。国际上一般将抗体效价作为筛查试验，两次抗体效价升高 4 倍方可作为确诊标准。

（3）酶联免疫吸附试验（ELISA）：已较好实现标准化，且检测迅速（4～6h），敏感度、特异度较高，可以针对性地检测不同抗体，包括非凝集性抗体。

（4）布鲁氏菌病抗人免疫球蛋白试验（Coombs test）：可同时检测凝集或非凝集性抗体，能更早产生阳性结果，且治疗恢复后保持阳性的时间也更长，灵敏度高。较之 SAT，更适合用于慢性、有并发症、复发和持续性感染病人的检查。判断标准定为：效价 1∶400 并出现显著凝集及以上。

（5）补体结合试验（CFT）：多用于动物感染诊断。因补体结合试验的复杂性和标准化的问题，不适合在小实验室进行。判断标准定为：效价 1∶10 并出现显著凝集及以上。

（6）皮肤试验：WHO 不建议将皮内试验作为诊断手段，因其菌液抗原制备不规范等原因，可能导致健康人产生抗体。

4. 分子生物学检测　该方法快速、敏感，但尚未标准化，在临床上的应用还需验证，尚不适用常规检测。但对中枢神经系统感染或者局灶感染可发挥特别作用。

5. 其他检查　脑脊液检查适用于脑膜炎病人，可见脑脊液细胞（淋巴细胞为主）和蛋白质增加。心电图可示 P-R 间期延长、心肌损害、低电压等。骨、关节的 X 线检查可见软组织钙化、骨质修复反应强而破坏性小，椎间盘和椎间隙变窄等。

知 识 链 接

一例经污染衣物感染布鲁氏菌病病例调查及其警示

病人，女，汉族，68 岁，长期在家务农。无往返布病疫区的旅行史。自述 2015 年 6 月 1 日出现畏寒、发热、乏力、腰部疼痛、体温 39.2℃。县医院在病人血标本培养分离到羊布鲁氏菌。

可疑传染源调查：病人所居村庄无家庭饲养羊、牛，病人家中也未饲养猪和其他家畜及宠物。6 月 25 日其丈夫确诊为布病。其丈夫在当地羊屠宰场工作，主要从事剥羊肉、刮羊毛等。工作时未穿戴工作服、手套等个人防护措施，下班后穿屠宰场工作衣物回家，工作衣物均由病人手工清洗，且无任何消毒措施。病人冬天其双手常有皲裂伤口，清洗衣物时无佩戴手套习惯。家中经济条件一般，平时不喝羊、牛奶等，近期也不曾食用烤牛肉、涮羊肉和烤羊肉串等。

根据病人临床表现、流行病学调查及实验室检测结果，确定其感染来源可能是其丈夫在屠宰场被病羊污染的衣物，通过其手部伤口而间接感染了布鲁氏菌。提醒除了职业人群接触染疫动物及其制品存在感染风险之外，一般人群在处理布鲁氏菌污染的物品时也有感染的风险，应做好个人防护，防止间接感染。

【诊断要点】

1. 布鲁氏菌病的诊断依据和方法 布鲁氏菌病的发生、发展和转归比较复杂，其临床表现多种多样，很难以某一种症状来确定诊断。对布鲁氏菌病的诊断，应结合病人流行病学接触史、临床表现和实验室检查等情况综合判断。可诊断为疑似病例、临床诊断病例、确诊病例、隐性感染。

2. 布鲁氏菌病的诊断标准

（1）疑似病例：流行病学史包括发病前与家畜或畜产品、布鲁氏菌培养物等有密切接触史或生活在布病流行区的居民等。临床表现有发热、乏力、多汗、肌肉和关节疼痛，或伴有肝、脾、淋巴结和睾丸肿大等。

（2）临床诊断病例：疑似病例，实验室初筛试验一项阳性。

（3）确诊病例：疑似或临床诊断病例，实验室确诊试验一项阳性。

（4）隐性感染病例：有流行病学史，符合实验室确诊，但无临床表现。需要登记并加强管理。

3. 布鲁氏菌病的鉴别诊断 主要应与风湿热、伤寒、副伤寒、结核病、风湿性关节炎、脊柱炎、脑膜炎、睾丸炎等疾病鉴别诊断，急性期还应与结核病、脊柱炎、脑膜炎、睾丸炎等鉴别，慢性期还应与其他关节损害疾病及神经官能症等鉴别。

【治疗要点】

一般治疗：注意休息，补充营养，高热量、多维生素、易消化饮食，维持水及电解质平衡。高热者可用物理方法降温，持续不退者可用退热剂等对症治疗。

1. 急性期治疗 应以抗菌治疗为主。由于布鲁氏菌为细胞内寄生，故抗菌药物必须易于穿透细胞膜才能发挥作用，因此，体外药物敏感试验与临床疗效有时并不一致。为了防止耐药和复发，一般常需多疗程、联合用药。成人普通布氏菌病常用的治疗方案如下：

（1）四环素联合链霉素：布鲁氏菌对四环素仍高度敏感，其 MIC 一般均 < 1mg/L，故这一联合疗法迄今仍为最有效的治疗方法之一。四环素 2g/d，分 4 次口服，共 6 周。链霉素 1g/d，肌内注射，共 2～3 周，其复发率 < 5%。由于多西环素的半衰期较长，用药量较小，故有人主张用它来代替四环素。由于链霉素有潜在的神经毒性，故有人主张用庆大霉素来代替链霉素，但应关注神经毒性及肾毒性。

（2）利福平联合多西环素：利福平是一种广谱抗生素，由于其脂溶性作用，较易透过细胞膜渗入到细胞内，也可透过血脑屏障，口服后很易达到抑制布鲁氏菌的浓度。1986年世界粮农组织（Food and Agriculture Organization）和世界卫生组织（WHO）布氏菌病专家委员会建议应用多西环素（0.2g/d）联合利福平（600~900mg/d），两药均1次/d，口服，共6周，对比研究显示，多西环素-链霉素方案及多西环素-利福平方案，如果均应用6周的话，则两者的疗效基本一样。只是前者对某些合并症，如脊椎炎的疗效似乎更好一些。

（3）氧氟沙星联合利福平：喹诺酮类药物，特别是氧氟沙星，在体外对布鲁氏菌有很好的作用。但如单独应用于人类布氏菌病治疗则复发率极高。

2. 慢性期治疗 慢性期急性发作病例治疗多采用四环素类、利福霉素类药物，用法同急性期，部分病例需要2~3个疗程的治疗。可联合中医药治疗。

3. 并发症治疗

（1）合并睾丸炎病例抗菌治疗同上，可短期加用小剂量糖皮质激素。

（2）合并脑膜炎病例在上述抗菌治疗基础上加用三代头孢类药物，并给予脱水等对症治疗。

（3）合并心内膜炎、血管炎、脊椎炎、其他器官或组织脓肿病例，在上述抗菌药物应用的同时加用三代头孢菌素类药物；必要时给予外科治疗。

4. 特殊人群治疗

（1）儿童：可使用利福平联合复方新诺明治疗。8岁以上儿童治疗药物选择同成年人。

（2）孕妇：可使用利福平联合复方新诺明治疗。妊娠12周内选用三代头孢菌素类联合复方新诺明治疗。

【隔离】

病人住院期间给予单间隔离。床边挂隔离标识，病人接触的物品专人专用（如体温计、血压计、听诊器、餐具等），病人产生的生活垃圾、医疗废物及污被服，均双层黄色医疗垃圾袋装入，注明感染性废物。医护人员做好标准预防，各项治疗护理工作尽量集中操作，严格执行手卫生，进入和离开房间、接触病人血液、体液和被污染的物品后用快速手消毒液消毒并流动水下洗手。做好房间的消毒工作，保证空气清新，定时开窗通风，房间内的物体表面，如桌椅表面、病床栏杆、地面等用2%健之素消毒液擦拭，至少每日2次。病人排泄物、分泌物用2%的健之素消毒液浸泡1h后倒入下水道。限制家属探视。

【护理】

（一）护理评估

1. 病史

（1）流行病学特点：评估工作场所，生活环境，是否到过布鲁氏菌病疫区，有无与患病的家畜或者野生动物的接触史；病人的饮食、饮水、个人卫生及生活环境，有无接触过污染的水源或食物等；既往有无相应病史、是否接种过布鲁氏菌疫苗。

（2）患病及治疗经过：起病经过及发病史，有无发热、发热天数及体温峰值，有无畏寒、寒战、多汗、乏力、食欲缺乏、体重降低，有无疼痛、疼痛部位、程度、性质、特征，有无肝大、脾大、淋巴结肿大，有无黄疸、关节肿痛、睾丸胀痛、呼吸系统症状、神经系统症状等，了解病人个人的就诊经历、用药经历，现有症状、体征等。

（3）心理-社会状况：布鲁氏菌病易慢性反复发作，长期疼痛、疲乏导致病人丧失信心，情绪焦躁。病人和家属往往对本病认识不足，容易引起病人和家属的心理、情绪以及行为上的一些变化。因此需要评估病人情绪变化，有无焦虑、抑郁、悲观、无助、困惑、恐惧等心理反应。患病后对家庭、生活、工作、经济等的影响，家庭社会支持系统的作用，如家属对布鲁氏菌病知识的了解程度、对病人的心理支持等。评估经济状况、医保支付、社区帮助能力等。

2. 身体评估

（1）生命体征：监测生命体征，如体温、脉搏、呼吸、血压，面色、神志状态。了解体温上升、下降特点、发热程度、热型及持续时间。

（2）骨骼肌肉、关节功能评估：评估疾病不同临床分期的肌力、各关节活动度、功能以及骨骼肌肉和关节的疼痛部位、疼痛程度、持续时间、疼痛性质等。

（3）神经系统评估：评估腰骶神经痛、坐骨神经痛、肋间神经痛、三叉神经痛、头痛、脑膜刺激征、病理反射征，瞳孔的大小及对光反射，有无肢体瘫痪等。

（4）腹部情况：评估有无腹胀、腹部不适；触诊判断肝、脾有无肿大、质地、压痛等。

（5）其他：局部肿痛、皮肤颜色等。

3. 实验室及其他检查

（1）实验室检查：常规检查、肝功监测、感染指标监测、病原学和血清学检查（尤其是布氏凝集试验）。

（2）影像学检查：B 超、CT、MRI、X 线检查。

（二）常用护理诊断 / 问题

1. 体温过高：典型特征为波状热　　与布鲁氏菌引起毒血症有关。

2. 疼痛：骨关节、肌肉、神经痛　　与布鲁氏菌病变累及骨关节、肌肉和神经有关。

3. 躯体移动障碍　　与疾病慢性期骨骼、关节、肌肉受损有关。

4. 有体液不足的危险　　与出汗过多有关。

5. 焦虑　　与持续发热、反复疼痛、知识缺乏、担心预后、住院环境陌生有关。

6. 知识缺乏：病人首次发病缺乏布病知识。

7. 潜在并发症：中毒性心肌炎、肺炎、中毒性肝炎、胆囊炎、皮肤完整性受损。

（三）护理目标

1. 病人体温下降，舒适感增加。病人能说出本病发热特点，配合治疗，体温逐渐降至正常范围；并且能正确描述使用抗生素的不良反应。

2. 病人主诉疼痛程度减轻或消失。疼痛部位减少，程度减轻；病人能够配合减轻疼痛的各项评估与治疗。

3. 病人能描述节省体力的方法，可耐受的活动量逐步增加，关节及肌肉疼痛减轻或消失。

4. 病人生命体征在正常范围，无失水、电解质紊乱和酸解失衡。病人能维持正常体液量，无体液不足情况的发生。

5. 病人能够准确描述焦虑的性质和症状，掌握 3～4 种有效的缓解焦虑情绪的方法，并有行为上的实践。

6. 病人能描述布鲁氏菌病的相关知识。

7. 病人能列举主要并发症，并能识别主要早期征象，主动避免诱因，配合治疗、护理。

（四）护理措施及依据

1. 体温升高：高于正常值

（1）卧床休息：发热期病人必须卧床休息至热退后 1 周，以减少热量和营养物质消耗，同时减少肠蠕动，避免肠道并发症的发生。恢复期无并发症者逐渐增加活动量。

（2）体温及伴随着症状监测：观察发热程度及持续时间，体温升降特点，判断热型，为诊断提供依据。每 2～4h 测体温一次，观察体温下降中的反应和伴随症状，观察是否有再度升高的情况，及时识别由并发症和复发导致的体温再次上升。同时密切监测病人的脉搏、呼吸、血压变化。出汗后及时更换衣服，避免影响机体散热。

（3）给予清淡易消化的高热量、高蛋白、丰富维生素饮食；保证足够的水分，鼓励病人多饮水或饮料，每日 1 500～3 000ml。

（4）遵医嘱给予补液、抗生素、退热剂、脱敏疗法，注意药物副作用观察，记录降温效果。

1）抗菌治疗：急性期以抗菌治疗为主，一般采取多疗程、联合用药。WHO 推荐利福平（每天 600～900mg，每天 1 次，口服）和多西环素（每次 100mg，每天 2 次，口服）联用作为首选方案，疗程 6 周。注意监测药物不良反应，利福平可引起肝损害，并可使分泌物、排泄物变成橘黄色；多西环素可致骨发育不良，胃肠道反应、肝损害、过敏反应等；四环素常引起恶心、呕吐、腹部不适、腹痛等，应指导其饭后服用；链霉素可致唇周或指端麻木感及耳鸣、听力减退、平衡失调等，一旦出现上述现象，须通知医生。

2）菌苗治疗（脱敏疗法）：适用于慢性感染者，从小剂量开始，进行静脉、肌内、皮下及皮内注射。菌苗疗法可引起全身剧烈反应，如发冷、发热、原有症状加重，部分病人可出现休克、呼吸困难，故肝肾功能不全者、心血管疾病、肺结核者及孕妇忌用。在用药过程中密切观察，发现不良反应及时报告医生。

（5）病室勤通风，室温保持在 18～22℃，病室每日紫外线消毒，或开启空气消毒机，保持室内空气清新。

2. 疼痛：骨关节、肌肉、神经痛　与布鲁氏菌病变累及骨关节、肌肉和神经有关

（1）做好疼痛的观察与评估，可采用疼痛评估量表等方法。

（2）急性期疼痛明显时应卧床休息，减少活动，注意保暖。协助病人取舒适体位，保持关节的功能位。

（3）关节肿胀严重时，嘱病人缓慢行动，避免肌肉及关节损伤，间歇期可进行日常活动，但不宜过多。

（4）局部用 5%～10% 硫酸镁热敷，每天 2～3 次，也可用短波透热疗法、水浴疗法等减轻疼痛，协助按摩，肢体被动运动或针刺疗法等，以防关节强直，肌肉萎缩。

（5）神经痛明显者，遵医嘱使用消炎止痛剂或采用 0.25%～0.5% 普鲁卡因 20～40ml 局部封闭。睾丸胀痛不适者，可用"十"字吊带承托。并发关节腔积液者，配合医生行关节腔穿刺抽出积液。

（6）对慢性期病人，应教会其使用放松术，如深呼吸、听音乐、肌肉放松等方法，以缓减疼痛。

3. 躯体移动障碍　与疾病慢性期骨骼、关节、肌肉受损有关

（1）评估病人活动受限的程度。

（2）协助病人进食、排便及个人卫生。

（3）指导病人用健侧肢体帮助患侧肢体活动，协助病人进行适当的功能锻炼，预防关节僵硬或强直。

4. 焦虑　与持续发热、反复疼痛、知识缺乏、担心预后、住院环境陌生有关

（1）及时处理发热、疼痛，并且教会病人处理高热和疼痛的办法，使其能主动配合治疗和护理。

（2）创造安静、无刺激的环境，向病人介绍医院环境及同室的病人。

（3）急性期加强巡视，耐心倾听，向病人解释病因、临床表现、治疗方法和预后。

（4）隔离期间注意病人的心理反应，减轻病人焦虑、孤独的情绪反应，鼓励家属探视，保持对病人的关心、照顾，维持对病人的心理支持和社会支持。

（5）理解、同情病人感受，倾听病人诉说，及时解答病人的问题，建立良好的护患关系。

5. 知识缺乏：缺乏本病相关知识

（1）向病人家属讲解本病的传染源、传播途径。嘱家属将病人的排泄物和分泌物以 4：1 的漂白粉和等量的生石灰搅拌，静置 2h。

（2）讲解本病的临床表现及预后。

（3）讲解治疗要点、疗程，指导病人遵医嘱用药。

（4）讲解护理措施及需要病人和家属配合的内容，邀请病人及家属参与护理计划的制订。

6. 有体液不足的危险　与出汗过多有关

（1）评估病人出汗情况、进食饮水量及输液量。

（2）观察病人有无口渴、精神萎靡、观察大小便情况。

（3）指导病人多饮水或饮料，每日 1 500～3 000ml。

（4）监测血浆电解质水平、肾功能及血细胞分析结果。

（五）护理评价

1. 病人体温是否逐渐降至正常范围，能否描述出使用抗生素的不良反应。

2. 病人疼痛程度是否减轻或消失。

3. 病人可耐受的活动量是否逐步增加，关节及肌肉疼痛有无减轻或消失。

4. 病人能否维持正常体液量，无体液不足情况的发生。

5. 病人焦虑情绪是否得到缓解。

6. 病人能否描述布鲁氏菌病的相关知识。

7. 病人能否列举主要并发症，能否识别主要早期征象并避免诱因。

【健康指导】

1. 对病人的指导

（1）布鲁氏菌病的治疗护理配合指导。说明急性期彻底治疗的重要性，以免复发和慢性化。慢性感染者应鼓励其坚持进行针灸、理疗等康复治疗，并适当做关节无负荷运动，减轻对骨、关节的压力，增强对关节的保护功能。本病复发率高，出院后 1 年内应定期复查。

（2）饮食指导：清淡易消化的高热量、高蛋白、丰富维生素饮食。

（3）用药指导：嘱病人遵医嘱按时服用药物，学会观察药物不良反应。服用多西环素会出现胃肠道反应、肝损害、过敏反应等；服用四环素常引起恶心、呕吐、腹部不适、腹痛等，应饭后服用；服用链霉素可致唇周或指端麻木感、耳鸣、听力减退、平衡失调等，一旦出现上述现象，及时停药后复查。

（4）休息与活动指导：保证充足的休息时间，避免过度劳累。体温恢复正常、关节肿胀症状好转后，逐步增加活动量。活动量要适宜，从少到多，渐渐增加。

2. 疾病防控指导　加强预防与控制的健康教育，避免再次感染或疾病的扩散。

（1）管理传染源：对牧场、乳厂和屠宰场的牲畜进行定期卫生检查，检出的病畜及时隔离治疗，必要时宰杀。家畜要圈养，不得散放、混放，避开水源。人畜分居，不要放入室内饲养，不要放在人们生产、社会活动的公共场所等。不要用人用的盆或碗去喂养家畜，无论大人和小孩都不要和羊羔玩耍。一定要避免直接接触流产物和死胎，应立即对其进行彻底消毒处理。

（2）切断传播途径：加强对畜牧产品的卫生监督，禁食病畜肉及乳品，病畜的流产物及死畜必须深理，皮毛消毒后需放置 3 个月以上方可运出疫区，病、健畜分群分区放牧，病畜用过的牧场需经 3 个月自然净化后才能供健畜使用。强化饮食卫生，避免生熟不分。

（3）保护易感人群：对接触羊、生、猪、牛等牲畜的饲养员、挤奶员、兽医、屠宰人员、皮毛加工员及炊事员等，均应进行预防接种，以减毒活菌苗做皮下注射或气溶胶吸入。

（4）注意工作时的防护：避免吸入污染的气溶胶，避免伤口直接接触到病菌。做好防护措施，进行照料牲畜、清洁圈舍等劳动时，要佩戴手套、口罩等防护用品，劳动后要彻底清洗；接羔助产和处理流产胎儿、死羔时应做好个人防护，除备有工作服、橡皮围裙、帽子、口罩和胶鞋外，还应戴乳胶手套和线手套，备有接羔袋和消毒液，严禁赤手抓拿流产物。剪毛、收购、保管、搬运和加工皮毛的人员，工作时注意做好个人防护，不要赤手接触皮毛，工作后要洗手、洗脸和洗澡，工作场地应及时清扫、消毒。皮肤、手如有刮伤、破损，要及时消毒、包扎。

3. 家庭中预防布鲁氏菌病　注意饮食、饮水卫生，不吃不清洁的食物，饭前洗手，不喝生水。特别是肉、奶等畜产品，食用前一定要充分加热，不可食用生肉、生奶等。家庭用的菜刀、菜案，要生熟分开；在处理动物内脏时应戴上橡胶手套。切过生肉的刀、案，也要用热水消毒，避免污染其他餐具。在旅行当中避免食用或饮用未经确认消毒过的奶、奶酪或雪糕。

【预后】

本病一般预后良好，经规范治疗，大部分可以治愈。主要致死病因为心内膜炎、严重神经系统并发症。少数病例可遗留骨关节器质性损害，肢体活动受限。有的病例出现神经系统后遗症。

（商临萍）

思 考 题

1. 如何做好布鲁氏菌病病人的疼痛护理？
2. 如何在生活中做好布鲁氏菌病的预防控制？

第六节 鼠 疫

学 习 目 标

知识目标：

1. 掌握鼠疫的临床表现、护理措施。
2. 熟悉鼠疫的流行病学特点、治疗要点。
3. 了解鼠疫的病原学及发病机制与病理改变。

能力目标：

1. 能根据病人的临床表现实施护理。
2. 能运用护理程序护理病人。

素质目标：

培养高度的责任感和使命感，关爱病人，促进病人的治疗和康复。

导入情境与思考

李某，男性，39岁，牧民。主诉"发热、咳嗽、胸痛、痰中带血2d，加重半天"，病人职业放牧兼捕旱獭，疑为肺鼠疫，立即单间隔离治疗，上报，经抗感染、抗休克等治疗6h无效死亡。

查体：体温39.8℃，脉搏125次/min，呼吸34次/min，血压98/65mmHg，病人神志清，急性病容，颜面口唇及四肢甲床发绀。双肺呼吸音粗，右肺可闻及湿啰音及痰鸣音，余未见异常。

实验室检查：血常规WBC 15×10^9/L，RBC 2.24×10^{12}/L，PLT 50×10^9/L，Hb 80g/L。

细菌检验：鼻渗出物及咽拭子和肝脾、肺中均检出鼠疫杆菌。

请思考：

1. 对病人应如何隔离、消毒？
2. 该病人主要的护理诊断及护理措施有哪些？

鼠疫（plague）是由鼠疫耶尔森菌引起的烈性传染病，属于自然疫源性疾病，主要流行于鼠类、旱獭及其他啮齿动物。临床主要表现为高热、淋巴结肿痛、出血倾向、肺部特殊炎症等。人间主要通过带菌的鼠蚤为媒介，经人的皮肤传入引起腺鼠疫；经呼吸道传入发生肺鼠疫，均可发展为败血症。传染性强，病死率高，是我国法定的甲类传染病和国际检疫传染病。

【病原学】

鼠疫耶尔森菌亦称鼠疫杆菌,属肠杆菌科,耶尔森菌属,革兰氏染色阴性。外观长 1～1.5μm,宽 0.5～0.7μm,有荚膜,无鞭毛、无芽孢,为两端钝圆,两极浓染的椭圆形小杆菌(文末彩图 3-1)。

鼠疫杆菌产生两种毒素,一种为鼠毒素或外毒素(毒性蛋白质),主要作用于末梢血管,导致血液浓缩和休克;肝脏出现脂肪变性和局部的出血坏死性病变。另一种为内毒素(脂多糖),较其他革兰氏阴性菌内毒素毒性强。能引起发热、DIC、组织器官内溶血、中毒休克、局部及全身施瓦茨曼(Shwartzmmn)反应。

本菌对外界抵抗力较弱,对光、热、干燥及一般消毒剂均敏感,但在潮湿,低温及有机物内存活时间则较久,在痰和脓液中可存活 10～20d,在蚤粪中可存活 1 个月,尸体中可存活数周至数月。日光直射 4～5h、加热 55℃ 15min 或 100℃ 1min、5%～10% 氯胺均可将细菌杀死。

【流行病学】

1. 传染源 主要是鼠类和其他啮齿动物。自然感染鼠疫的动物都可作为鼠疫的传染源,黄鼠属和旱獭属为主要储存宿主。褐家鼠、黄胸鼠是次要储存宿主,但却是人间鼠疫的主要传染源。其他如猫、羊、兔、骆驼、狼、狐等也可能成为传染源。各型病人均为传染源,以肺型鼠疫最为重要。腺鼠疫仅在脓肿破溃后或被蚤叮咬时才起传染源作用。败血症型鼠疫早期的血液有传染性。

2. 传播途径

(1)鼠蚤叮咬是动物和人间鼠疫的主要传播途径,主要以鼠蚤为媒介,构成"啮齿动物 - 鼠蚤 - 人"的传播方式。

(2)接触传播:直接接触病人的痰液、脓血液或患病啮齿动物的皮、血、肉经破损皮肤或黏膜感染。

(3)呼吸道飞沫传播:肺鼠疫病人痰中的鼠疫耶尔森菌可借飞沫构成"人 - 人"之间的传播,导致人间的大流行。

知 识 链 接

鼠疫传播途径研究进展

目前有研究表明,原发性肺鼠疫是由接触鼠疫耶尔森菌气溶胶引起的,最可能的原因是吸入病患排出的飞沫。有研究对鼠疫耶尔森菌液体气溶胶的空气生物学特性进行研究,发现疫液体气溶胶可较稳定悬浮于密闭空间内数小时(T90＝607min),但会在几分钟内便失去其生物活性(T90＝2.5min)。在此基础上我们将进一步研究鼠疫耶尔森菌液体气溶胶的扩散与传播等空气生物学特性,更深入了解鼠疫耶尔森菌通过气溶胶方式传播与感染的机制,对肺鼠疫的防治提供一定的指导意义。

3. 人群易感性 人群对鼠疫普遍易感,存在一定数量的隐性感染,病后可获持久免疫力。

4. 流行特征 人间鼠疫耶尔森菌感染以非洲、亚洲、美洲发病最多。亚洲主要在越南、尼泊尔、缅甸、印度、俄罗斯和蒙古有流行或病例发生。我国主要发生在云南和青藏高原。人间鼠疫多在 6～9 月,肺鼠疫多在 10 月以后流行,与鼠类活动和鼠蚤繁殖情况有关。人间鼠疫均发生于动物间鼠疫之后。人间鼠疫多由野鼠传至家鼠,再由家鼠传染于人引起。

【发病机制与病理改变】

1. 发病机制 鼠疫耶尔森菌经皮肤侵入后,在局部被中性粒细胞和单核 - 巨噬细胞吞噬,迅速经由淋巴管至局部淋巴结繁殖,引起剧烈的出血性、坏死性炎症反应,导致原发性淋巴结炎(腺鼠疫）。鼠疫耶尔森菌的组织破坏性和抗吞噬作用使其易进入血液循环，形成败血症。鼠疫耶尔森菌可经血液循环进入肺组织，引起"继发性肺鼠疫"。由呼吸道排出的鼠疫耶尔森菌通过飞沫传入他人体内，则引起"原发性肺鼠疫"。

2. 病理改变　鼠疫的基本病理改变为淋巴管、血管内皮细胞损害和急性出血坏死性炎症。腺鼠疫病变为淋巴结的出血性炎症和凝固性坏死。肺鼠疫肺部病变以充血、水肿、出血为主。鼠疫败血症时，全身各组织、脏器均可有充血、水肿、出血及坏死改变，多浆膜腔发生血性渗出物。

【临床表现】

潜伏期：腺鼠疫2～5d。原发性肺鼠疫数小时至3d。曾经接受预防接种者，可长达9～12d。鼠疫主要表现为发病急骤，寒战、高热、体温骤升至39～41℃，呈稽留热，伴恶心、呕吐、颜面潮红、呼吸急促、心动过速、头痛及四肢痛，结膜充血、皮肤黏膜出血等，继而可出现意识模糊、言语不清、呕血、血尿、鼻出血及血压下降等。重症病人早期即可出现血压下降、意识不清、谵妄等。临床分型有腺型、肺型、败血症型及轻型等。

1. 腺鼠疫　最为常见，除具有鼠疫的全身表现以外，其主要特点是受侵部位所属淋巴结肿大。好发部位依次为腹股沟淋巴结、腋下、颈部及颌下淋巴结，多为单侧（文末彩图3-2）。病初即有淋巴结肿大与发热同时出现，表现为发展迅速的弥漫性淋巴结肿胀，典型的表现为淋巴结明显触痛而坚硬，与皮下组织粘连，失去移动性，可有充血和出血。淋巴结及其周围组织显著红肿热痛，以病后2～3d最重，由于剧烈疼痛不能活动或被迫采取强迫体位是本病的重要特征。1周后淋巴结化脓、破溃，可发展为败血症或肺鼠疫。

2. 肺鼠疫　根据传播途径，肺鼠疫可分为原发性和继发性两种类型。原发肺鼠疫起病急，寒战高热，在起病24～36h内可发生剧烈胸痛、咳嗽、咳大量粉红色泡沫或鲜红色血性痰；呼吸急促合并呼吸困难；肺部仅可闻及少量散在湿啰音或轻微的胸膜摩擦音，较少的肺部体征与临床严重的全身症状常不相符。X线胸片检查呈支气管肺炎改变。可出现意识障碍、呼吸衰竭及休克，病死率为70%～100%。继发性肺鼠疫是在腺鼠疫或败血症型鼠疫症状基础上，病情突然加剧，出现原发性肺鼠疫呼吸系统表现。

3. 败血症型鼠疫　为最凶险的一型，亦称暴发型鼠疫，病死率极高。亦可分为原发性和继发性两种类型。原发败血症型鼠疫少见。继发性败血症型鼠疫病初有肺鼠疫、腺鼠疫或其他类型的相应表现而病情进展加重。主要表现为寒战高热或体温不升、神志不清，谵妄或昏迷，进而发生感染性休克、DIC及广泛皮肤出血和坏死等。病情进展异常迅猛，常于1～3d死亡。败血症型鼠疫和肺鼠疫病人因皮肤广泛出血、坏死，瘀斑、发绀、因而死后尸体呈紫黑色，俗称"黑死病"。

4. 轻型鼠疫　又称小鼠疫，轻度发热，局部淋巴结肿大，轻压痛，偶见化脓。血培养可阳性。多见于流行初、末期或预防接种者。

5. 其他类型鼠疫　如皮肤鼠疫、肠鼠疫、眼鼠疫、脑膜炎型鼠疫、扁桃体鼠疫等，均少见。

【实验室及其他检查】

1. 一般检查　外周血WBC总数大多升高，高达（20～30）×10^9/L以上。初为淋巴细胞增高，以后中性粒细胞显著增高，红细胞、血红蛋白与血小板减少。尿常规有蛋白尿及血尿。尿沉渣中可见红细胞、白细胞和细胞管型。粪便潜血可阳性。肺鼠疫和败血症型鼠疫病人短期即可出现弥散性血管内凝血，表现为纤维蛋白原浓度减少（小于200mg/dl），凝血酶原时间明显延长。脑膜炎型病例可表现为压力升高，外观混浊，WBC常大于4 000×10^9/L，中性粒细胞为主，蛋白明显增加，葡萄糖和氯化物明显下降，脑脊液鲎（Limalus）试验阳性。

2. 病原学检查　用血、尿、粪及脑脊液做涂片或印片，革兰氏染色可找到G⁻两端浓染的短杆菌。阳性率为50%～80%。动物的脾、肝等脏器或病人的淋巴结穿刺液、脓、痰、血、脑脊液等，接种于普通琼脂或肉汤培养基可分离出鼠疫耶尔森菌。确诊本病的依据是病原学检查。

3. 血清学检查 恢复期血清抗体滴度升高 4 倍以上为诊断依据。荧光抗体法(FA)用荧光标记的特异性抗血清检测可疑标本,亦可达到快速诊断的目的。间接血凝法(IHA)用 FI 抗原检测病人或动物血清中 FI 抗体。FI 抗体常用于流行病学调查及回顾诊断。酶联免疫吸附试验(ELISA)适合大规模流行病学调查。

【诊断要点】

1. 流行病学资料 起病前 10d 内曾到过鼠疫流行区,有鼠疫动物或病人接触史。

2. 临床表现 发病急骤,高热,严重的全身中毒症状及早期衰竭、出血倾向,并有淋巴结肿大、咳嗽、胸痛、咳痰带血及呼吸困难等肺部受累表现或出现败血症等。

3. 实验室检查 从淋巴结穿刺液、脓、痰、血、脑脊液等标本中检出鼠疫耶尔森菌,血清学检测阳性。

【治疗要点】

本病进展迅速,传染性强,病死率高,要求必须做到早发现、早诊断、早隔离、早治疗及疫区早处理,并按照《传染病防治法》规定及时上报有关部门。

1. 一般治疗

(1)消毒隔离:凡确诊或疑似鼠疫病人,均应执行严密隔离,就地治疗,不宜转送。入院前对病人做好卫生消毒(更衣、灭蚤)。病人应严密隔离于传染病房内,病室应做到无鼠和蚤。病区、室内定期进行消毒,病人排泄物和分泌物应用含氯石灰或甲酚皂液彻底消毒。

(2)饮食与补液:急性期卧床休息,给予病人流质饮食,或静脉滴注葡萄糖和生理盐水,维持水和电解质平衡。

2. 病原治疗 治疗原则是早期、联合、足量、应用敏感的抗菌药物。降低病死率的关键是早期应用抗生素治疗。于 15h 内应用有效抗生素治疗原发性肺鼠疫,疗效较好。

(1)腺鼠疫:链霉素成人首次 1g,以后 0.5~0.75g,每 4h 或 6h 肌注(2~4g/d)。链霉素使用总量一般不超过 60g。治疗过程中可根据病情好转逐渐减量。疗程一般为 10~20d。

(2)肺鼠疫和败血症型鼠疫:链霉素成人首次 2g,以后 1g,每 4h 或 6h 肌注(4~6g/d)。病情好转后逐渐减量。疗程一般为 10~20d,链霉素使用总量一般不超过 90g。儿童参考剂量为 30mg/(kg·d),每 12h 一次。

(3)皮肤鼠疫:皮肤溃疡按一般外科疗法处置,必要时局部滴注链霉素或敷磺胺软膏。

(4)脑膜炎症状病人:在特效治疗的同时,辅以氯霉素治疗,成人 50mg/(kg·d),儿童(>1 岁)50mg/(kg·d),间隔 6h 一次,静脉滴注,疗程 10d,注意观察氯霉素的骨髓毒性等不良反应。亦可选用氟喹诺酮类、氨基糖苷类、第三代头孢菌素及四环素等。

3. 对症治疗 急性期卧床,给予流质饮食,保证热量供给,补充足够的液体;高热者给予冷敷、酒精擦浴等物理降温措施。发热>38.5℃,或全身酸痛明显者,可使用解热镇痛药。烦躁及局部疼痛者,给予镇静及止痛药;中毒症状重者可酌情给予糖皮质激素;肺鼠疫、败血症型鼠疫应给予吸氧。注意保护重要脏器功能,有心力衰竭或休克者,及时强心和抗休克治疗。有 DIC 者在进行替代治疗的同时给予肝素抗凝治疗。

4. 局部治疗 严禁挤压腺鼠疫淋巴结,以免发生败血症,可给予湿敷至软化后切开引流,亦可外敷 0.1% 依沙吖啶等,早期用链霉素 0.5~1.0g 在淋巴结周围注射,亦有一定疗效;皮肤病灶可外涂 0.5%~1% 链霉素软膏或四环素软膏;眼鼠疫可外用 0.25% 氯霉素眼药水。

【隔离】

严密隔离病人,病人和疑似病人应分开隔离。腺鼠疫隔离至淋巴结肿大完全消散后再观察 7d。

肺鼠疫隔离至痰培养 6 次阴性。接触者医学观察 9d,曾接受预防接种者应检疫 12d。病人的分泌物与排泄物应彻底消毒或焚烧。鼠疫者的尸体应用尸袋严密包扎后焚化。

【护理】

（一）护理评估

1. 病史

（1）流行病学资料：应询问病人年龄、职业、居住地情况。当地有无鼠疫流行；是否与可疑动物或病人有密切接触；个人饮食及饮水卫生情况；近期有无疫源地旅居史；是否进行过鼠疫疫苗的预防接种等。

（2）患病及治疗经过：询问病人入院前有无寒战、高热、乏力、头痛及全身疼痛等全身中毒症状，发热程度、热程及伴随症状；有无呼吸困难、剧烈胸痛、咳嗽、痰的量及性质、呼吸频率、肺部体征、与全身症状相符程度；既往急、慢性病、感染性疾病史、用药史等。

（3）心理 - 社会状况：①评估病人对鼠疫知识的了解情况、对预后的认识、对所出现的各种症状的应对能力。②评估病人对住院隔离的认识，是否有被人歧视感、是否产生孤立感。③患病后是否对个人及他人造成影响。④社会支持系统对鼠疫的认识及对病人的关心程度。

2. 身体评估

（1）生命体征：监测生命体征，如体温、脉搏、呼吸、血压、神志状态，必要时监测脉搏血氧饱和度。了解体温上升、下降特点、发热程度、热型及持续时间。营养情况、身高、体重。

（2）神经精神状态：注意病人神志及精神状态的改变，如有无谵妄、昏迷、休克症状。

（3）皮肤黏膜：皮肤及黏膜有无出血；查看有无眼睑结膜及球结膜充血表现；有无腹股沟淋巴结、腋下、颈部及颌下淋巴结肿大，有无淋巴结触痛而坚硬；病人有无因剧烈疼痛不能活动或被迫采取强迫体位。

3. 实验室及其他检查 了解血常规、细菌学、血清学检查、分子生物学检测结果。

（二）常用护理诊断 / 问题

1. 体温过高 与鼠疫耶尔森菌感染，导致体温中枢功能紊乱有关。

2. 疼痛：全身疼痛、淋巴结肿痛 与鼠疫耶尔森菌感染导致全身中毒症状、出血坏死性淋巴结炎症有关。

3. 气体交换障碍 与肺部感染有关。

4. 皮肤完整性受损 与皮肤型鼠疫致局部红斑、疱疹、皮肤坏死等有关。

5. 恐惧 与此病传染性强、死亡率高，担心预后有关。

6. 潜在并发症：败血症、感染性休克、DIC。

（三）护理目标

1. 病人了解体温升高的原因，体温降至正常。

2. 病人疼痛减轻或可耐受，舒适感增加。

3. 病人呼吸节律、频率平稳，未发生呼吸困难。

4. 病人皮肤无继发性感染的发生、促进愈合。

5. 病人能否保持稳定的情绪，积极配合治疗。

6. 病人无并发症发生，或发生并发症给予及时处理。

（四）护理措施及依据

1. 体温过高 发热一般护理措施请参照第一章总论第十节发热护理措施。

2. 疼痛

（1）病情观察：注意观察疼痛的性质、部位、程度、持续时间等。注意疼痛的淋巴结部位、数量、质地和肿大程度，有无与周围组织粘连，是否有化脓和破溃，周围组织是否有红肿热痛等。

（2）护理措施：如病人因淋巴结疼痛导致强迫体位，可以协助病人用枕头或毛毯支撑疼痛部位，以减轻肌肉张力缓解疼痛。早期淋巴结肿痛可给予热敷，或外敷鱼石脂或 0.1% 依沙吖啶，周围注射链霉素 0.5～1.0g。严禁挤压受感染的淋巴结。

3. 气体交换障碍

（1）休息与活动：病人应卧床休息，协助病人采取舒适体位，极重度病人宜采取身体前倾位，使辅助呼吸肌参与呼吸。室内保持合适的温湿度，冬季注意保暖，避免直接吸入冷空气。

（2）病情观察：观察咳嗽、咳痰及呼吸困难的程度，给予协助排痰、机械吸痰等措施缓解呼吸困难症状。监测动脉血气分析和水、电解质、酸碱平衡情况。

（3）氧疗护理：呼吸困难伴低氧血症者，遵医嘱给予氧疗。一般采用鼻导管持续低流量吸氧，氧流量 1～2L/min，应避免吸入高浓度氧引起二氧化碳潴留。

（4）用药护理：遵医嘱应用抗生素、祛痰药，注意观察疗效及不良反应。

4. 皮肤完整性受损

（1）基础护理：保持床单清洁，平整。做好口腔护理，每天用生理盐水、漱口液擦洗，保持口腔清洁。危重病人留置尿管保持通畅，每次大便后用温水擦洗臀部皮肤。病人更换柔软宽松内衣，以减少对皮肤刺激和摩擦，长期卧床病人每 2～4h 翻身并按摩皮肤受压部位，预防压力性损伤的发生。

（2）创面处理：皮肤型鼠疫病人创面可用 0.1% 依沙吖啶洗涤，并涂抹 0.5%～1.0% 链霉素软膏或新霉素软膏保护创面。

5. 恐惧

（1）健康宣教：医护人员做好病情解释工作，取得病人的理解和配合；病人因隔离易出现焦虑、恐惧、烦躁等情绪，要做好健康宣教，向病人及家属讲述严密隔离的重要性，使之正确对待隔离。

（2）营造温馨环境：医护人员要严格无菌操作，在做好基础护理工作的同时，加强对病人卫生宣教，保持室内清洁，定期空气消毒；与病人进行轻松愉快的谈话，营造温馨的就医环境，满足病人的心理需要。

（3）关心帮助：多关心、多鼓励病人，并主动讲解疾病的表现、治疗与预防知识，克服其焦虑、恐惧的心理，树立战胜疾病的信心。

6. 潜在并发症：败血症、感染性休克、DIC

（1）一般护理措施：鼠疫是国家法定甲类烈性传染病，需执行严密隔离措施，包括接触隔离和呼吸道隔离措施。各型鼠疫病人应分别隔离，单人单间，定时空气消毒，如用紫外线空气消毒或 1%～2% 过氧乙酸喷雾消毒，禁止随意开启门窗，条件允许情况下，可放置负压病房内。对室内地面、墙壁和门窗及暴露的用具用 0.2%～0.5% 过氧乙酸溶液或有效氯消毒剂喷雾，作用时间不少于 60min。病人做好沐浴更衣消毒、灭鼠灭蚤措施，所用生活物品、呼吸道分泌物、排泄物及污染物品按要求用含氯石灰和来苏液彻底消毒。禁止探视与陪护，医护人员严格执行分级防护制度。如医护人员有呼吸道感染或手部皮肤破损情况下，不应护理病人。医护人员接触病人时严格做好自我防护，穿防护服 / 隔离衣、隔离靴，戴医用防护口罩、帽子、护目镜、手套。

（2）监测病情：密切观察生命体征、瞳孔、神志、皮肤色泽、末梢循环的变化，及时报告医生，做好护理记录。肺鼠疫病人应注意观察有无胸痛、咳嗽、咳大量粉红色泡沫痰或血性痰，呼吸频率，有无呼吸困难，肺部体征是否与全身中毒症状不相符合，注意有无败血症征象。败血症鼠疫应注意识别感染性休克的征象，如高热、呼吸急促、脉搏细速、血压下降、谵妄、昏迷等，并注意观察病人皮肤黏膜有瘀点、瘀斑，皮肤坏死、呕血、便血等 DIC 的表现。一旦出现上述症状，立即配合医生进行抢救。

（3）用药护理：早期应用抗生素是提高治疗效果、降低病死率的关键。向病人宣教应用抗生素控制感染的重要性，取得病人的配合。熟悉常用抗生素的使用方法，特别注意联合应用的配伍禁忌，观察药物的不良反应和过敏症状，如链霉素和庆大霉素可引起听力障碍和肾损伤，氯霉素可导致骨髓抑制等。静滴庆大霉素速度不宜过快，防止发生呼吸抑制。注意链霉素不需联合其他抗生素，可以单独使用。应用四环素时也宜单独静滴输注。

（4）对症护理：发生出血时根据不同出血部位遵医嘱给予相应护理；循环衰竭时病人肢端循环不好，应注意保暖，调高室温，减少暴露部位；病人昏迷期要注意保持呼吸道通畅，呼吸困难时给予吸氧，持续监测血氧饱和度，观察病人有无缺氧症状；烦躁不安、局部淋巴结疼痛者给予镇静止痛；及时查血型、交叉配血、做好输血准备；备好抢救药品及物品，建立两条以上静脉通路，便于病人病情变化时的抢救治疗；长期卧床病人注意皮肤护理，预防压疮，保持口腔清洁，避免感染。

（五）护理评价

1. 病人体温是否降至正常。

2. 病人疼痛是否减轻或可耐受。

3. 病人是否发生呼吸困难。

4. 病人皮肤有无继发性感染的发生。

5. 病人能否保持稳定的情绪，积极配合治疗。

6. 病人有无并发症发生，或发生并发症时是否给予及时处理。

（六）其他护理诊断 / 问题

知识缺乏：缺乏本病预防、治疗、护理的知识。

【健康指导】

1. **疾病预防指导**　首先应灭鼠、灭蚤，监测和控制鼠间鼠疫。严格实施国际检疫与交通检疫，对来自疫区的交通工具进行严格检疫并灭鼠灭蚤。对可疑旅客应隔离检疫。加强个人防护，参与治疗或进入疫区的医护人员的防护装备包括防护服和长筒胶靴，戴面罩、医用防护口罩、护目镜、乳胶手套等。

2. **保护易感人群**　疫区及其周围的人群，参加防疫的工作人员及进入疫区的医务工作者，都是预防接种的主要对象，非流行区人员应在鼠疫菌苗接种 10d 后，才可以进入疫区。使用鼠疫活菌苗皮下注射一次，6 岁以下 0.3ml，7～14 岁 0.5m1，15 岁以上 1ml。亦可用划痕法：6 岁以下 1 滴菌苗，7～14 岁 2 滴（菌液浓度与注射者不同），在每滴菌苗上各划"#"字痕。通常抗体产生于接种后 10d，1 个月后达高峰，免疫期 1 年，需每年加强接种 1 次。鼠疫病人的直接接触者、被疫区跳蚤叮咬者、接触了染疫动物分泌物及血液者以及鼠疫实验室工作人员操作鼠疫菌时发生意外暴露者，均应进行鼠疫预防性治疗。常用药物有四环素、多西环素、磺胺、环丙沙星等。如磺胺嘧啶，成人 1.6g/d，分 2 次口服，四环素，成人 1～2g/d，分 2 次或 4 次口服，连续服用 7d。必要时可肌注链霉素，疗程 7d。

3. **疾病知识指导**　鼠疫是由鼠疫耶尔森菌引起的烈性传染病，属于自然疫源性疾病。传染源主要是鼠类和其他啮齿动物。各型病人均为传染源，以肺型鼠疫最为重要。鼠蚤叮咬是主要传播途径。人间主要通过带菌的鼠蚤为媒介，经人的皮肤传入引起腺鼠疫；经呼吸道传入发生肺鼠疫，均可发展为败血症。传染性强，病死率高。人群对鼠疫普遍易感，存在一定数量的隐性感染，病后可获持久免疫力。临床主要表现为高热、淋巴结肿痛、出血倾向、肺部特殊炎症等。防控措施包括监控鼠间鼠疫流行情况，防止鼠间鼠疫向人间播散。加强对牧民的宣传教育，加强疫源地的"消、杀、灭"工作（具体为灭鼠灭蚤）。对防疫人员、实验室工作人员及牧民进行菌苗和减毒活疫苗的接种（在疫区工作期间严密防护）。

【预后】

既往的病死率极高，败血症型鼠疫与肺鼠疫几乎无幸存者，腺鼠疫病死率亦达 50%～90%。近年来，由于抗生素的及时应用，病死率降至 5%～10%。

（何　丽）

思 考 题

1. 在护理鼠疫病人时，医护人员如何做好防护？
2. 如何在生活中做好鼠疫的预防控制？

第七节 炭 疽

学 习 目 标

知识目标：
1. 掌握炭疽的临床表现、护理措施。
2. 熟悉炭疽的流行病学特点、治疗要点。
3. 了解炭疽的病原学及发病机制与病理改变。

能力目标：
1. 能根据病人的临床表现实施护理。
2. 能运用护理程序护理病人。

素质目标：
热爱护理事业，具有为人类健康服务的奉献精神。

导入情境与思考

王某，男性，52 岁，农民，因"右手部皮肤肿胀发黑 4d"入院，病人入院前 6d 出现右手示指严重肿胀，继之指端发黑，在诊所静点青霉素、甲硝唑 3d，肿胀减轻。因有两名家属出现类似症状，立即收住感染科。

查体：体温 37℃，脉搏 80 次 /min，呼吸 19 次 /min，血压 115/75mmHg，右手示指第一、二指节有 2cm×2cm 黑斑、指端破溃、周围皮肤肿胀发红。右肘关节可扪及大小淋巴结，压痛明显，活动度好。

实验室检查：血常规 WBC $18×10^9$/L，N 78%；X 线胸片提示心膈肺未见异常，手部病灶分泌物涂片可见炭疽芽孢杆菌。

请思考：
1. 病人可能的临床诊断是什么？
2. 该病人目前主要的护理诊断和措施有哪些？

炭疽（anthrax）是由炭疽杆菌感染引起的动物源性传染病，属于自然疫源性疾病，是我国法定乙类传染病。主要多发于草食动物，例如牛、马、山羊和绵羊等。人类因接触感染动物及其排泄物、进食感染动物的肉及畜产品或吸入含炭疽杆菌芽孢的尘埃而感染。其中以皮肤炭疽最常见，其次为肺炭疽和肠炭疽。临床表现为毒血症状、局部组织坏死，形成特征性的焦痂，周围组织广泛水肿，严重者可累及肺部、肠道及中枢神经系统，可引起炭疽性败血症和炭疽脑膜炎。

【病原学】

炭疽杆菌（Bacillus anthracis）为需氧芽孢杆菌，革兰氏染色阳性。细菌在宿主体内可形成荚膜，在体外可形成芽孢。荚膜抗原具有抗吞噬作用和很强的致病性，与细菌的生长、扩散和侵袭力有关；芽孢抗原有免疫原型及血清学诊断价值。细菌在生长繁殖过程能产生三种毒性蛋白（外毒素），包括保护性抗原（protective antigen，PA），水肿因子（edema factor，EF）和致死因子（lethal factor，LF），具有很强的毒力,可引起组织水肿、坏死和全身毒血症。单独注射某种毒素,对动物不致病,但混合注射后就可导致小鼠死亡。炭疽杆菌在有利环境下以繁殖体的形式存在,在外界不利条件下形成芽孢。繁殖体抵抗力弱,对热和常用浓度的消毒剂都非常敏感。芽孢抵抗力极强,可在动物尸体及土壤中存活数年。

【流行病学】

1. 传染源　患病的草食动物,主要传染源为羊、牛、马和骆驼等,其次是猪和狗。动物的皮、毛、肉和畜产品均可携带细菌。炭疽病人的排泄物、分泌物,虽然可检出细菌,但人与人之间的传播罕见。因此,炭疽病人作为传染源意义不大。

2. 传播途径

(1)接触传播:经皮肤直接或间接接触受感染的动物或其排泄物和有菌的动物皮毛、肉、骨粉等均可起皮肤炭疽。

(2)呼吸道传播:经呼吸道吸入带芽孢的粉尘或气溶胶可引起肺炭疽。

(3)消化道传播:经消化道进食被炭疽杆菌污染的未煮熟的肉类、乳制品或水可引起肠炭疽。

3. 人群易感性　人群普遍易感,病后可获较持久免疫力。发病与职业密切联系,高危人群有农民、牧民,特别是参与动物屠宰、制品加工、动物饲养以及兽医等特定职业人群,更容易感染。大部分炭疽为散发病例,大流行较少见。

4. 流行特征　本病在世界各国和地区均有发生,但多发生于经济比较落后、卫生条件较差和从事畜牧业的国家和地区,炭疽在牧区仍呈地方性流行,以中美洲、南美洲、亚洲、非洲等国家较多。WHO 发布每年仍有 2 万～10 万病例。炭疽杆菌的芽孢抵抗力极强,常被恐怖分子用于制作生物武器,威胁人类健康。我国每年炭疽发病数波动在 40 人到 1 000 人左右,以皮肤炭疽为主,主要集中在贵州、新疆、甘肃、四川、广西和云南等西部地区。本病的发生和职业关系密切,接触动物较多者,如牧民、农民、兽医以及肉类加工和皮毛、制革工人等发病较多。热带地区和夏季,因裸露皮肤机会较多,较易发生感染。因炭疽芽孢抵抗力强,易造成感染或播散,应注意防范。

【发病机制与病理改变】

1. 发病机制　炭疽杆菌通过伤口及破损皮肤侵入人体皮下组织后,炭疽芽孢迅速繁殖,产生并释放外毒素和荚膜物质。炭疽杆菌的毒力取决于其产生的外毒素和其形成的抗吞噬作用的荚膜。炭疽毒素可引起明显的细胞水肿和组织坏死,形成原发性皮肤炭疽,同时引起全身毒血症状。荚膜抗吞噬使细菌更易于扩散。局部吞噬细胞吞噬细菌后使之播散至局部淋巴结,细菌经淋巴管或血管扩散,引起局部淋巴结出血、坏死、水肿,形成淋巴结炎,甚至侵入血液循环繁殖引起败血症,进而引起各组织器官的炎症坏死,甚至并发感染性休克和 DIC。

2. 病理改变　炭疽特征性病理改变为受侵袭组织和脏器的出血、坏死和水肿。皮肤炭疽呈痈样肿胀、溃疡和出血性焦痂,周围形成凝固性坏死区,其周围组织呈高度水肿和渗出。肺炭疽表现为小叶出血性肺炎,常累及胸膜和心包。肠炭疽主要病变在回盲部,肠壁表现为出血性炎症伴周围组织高度水肿,以及肠系膜淋巴结炎,腹腔有血性浆液性渗出液,上述病灶内均可检出炭疽杆菌。

【临床表现】

潜伏期长短不一,因细菌侵入途径不同而异。皮肤炭疽的潜伏期相对较长,一般为 1～5d,也可短至几小时,长至 2 周左右。肺和肠炭疽的潜伏期较短,一般都在几小时之内。

1. 皮肤炭疽　皮肤炭疽(cutaneous anthrax)约占炭疽病例的 90% 以上,为最常见的临床类型。多发生于裸露部位的皮肤,如面、颈、肩、手和足等。感染初期表现为红斑,继而形成斑疹或丘疹,次日或数日皮疹顶部出现水疱,内含淡黄色液体,周围组织肿胀(非凹陷性水肿),疼痛不显著,无脓肿形成。第 3～4d 病变中心呈现出血性坏死而稍下陷,周围有成群小水疱,水肿区不断扩大,第 5～7d 坏死区溃破后形成浅溃疡,溃疡表面血样渗出物结成硬而黑似炭块状焦痂,痂内有肉芽组织(即炭疽痈)。焦痂坏死区直径大小不等,其周围皮肤浸润及水肿范围较大。由于局部末梢神经受损而无明显疼痛感,有轻度痒感,无脓肿形成,是皮肤炭疽显著特点。随水肿消退,黑痂在 1～2 周内脱落,逐渐愈合成瘢痕。全身症状有发热、肌肉痛、头痛、关节痛、周身不适等,局部淋巴结肿大常见,可发展至败血症及脑膜炎。皮肤炭疽预后较好,若不及时治疗,常因严重并发症死亡。

2. 肺炭疽 肺炭疽(pulmonary anthrax)较少见,但病情危重,病死率高。多由吸入炭疽杆菌芽孢所致,也可继发于皮肤炭疽。急性起病,病情初期为非特异性短暂流感样表现,如干咳、低热、乏力及心前区压迫、全身不适等症状。2～4d 后症状突然加重,出现持续高热、咳嗽加重、呼吸困难、咯血、喘鸣、发绀、胸痛和大汗。肺部可有少量湿啰音、哮鸣音和胸膜摩擦音。X 线胸部检查可见纵隔影增宽、胸腔积液和支气管肺炎等征象。可发生休克并在 24h 内死亡,常并发脑膜炎和败血症。本病虽经积极治疗,病死率仍很高。

3. 肠炭疽 肠炭疽(intestinal anthrax)极罕见。主要表现为高热、剧烈腹痛、腹泻、呕血、黑便,并很快出现腹水。腹部可有明显的腹膜刺激征,常并发感染性休克和败血症,病死率高。

4. 炭疽败血症 常继发于肺炭疽、肠炭疽和严重皮肤炭疽。除原有局部症状加重外,全身毒血症症状更加严重,持续高热、寒战和衰竭。易发生感染性休克、DIC 和脑膜炎等,后者表现为抽搐、谵妄与昏迷,病情迅速恶化而死亡,病死率极高。

【实验室及其他检查】

1. 一般检查 外周血白细胞增高,一般为(10～20)×10⁹/L,病情加重可高达(60～80)×10⁹/L,中性粒细胞显著增多。

2. 病原学检查 病人皮肤水疱液、分泌物、焦痂、痰、血液、脑脊液细菌培养阳性是确诊依据。涂片染色可见革兰氏染色阳性、呈竹节样排列的粗大杆菌有助于临床诊断。

3. 血清学检查 主要用于流行病学调查和回顾性诊断。对未及时获得病原学诊断依据的病例用抗荚膜抗体和 PA 外毒素抗体的免疫印迹试验,是特异和敏感的方法。

4. 动物接种 对豚鼠或小白鼠皮下接种上述标本,出现出血、局部肿胀等阳性反应。48h 内接种动物多死亡。

【诊断要点】

1. 流行病学资料 病人多从事与动物及其产品接触的工作或有与受感染的动物接触史,流行病学资料对散发病例的诊断至关重要。

2. 临床表现 发病急骤,高热,严重的全身中毒症状及早期衰竭。皮肤炭疽表现皮肤出现无痛性非凹陷性水肿、水疱和焦痂溃疡等典型改变;肺炭疽的特点是淋巴结肿大、咳嗽、胸痛、咳痰带血及呼吸困难等肺部受累表现,X 线胸片呈出血性肺炎和纵隔影增宽;肠炭疽的特点为出血性肠炎。

3. 实验室检查 涂片和培养阳性即可确定诊断。

【治疗要点】

本病进展迅速,传染性强,病死率高,要求必须做到早发现、早诊断、早隔离、早治疗及疫区早处理,并按照《传染病防治法》规定及时上报有关部门。

1. 一般治疗 病人实施严格隔离措施,肺炭疽按甲类传染病管理。对分泌物、排泄物必须达到灭菌的效果。病人卧床休息,多饮水,给予流质或半流质饮食,对呕吐、腹泻或进食不足者给予适量静脉补液。

2. 病原治疗　青霉素 G 是首选治疗药物，尚未发现耐药菌株。皮肤型炭疽用青霉素 G 每天 240 万～320 万 U 静脉注射，疗程 7～10d；肺炭疽、肠炭疽和并发败血症者，则用大剂量青霉素 G 400 万～800 万 U，每 6h 静脉滴注 1 次。还可用头孢菌素和氨基糖苷类抗生素，新近证实喹诺酮类抗菌药物对本病亦有疗效。

3. 对症治疗　积极治疗出血、休克和神经系统症状。对重症和皮肤恶性水肿和重症病人，可用肾上腺皮质激素，可控制局部水肿的发展及减轻毒血症。皮肤炭疽切忌挤压和切开引流，避免感染扩散，局部可用 1:20 000 高锰酸钾溶液温敷。重度颈部肿胀导致呼吸困难者，可考虑气管插管或气管切开，机械通气。

【隔离】

按照传染病防治法规定的乙类传染病管理皮肤炭疽病人，按照甲类传染病管理肺炭疽病人。病人严密隔离至痊愈，其分泌物和排泄物应彻底消毒。接触者医学观察 8d。对疫区草食动物进行包括动物减毒疫苗接种、动物检疫、病畜治疗和焚烧深埋等处理。

【护理】

（一）护理评估

1. 病史

（1）流行病学资料：应询问病人职业、居住地情况；当地有无炭疽流行；是否与可疑动物或病人有密切接触；进食可疑带菌肉类；个人饮食及饮水卫生情况；近期有无疫源地旅居史；是否进行过炭疽疫苗的预防接种等。

（2）患病及治疗经过：询问病人既往感染病史、急、慢性病、用药史等。入院前有无高热，严重的全身中毒症状及早期衰竭症状。

（3）心理 - 社会状况：①评估病人对炭疽疾病相关知识的了解情况、对预后的认识、对所出现的各种症状的心理反应及表现。②评估病人有无焦虑、恐惧心理。③病人及家人的应对能力。

2. 身体评估

（1）生命体征：监测生命体征，如体温、脉搏、呼吸、血压、神志状态，必要时监测血氧饱和度。有无咳嗽、咳痰，有无畏寒、发热，有无胸疼、气憋等呼吸困难的表现。有无咽喉部疼痛和吞咽困难等。营养情况、身高、体重。

（2）神经精神状态：注意病人意识状态的改变，如有无头痛明显、呕吐、颈项强直、表情淡漠、反应迟钝，谵妄、昏迷甚至呼吸衰竭。

（3）皮肤黏膜：皮肤受损的部位、范围。如面、颈、肩、手和脚等裸露部位的皮肤有无红斑、斑疹、丘疹、水疱等，有无肿胀（非凹陷性水肿）、疼痛、脓肿、溃疡、焦痂。

（4）腹部情况评估有无腹痛、腹泻；大便的颜色、量、性状；评估病人有无出血的情况。

3. 实验室及其他检查　了解查看血常规及病原学检查。

（二）常用护理诊断 / 问题

1. 皮肤完整性受损　与皮肤感染炭疽杆菌有关。

2. 气体交换障碍　与肺部感染导致呼吸面积减少、换气功能障碍有关。

3. 腹泻　与肠道感染导致出血性炎症，以及肠系膜淋巴结炎有关。

4. 体温过高　与炭疽杆菌感染致毒血症有关。

5. 焦虑　与病人知识缺乏担心预后有关。

（三）护理目标

1. 病人了解皮损的原因，积极配合，皮损无继发感染，促进愈合。

2. 病人自述呼吸困难程度减轻。

Note：

3. 病人腹泻及其引起的不适症状减轻或消失。

4. 给予有效降温措施,病人舒适感增加。

5. 病人能保持稳定的情绪,积极配合治疗。

（四）护理措施及依据

1. 皮肤完整性受损

（1）基础护理:保持床单清洁,平整。危重病人留置尿管保持通畅,每天应进行会阴擦洗,降低感染的风险。定期更换导尿管,尿管勿扭曲,勿打折,避免堵塞;每次大便后用温水擦洗臀部皮肤,保持干燥。病人更换柔软宽松内衣,以减少对皮肤刺激和摩擦,长期卧床病人每2~4h翻身,预防压力性损伤的发生。

（2）创面处理:评估皮损发生的部位、大小及进展情况;可用过氧化氢溶液清洗,涂抹抗生素软膏后包扎;痂皮不可人为去除,应使其自然脱落,防止扩大感染;皮损创面暴露部分,可用1:2 000高锰酸钾湿敷或清洗完后,涂抗生素软膏包扎;皮肤病灶切忌切开引流或局部按压,防止细菌扩散入血,引起败血症;皮损的肢体水肿,可抬高固定,有利于血液循环,促进愈合。告知病人及家属皮损的原因、进展情况、治疗、护理注意事项。

2. 气体交换障碍

（1）环境与休息:收住重症隔离病房,以便于及时观察并处理病情变化。保持病室环境安静舒适、空气洁净和温湿度适宜。病人室内温度保持18~20℃,湿度50%~60%。

（2）病情观察:观察病人呼吸节律与频率,判断呼吸困难类型并动态评估病人呼吸困难的严重程度,监测血氧饱和度变化。

（3）保持呼吸道通畅:协助病人清除呼吸道分泌物及异物,必要时需建立人工气道以保证气道通畅。

（4）氧疗和机械通气的护理:根据呼吸困难类型、严重程度不同,进行合理氧疗或机械通气,以缓解呼吸困难症状。密切观察氧疗的效果及不良反应,记录吸氧方式(鼻塞/鼻导管、面罩、呼吸机)、吸氧浓度及吸氧时间,若吸入高浓度氧或纯氧要严格控制吸氧时间,一般连续给氧不超过24h。

（5）用药护理:遵医嘱应用呼吸兴奋药等,观察药物疗效和不良反应。

3. 腹泻

（1）活动与休息:急性起病、全身症状明显的病人应卧床休息,注意腹部保暖。减少排便次数,有利于腹痛等症状的减轻。

（2）病情观察:包括排便情况、伴随症状等。

（3）饮食护理:可给予高热量、高蛋白、高维生素、少渣易消化的流质或半流质食物。避免生冷、多纤维、味道浓烈的刺激性食物。病人腹泻明显者禁食水,静脉补充。急性腹泻应根据病情和医嘱,给予禁食、流质、半流质或软食饮食逐步过渡。

（4）用药护理:腹泻的治疗以病因治疗为主。应用止泻药时注意观察病人排便情况,腹泻得到控制应及时停药。应用解痉止痛药如阿托品时,注意药物不良反应如口干、视力模糊、心动过速等。

（5）肛周皮肤护理:排便频繁时,因粪便的刺激,可使肛周皮肤损伤,引起糜烂及感染。排便后应用温水清洗肛周,保持清洁干燥,涂无菌凡士林或抗生素软膏以保护肛周皮肤,促进损伤处愈合。

4. 体温过高 发热一般护理措施请参照第一章总论第十节发热护理措施。

5. 焦虑

（1）健康宣教:护理人员应耐心细致地做好宣教工作,向病人及家属耐心讲解隔离的重要性及具体方法,使病人能够自觉接受隔离。主动与其交流,对病人提出的问题给予耐心解释,使他们从心理上得到安慰,从而增强战胜疾病的信心,提高对此病的认识程度,意识到传染的危害性,主动接受学习预防此病的相关知识。

（2）营造舒适环境：护理人员认真、娴熟、准确地做好各项护理操作。生活上给予无微不至的关照，每天按时给他们送去营养丰富、味道可口的饭菜，尽量满足病人的饮食习惯。病房环境整洁、安静。住院期间要注意观察病人的情绪变化，多与病人进行交流，转移病人注意力，消除焦虑心理，帮助其树立治愈的信心。

（五）护理评价

1. 病人皮损有无继发感染。

2. 病人呼吸困难程度是否减轻。

3. 病人腹泻及其引起的不适症状是否减轻或消失。

4. 给予有效降温措施，病人舒适感是否增加。

5. 病人能否保持稳定的情绪积极配合治疗。

（六）其他护理诊断/问题

1. **体液不足**　与高热、腹泻引起失水有关。

2. **潜在并发症**：感染性休克、DIC、脑膜炎。

【健康指导】

1. **疾病预防指导**　对从事可疑污染物接触人群加强防护，应穿隔离衣，戴医用防护口罩和橡皮手套、鞋套等。病人的病灶渗出物、分泌物、排泄物、敷料、衣物等，应进行彻底消毒。病死牲畜应深埋，并撒漂白粉或生石灰。染菌的皮毛可用甲醛消毒处理。屠宰加工、牧畜收购、调运要有兽医检疫。防止水源污染，加强饮食、饮水、肉品及乳制品的监督。

2. **保护易感人群**　接种炭疽杆菌活疫苗，重点人群为从事畜牧业、畜产品收购、加工、屠宰业、兽医等工作人员及疫区的人群。我国使用的是"人用皮上划痕炭疽减毒活疫苗"，接种 2d 后产生免疫力，可维持 1 年，在疫情时期时应进行应急接种。接种方法为 0.1ml 皮肤划痕法，每年 1 次。在流行区动物的预防接种也十分重要。

3. **疾病知识指导**　炭疽是由炭疽杆菌感染引起的动物源性传染病。主要传染源为羊、牛、马和骆驼等，其次是猪和狗。经皮肤直接或间接接触受感染的动物或其排泄物均可起皮肤炭疽，经呼吸道吸入带芽孢的粉尘或气溶胶可引起肺炭疽，经消化道进食被炭疽杆菌污染的未煮熟的肉类、乳制品或水可引起肠炭疽。人群普遍易感，病后可获较持久免疫力。对病人实施严密隔离措施，隔离至症状消失，痂皮脱落，溃疡愈合。

【预后】

病人预后与及时就诊时间有直接关系。如不及时诊治，炭疽病死率较高。皮肤炭疽的病死率一般为 5%～11%，肺炭疽的病死率高达 80% 以上，肠炭疽的病死率为 25%～75%。未经及时治疗的皮肤炭疽的病死率也可高达 20%～25%，炭疽败血症病死率最高，可达 80%～100%。

（何　丽）

思　考　题

1. 在护理炭疽病人时，医护人员如何进行病情观察？

2. 如何在生活中做好炭疽的预防控制？

第八节 白　喉

学 习 目 标

知识目标：

1. 掌握白喉临床表现及护理要点。

2. 熟悉白喉的治疗要点及实验室检查。

3. 了解白喉的病原学特点、流行病学特征、发病机制及病理改变。

能力目标：

1. 能识别白喉典型临床表现，并实施针对性护理措施。

2. 能运用护理程序护理白喉病人。

素质目标：

1. 培养严谨工作作风。

2. 尊重病人，保护病人隐私。

导入情境与思考

王某，男性，20 岁。因"咽痛、发热 5d"入院。病人 5d 前无明显诱因出现咽痛、发热、声音嘶哑，体温最高达 39.5℃，伴全身不适，肌肉酸痛，食欲下降，恶心呕吐，头痛头晕，面色苍白，休息后不能缓解来诊。

体格检查：体温 39.3℃，脉搏 106 次 /min，呼吸 26 次 /min，血压 110/80mmHg。咽部检查见咽部充血，扁桃体肿大，表面覆有灰白色假膜，范围超出扁桃体之外（达咽后壁），不易剥离。颌下淋巴结肿大，有压痛，周围软组织水肿。血常规：WBC 为 $18×10^9$/L，NEUT% 为 85%。既往体健，无类似症状，有与白喉病人接触史。

请思考：

1. 该病人可能的诊断是什么？请根据病史信息做病情分析，列举诊断依据。

2. 该病人需要做哪些检查？

3. 该病人目前存在的主要护理诊断 / 问题及具体护理措施是什么？

白喉（diphtheria）是由白喉杆菌（Bacillus diphtheria）引起的急性呼吸道传染病，属于乙类传染病。主要临床特征为咽、喉、鼻部黏膜充血、肿胀，伴灰白色假膜形成和全身毒血症症状，严重者可发生中毒性心肌炎及周围神经麻痹等并发症。

【病原学】

白喉杆菌属棒状杆菌属，革兰氏染色阳性，具有明显的多形性。侵袭力较弱但可产生强烈的外毒素，又称白喉毒素，是主要的致病物质，主要侵犯神经、心肌和肾上腺。按培养基上菌落特点和生化反应特性，可将白喉杆菌分为重型、中间型和轻型。中间型和重型常与流行有关，轻型见于散发。

白喉杆菌外毒素不稳定，经 0.3%～0.5% 甲醛处理后可制成类毒素，可用于预防接种或制备抗毒血清。白喉杆菌对寒冷、干燥抵抗力强，在干燥假膜中可生存 12 周；在玩具、衣物上可存活数天。对湿热及化学消毒剂敏感，5% 苯酚 1min，煮沸 1min 或加热 56℃ 10min 即可死亡，阳光直射下仅能存活数小时。

【流行病学】

1. 传染源　病人和带菌者是传染源，潜伏期末即具有传染性。带菌者可分为恢复期带菌者和无症状带菌者。恢复期带菌一般不超过 4d，最长 12d，带菌率在 10% 左右。无症状带菌者占总人口的 0.1%～5%，流行期带菌率可达 10%～20%。因此，轻型、不典型病人因不能及时诊断对传播更具危险性，无症状带菌者易被忽视而成为重要传染源，在流行病学上更有意义。

2. 传播途径　主要经呼吸道飞沫传播，也可通过被污染的手、玩具、文具等物品间接传播，或通过污染的牛奶和食物引起暴发流行，偶尔可经破损的皮肤、黏膜传播。

3. 人群易感性　人群普遍易感，儿童 1～5 岁易感性最高，5 岁后逐渐下降。患病后产生持久免疫力，预防接种可获得特异性免疫力。自实行儿童计划免疫并广泛接种白喉类毒素后发病年龄推迟。在有白喉流行的国家和地区，青少年和成人发病有增多趋势。

4. 流行特征　一年四季均可发病，以冬、春季多发；世界各地均有发生，温带多见，热带较少，以散发为主；居住拥挤、卫生条件差的地区容易发生流行。白喉的病死率较高，应用抗毒素治疗前，病死率为 30%～50%。我国目前已在人群中较好地开展了白喉的基础免疫和加强免疫，很多地区多年无病例。

【发病机制与病理改变】

白喉杆菌侵袭力较弱，侵入上呼吸道后在黏膜表层繁殖，不侵入深部组织和血流。当呼吸道黏膜局部有损伤时白喉杆菌的侵袭力增强，其分泌的外毒素渗入局部，造成黏膜上皮细胞坏死、血管扩张，导致周围组织纤维蛋白渗出和白细胞浸润。大量渗出的纤维蛋白与坏死组织、炎症细胞、细菌等凝结而形成特征性白喉假膜（diphtheric pseudo membrane，DPM）。假膜呈灰白色，有混合感染时呈黄色，伴出血时呈黑色。白喉杆菌外毒素由局部吸收入血可引起全身毒血症状，毒素吸收量与假膜所在部位及广泛度有关。假膜范围大，毒素吸收越多，病情越重。

除局部呼吸道黏膜改变外，病理改变以中毒性心肌炎和白喉性神经炎最显著。可见心脏扩大，心肌常有脂肪变性、玻璃样及颗粒样变性，心肌纤维断裂并可累及传导系统。神经炎以周围运动神经为主，常为髓鞘变性、神经轴索肿胀。还可有肾浊肿、肾小管上皮细胞脱落及肾上腺退行性变等，肝脏也可出现脂肪浸润和肝细胞坏死。

【临床表现】

潜伏期 1～7d，多为 2～4d。按假膜所在部位可分为咽白喉、喉白喉、鼻白喉和其他部位白喉。成人和年长儿童以咽白喉居多，其他类型的白喉较多见于幼儿。

1. 咽白喉　咽白喉最常见，约占白喉的 80%，根据病变范围及病情轻重可分为四型：

（1）普通型：起病缓慢，表现为咽痛、中度发热、食欲下降、全身不适等。咽部充血，扁桃体肿大，24h 后即有灰白色片状假膜形成，假膜边缘清楚，不易剥离，强行剥离则基底面出血，常伴有颌下淋巴结肿大及压痛。

（2）轻型：全身症状轻，仅有轻微发热、咽痛。假膜多限于一侧或双侧扁桃体，呈点状或小片状，周围组织无水肿，假膜也可不明显而白喉杆菌培养阳性。

（3）重型：全身感染中毒症状重，体温常超过 39℃，面色苍白、恶心、呕吐。假膜范围广而厚，可扩大至腭弓、腭垂及咽后壁，颜色灰黄污秽，伴口臭。可有周围软组织水肿、心肌炎或周围神经麻痹。

（4）极重型：假膜范围更广泛，呈污黑色，扁桃体及咽部高度肿胀，咽门可因此而堵塞，口腔有腐臭味。颈部因软组织水肿而似"牛颈"。出现严重中毒症状和循环衰竭现象，体温可达 40℃，伴有烦躁不安、呼吸急促、面色苍白、口唇发绀，甚至心脏扩大、心律失常、中毒性休克、严重的周围神经炎等，抢救不及时常易死亡。

Note：

2. 喉白喉　约占白喉的 20%，大多由咽白喉扩散至喉部所致。原发性喉白喉约占 25%，多见于 1～5 岁幼儿，特征性表现为"犬吠样"咳嗽，声音嘶哑甚至失音，病人出现吸气性呼吸困难，吸气时有喉梗阻，表现为鼻翼扇动、三凹征、发绀等。继发性喉白喉常发生在咽白喉基础上，伴有喉白喉的临床表现，全身中毒症状严重。假膜可延伸至气管、支气管，假膜脱落可导致窒息而死亡。

3. 鼻白喉　原发性鼻白喉较少见，常与咽白喉、喉白喉同时存在。多见于婴幼儿，表现为鼻塞、浆液血性鼻涕，以后转为厚脓涕，鼻孔周围皮肤发红、糜烂及结痂，鼻前庭可有假膜。全身症状轻，有张口呼吸、觅乳困难、睡眠不安等。

4. 其他部位白喉　皮肤白喉常见于皮肤创伤之后，眼结膜、耳、口腔、食管、外阴、新生儿脐带等部位偶尔也可发生白喉。常表现为在不同部位出现局部假膜，全身症状轻，但病程迁延且易于传播。

5. 并发症

（1）中毒性心肌炎：最常见，是本病死亡的主要原因。多发生在病程第 2～3 周，常见于重型白喉。临床上表现为极度乏力、面色苍白、心率加快或减慢，心电图 ST 段或 T 波改变，房室传导阻滞、心律失常，严重者出现心力衰竭。

（2）周围神经麻痹：多发生在病程第 3～4 周，以运动神经受损较为多见。常表现为软腭麻痹，出现鼻音声重、吞咽障碍、进食呛咳、腭垂反射消失等症状。其次为眼肌麻痹，可出现眼睑下垂，看不清近处物体。一般可在数周至数月内恢复，多无后遗症。

（3）其他并发症：支气管肺炎，急性咽喉炎，继发性细菌感染，可造成颈部淋巴结炎、中耳炎、败血症等。

【实验室及其他检查】

1. 常规实验室检查　血常规可见白细胞计数升高，多在（10～20）×10^9/L，中性粒细胞百分比增高，严重时可出现中毒颗粒。部分病人尿常规可见白细胞、红细胞和尿蛋白。

2. 细菌学检查　取假膜与黏膜交界处标本进行涂片检查和细菌培养可见白喉杆菌，必要时可做白喉杆菌毒力试验。

3. 血清学检查　荧光标记特异性抗体染色查白喉杆菌，阳性率和特异性均较高，可用于早期诊断。

4. 聚合酶链反应（PCR）　PCR 检测白喉毒素基因的 A 片段，阳性提示存在该毒素基因，但不能确定有白喉杆菌持续产毒素，需进一步进行细菌培养确诊。阴性有助于排除白喉杆菌感染。

【诊断要点】

白喉的诊断：依据流行病学资料和典型临床表现即可作出临床诊断，细菌学检查阳性即可确诊。如临床表现不明显，但找到了棒状杆菌，应视为可疑病例，需从假膜与黏膜交界处取标本进一步做白喉细菌培养和细菌毒力试验以明确诊断。如毒素试验和毒力试验都阳性，则可诊断为白喉；毒素试验阴性，而毒力试验阳性则为带菌者；两者均为阴性，则可排除白喉。

【治疗要点】

1. 一般治疗　病人应卧床休息，一般不少于 3 周，假膜广泛者延长至 4～6 周，合并心肌炎应绝对卧床休息，过早活动极易猝死。高热量、丰富维生素流质或半流质饮食，维持水、电解质平衡，注意口腔及鼻部卫生，保持室内通风良好和温湿度适宜。

2. 病原治疗　早期使用抗毒素和抗生素治疗是治疗成功的关键。

（1）抗毒素（DAT）治疗：是本病的特异性治疗方法。应早期（病后 3～4d 内）足量使用。用量按假膜部位、中毒症状及治疗早晚决定：普通型为 3 万～5 万 U，重型为 6 万～10 万 U；治疗晚者加大剂量；喉白喉适当减量；儿童用量与成人相同。DAT 静脉注射 30min 达血峰浓度，肌内注射需 24h。重型及治疗晚者常将其稀释于 100～200ml 葡萄糖液缓慢静脉滴注。注射前皮试过敏者采用脱敏疗法。

（2）抗生素治疗：可抑制白喉杆菌生长，缩短病程和带菌时间。首选药物为青霉素 G，对各型白喉均有效，每天 80 万～160 万 U，分 2～4 次肌内注射。对青霉素过敏者或应用青霉素 1 周后培养仍是阳性者，可改用红霉素，每天 10～15mg/kg，分 4 次口服。也可用阿奇霉素或头孢菌素治疗，疗程 7～10d，至症状消失、白喉杆菌培养转阴为止，并发细菌性肺炎应根据药敏试验选用相应抗生素控制感染。

（3）对症治疗：烦躁不安者可给适量苯巴比妥、地西泮。并发心肌炎或中毒症状重者可给予肾上腺皮质激素。高热时可给激素类药物，体温控制在 39℃ 以下，并补充大量的维生素 B、维生素 C。喉梗阻或脱落假膜堵塞气道者可行气管切开或喉镜取膜，气管切开者要保持呼吸道通畅。

（4）并发症治疗

1）中毒性心肌炎：病人应绝对卧床休息 6 周以上，烦躁者给予镇静药。可用泼尼松 20～40mg/d，分 4 次口服，症状好转后逐渐减量。适当应用营养心肌的药物如三磷酸腺苷（ATP）、辅酶 A、辅酶 Q10、维生素 B_1、维生素 C、肌苷及 1，6- 二磷酸果糖。

2）周围神经麻痹：无特殊治疗方法。可给予大剂量维生素 B_1、维生素 B_{12} 注射，咽肌麻痹者给予鼻饲，呼吸肌麻痹者必要时呼吸机辅助治疗。

【隔离】

病人应按呼吸道传染病隔离至全身和局部症状消失，隔日采集鼻咽或其他部位病灶的细菌培养，连续两次（隔天 1 次）阴性者方可解除隔离。对密切接触者医学观察 7d，同时进行鼻咽拭子培养。带菌者隔离 7d，并用青霉素或红霉素治疗，培养连续 2 次阴性后解除隔离。

【护理】

（一）护理评估

1. 病史

（1）流行病学特点：询问当地有无白喉流行；是否与白喉病人或白喉疑似病人有密切接触；是否进行过百白破疫苗的接种等。

（2）患病及治疗经过：了解病人的发病情况和主要临床表现，询问有无咽痛和乏力症状；评估发热的热程、发热的程度，有无伴随症状以及变化规律；询问咳嗽的时间、程度，有无咳痰，痰液的颜色、性状和量；既往有无急、慢性疾病，传染病病史，用药史，过敏史等。

（3）心理 - 社会状况：①评估病人对白喉一般知识的了解情况，对预后的认识及所出现的各种症状的心理反应及表现。②评估病人对患白喉后住院隔离的认识，是否有被歧视、嫌弃或有孤独感，是否有意回避他人。③患病后是否对工作、学习、家庭造成影响，家庭经济情况。

2. 身体评估 评估病人的生命体征、意识状态；检查鼻、咽、喉处有无假膜形成，假膜的颜色、部位及范围，病人有无声音嘶哑；有无烦躁不安、呼吸急促、面色苍白、发绀、脉弱、血压下降、心律失常等；食欲缺乏发生的时间、既往和目前每日进食量及种类，有无体重减轻。

3. 实验室及其他检查

（1）血、尿常规检查：评估病人血常规中白细胞计数与中性粒细胞百分比是否增多，尿常规有无白细胞、红细胞和尿蛋白。

（2）细菌学检查：标本涂片镜检和细菌培养是否找到白喉杆菌，必要时可做毒力试验。

（3）血清学检查：荧光标记特异性抗体染色是否阳性。

（4）聚合酶链反应：评估白喉毒素基因 A 片段是否阳性。

（二）常用护理诊断 / 问题

1. 体温过高 与白喉杆菌感染有关。

2. 疼痛：咽、喉及病变部位疼痛 与白喉杆菌外毒素引发组织病变有关。

3. **口腔黏膜改变**　与咽喉部炎症刺激有关。

4. **焦虑**　与隔离治疗担心预后有关。

5. **有窒息的危险**　与喉气管处假膜形成导致气道狭窄或假膜脱落造成梗阻有关。

6. **潜在并发症**：中毒性心肌炎、周围神经麻痹。

（三）护理目标

1. 病人体温下降至正常，病人自述舒适感增加。

2. 病人主诉疼痛减轻或消除。

3. 病人口腔黏膜恢复正常，未发生继发感染。

4. 病人能正确认识疾病，焦虑、恐惧感减轻或消失。

5. 病人能维持正常呼吸功能，未因假膜脱落而发生窒息。

6. 病人无并发症发生，或并发症得到及时发现和处理。

（四）护理措施及依据

1. **体温过高的护理**

（1）密切监测病人体温变化，评估发热的程度、时间及热型，如体温再度升高，则提示有继发感染。根据病人年龄与病情选择合适的体温测量方法。病人应着宽松、棉质衣物以利排汗。

（2）发热病人可进行冰袋冷敷、温水擦浴、乙醇擦浴等物理降温；高热者可遵医嘱使用解热镇痛药。如病人存在周围循环不良情况，如面色苍白、脉搏细速、四肢厥冷，则禁忌冷敷和乙醇擦浴。

（3）保证液体入量：充足的液体入量可以补充发热期间消耗的水分，鼓励病人少量多次饮水，成人液体入量每天 2 000～3 000ml、儿童每天 60～80ml/kg，必要时可静脉输液以保证入量，维持水与电解质平衡。

2. **咽喉疼痛的护理**

（1）评估疼痛的程度、性质、时间。

（2）可采用药物雾化吸入或中药喷洒治疗。疾病初期可用冰硼散或锡类散吹入咽喉病变处；疾病中期可用锡类散吹入病变处；疾病后期，可用珠黄散。以上药物均每天使用 3 次。

3. **口腔护理**　每天常规用生理盐水或抑菌漱口液漱口，进食后用清水漱口，以保持口腔黏膜清洁湿润。出现溃疡者用 3% 过氧化氢溶液清洗口腔，动作应轻柔，忌擦抹假膜，防止黏膜出血。

4. **心理护理**

（1）患儿有持续疼痛、呼吸困难时，表现为烦躁、易啼哭，应尽量满足患儿的需求，进行适当安抚，指导家属给予患儿支持与照顾，帮助患儿转移注意力，减轻疼痛感，使患儿积极配合治疗和护理。

（2）病人及家属对疾病的认识不足，担心疾病预后容易产生紧张、焦虑、恐惧的情绪。医护人员要及时、耐心向病人及其家属解释本病的治疗效果和预后，细心倾听病人的诉说，消除顾虑，鼓励病人增强战胜疾病的信心，引导病人家属和亲友给予心理支持和帮助。

5. **有窒息的危险**　保持呼吸道通畅是关键。轻度喉梗阻者给予氧疗，严密观察病情变化，准备好负压吸引装置、气管插管及气管切开用物。若病人突然呼吸极度困难、声音嘶哑、犬吠样咳嗽、三凹征、口唇发绀、面色晦暗、出汗肢冷，则提示假膜脱落，阻塞气道，应立即用吸痰器吸出脱落的假膜或钳取假膜，配合医生并做好气管切开准备，严格执行无菌操作。

6. **潜在并发症**：中毒性心肌炎的观察和护理

（1）中毒性心肌炎的观察：指导病人卧床休息，避免情绪激动。密切观察病人心率及节律的变化，询问病人有无活动后明显心悸、胸闷表现，判断有无并发心肌炎，及时报告医生。

（2）中毒性心肌炎的护理：经确诊中毒性心肌炎后，应给予氧疗，病人需绝对卧床 6 周以上，饮食不可过饱，保持大便通畅。保持环境安静，限制探视，并将各种治疗及护理操作合理安排，集中进行，减少不必要的干扰。保证病人充分的休息和睡眠时间。有心功能不全者，按心功能不全常规护理。

Note：

7. 潜在并发症：周围神经麻痹的观察和护理

（1）周围神经麻痹的观察：如病人出现软腭麻痹，出现鼻音声重、吞咽障碍、进食呛咳、腭垂反射消失等症状时，应考虑并发周围神经麻痹，及时报告医生。

（2）周围神经麻痹的护理：经确诊周围神经麻痹后，遵医嘱给予大剂量维生素 B_1 和维生素 B_{12} 肌内注射，并配合针灸、理疗、按摩。咽肌瘫痪者给予鼻饲；呼吸肌麻痹伴呼吸衰竭者，应用呼吸机辅助治疗。

8. 其他护理

（1）隔离措施：严格执行呼吸道隔离，病室温湿度适宜，保持室内通风，空气清新。病人的鼻咽分泌物和所用物品须严格消毒。

（2）休息与饮食：①白喉病人必须卧床治疗，一般至少 3 周，有心肌炎延长至 6 周以上。病情好转后应逐渐恢复活动，避免劳累。②给予高热量、高蛋白、丰富维生素、易消化的流质或半流质饮食，如米汤、青菜、豆腐等，禁辛辣等刺激性食物，少量多餐，注意补充维生素 B_1、维生素 C。不能进食者给予鼻饲或静脉补充营养，恢复期应增加蛋白质和热量的供给。

（3）病情观察：密切观察生命体征、意识状态、精神状况、假膜范围的增减、疼痛程度及喉白喉病人有无喉梗阻的表现。如呼吸、脉搏增快、面色苍白、四肢末端发绀，提示心功能低下或有心功能不全。如出现吞咽困难、呛咳或肢体活动不灵活，则可能并发肌麻痹。

（4）用药护理：遵医嘱及时准确应用 DAT、抗生素等药物，观察疗效及不良反应。抗毒素可肌注或稀后静脉滴注，一次性滴注完毕。皮试过敏者采用脱敏疗法。抗生素首选青霉素 G，也可用红霉素、阿奇霉素或头孢菌素治疗，注射前必须进行过敏试验。

（五）护理评价

1. 病人体温是否下降至正常，舒适感是否增加。

2. 病人是否主诉疼痛减轻或消失。

3. 病人有无继发感染发生。

4. 病人焦虑、恐惧感是否减轻或消失。

5. 病人能否维持正常呼吸功能。

6. 病人是否发生并发症，或并发症是否得到及时发现和处理。

（六）其他护理诊断／问题

1. 营养失调：低于机体需要量　与咽部疼痛致吞咽困难、发热、食欲下降有关。

2. 组织灌注量改变　与白喉杆菌外毒素导致微循环障碍有关。

【健康指导】

1. 病人健康教育　做好疾病知识宣教，使之充分认识本病的基本知识、传播方式、治疗预防方法及隔离措施。病人出院后，应对其营养及活动安排给予具体指导。劳逸结合，避免劳累，做好营养的供给，给予高热量、高蛋白、丰富维生素的食物，对心肌炎病人应特别强调休养的重要性，严重心肌炎病人在 1 年内禁止剧烈活动，避免精神过度兴奋，以防发生意外，并应定期复查，软腭麻痹未恢复者指导鼻饲护理。

2. 疾病预防指导　住院期间严格的消毒隔离措施有利于切断疾病传播途径，病人鼻咽分泌物及所用物品应严格消毒。病人入院隔离后，病人家庭和集体宿舍以及病人出院后的病房均应进行终末消毒。呼吸道分泌物用双倍 5% 煤酚皂或苯酚处理 1h；污染衣服或用具煮沸 15min；不能煮沸的物品用 5% 煤酚皂浸泡 1h。此外，保持环境空气流通，流行期间避免前往空气流通不畅、人口密集的公共场所，佩戴口罩、不随地吐痰等，可以预防呼吸道传染病的发生。劳逸结合，多参与符合自身情况的户外运动和体育锻炼，增强体质，提高抵抗力。

3. 预防接种指导　保护易感人群是本病最主要的预防措施。白喉是通过接种疫苗可预防的传

Note：

染病，因此应教育儿童家长在孩子出生后，按国家规定的免疫程序及时预防接种。新生儿出生后 3 个月开始按计划免疫程序注射白喉类毒素 - 破伤风类毒素 - 百日咳菌苗三联疫苗，7 岁以上儿童首次免疫或流行期易感人群，接种吸附精制白喉类毒素（diphtheria toxoid，DT）或吸附精制白喉和破伤风类毒素。密切接触的易感者可肌内注射 DAT 1 000～2 000U（儿童 1 000U），被动免疫有效预防期为 2～3 周，1 个月后再进行类毒素全程免疫。

【预后】

预后与年龄、治疗早晚、临床类型、并发症及是否接受预防接种等有关。应用抗毒素和抗生素治疗后，病死率已降至 5% 以下，多死于心肌炎。

（郎红娟）

思考题

1. 如何做好白喉病人的口腔护理？
2. 如何对白喉病人及其家属进行健康宣教？

第九节 百 日 咳

学 习 目 标

知识目标：
1. 掌握百日咳的临床表现、隔离及护理。
2. 熟悉百日咳的流行病学、实验室及其他检查、治疗要点。
3. 了解百日咳的病原学、发病机制及病理改变。
能力目标：
1. 能根据百日咳病人的临床表现实施护理。
2. 能运用护理程序护理百日咳病人。
素质目标：
树立为病人服务的思想，克服害怕被传染百日咳的心理。

导入情境与思考

陈某，女性，4 岁，因间断咳嗽 1 个月入院。患儿 1 月前突发刺激性干咳，无发热，家属并未重视。5d 前仍有咳嗽伴咳痰，夜间加重，有痉挛性咳嗽，在咳嗽末伴有鸡鸣样吸气吼声。入院查体：体温 37.6℃，脉搏 95 次 /min，呼吸 28 次 /min，血压 110/65mmHg。神志清楚，呼吸稍快，无发绀及呼吸困难，心脏听诊，心音规则无杂音。血常规：WBC $25×10^9$/L，RBC $3.8×10^{12}$/L，PLT $150×10^9$/L，L 78%，CRP：<9mg/L。细菌学检查：培养结果阴性，未见细菌生长。血清中百日咳特异性抗体 IgM 阳性。

请思考：
1. 该患儿目前可能的医疗诊断是什么？有何判断依据？
2. 目前存在的主要护理诊断 / 问题有哪些？应采取哪些护理措施？
3. 痉咳期容易出现什么并发症？如何识别及护理？

Note:

百日咳（pertussis）是由百日咳鲍特菌引起的急性呼吸道传染病，病程较长，未经治疗，咳嗽症状可持续 2～3 个月，故称"百日咳"。典型临床表现为阵发性、痉挛性咳嗽，以及咳嗽终止时伴有鸡鸣样吸气性吼声为特征。主要病理改变为引起支气管和细支气管黏膜的损害，其黏膜上皮细胞基底部有中性粒细胞和单核细胞浸润，分泌物阻塞支气管时可引起肺不张或支气管扩张。

【病原学】

百日咳鲍特菌为鲍特菌属，又称百日咳杆菌。百日咳鲍特菌为需氧菌，在温度为 35～37℃、pH为 6.8～7.0 的条件最适生长。初次分离时，常需用含甘油、马铃薯及新鲜血液的鲍 - 金培养基（文末彩图 3-3）。

百日咳鲍特菌对理化因素抵抗力弱，56℃经 30min 或干燥 3～5h 可死亡，对紫外线和一般消毒剂敏感。

【流行病学】

1. 传染源　为百日咳病人、隐性感染者以及带菌者。从潜伏期开始到发病后 6 周均有传染性，尤以潜伏期末到发病后卡他期 2～3 周内传染性最强。

2. 传播途径　主要通过呼吸道飞沫传播，咳嗽、说话、打喷嚏时分泌物散布在空气中形成气溶胶，通过吸入传染。因此家庭内传播较为多见，间接传染的可能性较小。

3. 人群易感性　普遍易感，尤以 5 岁以下小儿易感性最高。由于母体缺乏足够的保护性抗体传递给胎儿，因此 6 个月以下婴儿发病率较高，新生儿也可发病。儿童经疫苗接种超过 12 年，体内抗体水平下降，其发病率仍可达 50% 以上，近年来国外报告有为数不少的成年百日咳病人。

4. 流行特征　百日咳为全球性疾病，各年龄阶段均可发病。无明显季节性，全年均有病例出现，但冬、春季节较多见。地理分布以温、寒带多发。现一般散发，而在托儿所、幼儿园等集体机构中可发生流行。

【发病机制与病理改变】

1. 发病机制　百日咳鲍特菌侵入呼吸道后，通过分泌 FHA、PRN 等物质，其作用能黏附于纤毛上皮，并在此增殖和产生 PT 等毒素，导致黏膜纤毛上皮细胞变性、纤毛麻痹、蛋白合成减少以及细胞器破坏。由于纤毛运动障碍，使炎症产生的黏稠分泌物排出障碍，滞留的分泌物刺激呼吸道末梢神经，反射性地引起连续痉挛性咳嗽，直至分泌物排出为止。

2. 病理改变　百日咳鲍特菌主要引起支气管和细支气管黏膜的损害，但鼻咽部、喉和气管亦可见到病变。主要是黏膜上皮细胞基底部有中性粒细胞和单核细胞浸润，并可见细胞坏死。支气管和肺泡周围间质炎性浸润明显，气管和支气管旁淋巴结常肿大，分泌物阻塞支气管时可引起肺不张或支气管扩张（文末彩图 3-4）。并发脑病者脑组织可有水肿、充血或弥散性出血点、神经细胞变性等。

【临床表现】

潜伏期为 2～21d，平均 7～10d。典型临床经过可分为卡他期、痉咳期、恢复期三期（表 3-1）。

1. 卡他期　从起病到阵发性痉咳的出现。此期可有低热、咳嗽、喷嚏、流泪和乏力等症状，类似感冒，持续 7～10d。咳嗽开始为单声干咳，3～4d 后热退，但咳嗽加剧，尤以夜晚为甚。此期传染性最强，若及时有效地治疗，能够控制病情发展。由于本期缺乏特征性症状，如不询问接触史及做相关检查常易漏诊。

2. 痉咳期　本期持续 2～6 周或更长 2～3 个月。此期已不发热，但有特征性的阵发性、痉挛性咳嗽，简称痉咳。发作时连续 10 余声至 20～30 声短促痉挛性咳嗽，继而深长地吸气。由于吸气时声带仍然处于紧张状态，空气通过狭窄的声带而发出鸡鸣样吸气声，接着连续阵咳，如此反复，直至排出大量黏稠痰液和吐出胃内容物为止。痉咳一般以夜间为多，情绪波动、进食、检查咽部等均可诱发痉咳。痉咳发作前可有喉痒、胸闷等不适。痉咳发作时儿童表情痛苦,面红耳赤,部分病人因胸腔压力增高影响静脉回流,出现颈静脉怒张。痉咳频繁者可出现颜面水肿,毛细血管压力增高破裂可引起球结膜下出血、鼻出血或眼睑下皮下出血,表现为局部瘀斑。痉咳时舌外伸,舌系带与下门齿摩擦引起系带溃疡。无并发症者肺部无阳性体征。

婴幼儿和新生儿由于声门较小,可无痉咳就因声带痉挛使声门完全关闭,加之黏稠分泌物的堵塞而发生窒息,出现深度发绀,亦可因脑部缺氧而发生抽搐,称为窒息性发作。此发作常在夜晚发生,若抢救不及时,常可因窒息而死亡。

成人或年长儿童,百日咳症状轻且不典型,主要表现为干咳,无阵发性痉咳,白细胞和淋巴细胞增加不明显,易被误诊为支气管炎或上呼吸道感染。

3. 恢复期 阵发性痉咳次数减少至消失,持续2～3周后咳嗽好转痊愈。若有并发症,病程可长达数周,可再次出现痉咳。

表3-1 典型百日咳的临床表现

分期	持续时间	主要表现
卡他期	通常持续7～10d	卡他症状(鼻涕、喷嚏、流泪); 低热、乏力; 单声干咳(逐渐进展)、3～4d后热退,但咳嗽加剧,尤以夜晚为甚
痉咳期	通常2～6周,可持续2～3个月	连续10余声至20～30声短促痉挛性咳嗽,直至排出大量黏稠痰液; 痉咳末期深吸气发出鸡鸣样吸气声; 痉咳常在夜间发作,情绪波动、进食、检查咽部等均可诱发痉咳; 婴幼儿和新生儿声门较小,易引起窒息性发作
恢复期	持续2～3周	逐渐恢复; 痉咳发作次数逐渐减少,2～3周消失,数月内若呼吸道继发感染,可再次出现痉咳

4. 并发症 近年来由于诊断水平提高和抗菌药物的应用,这些并发症逐渐减少。

(1)支气管肺炎:最常见的并发症,为继发感染所致。

(2)肺不张、肺气肿、皮下气肿:常发生于病情较重的病人。

(3)百日咳脑病:最严重的并发症,主要发生于痉咳期。表现为惊厥或反复抽搐,亦可出现高热、昏迷及脑水肿等。

【实验室及其他检查】

1. 血常规检查 白细胞总数增高,可高达$(20～50)×10^9/L$,其中以淋巴细胞增多为主,占60%～80%,多为成熟的小淋巴细胞。甚至出现类白血病反应。淋巴细胞增多为本病特点。有继发感染时中性粒细胞增高。

2. 细菌学检查 目前常用鼻咽拭子培养法,卡他期及痉咳早期采集标本,培养越早阳性率越高,卡他期培养阳性率可达90%左右,发病第3～4周培养阳性率下降,仅50%左右。

(1)细菌培养:发病早期采用鼻咽拭子或咳碟法培养阳性率较高,发病第1周可达90%左右,以后逐渐降低,至第4周阳性率只有2%。鼻咽拭子法:是用棉拭子经鼻腔进入,取鼻咽部分泌物接种于培养皿中。咳碟法:当病人咳嗽时用含血培养基平皿置于距病人口部5～10cm处,待飞沫入平皿内,立即将咳碟送至37℃温箱培养,目前认为鼻咽拭培养法优于咳碟法。

(2)单克隆抗体菌落印迹试验:用抗百日咳杆菌LPS和FHA单克隆抗体菌落印迹试验检测待检标本,与两者均呈阳性斑点反应者为百日咳杆菌。此法快速,48h可出结果,敏感性高,可用于早期诊断。

(3)荧光抗体法:用鼻咽拭子分泌物涂片,或鼻腔黏膜压片,以荧光抗体染色检测特异抗原,在早期阳性率达 75%～85% 可协助诊断，但要注意有假阳性。

3. 血清学检查　ELISA 检测特异性 IgM，可作为早期诊断的依据，对细菌培养阴性者更有意义。双份血清凝集试验或补体结合试验若抗体效价递增 4 倍可确诊。

4. 分子生物学检查　PCR 检测病人鼻咽分泌物的百日咳鲍特菌 DNA，敏感度、特异度均高，具有快速、敏感、特异的诊断价值。

5. 其他检查　胸部 X 线 /CT 检查对于合并肺不张、肺气肿及皮下气肿的病人，具有重要诊断意义。

【诊断要点】

根据当地流行病学资料、临床症状和体征、实验室检查结果等作出临床诊断，但确诊需靠细菌学、血清学或分子生物学检查。

1. 临床诊断标准　若患儿有发热、体温下降后咳嗽反而加剧，出现痉咳或鸡鸣样吸气性吼声，尤以夜间为甚，且无明显肺部体征，结合白细胞总数和淋巴细胞分类明显增高，可以作出临床诊断。

2. 确诊标准　百日咳杆菌培养阳性；PCR 检测百日咳特异性核酸片段阳性。恢复期较急性期血清抗体滴度增加 4 倍以上，有助于确诊。

【治疗要点】

1. 病原治疗　目前治疗百日咳的主要药物为大环内酯类抗生素，该药物主要作用于细菌细胞核糖体 50s 亚单位，阻碍细菌蛋白质的合成，属于生长期抑菌剂。近年来由于对此类药物的过度使用，造成了耐药菌株的日益增多。大环内酯类药物之间有较密切的交叉耐药性存在。其不良反应包括肝毒性、耳鸣和听觉障碍、过敏、局部刺激等。

百日咳鲍特菌对大环内酯类抗生素仍较敏感，治疗的目的是清除鼻咽部的病原体，减少传播，通常不能缩短病程。但也有研究指出早期治疗可降低重症患儿的死亡率。常用药物有阿奇霉素、罗红霉素、克拉霉素及红霉素等。红霉素由于具有潜在引起肥厚性幽门狭窄的风险而非首选，但仍是国内应用最广泛的药物，主要不良反应为胃肠道反应及过敏反应。复方磺胺甲噁唑可作为不能耐受大环内酯类药物病人的替代治疗。

2. 对症治疗　6 个月以下婴儿常突然发生窒息，应有专人守护。痉咳剧烈者可给镇静剂，如苯巴比妥钠、地西泮（安定）等。沙丁胺醇亦能减轻咳嗽，可以试用。

3. 肾上腺皮质激素与高价免疫球蛋白治疗　重症幼婴可应用泼尼龙 1～2mg/（kg•d），能减轻症状，疗程 3～5d。亦可应用高价免疫球蛋白，能减少痉挛性咳嗽次数和缩短痉咳期。

4. 并发症治疗　支气管肺炎、肺不张等并发感染者，给予抗生素治疗。单纯肺不张可采取体位引流、吸痰、肺部理疗等，必要时用支气管镜清除局部堵塞的分泌物。百日咳脑病发生惊厥时可应用苯巴比妥，每次 5mg/kg 肌内注射，或地西泮（安定）每次 0.1～0.3mg/kg 静脉注射。出现脑水肿时静脉滴注甘露醇，每次 1～2g/kg。

【隔离】

对病人、隐性感染者以及带菌者执行呼吸道隔离措施。在流行季节，确诊病人应立即隔离至痉咳发生后 30d 或发病后 40d。对密切接触者医学观察至少 21d，若有前驱症状应尽早治疗。观察期间幼儿可用红霉素等预防。隔离期间注意心理护理。需做好终末消毒。

【护理】

（一）护理评估

1. 病史

（1）流行病学特点：评估发病季节，是否有明显季节性；是否散发或当地是否有百日咳暴发流行；

是否到过百日咳流行区，有无与百日咳病人接触史；病人的个人卫生、生活环境及身体状况，家庭成员中是否存在无热咳嗽的病人等；既往百日咳病史、是否接种过百白破疫苗。

（2）患病及治疗经过：病人的起病经过，如发病前是否接触过类似感冒症状或长期无热咳嗽等病人，起病时间、主要症状及咳嗽特点、病情进展情况，目前一般状况等。询问病人的食欲及摄入量，有无发热、咳嗽、咳痰及呼吸暂停，咳嗽的频率、性质及伴随症状，有无呕吐、发绀、抽搐等情况，患病后处理过程、服药情况及其效果如何。

（3）心理 - 社会状况：百日咳具有高度传染性，需隔离治疗，病人和家属往往对本病认识不足，易产生对疾病的治疗不耐心、失去信心，易引起心理、情绪及行为变化。因此需评估患儿及家属日常生活习性、平素有无应激事件发生及应对方式，有无抑郁、焦虑、恐惧等心理反应，对住院隔离治疗的认识及适应情况。评估患儿目前的医疗保险、家庭经济、社会支持系统等情况，家庭成员对患儿的关心程度及对百日咳知识的了解程度，社区居民对百日咳的认知程度、防范态度等。

2. 身体评估

（1）生命体征：评估患儿的体温、脉搏、呼吸、血压、身高、体重等，并监测血氧饱和度，注意有无发热、发绀，肺部有无阳性体征。

（2）神经精神状态：了解患儿的面色、精神状态，颜面部有无水肿、球结膜下出血（或鼻出血）、舌系带溃疡等百日咳面容。

（3）咳嗽情况：评估患儿的咳嗽、咳痰情况，注意有无阵发性、痉挛性咳嗽。注意咳嗽的频率、性质及伴随症状，如是否有发作时连续 10 余声至 20～30 声短促的咳嗽，继而深长地吸气。是否反复出现典型的鸡鸣样吸气声后接着连续阵咳，直至排出大量黏稠痰液和吐出胃内容物。了解痉咳的诱发因素，如情绪波动、进食、检查咽部等。评估痉咳发作前是否有喉痒、胸闷等不适。

3. 实验室及其他检查

（1）血常规检查：白细胞计数和淋巴细胞明显增高。

（2）细菌学检查：培养出百日咳鲍特菌。

（3）血清学检查：检测到百日咳特异性 IgM，双份血清凝集试验或补体结合试验抗体效价是否递增 4 倍以上。

（4）分子生物学检查：百日咳鲍特菌 DNA 为阳性结果。

（5）胸部 X 线 /CT 检查：有致密阴影或肺透亮度增加。是否有肺不张、肺气肿等并发症的征象。

（二）常用护理诊断 / 问题

1. 清理呼吸道无效　与纤毛运动障碍、痰液黏稠不易排出有关。

2. 体温过高　与继发感染有关。

3. 有窒息的危险　与声门痉挛和呼吸道黏稠分泌物堵塞气道有关。

4. 潜在并发症：支气管肺炎、肺不张、肺气肿及皮下气肿、百日咳脑病。

（三）护理目标

1. 患儿或家属能说出本病咳嗽特点，配合治疗，症状逐渐缓解，能顺利有效地咳出痰液，呼吸道通畅。

2. 患儿或家属能说出发热原因，能监测体温及配合治疗，体温逐渐降至正常范围。

3. 患儿或家属能说出痉咳的诱发因素及痉咳的前兆，必要时能及时告知医生处理，能说出有效预防或控制窒息的方法。

4. 患儿或家属能列举主要并发症，并能主动避免痉咳的诱因，配合治疗、护理，住院期间无支气管肺炎、肺不张、肺气肿及皮下气肿、百日咳脑病发生。

（四）护理措施及依据

1. 清理呼吸道无效

（1）病情观察：严密监测病人的生命体征，重点观察并记录痉咳情况，如痉咳次数、发作表现、严重程度及有无痉咳发作诱因；排痰情况，如痰量、颜色及性质；呕吐次数、量及性质；有无呼吸暂停、并发症表现等。床边备好抢救用物，一旦发现异常，及时告知医生并配合处理。

（2）呼吸道管理：促进排痰，痰液黏稠不易咳出、痉咳频繁者，可做雾化或蒸气吸入，每天3～4次，以湿润呼吸道并使痰液变稀易于咳出。痉咳剧烈时，护士将手掌呈杯状，由下而上、由外向内轻叩背部，以助分泌物排出。必要时遵医嘱使用止咳、祛痰剂，不滥用药物，如排痰困难者勿自行服用强效镇咳药。

（3）痉咳的护理：保持呼吸道通畅，痉咳时可轻叩背部、雾化吸入、祛痰剂使用等促进排痰。痉咳频繁剧烈者，必要时遵医嘱给予苯巴比妥钠、地西泮（安定）等镇静剂，并注意观察疗效及不良反应。夜间痉咳频繁者，睡前给镇静剂1次，尽量保证患儿有充足的睡眠。

（4）休息与环境：病室清洁、空气清新，保持适宜温度、湿度。痉咳频繁、体质虚弱及有并发症的患儿，应卧床休息，保持精神愉快，防止情绪激动及劳累，避免冷风、吸入烟尘等刺激因素，治疗护理操作应尽量集中进行，减少痉咳的发生。

（5）饮食护理：给予营养丰富、易消化、高维生素、较浓稠的饮食，如稠米粥、面条、菜泥、蒸鸡蛋等，因该类饮食咀嚼时间短、胃内排空快，以减少诱发痉咳及呕吐发生。食物温度要适宜，少量多餐，不可过急或强迫进食，避免进食辛辣、刺激性食物，以保证患儿营养供给。

（6）口腔护理：保持口腔清洁，每天口腔护理3～4次，呕吐后应及时漱口，对意识障碍者应由护士定时给予口腔护理，以增加病人舒适感。舌系带溃疡时，可用过氧化氢溶液洗净溃疡面，动作应轻柔，再涂以冰硼散，以减少溃疡面感染的概率，促进溃疡愈合。对有口腔感染病灶者，必要时遵医嘱局部使用抗生素。

（7）用药护理：遵医嘱使用抗菌药物，观察用药后疗效及不良反应。应用大环内酯类抗菌药物时，要密切观察胃肠道反应，如恶心、呕吐、腹痛、腹泻、胃部不适等症状，尤其注意区分痉咳、药物不良反应导致的呕吐。少数病人可发生肝功能损害，如转氨酶升高、肝大、黄疸等。偶见过敏性药疹、药热、耳鸣及暂时性听觉障碍等。红霉素静脉滴注给药时，用5%葡萄糖溶液稀释后缓慢滴注，pH保持在中性；高浓度滴注时可发生静脉炎；不可用盐溶液稀释，否则可析出结晶。需注意阿奇霉素可能导致心律不齐的风险。大环内酯类药物可抑制茶碱的正常代谢，两者联合应用时应监测茶碱的血药浓度，以防异常升高导致中毒等意外发生。

（8）执行呼吸道隔离措施：百日咳通过呼吸道飞沫传播，传染性极强。住单人房间，保持室内安静、通风良好。医护人员接触病人时做好自我防护，戴口罩、帽子，穿隔离衣，必要时戴手套。隔离期间注意病人及家属的心理反应，关心、照顾病人，维持对病人的心理支持和社会支持。

2. 体温过高　监测体温，注意观察热退后是否有咳嗽加剧现象。及时识别体温再次升高是否合并感染等并发症。发热护理参见本书第一章第十节"发热的护理"。

3. 有窒息的危险

（1）保持呼吸道通畅及吸氧：应特别注意痉咳后长吸气或呕吐时，分泌物及呕吐物易呛入气道发生吸入性肺炎，甚至窒息，必要时立即吸痰。尤其是6月以下患儿，常因声带痉挛及黏稠分泌物堵塞，而突然发生窒息，出现深度发绀，或因脑部缺氧而突发抽搐，必须专人守护，及时给予氧气吸入和镇静止痉药。

（2）急救配合：备好各种急救药品及器械，如镇静药、呼吸兴奋药、气管插管及气管切开包、人工呼吸机等，若发生严重呼吸衰竭、不能自主呼吸者，应配合医生行气管插管、气管切开或使用人工呼吸机辅助呼吸等抢救措施。

4. 潜在并发症：支气管肺炎、百日咳脑病

（1）支气管肺炎的护理：密切观察病情，如出现高热、呼吸困难、发绀等情况及时通知医生。高热者给予物理降温，呼吸困难者取半卧位，发绀者给予氧疗，咳喘严重者及时清除呼吸道分泌物。根据医嘱给予抗生素、止咳祛痰等药物治疗。若单纯肺不张可采取体位引流、吸痰、肺部理疗等，必要时用支气管镜排除局部堵塞的分泌物。注意观察患儿神志、面色、呼吸、心音、心率等变化。当患儿出现烦躁不安、面色苍白、呼吸加快 >60 次 /min、心率 >180 次 /min、心音低钝、奔马律、肝在短时间内急剧增大，是心力衰竭的表现，应及时报告医师，并减慢输液速度，准备强心剂、利尿剂，做好抢救准备；若患儿咳粉红色泡沫样痰则为肺水肿表现，可给患儿吸入经 20%~30% 乙醇湿化的氧气，但每次吸入不宜超过 20min。

（2）百日咳脑病的护理：注意密切观察生命体征、意识及瞳孔的变化，备好吸痰器及急救药品。病人在惊厥时呼吸道常有大量分泌物积聚，应及时给予吸痰、吸氧。保持病室安静，治疗护理操作集中进行，动作要轻，防止引发惊厥及抽搐，加强安全护理。病人发生惊厥及脑水肿时遵医嘱给予镇静或脱水治疗。

（五）护理评价

1. 患儿咳嗽症状是否逐渐缓解，能否顺利有效的咳出痰液。

2. 患儿体温是否逐渐降至正常范围。

3. 患儿或家属是否能说出痉咳的诱发因素及痉咳的前兆。

4. 患儿住院期间有无支气管肺炎、肺不张、肺气肿及皮下气肿、百日咳脑病的发生。

（六）其他护理诊断 / 问题

营养不良：低于机体需要量 与痉挛性咳嗽引起呕吐或拒食有关。

【健康指导】

1. **疾病预防指导** 在流行地区及流行季节，做好百日咳病人、隐性感染者以及带菌者的管理，注意佩戴口罩。流行期间不去公共场所，保持室内通风，对病人的痰及口鼻分泌物进行消毒处理。日常咳嗽、打喷嚏时注意使用纸巾等遮挡，说话及交谈保持 1 米社交安全距离，勤洗手、戴口罩等非特异性预防措施均可有效预防。家庭中若有类似感冒症状或长期无热咳嗽的成员，避免接触儿童，并及时就医治疗，避免家庭内传播。

2. **保护易感人群** 预防百日咳的重要手段是接种百日咳疫苗。目前我国常采用百白破三联疫苗，免疫程序共 4 剂，即婴儿出生后 3、4、5 月龄和 18~24 月龄间各 1 剂。在百日咳流行季节，可提前至出生后 1 个月接种，注射后有效免疫期为 4~5 年。对曾注射过疫苗的 7 岁以下儿童，可以加强注射一次疫苗。

随着年龄的增长而免疫水平逐渐下降，应该注意对年长儿、成人以及孕前进行加强免疫，提高其抵抗力。近年国外已推荐婴儿 6~8 周龄初种，对青少年和成人实施加强免疫。

3. **疾病知识指导** 告知病人养成良好的个人卫生习惯，向病人及家属介绍百日咳的疾病知识，如痉咳发作的表现、诱因、治疗、护理及对患儿的危害等。告知患儿及家属可能出现的并发症及表现，一旦发现及时向医务人员报告。嘱病人出院后也应注意休息，避免疲劳及受凉等，以防呼吸道感染及百日咳疾病复发。若有不适，应及时随访。

4. **心理护理** 患儿及家属对本病相关知识欠缺，担心疾病预后，出现焦虑等影响睡眠。因此，应加强心理护理，告知患儿及家属百日咳相关知识，帮助熟悉医院病房环境，缓解精神压力，鼓励其战胜疾病的信心。

【预后】

百日咳预后与年龄、原有健康状况及有无并发症等有关。年长儿经治疗预后良好。年龄越小，预后越差。新生儿和婴儿易并发支气管肺炎及百日咳脑病，预后较差。佝偻病或营养不良患儿百日咳病情重，预后也差。

百日咳再现

自 20 世纪 80 年代以来,百日咳白喉破伤风联合疫苗接种率高的一些欧美国家,百日咳发病率在保持多年低水平后再次呈上升趋势,部分地区甚至出现暴发疫情,该现象被称为百日咳再现。

近年来中国百日咳报告病例数呈上升态势,可能与以下因素有关:医务人员对百日咳的知晓度和关注度提高、监测敏感度提升、PCR 等实验室检测技术的应用、菌株变异和疫苗犹豫导致疫苗覆盖率低、部分地区疫苗接种率下降、疫苗保护效果不佳、疫苗接种后保护作用持续时间较短等。

面对百日咳再现,我国积极探讨应对策略,不断完善百日咳临床诊断、治疗与病例报告标准,开展主动监测、流行病学调查和实验室检测、加快新疫苗研发和引进、完善免疫程序和防控策略、加强科普教育,为当前中国百日咳防控工作提供科学指导。

（杨　平）

思 考 题

1. 在护理百日咳病人时,如何识别百日咳并发症的发生?
2. 在生活中如何做好百日咳的预防控制?

第十节　猩　红　热

学 习 目 标

知识目标:
1. 掌握猩红热的护理评估及护理措施。
2. 熟悉猩红热的治疗要点。
3. 了解猩红热的病原学、流行病学、发病机制及病理改变。

能力目标:
1. 能根据病人的临床表现实施护理。
2. 能运用护理程序护理病人。

素质目标:
培养无私奉献精神,树立正确的人生观和价值观。

导入情境与思考

陈某,男性,6 岁。因发热、咳嗽 3d,皮疹 1d 入院。患儿 3d 前无明显诱因出现低热,伴有咳嗽,自服感冒药(具体不详),1d 前家长发现体温仍高,面部有皮疹,遂来诊。入院查体:体温 39℃,心率 115 次 /min,呼吸 30 次 /min,血压 90/60mmHg,急性面容,自颈部以下至躯干、四肢、皮肤可见弥漫性针尖大小,密集而均匀的点状充血性红疹,手压全部消退,去压后复现。颌下淋巴结肿大,面色潮红,口周围苍白。咽部充血,扁桃体 Ⅱ 度肿大,局部有点片状渗出物,鼻翼扇动,两肺中细湿啰音,右肺背部叩诊浊音,腹软,肝脾未及。血常规:WBC 12.0×10^9/L,N 占 75%,L 占 25%。

Note:

请思考：

1. 请根据病史信息，做病情分析，并写出判断依据。

2. 目前病人处于疾病哪一期？其主要护理措施有哪些？

猩红热（scarlet fever）为 A 组 β 型溶血性链球菌感染引起的急性呼吸道传染病。中医称之为"烂喉痧"。典型临床表现为发热、咽峡炎、草莓舌、全身弥漫性鲜红色皮疹和皮疹消退后明显脱屑。少数病人患病后由于变态反应而出现心、肾、关节的损害。

【病原学】

A 组 β 型溶血性链球菌属链球菌属，又称化脓性链球菌，革兰氏染色阳性，在自然界中分布较广，是一种常见的病原微生物。

该细菌的生存能力较强，耐寒，可在冰冻干燥条件下致病力可保存数月或数年，但对热耐受程度较低，加热 60℃ 30min 可被杀死。此外，一般消毒剂如 0.1% 碘酒、5% 石炭酸中需 1min 将其杀死。

【流行病学】

1. **传染源**　主要是猩红热病人和带菌者，自发病前 1d 至出疹期传染性最强，恢复期多无传染性。值得注意的是 A 组 β 型溶血性链球菌感染引起的咽峡炎病人也是重要的传染源之一，其排菌量大，但一般不被重视。

2. **传播途径**　主要经空气飞沫传播，通过衣服、玩具等间接传播者机会较少。在极少数情况下，也可经侵入皮肤创伤或产妇产道引起感染，通常引起"外科型"猩红热或"产科型"猩红热。

3. **人群易感性**　人群普遍易感，感染后人体可产生抗菌、抗毒两种免疫力。抗菌免疫力：具有型特异性，可抵抗同型菌的侵犯，但对于不同型的链球菌感染无保护作用。抗毒免疫力：抗毒红疹毒素免疫力较持久，但引起猩红热的红疹毒素至少有五种血清型且无交叉免疫，因此，若感染另一种红疹毒素的链球菌，仍可再患猩红热。

4. **流行特征**　本病多见于温带，寒带及热带少见。终年均可发生，但以冬、春两季为多见。任何年龄均可发病，以 5～15 岁儿童最多，可能与免疫力不足，生活较集中，接触较密切有关。

【发病机制与病理改变】

1. **发病机制**　乙型溶血性链球菌侵入人体后，可引起化脓性、中毒性和变态反应性 3 种病变。

2. **病理改变**　病理改变表现为皮肤黏膜血管充血、水肿、炎性渗出、上皮细胞增生及表皮角化加重，心肌混浊肿胀和脂肪变性。

【临床表现】

猩红热病情轻重可因机体反应性的差异而有所不同，大部分表现为轻症病人。潜伏期 1～7d，一般为 2～3d，此期细菌在鼻咽部繁殖。

1. **普通型猩红热**　临床症状可分三期（表 3-2）。

（1）前驱期：为 1d 左右，表现为突然畏寒，发热 38～40℃，头痛、恶心、呕吐、咽痛、扁桃体红肿，局部有点片状渗出物，并可有米粒大的红色斑疹或出血点，即黏膜内疹，一般先于皮疹而出现。颈部淋巴结肿大伴压痛。年龄小的婴幼儿起病时可发生惊厥。

（2）出疹期：皮疹为猩红热最重要的症状之一。多数自起病第 1～2d 出现。偶有迟至第 5d 出疹。从耳后、颈底及上胸部开始，1d 内即蔓延于胸、背、上肢，最后及于下肢，少数需经数天才蔓延及全身。典型的皮疹为在全身皮肤充血发红的基础上散布着针尖大小，密集而均匀的点状充血性红疹，手压全部消退，去压后复现。皮疹多为斑疹，但也可见到隆起突出的"鸡皮样疹"，偶有带小脓头的"粟粒疹"，这与皮肤卫生及营养情况有关。中毒重者可有出血疹，病人常感瘙痒。在皮肤皱褶处如腋窝、肘窝、腹股沟部可见皮疹密集呈线状，称为"帕氏线"。面部充血潮红而无皮疹，口鼻周围相比之下显得苍白，称"口周苍白圈"。病初起时，舌被白苔，乳头红肿，突出于白苔之上，以舌尖及边缘处为显著，称为"草莓舌"。2～3d后白苔开始脱落，舌面光滑呈肉红色，并可有浅表破裂，乳头仍突起，称"杨梅舌"。皮疹一般在48h内达到高峰，2～4d可完全消失，轻症者皮疹很少，仅见于面、颈、胸部，数小时即消退。皮疹消退后开始脱皮。重症者可持续5～7d甚至更久。颌下及颈部淋巴结可肿大，有压痛，一般为非化脓性。

（3）恢复期：发病的第1周末期体温下降，开始出现皮肤脱屑，脱屑是猩红热特征性症状之一。病人脱皮部位的先后顺序与出疹的顺序一致，先耳后、颈胸而后四肢，脱皮的程度与皮疹的轻重成正比。皮疹旺盛者，则脱屑多（90%病人有脱屑），面颈部为细屑，躯干四肢为小鳞片状，手掌足掌为大片状脱皮，经2～4周脱完，无色素沉着，重症者脱皮时头发也可暂时脱落。但猩红热病人如早期能够得到正确的治疗，出疹情况较轻，则恢复期可无明显脱屑。

表3-2　普通型猩红热的临床表现

分期	时间	主要表现
前驱期	病程的第1d	突然畏寒，发热38～40℃，头痛、恶心、呕吐、咽痛、扁桃体红肿，局部有点片状渗出物，颈部淋巴结肿大伴压痛。年龄小的婴幼儿起病时可发生惊厥
出疹期	病程的第1～7d	多在发热第1～2d开始出疹，始于耳后颈部及上胸部，然后迅速蔓延及全身。典型皮疹表现为在皮肤上出现分布均匀的弥漫充血性针尖大小的丘疹，压之褪色，伴有痒感；少数呈黄白脓头不易破溃，称为"粟粒疹"；皮肤皱褶、皮疹密集或由于摩擦出血呈紫线状，称为"线状疹"（帕氏线）；颜面部仅有充血而无皮疹，口鼻周围充血不明显，相比之下发白，称为"口周苍白圈"；与出疹同时可出现舌乳头肿胀，初期舌覆盖白苔，而肿胀的舌乳头凸出于白苔之外，称为"草莓舌"
恢复期	病程第1周末	体温下降，开始出现皮肤脱屑，经2～4周脱完，无色素沉着，如能早期正确治疗，出疹轻，可无明显脱屑

2.**轻型猩红热**　目前此型病人越来越多，在收治的猩红热病人中轻型占1/3以上。其临床表现比普通型猩红热明显减轻。其中10%左右的病人无发热，咽峡炎症状也较轻，皮疹仅见于颈部和胸腹部，而且消退快。该型病人虽然症状较轻，但仍可发生变态反应性并发症如肾小球肾炎、风心病等。

3.**脓毒型猩红热**　本型常发生在营养及卫生条件较差的儿童。体温上升较高，可达40℃以上，头痛、呕吐等全身症状明显。咽部及扁桃体充血水肿明显，可有溃疡、大片假膜形成，并分泌大量脓性分泌物。此类病人常发生化脓性中耳炎、乳突炎、鼻窦炎、颈淋巴结炎及颈部软组织炎，如不能得到及时的治疗可发展为败血症及休克。恢复期脱皮也明显，可持续3～5周。

4.**中毒性猩红热**　此型病人毒血症症状明显，体温40℃以上，头痛及呕吐均很严重，以中毒性胃肠炎和中毒性肝炎为多见，可有不同程度的意识障碍。皮疹多且重，可见较多的出血性皮疹。很快出现中毒性休克。咽部炎症可不严重，仅见轻度充血，与全身症状不相称。

5.**外科型猩红热**　细菌经过损伤的皮肤或产道侵入，因此病人无咽峡炎表现。皮疹首先在伤口附近出现，然后向其他部位扩散，此类病人的病情一般都较轻，预后较好。

6.**并发症**

（1）化脓性并发症：病原体直接由咽部向邻近组织和器官侵犯，引起中耳炎、乳突炎、颈淋巴结炎、鼻窦炎等。经血行传播可引起化脓性关节炎、骨髓炎、脑膜炎等。

（2）中毒性并发症：由毒素引起，如中毒性心肌炎、中毒性脑病等。

（3）变态反应并发症：多发生于病后2～3周，有急性肾小球肾炎、风湿性心脏病、风湿性关节炎等。

【实验室及其他检查】

1. 血常规　白细胞计数增加可达$(10\sim20)\times10^9/L$或更多,中性粒细胞增多在 80% 以上,严重病人胞浆中可发现中毒颗粒。出疹后嗜酸性粒细胞增多占 5%～10%。

2. 尿常规　一般无明显异常,如果发生肾脏变态反应并发症,则可见尿蛋白、红细胞、白细胞及管型。

3. 病原学检查　从咽拭子或其他病灶内取标本作细菌培养,可获溶血性链球菌。

4. 血清学检查　可用免疫荧光法检测咽拭涂片进行快速诊断。

【诊断要点】

根据流行病学资料、临床症状和体征、实验室检查结果等做出临床诊断,但确诊猩红热应以检出致病菌为依据。

1. 临床诊断标准　发热、咽痛和扁桃体充血、肿大,有的有脓性分泌物,发热 24h 内出疹,24h 内皮疹出齐,皮肤弥漫性发红,其上有粟粒疹,疹间无正常皮肤,可有贫血划痕征、环口苍白圈、帕氏线、杨梅舌等特殊体征,退疹后有糠麸样或片状脱皮。重型患儿高热,皮疹密集,甚至为出血性皮疹,全身中毒症状重。外科型猩红热患儿有皮肤化脓性病变,全身症状轻,常无咽部症状,侵入部位周围最先出现皮疹且较明显。白细胞及中性粒细胞明显增多。咽拭子培养有 A 组 β 型溶血性链球菌生长。

2. 确诊标准　疑似病例出现了发热,猩红热样皮疹,白细胞总数和中性粒细胞增多,咽拭子或脓液培养,分离出 A 组 β 型溶血性链球菌即可确诊。

【治疗要点】

1. 病原治疗　青霉素是治疗猩红热的首选药物,早期应用可缩短病程,减少并发症的发生。成人 80 万 U/ 次,肌内注射,每 6h 一次;儿童 20 万 U/(kg·d),分 2～3 次静脉滴入,疗程 10d 或退热后 3d,用药前需做皮试。青霉素过敏者可用红霉素,也可用复方磺胺甲噁唑片。

2. 一般及对症治疗　卧床休息,给予充分的营养、热量。发热、咽痛期间可给予流质或半流质饮食,保持口腔清洁,较大儿童可用温盐水或硼酸溶液漱口;对中毒症状严重、高热进食少者可予以静脉输液补充热量。高热患儿,首选物理降温,保持皮肤清洁,用温水清洗皮肤,忌用肥皂以免刺激皮肤,皮肤瘙痒者用炉甘石洗剂涂抹,恢复期可用消毒剪刀剪掉脱皮,避免用手撕扯。

3. 并发症的治疗　猩红热在病愈后 3 周左右,少数病人可出现心、肾的变态反应性并发症,如风湿热和肾小球肾炎。一旦出现并发症,急性期均应卧床休息并遵医嘱给予青霉素(剂量同病原治疗),疗程不少于两周或用苄星青霉素,成人 120 万 U,小儿 60 万～120 万 U,肌注,每月 1 次,直至病情稳定为止。青霉素过敏者,可予红霉素,儿童用量为 40mg/(kg·d),成人 1～2g/d,分 4 次口服,疗程同上。风湿性关节炎者应给予水杨酸制剂,若有严重的心肌炎可用激素治疗。

【隔离】

住院或家庭隔离。严格执行呼吸道、接触隔离措施,隔离至 3 次以上的咽拭子培养阴性且无化脓性并发症方可解除隔离(自治疗日起不少于 7d)。收病人入院时,应按入院先后进行隔离。咽培养持续阳性者应延长隔离期。

【护理】

（一）护理评估

1. 病史

（1）流行病学特点:评估发病季节,如是否为冬春季节;是否在当地有本病发生及流行;是否在潜伏期内有与猩红热病人,有无与扁桃体炎、咽峡炎、中耳炎、丹毒病人有接触史。

（2）患病及治疗经过：病人的起病经过,如发病前是否与猩红热、扁桃体炎、咽峡炎、中耳炎、丹毒病人有过接触,起病时间、主要症状及其特点、病情的进展情况,目前一般状况等。观察病人的皮肤和咽喉部位,扁桃体有无肿大,有无渗出物及黏膜内疹,皮疹性质、范围、程度等。患病后经过何种处理、服药情况及其效果如何。

（3）心理-社会状况：猩红热具有传染性,需呼吸道隔离治疗。该病好发于儿童,其隔离后与家人社会交往疏远,容易产生情绪和行为上的变化。因此需要评估病人有无抑郁、悲观、孤独、无助、困惑、焦虑、恐惧等心理反应,对住院隔离治疗的认识及适应情况；家属对病人的心理支持,对猩红热知识了解程度等。

2. 身体评估

（1）生命体征：监测生命体征,如体温、脉搏、呼吸、血压、面色、神志状态,必要时监测脉搏血氧饱和度。

（2）神经精神状态：注意婴幼儿病人意识状态的改变,有无发生惊厥或谵妄等。

（3）咽部：注意观察病人的咽部,是否发生咽痛,评估扁桃体有无红肿,局部有点片状渗出物,有无颈部淋巴结肿大伴压痛。

（4）皮肤黏膜：询问皮疹出现的时间,评估发疹的部位、数目、分布情况,形态、颜色、大小、是否有环口苍白圈、帕氏线等特殊体征。

3. 实验室及其他检查评估

（1）血常规检查：评估白细胞、中性粒细胞数量有无增加,重者胞浆中是否出现中毒颗粒。

（2）尿常规检查：如果发生肾脏变态反应并发症,则可见尿蛋白、红细胞、白细胞及管型。

（3）病原学检查：从病人咽拭子或其他病灶内取标本作细菌培养,观察是否可以获得 A 组溶血性链球菌。

（二）常用护理诊断/问题

1. 体温过高 与毒血症有关。

2. 疼痛 与炎症反应及皮疹有关。

3. 皮肤完整性受损 与猩红热皮疹与瘙痒有关。

4. 潜在并发症：肾小球肾炎、风湿热。

（三）护理目标

1. 病人体温恢复正常,炎症消退,能配合治疗。

2. 病人扁桃体肿大症状消退,疼痛减轻或消失。

3. 病人皮疹消退,开始出现皮肤脱屑,无色素沉着。

4. 病人隔离期间心理状态良好,无焦虑、孤独等恶性心理情绪的发生。

5. 做好基础护理,防止并发症的发生。

（四）护理措施及依据

1. 体温过高

（1）卧床休息：急性期嘱病人绝对卧床休息2～3周以减少并发症,保持室内空气流通,温湿度适宜,并做好一切生活护理。

（2）监测体温：给予适当物理降温,可头部冷敷、温水擦浴或遵医嘱服用解热止痛剂,忌用冷水或酒精擦浴。

（3）饮食护理：饮食应清淡,宜食高热量、高蛋白质的流食。伴有咽峡炎的病人,在进食时可能伴有疼痛,可予以软食或流质饮食：如牛奶、蛋花汤、鸡蛋羹等含优质蛋白高的食物。恢复期应逐渐过渡到高蛋白、高热量的半流质饮食,如鸡泥、菜粥、龙须面等。病情好转可改为软饭。但仍应注意少油腻及无辛辣刺激的食物。体温过高时注意补充水分,以利散热及排泄毒素。若病人合并急性肾炎,应给予低盐、低蛋白质、半流质饮食。

(4)用药护理:遵医嘱使用抗生素,给予青霉素,成人 80 万 U/ 次,肌内注射,每 6h 一次;儿童 20 万 U/(kg·d),分 2~3 次静脉滴入,疗程 10d 或退热后 3d,用药前需做皮试。青霉素过敏者可用红霉素,成人 1.5~2g/d,儿童 30~50mg/(kg·d),分 4 次静脉滴入,注意观察用药后不良反应。

2. 疼痛 保持口腔清洁,鼓励病人多饮水或用温盐水漱口;咽部疼痛明显时,进行疼痛评估,必要时采取措施缓解疼痛,可给予润喉片或雾化吸入,年长儿可给予含漱液漱口,婴幼儿可多喂水。保证病人有足够的休息时间,还可指导病人通过分散注意力的方式缓解疼痛,如听音乐、看电视等。

3. 皮肤完整性受损 及时评估病人出疹情况,保持皮肤清洁,勤换衣服。告知病人尽量避免抓挠皮肤,勤剪指甲,避免抓伤皮肤引起继发感染。沐浴时避免水温过高,避免使用刺激性强的肥皂或沐浴液,以免加重皮肤瘙痒感。皮肤瘙痒者,可用炉甘石洗剂或 75% 乙醇涂擦皮肤。脱皮时可涂液体石蜡或凡士林油保护皮肤。向病人及家属讲解疾病的一般临床表现及病程;告知病人在恢复期脱皮时,应待皮屑自然脱落,不宜人为剥离,也可用消毒剪刀修剪,切忌不能强行撕离,以免出血或继发感染。

4. 潜在并发症

(1)观察并发症的征象:密切观察病情变化,及早发现和处理并发症。发病后 3 周可复查尿常规以排除肾小球肾炎,注意有无关节炎等以除外风湿热。急性期(尤其是中毒型和脓毒型病人)需卧床休息 2~3 周,病愈后仍应观察至病程 3 周,以便于早期发现各种变态反应性并发症。

(2)风湿热和急性肾小球肾炎的护理:急性期应卧床休息,并遵医嘱给予青霉素治疗。并发风湿病的病人,可给予抗风湿治疗。注意观察用药不良反应。

5. 预防感染传播与消毒 明确诊断后及时隔离,隔离期限至少为 1 周。病情不需住院病人,尽可能在家隔离治疗。最好咽拭子培养 3 次阴性后解除隔离。对密切接触者应严密观察,有条件可做咽拭子培养。对可疑病例,应及时采取隔离措施。房间应注意通风换气,充分利用日光照射,衣被经常洗晒。病人的鼻咽分泌物、痰液要吐在纸内烧毁。病人接触过的东西,也要进行消毒处理。

(五)护理评价

1. 病人体温是否恢复正常。

2. 病人扁桃体肿大症状是否消退,疼痛是否减轻或消失。

3. 病人皮疹是否消退。

4. 病人隔离期间有无焦虑、孤独等恶性心理情绪的发生。

5. 病人有无并发症的发生。

(六)其他护理诊断 / 问题

潜在并发症:心肌炎、肾小球肾炎、风湿热。

【健康指导】

1. 疾病预防指导 加强公共卫生管理,指导人群(尤其是儿童)勤戴口罩,注意公共区域的空气流通,注意个人卫生。在猩红热流行期间,托幼机构及小学要认真开展晨、午检工作,发现可疑者应请其停课、就医和隔离治疗。患儿接触过的食具要煮沸消毒,用具、桌椅等用来苏水(甲酚皂溶液)擦拭消毒。保证室内做到充足地通风换气,每天至少 3 次,每次 15min,应每天做好教室、文具、玩具和餐具的清洁,一旦发现病例,应对病例接触的物品进行及时消毒。

2. 保护易感人群 尤其是 5~15 岁的儿童应定期普查。若病人居家隔离,家属应注意戴口罩,消毒隔离、皮肤护理及病情观察等,恢复期应该加强病人的营养支持,并进行去医院定期复查。

3. 疾病知识指导 做好疾病有关的知识教育,强调本病的预防方法。猩红热主要通过空气飞沫传播,因此在流行期间,儿童应该尽量避免去公共场所,接触病人要戴口罩。居室要注意经常通风换气,保持空气流通,平时注意个人卫生,勤晒被褥。

【预后】

本病预后大多良好,感染后人体可产生抗菌免疫和抗毒免疫,即可抵抗同型乙型溶血性链球菌感染。

（曲桂玉）

思 考 题

1. 当猩红热患儿需要住院隔离时,如何维护患儿的心理健康?

2. 如何在生活中做好猩红热的预防控制?

第十一节 流行性脑脊髓膜炎

学 习 目 标

知识目标:

1. 掌握流行性脑脊髓膜炎的护理措施。

2. 熟悉流行性脑脊髓膜炎的治疗要点。

3. 了解流行性脑脊髓膜炎的病原学。

能力目标:

1. 能根据病人的临床表现实施护理。

2. 能运用护理程序护理病人。

素质目标:

坚持一切以病人为中心的护理工作理念,关心爱护病人。

 导入情境与思考

黄某,女,10 岁,因头痛、呕吐、高热 4d,神志不清 1d 入院。4d 前出现发热,最高体温 39.5℃以上,无寒战,伴头痛、呕吐,偶有胡言乱语,无抽搐及昏迷。四肢可见数枚红色皮疹。既往体健,无心脏病史,近期无外伤病史。家族史无特殊。入院查体:体温 39℃,脉搏 108 次/min,呼吸 24 次/min,BP 92/62mmHg,嗜睡状,精神差,对答切题,呼吸规则,全身皮肤见散在瘀点,以下肢较多,浅表淋巴结无肿大,双侧瞳孔等大等圆,直径 3mm,对光反射灵敏,颈有抵抗感,心率 108 次/min,心音有力,律齐,未闻及杂音,双肺呼吸音清晰,肝脾无肿大,克氏征阳性,布氏征阴性,病理征阴性。辅助检查:血常规示 WBC:20×10^9/L, N:0.85、L:0.08、M:0.035, RBC:2.53×10^{12}/L, Hb:77.6g/L, PLT:38×10^9/L; CRP:190mg/L;电解质、肝肾功能及心肌酶无异常;凝血功能无异常;脑脊液潘氏试验(+);细胞总数 $9\,500 \times 10^6$/L, WBC:$1\,070 \times 10^6$/L; N 0.71、L 0.21,糖、氯化物低,蛋白 1 604mg/L。脑脊液培养阳性。

请思考:

1. 请根据病史信息,写出该病人的医疗诊断及诊断依据。

2. 该病人发病早期可以做什么检查以协助诊断?

3. 该病人的主要护理措施有哪些?

流行性脑脊髓膜炎(meningococcal meningitis)简称为流脑,是由脑膜炎奈瑟菌(Neisseria meningitidis,

Nm)引起的急性化脓性脑膜炎。主要表现为突发高热、剧烈头痛、频繁呕吐，皮肤黏膜瘀点、瘀斑及脑膜刺激征，严重者可有败血症、休克和脑实质损害，部分病人暴发起病，可迅速致死。儿童发病率高。

【病原学】

脑膜炎奈瑟菌（又称脑膜炎球菌）属奈瑟菌属，革兰氏染色阴性，呈肾形双球菌，为专性需氧菌。根据菌体表面荚膜多糖抗原可将脑膜炎奈瑟菌分为 13 个血清群，包括 A、B、C、D、X、Y、Z、29E、W135、H、I、K、L，其中以 A、B、C 三群最常见，占流行病例的 90% 以上。A 群引起大流行，B、C 群引起散发和小流行。在我国，目前流行的菌群以 A 群为主，占 90% 以上；B 群仅占少数。常见菌群中 C 群致病力最强，B 群次之，A 群最弱。

脑膜炎奈瑟菌对干燥、湿热、寒冷、阳光、紫外线及一般消毒剂均极敏感，在体外易自溶而死亡。

【流行病学】

1. **传染源** 带菌者和流脑病人是本病的传染源。病人从潜伏期末开始至急性期均有传染性，但一般不超过发病后 10d，经抗菌治疗后细菌很快消失。人是本菌唯一的天然宿主。本病隐性感染率高，流行期间人群带菌率高达 50%，感染后细菌寄生于正常人鼻咽部，无症状不易被发现，而病人经治疗后细菌很快消失，因此，带菌者作为传染源的意义更重要。

2. **传播途径** 主要通过飞沫由呼吸道直接传播。间接接触传播的机会较少，但密切接触，如同睡、怀抱、接吻、哺乳等对 2 岁以下婴幼儿的发病有重要意义。

3. **人群易感性** 人群普遍易感，本病隐性感染率高。人群感染后仅约 1% 出现典型临床表现。新生儿自母体获得杀菌抗体而很少发病，在 6 个月～2 岁时抗体降到最低水平，以后因隐性感染而逐渐获得免疫力。因此，以 5 岁以下儿童尤其是 6 个月～2 岁的婴幼儿发生率最高。人感染后产生持久免疫力，各群间有交叉免疫，但不持久。

4. **流行特征** 流脑为全球流行疾病，各大洲均有病例报道。非洲撒哈拉以南的"脑膜炎带"为流脑高发病率的国家和地区，欧洲、北美洲和大洋洲等流脑报告发病率较低。2010 年以来，我国流脑报告病例主要分布在新疆、河北、安徽、四川、贵州和广东等自治区、省份，主要流行和病例发生季节为冬春季。

【发病机制与病理改变】

1. **发病机制** 病原菌自鼻咽侵入人体，脑膜炎奈瑟菌的不同菌株的侵袭力不同，最终是否发病以及病情的轻重取决于细菌和宿主间的相互作用，细菌释放的内毒素是本病致病的重要因素。脑膜炎奈瑟菌内毒素较其他内毒素更易激活凝血系统，因此，在休克早期便出现弥散性血管内凝血（DIC）及继发性纤溶亢进，进一步加重微循环障碍、出血和休克，最终造成多器官功能衰竭。细菌侵犯脑膜，进入脑脊液，释放内毒素等引起脑膜和脊髓膜化脓性炎症及颅内压升高，出现惊厥、昏迷等症状。严重脑水肿时形成脑疝，可迅速致死。

2. **病理改变**

（1）普通型：败血症期，细菌侵袭皮肤血管内皮细胞，迅速繁殖并释放内毒素，通过吞噬细胞释放的炎症因子作用于小血管和毛细血管，引起局部出血、坏死、细胞浸润和栓塞。脑膜炎期，脑膜和脊髓膜血管内皮细胞在炎症介质的作用下充血、水肿、出血、坏死，通透性增加，血管周围纤维蛋白、中性粒细胞和血浆外渗，引起脑脊髓膜化脓性炎症及颅内压升高。

（2）暴发休克型：与脑膜炎球菌释放内毒素引起急性周围循环障碍有关。细菌进入血液循环大量繁殖，释放内毒素使全身小血管痉挛，引起严重周围循环障碍，导致有效循环血容量减少，引起感染性休克和酸中毒。由于广泛的血管内皮细胞损伤及内毒素作用，使血管壁通透性增加，血管活性物质释放,凝血系统被激活,另外血小板的凝集破坏和凝血物质的大量消耗,引起 DIC 及继发纤溶亢进,加重周围循环障碍和出血,严重者造成多器官衰竭。

(3)暴发脑膜脑炎型:与内毒素引起脑血管微循环障碍有关。细菌黏附于毛细血管内皮细胞上,然后进入蛛网膜下腔,释放内毒素。内毒素可作用于各种炎症细胞,释放大量的炎症介质,引起脑血管微循环障碍,使脑血管痉挛,引起脑组织出血、坏死等严重损害,颅内压显著升高,严重者可导致脑疝,出现昏迷加深、瞳孔变化及呼吸衰竭,导致死亡。

【临床表现】

潜伏期一般为 1~2d,最短 1d,最长 7d。按病情可分为以下各型:

1. **普通型** 按发病过程可分为以下四期:

(1)前驱期:主要表现为上呼吸道感染症状,持续 1~2d,但因发病急,进展快,此期常被忽视。

(2)败血症期:多数起病后迅速出现高热、寒战、体温迅速升高达 40℃以上,伴明显的全身中毒症状,头痛及全身痛,精神极度萎靡。幼儿常表现哭闹、拒食、烦躁不安、皮肤感觉过敏和惊厥。70%~90% 的病人皮肤黏膜出现出血性皮疹(文末彩图 3-5),初呈鲜红色,迅速增多,扩大,常见于四肢、软腭、眼结膜及臀等部位,严重者可迅速扩大,中央呈紫黑色坏死或水疱。本期持续 1~2d 后进入脑膜炎期。

(3)脑膜炎期:除败血症期高热及中毒症状外,同时伴有剧烈头痛、喷射性呕吐、烦躁不安以及颈项强直、凯尔尼格征和布鲁津斯基征阳性等脑膜刺激征,重者谵妄、抽搐及意识障碍。有些婴儿脑膜刺激征缺如,前囟未闭者可隆起,对诊断有很大意义,应注意因呕吐、失水等可造成前囟下陷。本期经治疗通常在 2~5d 内进入恢复期。

(4)恢复期:经治疗体温逐渐下降至正常,意识及精神状态改善,皮肤瘀点、瘀斑吸收或结痂愈合。神经系统检查均恢复正常。病程中约有 10% 的病人可出现口周疱疹。病人一般在 1~3 周内痊愈。由免疫复合物反应引起的表现,多见于病后 7~14d,以关节炎较明显,可同时出现发热,亦可伴有心包炎。

2. **暴发型** 少数病人起病急骤,病情变化迅速,病势凶险,如不及时治疗可于 24h 内危及生命,病死率高。儿童多见。其可分为以下三型:

(1)休克型:严重中毒症状,急起寒战、高热、严重者体温不升,伴头痛、呕吐,短时间内出现瘀点,可迅速增多融合成片。24h 内迅速出现循环衰竭,面色苍白、唇周与肢端发绀,皮肤发花、四肢厥冷,脉搏细速、呼吸急促。若抢救不及时,病情可急速恶化,周围循环衰竭症状加重,血压显著下降、尿量减少,昏迷。

(2)脑膜脑炎型:主要表现为脑膜及脑实质的损害,病人出现高热、头疼、呕吐、意识障碍、昏迷等严重的神经系统症状。颅内压增高、脑膜刺激征阳性,可有惊厥,锥体束征阳性,严重者可发生脑疝。

(3)混合型:可先后或同时出现休克型和脑膜脑炎型的症状,病情更凶险,病死率极高。

3. **轻型** 多见于流脑流行后期,病变轻微,临床表现为低热、轻微头痛及咽痛等上呼吸道症状,可见少数出血点,脑脊液多无明显变化,皮肤出血点及咽拭子培养可有脑膜炎奈瑟菌生长。

4. **慢性型** 不多见,成人病人较多,病程可迁延数周甚至数月。常表现为间歇性发冷、发热,每次发热持续 12h 后缓解,相隔 1~4d 再次发作。每次发作后常成批出现皮疹,亦可出现瘀斑,常伴关节疼、脾大、血白细胞增多,血培养可为阳性。

【实验室及其他检查】

1. **一般检查** 白细胞总数明显增加,一般在 $(10\sim20)\times10^9$/L 以上,中性粒细胞升高在 80%~90% 以上。并发 DIC 者血小板减少。

2. **脑脊液检查**　是确诊的重要方法。典型的脑膜炎期,压力增高,外观呈混浊米汤样甚至脓样;白细胞数明显增高至 $1.0 \times 10^9/L$ 以上,以多核细胞为主;糖及氯化物明显减少,蛋白含量升高。须强调的是临床上表现为脑膜炎时脑脊液检查应是影像学检查之前的选择。

3. **细菌学检查**　是确诊的重要手段。应注意标本及时送检、保暖、及时检查。

(1)涂片:皮肤瘀点处的组织液或离心沉淀后的脑脊液做涂片染色。阳性率为 60%～80%。应用抗生素早期亦可获得阳性结果,是早期诊断的重要方法。

(2)细菌培养:取瘀斑组织液、血或脑脊液进行培养。应在使用抗菌药物前收集标本。如有脑膜炎奈瑟菌生长,应做药物敏感性试验。

4. **血清免疫学检查**　常用对流免疫电泳法、乳胶凝集试验、反向间接血凝试验、ELISA 法等进行脑膜炎奈瑟菌抗原检测,主要用于早期诊断,阳性率在 90% 以上。

5. **其他**　脑膜炎奈瑟菌的 DNA 特异性片段检测、鲎试验等。

【诊断要点】

1. **流行病学资料**　本病在冬春季节流行,以 2～6 岁婴幼儿发病多见。

2. **临床表现**　突起高热、剧烈头痛、频繁呕吐,皮肤黏膜瘀点、瘀斑,脑膜刺激征阳性。严重病人出现感染性休克、意识障碍、惊厥及呼吸衰竭。

3. **实验室检查**　血白细胞计数和中性粒细胞数增高。脑脊液检查压力增高及化脓性改变。细菌培养阳性可确诊。

【治疗要点】

1. **普通型**

(1)一般治疗:执行呼吸道隔离措施,维持足够液体量及电解质平衡。

(2)病原治疗:由于耐药菌株的出现,应早期、足量应用细菌敏感又能透过血脑屏障的抗菌药物。

1)青霉素 G:为高效、低毒、价廉的杀菌药物,目前仍为高度敏感的杀菌药物。缺点为不易透过血 - 脑屏障,炎症情况下脑脊液药物浓度仅为血液浓度的 10%～30%,故需大剂量使用才能达到有效治疗浓度。一般成人 800 万 U,每 8h 一次,儿童 20 万～40 万 U/(kg•d)分 3 次静滴,疗程 5～7d。

2)头孢菌素:对脑膜炎球菌抗菌活性强,易透过血 - 脑屏障。用于病情较重或不能用青霉素 G、氯霉素的病人。可选用头孢曲松或头孢噻肟钠,疗程 7d。

3)氯霉素:本药较易通过血 - 脑屏障,脑脊液药物浓度是血浓度的 30%～50%,对脑膜炎球菌有良好的抗菌作用。适用于对青霉素过敏的病人。用药期间注意监测血象,防止出现骨髓抑制,疗程 5～7d。

(3)对症治疗:高热时给予物理降温和药物降温,惊厥者适当应用镇静药。颅内压增高者予 20% 甘露醇快速静滴降颅压。

2. **暴发型**

(1)休克型

1)病原治疗:尽早使用有效抗生素如青霉素、氯霉素或头孢菌素。

2)抗休克治疗:①补充血容量:快速静滴低分子右旋糖酐、平衡盐液、生理盐水或葡萄糖液,改善周围循环。②纠正酸中毒:根据血气分析结果,应用 5% 碳酸氢钠纠正酸中毒。③应用血管活性药物:在扩容纠酸后休克仍未纠正时,应用血管活性药物,常用山莨菪碱,解除微血管痉挛,改善周围循环障碍。也可选用多巴胺、间羟胺、去甲肾上腺素等药物。④糖皮质激素:有减轻毒血症状、稳定细胞膜、解除小血管痉挛和增强心肌收缩力作用,有利于纠正休克。常用氢化可的松,疗程一般 2～3d。⑤抗 DIC 的治疗:皮肤瘀点、瘀斑迅速增多、扩大并有融合成大片瘀斑的倾向,有血小板明显减少者,是应用肝素治疗的指征。高凝状态纠正的同时,应输入新鲜血或血浆及维生素 K,以补充被消耗的凝血因子。⑥保护重要脏器功能：注意心、肾功能。

（2）脑膜脑炎型：减轻脑水肿，防治脑疝及呼吸衰竭。

1）病原治疗：及早应用有效的抗菌药物，同休克型。

2）防治脑水肿、脑疝，及早发现脑水肿，积极治疗，预防脑疝。可快速静滴或静注20%甘露醇，此外还可用白蛋白、甘油果糖、呋塞米、激素等。

3）防治呼吸衰竭：保持呼吸道通畅，必要时气管插管，使用呼吸机治疗。

（3）混合型的治疗：此型病人病情复杂严重，应积极治疗休克，又要注重对脑水肿的治疗。因此在积极抗感染治疗的同时，针对具体病情，有所侧重，两者兼顾。

【隔离】

早期发现病人就地隔离治疗，隔离至症状消失后3d，一般不少于病后7d。密切观察接触者，应医学观察7d。隔离期间注意心理护理。出院前做好终末消毒。

【护理】

（一）护理评估

1. 病史

（1）流行病学特点：评估发病是否具有明显的区域性、季节性，是否为冬、春季节；是否散发或当地是否有流行性脑脊髓膜炎暴发流行；是否到过流行性脑脊髓膜炎流行区，有无与流行性脑脊髓膜炎病人接触史；既往是否接种过流脑疫苗。

（2）患病及治疗经过：病人的起病经过，起病时间、主要症状及其特点、病情的进展情况，目前一般状况等。入院前是否给予药物治疗及疗效等。

（3）心理 - 社会状况：流脑具有传染性，需隔离治疗等特殊治疗，病人和家属往往对本病认识不足，容易引起病人和家属的心理、情绪以及行为上的一些变化。因此需要评估病人有无抑郁、悲观、孤独、无助、困惑、焦虑、恐惧等心理反应，对住院隔离治疗的认识及适应情况。患病后对家庭、生活、工作、经济等的影响，社会支持系统的作用，如家属对流脑知识的了解程度、对病人的心理支持等。

2. 身体评估

（1）生命体征：监测生命体征，如体温、脉搏、呼吸、血压，面色、神志状态，必要时监测脉搏、血氧饱和度。了解发热程度、热型及持续时间。观察瞳孔情况。

（2）神经精神状态：注意病人意识状态的改变，如有无头痛、表情淡漠、反应迟钝，神志恍惚、甚至谵妄、昏迷等。有无脑膜刺激征等。

（3）皮肤黏膜：病人皮肤黏膜是否出现瘀点，初呈鲜红色，迅速增多，扩大，常见于四肢、软腭、眼结膜及臀等部位，严重者迅速扩大，中央呈紫黑色坏死或水疱。

（4）呕吐情况：评估有无呕吐，是否为喷射性的呕吐，是否频繁呕吐。

3. 实验室及其他检查

（1）血常规检查：是否有白细胞计数增高。

（2）细菌培养及涂片：是否找到脑膜炎奈瑟菌。

（3）脑脊液检查：外观是否混浊，白细胞、蛋白是否升高，糖和氯化物是否明显减少。

（4）其他免疫学试验：脑膜炎奈瑟菌抗原是否为阳性结果。

（二）常用护理诊断 / 问题

1. **体温过高** 与脑膜炎球菌感染导致败血症有关。

2. **意识障碍** 与中枢神经系统损害有关。

3. **组织灌注无效** 与内毒素导致周围循环障碍有关。

4. **皮肤完整性受损** 与皮肤的瘀点、瘀斑有关。

5. 营养失调:低于机体需要量 与频繁呕吐有关。

6. 潜在并发症: 脑疝、呼吸衰竭。

（三）护理目标

1. 病人体温逐渐降至正常范围。

2. 病人意识障碍无进一步加重,并逐渐清醒。

3. 病人生命体征平稳,组织灌注正常。

4. 病人皮肤恢复正常,无瘀点、瘀斑。

5. 病人呕吐减轻或消失,食欲增加,满足机体需要。

6. 病人神志清楚,无脑疝、呼吸衰竭等并发症发生。

（四）护理措施及依据

1. 体温过高

（1）发热一般护理措施请参照第一章总论第十节发热护理。

（2）用药护理:遵医嘱使用抗生素,观察用药后疗效及不良反应。应用青霉素、头孢类抗生素前,做好药物过敏试验,药物现配现用,防止过敏等不良反应的发生。氯霉素使用期间必须监测血象变化,尤其是粒细胞减少症的发生,偶见再生障碍性贫血。

2. 意识障碍

（1）日常生活护理:加保护性床栏。保持床单位整洁、干燥,减少对皮肤的机械性刺激,保持肢体功能位,定时给予翻身、拍背,按摩骨突受压处;做好大小便护理,保持外阴部皮肤清洁干燥;注意口腔卫生,不能经口进食者应每天口腔护理2～3次;体温不升或肢端发凉者给予保温。防止口腔感染应给予高维生素、高热量饮食,补充足够的水分。

（2）饮食护理:保证足够的营养供给;进食时至进食后30min抬高床头,防止食物反流。遵医嘱鼻饲流质者应注意温度、鼻饲量、有无并发症等。

（3）保持呼吸道通畅:平卧头侧位或侧卧位,开放气道,取下活动性义齿,及时清除口鼻分泌物和吸痰,防止舌根后坠、窒息、误吸和肺部感染。

（4）病情监测:严密监测并记录生命体征及意识、瞳孔变化;观察有无恶心、呕吐及呕吐物的性状与量;观察皮肤弹性及有无脱水现象;观察有无消化道出血和脑疝的早期表现。

（5）预防并发症:预防压疮、尿路感染、口腔感染和肺部感染;谵妄躁动者给予适当约束并告知家属或照顾者,防止病人坠床、自伤或伤人;使用热水袋时及时更换部位,防止烫伤;长期卧床者注意被动活动和抬高肢体,预防下肢深静脉血栓形成。准确记录出入水量,预防营养失调和水、电解质平衡紊乱。

3. 组织灌注无效

（1）病情观察:对休克型病人应严密监测生命体征、神志、尿量,观察有无面色苍白、四肢湿冷、血压下降、脉搏细速、尿少、烦躁等休克征象,若出现休克症状,立即通知医生,配合抢救。

（2）休息及体位:病人应绝对卧床休息,专人监护。置病人平卧位或休克体位,小儿去枕平卧,头偏向一侧。因抬高头部有利于膈肌活动,增加肺活量,使呼吸运动更接近于生理状态。抬高下肢,促进静脉回流,以增加循环血量。

（3）抗休克治疗的护理:迅速建立静脉通路,记录24h出入量有利于判断病情和调整补液速度。遵医嘱予以扩容、纠正酸中毒等抗休克治疗。扩容时,应根据血压、尿量随时调整输液速度。在快速扩容阶段,应观察脉率、呼吸,有条件者监测中心静脉压,注意有无烦躁、呼吸困难、咳粉红色泡沫痰及肺底湿啰音,防止补液不当造成的肺水肿及左心衰竭。应用血管活性药物时,维持适当的浓度和速度。注意观察药物的疗效和不良反应。

（4）氧疗:可经鼻导管给氧,氧流量2～4L/min,必要时4～6L/min。给氧期间持续监测脉搏血氧饱和度,同时判断氧疗效果,注意用氧安全。

（5）保暖：由于循环衰竭病人末梢循环差，应注意保暖，可调高室温，减少暴露部位，加盖棉被，喝热饮料，尽量避免使用热水袋，防止烫伤。

4. 皮肤完整性受损的危险

（1）不宜在皮损处进行穿刺，考虑 DIC 可能的病人尽量减少穿刺，必须穿刺者，增加穿刺处按压的时间。

（2）昏迷病人应定时翻身、拍背，翻身时避免推、拉、拽等动作，防止擦伤皮肤。

（3）其余护理措施请参照第一章总论第十节"发疹的护理"。

5. 营养失调：低于机体需要量

（1）评估病人的营养状况，包括皮下脂肪、皮肤弹性、体重以及血红蛋白等；评估病人的食欲，了解饮食习惯、进食能力等。

（2）应给予高热量、高蛋白、高维生素、易消化饮食，以保证营养供给，增强机体抗病能力。同时根据病人的饮食习惯，注意食物的色香味，少量多餐，设法促进病人食欲。忌食生冷及刺激性食物。意识障碍、吞咽困难者给予鼻饲。必要时静脉补充所需营养和水分。

6. 潜在并发症：脑疝、呼吸衰竭

（1）并发脑疝的护理

1）病情观察：严密监测生命体征、意识状态，瞳孔是否等大等圆，对光反射是否存在，有无抽搐、惊厥先兆。当病人出现意识障碍、烦躁不安、剧烈头痛、喷射性呕吐、血压升高等征象时，提示有颅内压增高。瞳孔对光反射迟钝或消失、两侧瞳孔不等大不等圆时，提示有脑疝的可能。此时应及时通知医生，配合抢救。

2）休息和体位：病人应绝对卧床休息，治疗护理操作要集中进行，尽量减少搬动病人，避免诱发惊厥。剧烈头痛时，要注意避免强光刺激以免诱发惊厥。呕吐时，将病人头偏向一侧，防止误吸。烦躁不安者，应加床栏或约束四肢，防止坠床，必要时遵医嘱给予镇静药。腰椎穿刺后，协助病人去枕平卧 4～6h，防止颅内压降低引起头疼。

3）用药护理：①若使用青霉素治疗，应注意观察有无青霉素过敏反应。应用磺胺类药，应鼓励病人多饮水，每天至少饮水 2 000ml，且保证尿量在 1 000ml/d 以上，或遵医嘱使用碱性药物以碱化尿液，避免出现肾损害。定期复查尿常规。②应用甘露醇等脱水药时，要求快速静脉滴入，同时注意观察呼吸、心率、血压、瞳孔的变化，颅内高压、脑膜刺激征表现有无改善，脱水的同时注意监测电解质平衡状况。颅内高压者行腰椎穿刺前应先脱水治疗，以免诱发脑疝。③使用强心药时，严格掌握给药方法、剂量、间隔时间，观察心率、心律的变化。④应用肝素治疗 DIC 时，要注意用药剂量、用法、间隔时间，观察有无过敏反应及出血情况。

4）安全护理：意识障碍者，应使其头偏向一侧，避免呕吐物吸入，造成吸入性肺炎。昏迷病人应注意有无尿潴留，及时给予排尿，以防病人躁动引起颅内压增高。烦躁不安者，应加床栏或约束四肢，防止坠床，必要时遵医嘱给予镇静药。

（2）并发呼吸衰竭的护理

1）体位、休息与活动：帮助病人取舒适且有利于改善呼吸状态的体位，一般呼吸衰竭的病人取半卧位或坐位，趴伏在床桌上，借此增加辅助呼吸肌的效能，促进肺膨胀。为减少体力消耗，降低氧耗量，病人需卧床休息，并尽量减少自理活动和不必要的操作。

2）给氧：①氧疗能提高肺泡内氧分压，使 PaO_2 和 SaO_2 升高，从而减轻组织损伤，恢复脏器功能；减轻呼吸做功，减少耗氧量；降低缺氧性肺动脉高压，减轻右心负荷。因此，氧疗是低氧血症病人的重要处理措施，应根据其基础疾病、呼吸衰竭的类型和缺氧的严重程度选择适当的给氧方法和吸入氧浓度。②给氧方法：常用的给氧法有鼻导管、鼻塞和面罩给氧。鼻导管和鼻塞法使用简单方便，不影响咳痰和进食；但吸入氧浓度不稳定，高流量时对局部黏膜有刺激，应注意观察氧疗效果，如吸氧后呼吸困难缓解、发绀减轻、心率减慢，表示氧疗有效；如果意识障碍加深或呼吸过度表浅、

缓慢，可能为 CO_2 潴留加重。应根据动脉血气分析结果和病人的临床表现，及时调整吸氧流量或浓度，保证氧疗效果，防止氧中毒和 CO_2 麻醉。③注意事项：氧疗时应注意保持吸入氧气的湿化，以免干燥的氧气对呼吸道产生刺激作用，并促进气道黏液栓形成。输送氧气的导管、面罩、气管导管等应妥善固定，使病人舒适；保持其清洁与通畅，定时更换消毒，防止交叉感染。向病人及家属说明氧疗的重要性，嘱其不要擅自停止吸氧或变动氧流量。

3）保持呼吸道通畅：遵医嘱及时清除呼吸道分泌物，准备好抢救物品和药品，如吸痰器、气管插管或气管切开包、呼吸兴奋药等，做好抢救准备。遵医嘱使用洛贝林等呼吸兴奋药。若病人呼吸停止，应配合医生行气管切开、气管插管，施行机械通气等抢救措施。

4）病情监测：呼吸衰竭监测内容包括：①呼吸状况：呼吸频率、节律和深度，使用辅助呼吸肌呼吸的情况，呼吸困难的程度；②缺氧及 CO_2 潴留情况：观察有无发绀、球结膜水肿、肺部有无异常呼吸音及啰音；③循环状况：监测心率、心律及血压，必要时进行血流动力学监测；④意识状况及神经精神状态：观察有无肺性脑病的表现，如有异常应及时通知医生。昏迷者应评估瞳孔、肌张力、腱反射及病理反射；⑤液体平衡状态：观察和记录每小时尿量和液体出入量，有肺水肿的病人需适当保持负平衡；⑥实验室检查结果：监测动脉血气分析和生化检查结果，了解电解质和酸碱平衡情况。

5）用药护理：按医嘱及时准确给药，并观察疗效和不良反应。病人使用呼吸兴奋药时应保持呼吸道通畅，适当提高吸入氧浓度，静脉滴注时速度不宜过快，注意观察呼吸频率、节律、神志变化以及动脉血气的变化，以便调节剂量。如出现恶心、呕吐、烦躁、面色潮红、皮肤瘙痒等现象，需减慢滴速。或出现肌肉抽搐等严重不良反应时，应及时通知医生。

6）促进有效通气：指导Ⅱ型呼吸衰竭的病人进行腹式呼吸和缩唇呼吸，通过腹式呼吸时膈肌的运动和缩唇呼吸促使气体均匀而缓慢地呼出，以减少肺内残气量，增加有效通气量，改善通气功能。

7）心理支持：呼吸衰竭病人因呼吸困难、预感病情危重、可能危及生命等，常会产生紧张、焦虑情绪。应多了解和关心病人的心理状况，特别是对建立人工气道和使用机械通气的病人，应经常巡视，让病人说出或写出引起或加剧焦虑的因素，指导病人应用放松、分散注意力和引导性想象技术，以缓解紧张和焦虑情绪。

7. 执行呼吸道飞沫隔离措施

（1）病人的隔离：病人单间隔离、同种疾病同一病期同一房间；病人病情许可，应戴外科口罩，4h 更换，遇污染随时换；病人之间、病人与探视者间相距 1m 以上，探视者戴外科口罩；限制病人活动范围，需离开房间或必须运送时应戴外科口罩；室内加强通风，定时用动态空气消毒机进行空气消毒。

（2）医护人员防护：严格不同区域穿戴不同防护用品，离开按要求摘脱；入病人房间或与病人近距离接触，应戴帽子和医用防护口罩；进行可能产生喷溅的诊疗操作，应戴护目镜或防护面罩，穿防护服；接触病人及其血液、体液、分泌物、排泄物时，应戴手套。

（3）所有医疗废物双袋包扎，粘贴醒目标识，密闭运送。

（4）当病人出院或转出后室内和床单位终末消毒。

（五）护理评价

1. 病人体温是否逐渐降至正常范围。

2. 病人意识障碍有无进一步加重，是否逐渐清醒。

3. 病人生命体征是否平稳，组织灌注是否正常。

4. 病人皮肤是否恢复正常。

5. 病人呕吐是否减轻或消失，食物摄入是否可以满足机体需要。

6. 病人有无脑疝、呼吸衰竭等并发症发生。

（六）其他护理诊断／问题

有受伤的危险 与意识障碍、惊厥有关。

【健康指导】

1. 疾病预防指导　开展多种形式的卫生宣传教育。在流行前期有计划地开展群众性卫生运动，搞好环境和个人卫生，注意室内通风换气，勤晒衣被和儿童玩具，可以达到预防传播的目的。注意尽量避免带儿童到人多拥挤的公共场所。体质虚弱者做好自我保护，如外出时戴口罩等。

2. 保护易感人群　15 岁以下的儿童应用脑膜炎球菌多糖体菌苗进行预防接种（剂量为 0.5ml 皮下注射 1 次），可明显降低发病率。流脑流行单位的密切接触者及家庭内密切接触的儿童可用药物预防，如复方磺胺甲噁唑，成人每天 2g，儿童 50～100mg/（kg•d），连用 3d，并医学观察 7d。另外，氧氟沙星、头孢曲松等药物也能起到良好的预防作用。

3. 疾病知识指导　讲解流脑的临床过程及预后等，教育病人及时就诊，按呼吸道隔离。隔离至症状消失后 3d，隔离期一般不少于 7d，以防疫情扩散。由于流脑可引起脑神经损害、肢体运动障碍、失语、癫痫等后遗症，应指导病人和家属坚持切实可行的功能锻炼、按摩等，提高病人自我管理能力，以提高病人的生活质量。

【预后】

一般早期治疗效果好，若发展为暴发型流脑，则病情重、死亡率高。小于 1 岁的婴幼儿及老年人预后差，如能早期诊断，及时予以综合治疗，病死率可显著下降。

（李　娟）

思 考 题

1. 在护理流脑病人时，如何识别脑疝？
2. 公众如何做好流脑预防？

第十二节　结 核 病

学 习 目 标

知识目标：
1. 掌握结核病的临床表现、护理诊断及护理措施。
2. 熟悉结核病的诊断要点、药物治疗要点。
3. 了解结核病的病原学、流行病学、发病机制及病理改变。

能力目标：
1. 能根据病人的临床表现实施护理。
2. 能运用护理程序护理病人，做好消毒隔离。

素质目标：
关心爱护病人，帮助病人树立战胜疾病的信心。

导入情境与思考

张某，男性，58 岁。以气急、咳嗽、咳痰 1 年半、痰中带血 1 周，时有胸闷，晚间盗汗为主诉入院。入院查体：体温 37.5℃，脉搏 78 次 /min，呼吸 20 次 /min，血压 107/65mmHg，消瘦。胸片显示右侧上肺片状、絮状阴影，边缘模糊。

Note：

请思考：

1. 为明确诊断还需进行什么检查？
2. 该病人使用治疗药物应遵循的原则有哪些？
3. 为预防疾病传播处理该病人痰液的简易方法是什么？

结核病（tuberculosis）是结核分枝杆菌引起的慢性感染性疾病，可累及全身多个脏器，以肺结核最为常见，占各器官结核病总数的80%～90%，是最主要的结核病类型。痰中排菌者称为传染性肺结核病，除少数可急起发病外，临床上多呈慢性过程。

【病原学】

结核分枝杆菌是结核病的病原菌。其在分类学上属于放线菌目、分枝杆菌科、分枝杆菌属。结核分枝杆菌可分为人结核分枝杆菌、牛结核分枝杆菌、非洲分枝杆菌和田鼠分枝杆菌。其中人结核分枝杆菌为人类结核病的病原体，而免疫接种常用的卡介苗则来源于牛结核分枝杆菌，利用人结核分枝杆菌与牛结核分枝杆菌的抗原交叉免疫原性提供免疫保护。

结核分枝杆菌是专性需氧菌，最适温度为37℃，对营养要求较高，在特殊的培养基中才能生长。结核分枝杆菌细胞壁中含大量类脂质，具有较强抵抗力，对紫外线具敏感性；湿热条件下更容易被杀死，在60℃ 30min、70℃ 10min、80℃ 5min及90℃ 1min即可将其杀死；干热对其杀伤力较弱，100℃干热灭菌需要4～5h才能达到灭菌效果；高压蒸汽灭菌121.3℃（1.05kg/cm²）持续30min是结核分枝杆菌及其污染物的最安全最彻底的消毒灭菌方法。低温则无灭菌效果甚至可长期存活。结核分枝杆菌对不同化学消毒剂的敏感程度不同，70%～75%酒精直接作用5～30min可将其杀死，可用于手的消毒，但不能用于痰液的消毒；2%苯酚5min，5%苯酚1min能杀死结核分枝杆菌培养物，对于痰中的结核分枝杆菌用5%的苯酚与等量的痰液混合，需24h杀灭结核分枝杆菌；0.5% 84消毒液15min可杀死结核分枝杆菌培养物，但对在蛋白质混合液中的结核分枝杆菌几乎无效果；1%甲醛处理结核分枝杆菌5min，可使细菌死亡，5%甲醛和痰液等量混合，处理12h以上才能达到杀菌的目的。将痰吐在纸上直接焚烧是最简易的灭菌方法。

【流行病学】

1. **传染源**　开放性肺结核病人的排菌是结核传播的主要来源。

2. **传播途径**　主要通过飞沫传播。病人咳嗽排出的结核分枝杆菌悬浮在飞沫核中，被人吸入后即可引起感染。其他途径如饮用带菌牛奶经消化道感染，患病孕妇经胎盘引起母婴间传播，经皮肤伤口感染和上呼吸道直接接种均极罕见。

3. **人群易感性**　未受结核感染的人一旦受到结核分枝杆菌传染，具有普遍易感性，进入人体的结核分枝杆菌会引起机体的免疫与变态反应。生活贫困、居住拥挤、营养不良等因素是社会经济落后地区人群结核病高发的原因。免疫抑制状态病人尤其好发结核病。

4. **流行特征**　结核病好发于冬春季节，与结核分枝杆菌不耐热，在阳光下暴晒2h即可被杀灭有关，冬春季气温较低，人群密集且在室内时间较长，室外活动时间减少，增加了结核分枝杆菌的传播机会。由于结核分枝杆菌在人群间传播，所以结核病的流行不具有明显的地理环境差异，其流行主要与人群密集程度、当地人群结核病感染状态、与传染源接触的密切程度有关。另外，结核病的传播也受结核分枝杆菌病原学特征、肺结核病人排菌量、排出飞沫的大小及病人病变的广泛程度及症状影响。

【发病机制与病理改变】

1. **发病机制**　吸入肺泡的结核分枝杆菌被吞噬细胞吞噬和杀灭，巨噬细胞与树突状细胞吞噬结核分枝杆菌后可以提呈结核抗原，并且释放细胞因子，引起局部免疫反应。结核分枝杆菌可以继续感染新的吞噬细胞并逐渐深入肺泡上皮。此后炎症细胞被募集至病灶处，巨噬细胞逐渐分化并最终形成分层结构的结核结节或结核肉芽肿（granuloma）；随着肉芽肿外周的纤维致密化，进入肉芽肿的血管消失，加剧了巨噬细胞的泡沫化，形成干酪样坏死（caseous necrosis）。

2. 病理改变 结核病是一种慢性病变，其基本病变包括：①渗出型病变，常常是病变组织内菌量多、致敏淋巴细胞活力高和变态反应强的反映。②增生型病变，当病灶内菌量少而致敏淋巴细胞数量多，则形成结核病的特征性病变结核结节。中央为巨噬细胞衍生而来的朗汉斯巨细胞（Langhans giant cell），周围由巨噬细胞转化来的类上皮细胞成层排列包绕。增生型病变的另一种表现是结核性肉芽肿，是一种弥漫性增生型病变。③干酪样坏死，为病变进展的表现。坏死区域逐渐出现肉芽组织增生，最后成为纤维包裹的纤维干酪性病灶。上述三种基本病理改变可以互相转化、交错存在，很少单一病变独立存在，而是以某种改变为主。

【临床表现】

结核病是慢性传染性疾病，其临床症状多、轻重不等、表现非特异性。病原体侵入后，是否出现临床症状，及症状轻重与病原体毒力有关，更与机体免疫力相关。免疫力低下者更易有活动性结核病。

结核病早期部分病人没有明显全身症状或仅有轻微症状，如轻微盗汗、乏力等。在中期和晚期症状明显，常有疲倦、午后低热、食欲缺乏、夜间盗汗，有些病人会失眠，女性可有月经不调，甚至闭经，小儿可有性格改变、易怒、烦躁、身体逐渐消瘦等。原发结核感染后结核菌可向全身传播，可累及肺脏胸膜以及肺外器官。一般人群中的结核病约80%的病例表现为肺结核，15%表现为肺外结核，而5%则两者均累及。

1. 肺结核的症状和体征

（1）全身症状：发热为肺结核最常见的全身毒性症状，多数为长期低热，午后低热是结核病最显著的发热特点，每日午后或傍晚开始，次晨降至正常，可伴有倦怠、乏力、夜间盗汗，或无明显自觉不适。有的病人表现为体温不稳定，于轻微劳动后体温略见升高，虽经休息半小时以上仍难平复；妇女于月经期前体温增高，月经后亦不能迅速恢复正常。当病灶急剧进展扩散时则出现高热呈稽留热或弛张热热型，可以有畏寒，但很少寒战。

（2）呼吸系统症状：浸润性病灶咳嗽轻微，干咳或仅有少量黏液痰。有空洞形成时痰量增加，若伴继发感染，痰呈脓性。合并支气管结核则咳嗽加剧，可出现刺激性呛咳，伴局限性哮鸣或喘鸣。1/3～1/2病人在不同病期有咯血。广泛肺组织破坏、胸膜增厚和肺气肿时可发生气促，严重者可并发肺心病和心、肺功能不全。

（3）体征：取决于病变性质、部位、范围或程度。粟粒性肺结核偶可并发急性呼吸窘迫综合征，表现严重呼吸困难和顽固性低氧血症。病灶以渗出型病变为主的肺实变且范围较广或干酪性肺炎时，叩诊浊音，听诊闻及支气管呼吸音和细湿啰音。继发型肺结核好发于上叶尖后段，故听诊于肩胛间区闻及细湿啰音有较大提示性诊断价值。空洞性病变位置浅表而引流支气管通畅时有支气管呼吸音或伴湿啰音，巨大空洞可闻及带金属调空瓮音。慢性纤维空洞性肺结核的体征有患侧胸廓塌陷、气管和纵隔移位、叩诊音浊、听诊呼吸音降低或闻及湿啰音，以及肺气肿征象。支气管结核病人可闻及局限性哮鸣音，于呼气或咳嗽末较为明显。

2. 肺外结核的临床类型和表现 肺结核是结核病的主要类型，此外，其他如淋巴结结核病、骨关节结核、消化系统结核、泌尿系统结核病、生殖系统结核以及中枢神经系统结核构成整个结核病的疾病谱。腹腔内结核病变，包括肠结核、肠系膜淋巴结核及输卵管结核等，在发展过程中往往涉及其邻近腹膜而导致局限性腹膜炎。肾结核（renal tuberculosis）则占肺外结核的15%，系结核分枝杆菌由肺部等原发病灶经血行播散至肾脏所引起，起病较为隐匿，多在原发性结核感染后5～20年才发病。多见于成年人，儿童少见。女性生殖系统结核则可在出现不明原因月经异常、不育等情况下发现。结核性脑膜炎则可表现出头痛、喷射性呕吐、意识障碍等中枢神经系统感染症状。总之，结核病是一个全身性的疾病，肺结核仍是结核病的主要类型，但其他系统的结核病亦不能忽视。

【实验室及其他检查】

1. **痰结核分枝杆菌检查** 是确诊肺结核最特异的方法，也是制订化疗方案和考核疗效的主要依据。临床上以直接涂片镜检最常用，若抗酸杆菌阳性，肺结核诊断基本可成立。为提高检出率，应收集病人深部痰液并连续多次送检。痰结核菌培养的敏感性和特异性高于涂片法，一般需培养 2～6 周，培养至 8 周仍未见细菌生长则报告为阴性。

2. **影像学检查** 取决于病变类型和性质，胸部 X 线检查是诊断肺结核的常规首选方法，可以早期发现肺结核，用于诊断、分型、指导治疗及了解病情变化。原发型肺结核的典型表现为肺内原发灶、淋巴管炎和肿大的肺门或纵隔淋巴结组成的哑铃状病灶。急性血行播散型肺结核在 X 线胸片上表现为散布于两肺野、分布较均匀、密度和大小相近的粟粒状阴影。继发性肺结核的 X 线表现复杂多变，或云絮片状，或斑点（片）结节状，干酪性病变密度偏高而不均匀，常有透亮区或空洞形成。胸部 CT 有助于发现隐蔽区病灶和孤立性结节的鉴别诊断。X 线影像对于诊断肠道结核、泌尿系统结核、生殖系统结核以及骨关节结核亦具重要价值。

3. **结核菌素试验** 目前 WHO、国际防痨和肺病联合会推荐使用的结核菌素为纯蛋白衍化物（purified protein derivative，PPD），以便于国际间结核感染率的比较。通常取 0.1ml（5IU）结核菌素，在左前臂屈侧作皮内注射，注射 48～72h 后测量皮肤硬结的横径和纵径，得出平均直径 =（横径 + 纵径）/2，硬结直径 <5mm 为阴性（-）；5～9mm 为弱阳性（+）；10～19mm 为中度阳性（++）；>20mm 或虽 <20mm 但局部出现水疱、坏死或淋巴管炎为强阳性（+++）。

结核菌素试验常作为结核感染的流行病学指标，也是卡介苗接种后效果的验证指标，但其对成人结核病的诊断意义不大。由于我国是结核病高疫情国家，据估计全国有近半人口曾受到结核分枝杆菌感染，结核菌素试验阳性仅表示曾有结核分枝杆菌病感染，并不一定患结核病。结核菌素试验对婴幼儿的诊断价值较成人大，因年龄越小，自然感染率越低，3 岁以下强阳性反应者，应视为有新近感染的活动性结核病。结核菌素试验阴性除提示没有结核菌感染外，还见于初染结核菌 4～8 周内，机体变态反应尚未充分建立；机体免疫功能低下或受抑制时，如严重营养不良、重症结核、肿瘤、HIV 感染、使用糖皮质激素及免疫抑制剂等情况下，结核菌素反应也可暂时消失，待病情好转结核菌素试验又会转为阳性反应。

4. **特异性结核抗原多肽刺激后的全血或细胞 IFN-γ 测定** 相较于结核分枝杆菌素试验，近年来，在临床上应用更多的是以 T 细胞为基础的 γ- 干扰素释放试验（interferon gamma release assays，IGRAs），比结核菌素试验有更高的敏感性与特异性。其原理是被结核分枝杆菌抗原刺激而致敏的 T 细胞，再遇到同类抗原时能产生 γ- 干扰素，对分离的全血或单个核细胞在特异性抗原刺激后产生的干扰素进行检测，可以反映机体是否存在结核感染。

5. **纤支镜检查** 对支气管结核的诊断有重要价值，也可对肺内病变进行活检等，为其提供病理学诊断。

6. **分子生物学检测技术** 聚合酶链反应（PCR）技术可以将标本中微量的结核菌 DNA 加以扩增。结核病近年来出现了突破，其标志就是以 Xpert MTB /RIF 为代表的盒式诊断技术，可直接从病人新鲜痰液或冻存痰液中检测结核分枝杆菌及其对利福平的耐药性，全程约 2h 即获得结果。

【诊断要点】

（一）诊断依据和方法

凡遇下列情况者应高度警惕结核病的可能性：①反复发作或迁延不愈的咳嗽咳痰，或呼吸道感染经抗感染治疗 3～4 周仍无改善；②痰中带血或咯血；③长期低热或所谓"发热待查"；④体检肩胛

Note:

间区有湿啰音或局限性哮鸣音;⑤有结核病诱因或好发因素尤其是糖尿病、免疫功能低下疾病或接受糖皮质激素和免疫抑制剂治疗者;⑥关节疼痛和皮肤结节性红斑等变态反应性表现;⑦有渗出性胸膜炎、肛瘘、长期淋巴结肿大既往史以及有家庭开放性肺结核密切接触史者。

（二）结核病的诊断标准

1. 潜伏性结核感染（latent tuberculosis infection,LTBI）**的诊断** 潜伏性结核感染是宿主感染结核分枝杆菌后尚未发病的一种特殊状态,以皮肤结核菌素试验或γ-干扰素释放试验阳性而无活动性结核的临床表现和影像学改变为特征。接种 BCG 的地区由于皮肤结核菌素试验出现假阳性的比率较高,γ-干扰素释放试验更适用于诊断潜伏结核感染。

2. 活动性结核的诊断 肺结核分确诊病例、临床诊断病例和疑似病例。

（1）确诊病例:包括干酪样坏死（smear-positive pulmonary tuberculosis）、仅培阳肺结核和仅病理学提示为结核病变者三类。其中涂阳肺结核病例需符合下列三项之一:① 2 份痰标本直接涂片抗酸杆菌镜检阳性;② 1 份痰标本直接涂片抗酸杆菌镜检阳性加肺部影像学检查符合活动性肺结核影像学表现;③ 1 份痰标本直接涂片抗酸杆菌镜检阳性加 1 份痰标本结核分枝杆菌培养阳性。培阳肺结核需同时符合下列两项:①痰涂片阴性;②肺部影像学检查符合活动性肺结核影像学表现加 1 份痰标本结核分枝杆菌培养阳性。

（2）临床诊断病例,亦称为涂阴肺结核,即三次痰涂片阴性,同时需符合下列条件之一:①胸部影像学检查显示与活动性肺结核相符的病变且伴有咳嗽咳痰、咯血等肺结核可疑症状;②胸部影像学检查显示与活动性肺结核相符的病变且结核菌素试验强阳性或γ-干扰素释放试验阳性;③胸部影像学检查显示与活动性肺结核相符,且肺外病灶的组织病理学检查提示为结核病变者;④三次痰涂片阴性的疑似肺结核病例经诊断性治疗或随访观察可排除其他肺部疾病者。

（3）疑似病例,以下两种情况属于疑似病例:① 5 岁以下儿童:有肺结核可疑症状同时有与涂阳肺结核病人密切接触史;②仅胸部影像学检查显示与活动性肺结核相符的病变。

3. 肺外结核的诊断 肺外结核累及的系统、脏器、部位及病变类型多样,确诊需要病变部位的浆膜腔积液及活检标本中获得细菌学证据,因上述标本获取过程困难,同时结核分枝杆菌阳性率较痰标本低,因此肺外结核较难实现病原学确诊。为提高早期诊断率,通常需结合病史临床表现、实验室及其他检查、诊断性抗结核治疗效果综合诊断。

4. 结核病的诊断分类 在诊断中应同时确定类型和按记录程序正确书写。

学科前沿

结核病分类新标准（WS196-2017）

本标准与 WS196-2001 相比,主要技术变化如下:增加了结核分枝杆菌潜伏感染者、非活动性结核病分类;将气管结核病、支气管结核病、结核性胸膜炎纳入肺结核分类和管理。结核病分类如下:

1. 结核分枝杆菌潜伏感染者。
2. 活动性结核病 按照病变部位、病原学检查结果、耐药状况、治疗史分类。
3. 非活动性结核病 分为非活动性肺结核病和非活动性肺外结核病。

【治疗要点】

1. 病原治疗 当前国际公认的药物治疗原则是早期、联合、适量、规律、全程。

（1）抗结核药物按效力和不良反应大小分为两类:①一线（类）抗结核药物,治疗效果好,不良反应小,如异烟肼、利福平、吡嗪酰胺、乙胺丁醇、链霉素。②二线（类）抗结核药物,效力或者安全性不

Note:

如一线药物,在一线药物耐药或者不良反应不能耐受时被选用。包括卡那霉素、阿米卡星、对氨基水杨酸、左氧氟沙星、莫西沙星等。

1)异烟肼:具有强杀菌作用。异烟肼对于胞内、外代谢,活跃持续繁殖和近乎静止的结核菌均有杀菌作用。小分子的异烟肼能渗入全身各组织中,可通过血脑屏障,通透比例 90%～95%,胸腔积液、干酪样病灶中药物浓度高。异烟肼常规剂不良反应发生率低,主要包括周围神经炎、中枢神经系统中毒和肝功能损害(ALT 升高为主)。

2)利福平:对胞内和胞外代谢旺盛和偶尔繁殖的结核菌均有杀菌作用。主要从肝脏代谢,胆汁排泄。在组织中浓度高,能穿透干酪样病灶,进入巨噬细胞内。正常情况下不易通过血脑屏障,通透比例仅 5%～25%,脑膜炎症时可增加药物渗透能力。主要不良反应为胃肠道不适、肝功能损害(ALT 升高、黄疸)和药物热。

3)吡嗪酰胺:是类似于异烟肼的烟酸衍生物,吡嗪酰胺能杀灭巨噬细胞内,尤其是酸性环境中的结核菌,成为结核病短程化疗中不可缺少的主要药物。胃肠道吸收好,全身各部位均可到达,易通过血 - 脑屏障,通透比例高达 95%～100%。常见的不良反应为药物性肝炎(ALT 升高和黄疸)、高尿酸血症,而皮疹和胃肠道反应相对少见。

4)乙胺丁醇:通过抑制结核菌 RNA 合成发挥抗菌作用,不易通过血 - 脑屏障,通透比例为 10%～50%。常见不良反应为球后视神经炎、过敏反应、药物性皮疹、皮肤黏膜损伤等。

5)链霉素:属氨基糖苷类抗生素,只能杀灭细胞外的结核菌,在 pH 中性时起作用,不易通过血脑屏障及透入细胞内,半效杀菌。不良反应主要是耳毒性和肾毒性,避免与具有耳毒性的利尿剂呋塞米等药物合用。

(2)标准化的抗结核治疗:①初治方案:初治病人的定义是既往未接受抗结核治疗,或正在接受标准化疗方案用药而治疗短于疗程者,以及不规则化疗不足 1 个月的病人。初治病例的标准化治疗方案分为 2 个阶段,即 2 个月的强化期和 4 个月的巩固期治疗。如初始涂阳肺结核病人治疗到 2 个月末痰菌检查仍为阳性,则应延长 1 个月的强化期治疗,继续期化疗方案不变。标准方案为 $2H_3R_3Z_3E_3/4H_3R_3$(右下角阿拉伯数字代表每周服药次数,斜杠前的"2"代表强化期 2 个月,斜杠后的"4"代表巩固期继续治疗 4 个月,后同)或 2HRZE/4HR。②复治方案:以下病人适用于复治方案:①初治失败的病人;②规则用药满疗程后痰菌又转阳的病人;③不规则化疗超过 1 个月的病人;④慢性排菌病人。

(3)耐药肺结核的治疗:耐药结核病按照耐药程度的不同依次分为单耐药、多耐药、耐多药、广泛耐药四种。单耐药指结核病病人感染的结核分枝杆菌经体外证实对 1 种抗结核药物耐药。多耐药指结核病病人感染的结核分枝杆菌经体外证实对 1 种以上的抗结核药物耐药,但不包括同时耐异烟肼利福平的情况。同时对异烟肼和利福平耐药的结核病称为耐多药结核病。在耐多药结核病基础上同时对氟喹诺酮类药物耐药且对二线注射类抗结核药物中的一种耐药则称为广泛耐药结核病。

WHO 目前推行的孟加拉短程疗法总疗程 9～12 个月,首先为 4～6 个月的强化治疗阶段:使用加替沙星(或莫西沙星)、卡那霉素、丙硫异烟胺、氯法齐明、高剂量异烟肼、吡嗪酰胺和乙胺丁醇的七联药物;接下来为 5 个月的巩固治疗阶段:使用加替沙星(或莫西沙星)、氯法齐明、吡嗪酰胺和乙胺丁醇的四联药物,但该短程方案仅适用于对喹诺酮及二线注射类药物敏感病人。对于组成药物不敏感的人群,仍然采用至少 20 个月的长程疗法。核心方案中至少包括 5 种有效的药物。开始治疗之前,应先对人群进行严格的药敏试验。

2. 手术治疗 化疗的发展使外科治疗在结核治疗中的比值和地位显著降低。但对药物治疗失败或威胁生命的单侧肺结核特别是局限性病变,如一侧肺毁损,不能控制的大咯血等,外科治疗仍是可选择的重要治疗方法。

3. 对症治疗 糖皮质激素抗感染治疗有助于改善结核病严重毒性症状,亦可促进渗出液的吸收,减少粘连,降低远期并发症的发生风险,但需在有充分有效抗结核药物保护下才能予以应用。对于肺结核的大咯血,药物治疗可用垂体后叶素。药物控制无效时可考虑纤支镜止血、支气管动脉栓

Note:

塞或手术切除。肺结核的大咯血会导致窒息危及生命,应尽早发现窒息征象,立即畅通气道、予以生命支持。

4. 潜伏性结核的预防性治疗　潜伏性结核感染活动或者再活动是活动性结核流行的重要来源。目前在需要应用 TNF-α 等炎症因子或其受体的拮抗剂以治疗炎症性疾病时,需要予以排除是否存在结核潜伏性感染,对拟使用生物制剂的 LTBI 者需采取预防性治疗。

【隔离】

实施呼吸道隔离,每日紫外线消毒病室,病人咳嗽或打喷嚏时应用双层纸巾遮掩;不随地吐痰,痰液应吐入带盖的容器内,与等量的 1% 消毒灵浸泡 1h 后再弃去,或吐入纸巾中,含有痰液的纸巾应焚烧处理;接触痰液后用流动水清洗双手。餐具煮沸消毒或用消毒液浸泡消毒,衣物、寝具、书籍等污染物可在烈日下暴晒。隔离期间注意心理护理,出院前做好终末消毒。

【护理】

(一)护理评估

1. 病史

(1)流行病学特点:评估发病季节,如是否为冬春季节;是否散发或当地是否有结核病暴发流行;是否到过结核病流行区,有无与肺结核病人接触史,是否接种过卡介苗。

(2)患病及治疗经过:有无与结核病人的密切接触史,有无免疫力低下病史,是否在过于拥挤或污染的环境中生活或工作,有无卡介苗接种史,有无淋巴结炎、胸膜炎、咯血或肺结核病史,抗结核治疗经过和疗效,目前用药情况,能否按医嘱服药。

(3)心理 - 社会状况:结核病中的活动性肺结核具有传染性,需隔离治疗和规律服药等特殊治疗,病人和家属往往对本病认识不足,容易引起病人和家属的心理、情绪以及行为上的一些变化。因此需要评估病人有无抑郁、悲观、孤独、无助、困惑、焦虑、恐惧等心理反应,对住院隔离治疗的认识及适应情况。患病后对家庭、生活、工作、经济等的影响,社会支持系统的作用,如家属对结核病知识的了解程度、对病人的心理支持等。

2. 身体评估

(1)生命体征:监测生命体征,如体温、脉搏、呼吸、血压,面色、神志状态,评估是否有呼吸困难,呼吸困难类型并动态评估病人严重程度。有条件可检测血氧饱和度变化。注意有无发热,每日发热时段及特点等,是否伴有倦怠、乏力、夜间盗汗。

(2)呼吸系统症状:观察病人呼吸的频率,深浅度及发绀的情况,了解病人血气指标。评估咳嗽、咳痰、咯血、胸痛情况及严重程度。听诊有无细湿啰音,呼吸运动减弱,叩诊是否呈浊音,有无胸廓塌陷、气管移位、健侧代偿性气肿等。

3. 实验室及其他检查

(1)细菌学检查:涂片显微镜检查阳性;分枝杆菌培养阳性,菌种鉴定为结核分枝杆菌复合群。

(2)分子生物学检查:结核分枝杆菌核酸检测阳性。

(3)结核病病理学检查:病理学改变表现为上皮细胞样肉芽肿性炎,光学显微镜下可见大小不等和数量不同的坏死性和非坏死性肉芽肿。

(4)免疫学检查:结核菌素皮肤试验,中度阳性或强阳性;γ- 干扰素释放试验阳性;结核分枝杆菌抗体阳性。

(5)支气管镜检查:支气管镜检查可直接观察气管和支气管病变,也可以抽吸分泌物、刷检及活检。

(6)影像学检查:X 线检查。

(二)常用护理诊断 / 问题

1. 体温过高　与结核分枝杆菌及其菌体物质引起的变态免疫反应有关。

2. 清理呼吸道无效 与呼吸道分泌物过多、痰液黏稠滞留呼吸道或病人疲乏、胸痛、意识障碍导致咳嗽无效、不能或不敢咳嗽；气管、支气管和肺内积血无法咯出有关。

3. 活动无耐力 与发热期间卧床休息、能量摄入不足、呼吸功能受损导致的机体缺氧状态有关。

4. 营养失调：低于机体需要量 与发热导致机体消耗、食欲下降及进食不足有关。

5. 潜在并发症：大咯血、窒息。

（三）护理目标

1. 病人能说出本病发热特点，配合治疗，体温逐渐降至正常范围。

2. 病人学会有效咳嗽、咳痰的方法，痰液变稀易咳出，咯血减轻或停止。

3. 病人活动耐力逐步提高。

4. 病人能说出营养失调发生的原因和饮食管理对本病的重要性，切实执行各项饮食措施，营养状况逐步改善。

5. 病人能列举主要并发症，并能识别主要早期征象，主动避免诱因，配合治疗、护理，住院期间无大咯血、窒息发生。

（四）护理措施及依据

1. 体温过高 发热一般护理措施请参照第一章总论第十节"发热护理措施"。

2. 清理呼吸道无效

（1）休息：咳嗽剧烈且频繁者，宜取坐位或半坐卧位，按医嘱用祛痰药，采取协助病人排痰措施。对胸痛不敢咳嗽的病人，应避免因咳嗽加重疼痛，如胸部有伤口可用双手或枕头轻压伤口两侧或用胸带固定伤口，必要时遵医嘱使用止痛剂。

（2）神志清醒能咳嗽的病人，指导病人深呼吸和掌握有效咳嗽的正确方法：①深呼吸：病人尽可能采取坐位，先进行深而慢的呼吸 5～6 次，深吸气至膈肌完全下降，屏气 3～5s，然后缩唇缓慢地将肺内气体呼出；②有效咳嗽：深吸一口气后屏气 3～5s，身体前倾，从胸腔进行 2～3 次短促而有力的咳嗽，咳嗽时收缩腹肌或用自己的手按压上腹部，帮助痰液咳出。

（3）久病体弱、长期卧床、排痰无力无气胸、肋骨骨折、咯血等禁忌证者，进行胸部叩击及胸部震荡，双手手指弯曲并拢，呈杯状，以手腕力量，避开乳房、心脏、骨突处，从肺底自下而上，由外向内，迅速有节奏以 120～180 次 /min 的频率叩击胸壁，每次叩击应在餐后 2h 或餐前 30min 进行，时间为 5～15min。

（4）痰液黏稠和排痰困难者，宜进行湿化和雾化吸入治疗；肺脓肿、支气管扩张等有大量痰液而排出不畅者，宜采用体位引流。必要时机械吸痰，可经病人的口、鼻或气管切开处吸痰，每次吸引持续时间少于 15s，两次抽吸间隔时间大于 3min，并在吸痰前、中、后适当提高吸氧浓度。

（5）根据病情给予不同流量氧气吸入，并观察用氧效果。密切观察咳嗽、咳痰情况，详细记录痰液的色、量、质。正确收集痰标本并及时送检。

（6）防止疾病传播：嘱病人咳嗽时用餐巾纸轻捂嘴，将痰咳在痰杯内或餐巾纸上按医用垃圾处理。

（7）遵医嘱应用抗生素控制及预防肺部感染：对咳脓痰者加强口腔护理，餐前及排痰后应充分漱口；对昏迷病人，应每 2h 予以翻身 1 次，每次翻身前后注意吸痰，以免口腔分泌物进入支气管造成窒息。

（8）用药护理：观察止咳、祛痰药物的反应和不良反应。对痰多、年老体弱、肺功能不全者要慎用强镇咳药；服用镇咳糖浆制剂后 30min 内不要喝水。胃溃疡病人慎用祛痰药。

3. 活动无耐力 逐步提高活动耐力，在保证充足睡眠的基础上，与病人协商并制订出日间的休息与活动计划，以不感觉疲乏为宜。加强身体活动能力训练，进行上下肢伸展运动，可采用站立位或坐位，要求病人双上肢尽可能地做最大幅度的前后摆动，使上肢与躯干最大夹角达到 45°，每日连续步行 2 次，每次 30min。此外，还可以进行上下肢的肌力及耐力训练，如体操、太极拳、步行、上下楼梯等。

Note:

4. 营养失调：低于机体需要量

（1）制订膳食计划：肺结核是一种慢性消耗性疾病，宜给予高热量、高蛋白、富含维生素和易消化饮食，忌烟酒及辛辣刺激性食物。蛋白质可增加机体的抗病能力及机体修复能力，建议每日蛋白质摄入量为 1.5～2.0g/kg，其中鱼、肉、蛋、牛奶等优质蛋白摄入量占一半以上；多进食新鲜蔬菜和水果，以补充维生素。食物中的维生素 C 有减轻血管渗透性的作用，可以促进渗出病灶的吸收；维生素 B 对神经系统及胃肠神经有调节作用，可促进食欲。

（2）增进食欲：增加膳食品种，饮食中注意添加具有促进消化、增进食欲作用的食物，如藕粉、山楂、新鲜水果，于正餐前后适量摄入；选用合适的烹饪方法，保证饭菜的色、香、味以促进食欲，尽量采用病人喜欢的烹饪方法，增进病人的食欲；进餐时应心情愉快，可促进食物的消化吸收。食欲减退者可少量多餐。

（3）监测体重：每周测体重 1 次并记录，了解营养状况是否改善。

5. 潜在并发症：大咯血

（1）休息与活动：小量咯血可自行静卧休息，大量咯血时应绝对卧床休息，减少翻动，协助病人取患侧卧位，有利于健侧通气，对肺结核病人可防止病灶扩散。在咯血停止后卧床休息 5～7d 再逐渐下床活动。

（2）饮食护理：大量咯血者暂禁食，小量咯血者宜进少量温凉的流质饮食，避免饮用浓茶、咖啡、酒等刺激性饮料。多饮水及使用富含纤维素的食物，以保持排便通畅。

（3）病情观察：密切观察病情，注意有无咯血先兆，并做好急救准备。如咽喉发痒、胸闷加剧、胸内发热、全身发麻、口渴等，胸部不适和咽喉发痒为先兆表现者居多。

6. 潜在并发症：窒息

（1）窒息的预防：咯血时注意观察病情变化，准确记录咯血量，定时监测呼吸、血压、脉搏，了解双肺呼吸音的变化等。指导病人进行有效咳嗽，劝告病人身心放松，不宜屏气，防止声门痉挛。禁用呼吸抑制剂、镇咳剂，以免抑制咳嗽反射及呼吸中枢，使血块不能咯出而发生窒息。准备好抢救用品如吸痰器、鼻导管、气管插管和气管切开包等。对年老体弱、咳嗽无力、心肺功能不良者应注意有无窒息的前兆，如果出现立即用手指套上纱布将咽喉、鼻部血块清除；如效果不明显，可使用张口器将舌牵出，清除积血，或用导管将呼吸道分泌物和血液吸出；严重者立即行气管插管或气管切开，以吸尽积血，保持呼吸道通畅。

（2）窒息的抢救配合：立即置病人于头低足高位，轻拍背部以利于血块排出。清除口、鼻腔内的血凝块，或迅速用鼻导管接吸引器插入气管内抽吸，以清除呼吸道内积血。必要时立即行气管插管或气管镜直视下吸取血块。气管血块清除后，如病人自主呼吸未恢复，应行人工呼吸，给高流量吸氧或按医嘱应用呼吸中枢兴奋剂。同时仍需密切观察病情变化，监测血气分析和凝血机制，警惕窒息再发生的可能。观察病人呼吸的频率、深浅度及发绀情况。根据病情给予不同流量氧气吸入，并观察用氧效果。同时了解病人血气指标。

（五）护理评价

1. 病人体温是否逐渐降至正常范围。

2. 病人是否学会有效咳嗽、咳痰的方法，咯血是否减轻或停止。

3. 病人活动耐力有无逐步提高。

4. 病人营养状况是否得到逐步改善。

5. 病人是否能识别并发症主要早期征象，是否主动避免诱因预防大咯血、窒息等发生。

（六）其他护理诊断／问题

1. 气体交换受损　与肺内积血、呼吸面积减少、换气功能障碍有关。

2. 疼痛　与炎症延及胸膜有关。

【健康指导】

1. 疾病预防指导

（1）控制传染源：控制传染源的关键是早期发现和彻底治愈肺结核病人。肺结核病程长、易复发和具有传染性，必须长期随访。对确诊的结核病人，应及时转至结核病防治机构进行统一管理，并实行全程督导短程化学治疗。

（2）切断传播途径：①开窗通风，保持空气新鲜，可有效降低结核病传播。涂阳肺结核病人住院治疗时需进行呼吸道隔离，每日紫外线消毒病室。②结核菌主要通过呼吸道传播，病人咳嗽或打喷嚏时应用双层纸巾遮掩；不随地吐痰，痰液应吐入带盖的容器内，与等量的 1% 消毒灵浸泡 1h 后再弃去，或吐入纸巾中，含有痰液的纸巾应焚烧处理；接触痰液后用流动水清洗双手。③餐具煮沸消毒或用消毒液浸泡消毒，同桌共餐时使用公筷，以防传染。④衣物、寝具、书籍等污染物可在烈日下暴晒进行杀菌。

（3）保护易感人群：①卡介苗接种：卡介苗是一种无毒的牛型结核菌活菌疫苗，接种后可使未受过结核菌感染者获得对结核病的特异免疫力。其接种对象主要为未受感染的新生儿、儿童及青少年。②化学药物预防：对于高危人群，如与涂阳肺结核病人有密切接触且结核菌素试验强阳性者、HIV 感染者、长期使用糖皮质激素及免疫抑制剂者、糖尿病等，可以服用异烟肼和 / 或利福平以预防发病。

2. 疾病知识指导

嘱病人合理安排休息，恢复期逐渐增加活动，以提高机体免疫力但避免劳累；保证营养的摄入，戒烟酒；避免情绪波动及呼吸道感染。指导病人及家属保持居室通风、干燥，按要求对痰液及污染物进行消毒处理。与涂阳肺结核病人密切接触的家属必要时应接受预防性化学治疗。

3. 用药指导与病情监测

向病人强调坚持规律、全程、合理用药的重要性，保证全程督导短程化学治疗顺利完成。督促病人治疗期间定期复查胸片和肝、肾功能，指导病人观察药物疗效和不良反应，若出现药物不良反应及时就诊。定期随访。

【预后】

早期诊断的病人接受正规的抗结核治疗多可痊愈。随着耐药结核病以及 AIDS 等免疫力低下疾病的增多，治疗难度加大。无法控制的大咯血是肺结核病人常见的死因。而肺外结核病，如肾结核未经治疗可导致肾毁损，脊柱结核则是造成波特病的主要病因，生殖系统结核不能得到早期有效的治疗则是造成不孕不育的关键病因。

（杨　昱）

思 考 题

1. 简述结核菌素试验方法及临床意义。

2. 护理结核病病人应做好哪些防护措施？

URSING

第四章

立克次体感染性疾病

04章 数字内容

第一节　流行性斑疹伤寒

─── 学 习 目 标 ───

知识目标：

1. 掌握流行性斑疹伤寒的病情观察、对症护理措施。

2. 熟悉流行性斑疹伤寒的关键预防措施。

3. 了解流行性斑疹伤寒的病原学。

能力目标：

1. 能根据病人的临床表现实施护理。

2. 能根据皮疹的发生部位、时间顺序及特点，与其他发疹性疾病进行区分。

素质目标：

具有爱伤观念，充分实施人文关怀的职业精神。

张某，男性，52 岁。因"高热、头痛 5d、皮疹 2d"入院。1 周前曾至卫生条件较差地区，返回后出现发热，体温持续 39℃左右，伴有寒战、头痛、乏力，胸前出现红色皮疹，头发间可见虱子。

入院查体：体温 39.6℃，脉搏 97 次 /min，血压 120/70mmHg。神志清楚，营养中等，眼结膜及面部充血，胸背部可见散在红色椭圆形斑丘疹，压之褪色。

实验室检查：血常规示 WBC $5.6×10^9$/L，N 0.70，L 0.25，M 0.05，PLT $160×10^9$/L；尿蛋白(++)，沉渣镜检：WBC 8～10 个 /HP，RBC 6～8 个 /HP，管型 1～3 个 /LP；BUM 10.5mol/L。血清学检查：外斐氏反应(+) OX_{19} 1:320。

请思考：

1. 请根据病史信息，做病情分析。

2. 目前主要的护理诊断及护理措施有哪些？

流行性斑疹伤寒（epidemic typhus）又称虱传斑疹伤寒（louse-borne typhus），是由普氏立克次体（Rickettsia prowazeki）以人虱为传播媒介的急性传染病，以急性起病，稽留高热、剧烈头痛、皮疹和中枢神经系统症状为主要临床特征，自然病程为 2～3 周，患流行性斑疹伤寒后数月至数年，可能出现复发，称为复发型斑疹伤寒，又称为 Brill-Zinsser 病。

【病原学】

普氏立克次体，为立克次体属，斑疹伤寒群，呈多形态性，以短杆状为主，通常寄生于人体小血管内皮细胞内和体虱肠壁上皮细胞内，常单独或成对存在于细胞浆内，在立克次体血症时也可附着于红细胞和血小板上。革兰氏染色阴性，吉姆萨（Giemsa）染色呈淡紫红色。

普氏立克次体耐低温及干燥，-20℃以下可保存数月至数年，对热、紫外线、一般化学消毒剂均很敏感，不耐热，在 56℃ 30min 和 37℃ 5～7h 即被杀灭。对广谱抗生素敏感，对磺胺药不敏感，磺胺可促进其生长。

【流行病学】

1. 传染源　病人是本病唯一的传染源。自潜伏期末 1～2d 至退热后数天均有传染性，发病后的第 1 周传染性最强，一般不超过 3 周。立克次体可长期存在于个别病后病人的单核巨噬细胞内，当机体免疫力降低时引起复发型斑疹伤寒。国外报告从东方鼯鼠以及牛、羊、猪等家畜体内分离出普氏立克次体，表明哺乳动物可能成为贮存宿主，但作为传染源尚待证实。

2. 传播途径　人虱是本病的传播媒介，以体虱为主，头虱次之，阴虱一般不传播。虱唾液内无立克次体，故其传播不是通过叮咬直接发生。当虱叮咬病人时，病原体随血入虱肠内，侵入肠壁上皮细胞内增殖，4～5d 后胀破细胞，大量立克次体溢入肠腔，随虱粪排出，或因虱体被压碎而散出。被感染虱粪或粉碎的尸体污染叮咬部位、结膜和黏膜，从而导致疾病传播。有报告称，虱粪可污染空气而形成气溶胶污染，偶可通过呼吸道或者眼结膜感染人体，这也可能是医务人员感染斑疹伤寒的主要途径。人虱喜生活于 29℃左右的环境，当病人高热或死亡时，则迅速转移另觅新宿主，致使本病在人群中不断以"人—虱—人"的方式传播。

3. 人群易感性　人群普遍易感，病后可获得相当持久的免疫力，但少数因免疫力不足偶可再次感染或体内潜伏的立克次体再度增殖引起复发。

4. 流行特征　本病多发生在寒冷地区，以冬、春季较为多见，夏、秋季偶有散发。因冬春季气候寒冷，衣着较厚，且少换洗，故有利于虱的寄生和繁殖。各个年龄组均可发病。世界各地均可见本病报道，以往常发生于寒冷地区，但近年来热带地区如非洲等地病例有增多现象。在战争、饥荒、贫困及卫生条件恶劣的集体生活场所,均易引起本病的发生和流行。随着卫生条件的改善及预防措施的加强,本病的群体发病率明显下降,但散发病例持续存在。

【发病机制与病理改变】

1. **发病机制**　本病的发生主要是病原体所致的血管病变、毒素引起的毒血症及变态反应。普氏立克次体侵入人体后,首先在小血管内皮细胞内繁殖,由淋巴液、血液扩散至全身血管系统,产生第一次立克次体血症。随后,当病原体到达相应靶器官小血管内皮细胞,再大量增殖,引起第二次立克次体血症,在血管中释放大量的毒素,导致畏寒、发热及其他全身毒血症状(图4-1)。同时激活机体免疫系统,导致相应的免疫损伤。大量增生的普氏立克次体亦可以直接导致血管黏膜充血、水肿及坏死。

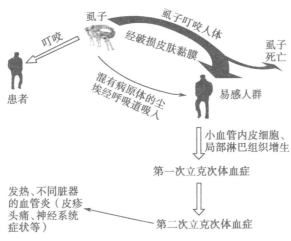

图4-1　流行性斑疹伤寒致病过程示意图

2. **病理改变**　本病的基本病变是小血管炎,通常发生在皮肤、心脏、中枢神经系统、骨骼肌和肾脏。典型病变为增生性、血栓性、坏死性血管炎及其周围神经炎细胞浸润而形成立克次体肉芽肿,称为斑疹伤寒结节。皮疹部位的表皮毛细血管及小血管内皮细胞肿胀,内有立克次体大量繁殖,病变可扩展至真皮及皮下组织的小血管内,并可引起坏死及血栓形成,血管周围有单核细胞浸润,一般不侵犯血管平滑肌。

【临床表现】

潜伏期一般为5~23d,通常为10~14d。可分为以下几种临床类型:

1. **典型斑疹伤寒**

(1)发热:起病多急骤,体温在1~2d内迅速上升至39℃以上,第1周呈稽留热,第2周起有弛张热趋势。可伴有寒战,高热持续2~3周后,于3~4d内体温迅速降至正常。伴乏力、剧烈头痛、全身肌肉疼痛、面部及眼结膜充血等全身毒血症状。

(2)皮疹:90%以上病例可出现皮疹,是本病的重要体征。多数病人于第4~5d开始出疹,初见于胸背部,1~2d后遍及全身,但手掌、足底无皮疹,面部通常无疹。开始为鲜红色充血性斑丘疹,压之褪色,继之变为暗红色瘀点,多孤立存在,不融合。皮疹多在1周左右消退,轻者1~2d即可消退,瘀点样皮疹则可持续2周,常遗留色素沉着或脱屑,但无焦痂。

(3)中枢神经系统症状:持续性剧烈头痛是本病突出症状,若不用强力止痛药常不能缓解。可伴有头晕、失眠、耳鸣及听力下降,甚至可能出现反应迟钝或惊恐、谵妄、狂躁、双手震颤及脑膜刺激征阳性,少数可有大小便失禁。中枢神经系统症状表现较为明显,且出现早,持续时间长。

（4）心血管系统症状：心率增快与体温升高多呈正相关，并发中毒性心肌炎时可出现心律失常、奔马律等，也可出现低血压休克，甚至循环衰竭。

（5）肝脾：约90%的病人出现轻度脾大，少数病人有轻度肝大，偶见黄疸。

（6）其他：主要表现为呼吸系统及消化系统症状与体征，如咳嗽、胸痛、呼吸急促、食欲减退、恶心、呕吐、便秘、腹胀等，偶有发绀、肾功能减退。

2. 轻型斑疹伤寒　近年来，我国此类病例以散发为主。其特点有：热程短，平均时长为8～9d，体温多在39℃以下，呈弛张热。全身中毒症状较轻，尽管有明显的头痛和全身肌肉疼痛，却很少出现意识障碍和其他神经系统症状。皮疹稀少或无，或仅有少量充血性皮疹，常于出诊后1～2d即消退。肝脾大者少见。

3. 复发型斑疹伤寒　是指既往有流行性斑疹伤寒史，第一次感染或者发病后，立克次体未完全清除，在人体单核-吞噬细胞系统内长期存活（可达数年至数十年），当机体免疫力下降、外科手术或应用免疫抑制剂时，可引起普氏立克次体再次大量繁殖，导致无虱源性流行性斑疹伤寒发生。再次繁殖引起复发的临床特点为无季节性、散发、大龄人群组发病率较高。病情常较轻，表现为低热，呈不规则热型，热程7～11d。可有明显头痛，但无其他神经系统症状。无皮疹或仅有少数斑丘疹。并发症少，病死率低。外斐反应常为阴性，如复发与首发时间距离10年以上者可呈现阳性。普氏立克次体补体结合试验常呈阳性。

【实验室及其他检查】

1. 血、尿常规检查　白细胞计数多在正常范围内，中性粒细胞常升高，嗜酸性粒细胞显著减少或消失，血小板常减少。尿蛋白常为阳性，偶有白细胞、红细胞及管型。

2. 脑脊液检查　有脑膜刺激征者腰穿检查可出现脑脊液压力增高，脑脊液中白细胞和蛋白稍增高，葡萄糖一般在正常范围。

3. 血清学检测

（1）外斐反应（Weil-Felix test，变形杆菌 OX_{19} 凝聚试验）：是流行性斑疹伤寒的主要诊断方法。利用变形杆菌某些菌株的菌抗原代替立克次体抗原以检测相应抗体的凝集反应。多在第1周出现阳性，第2～3周达高峰，持续数周至3个月，当抗体效价≥1∶160或病程中效价升高4倍以上者，结合临床表现，具有诊断意义，阳性率达70%～85%。但其特异性差，不能与地方性斑疹伤寒鉴别，与回归热螺旋体、布鲁氏菌和结核分枝杆菌等也可以发生交叉凝集反应而出现假阳性。复发型斑疹伤寒的外斐反应常为阴性。

（2）立克次体凝集反应：以普氏立克次体颗粒抗原与病人血清做凝集反应，操作简单，特异性强，阳性率高，且阳性反应出现时间较早。病程第5d阳性率达85%，第16～20d可达100%，第4周后逐渐下降，消失也较早。此方法虽然与莫氏立克次体有一定交叉，但后者效价较低，故仍可与莫氏立克次体相鉴别。

（3）补体结合试验：以纯化普氏立克次体颗粒性抗原行补体结合试验，效价≥1∶32具有诊断价值。在病程第1周阳性率达50%～70%，第2周阳性率达90%以上。特异性强，可与地方性斑疹伤寒鉴别。此抗体低效价可持续10～30年，故可用于流行病学调查。

（4）间接血凝试验：用普氏立克次体可溶性抗原致敏的红细胞与病人血清进行凝集反应。灵敏度较外斐反应及补体结合试验高，阳性反应出现早，便于流行病学调查及早期诊断。特异性强，与其他群立克次体无交叉反应，可与其他群立克次体感染鉴别，但不能区别流行性和地方性斑疹伤寒。

（5）间接免疫荧光试验：用两种斑疹伤寒立克次体作抗原进行间接免疫荧光试验检查抗体，特异性强，灵敏度高，可鉴别流行性斑疹伤寒与地方性斑疹伤寒。检测特异性 IgM 及 IgG 抗体，IgM 抗体≥1∶40或者 IgG 抗体≥1∶60，或者两次血清样本的抗体效价提高4倍或4倍以上为斑疹伤寒现症感染，IgM 抗体的检出有早期诊断价值。

4. 病原体分离试验　一般不用于实验室临床诊断。取急性期尚未应用抗生素治疗病人的血液3～5ml 接种于雄性豚鼠腹腔，7～10d 后豚鼠发热，阴囊仅有轻度发热而无明显肿胀。取其脑、肾上腺、脾、睾丸鞘膜或者腹膜，刮片或涂片染色镜检，可在细胞质内查见大量立克次体。

5. 核酸检测　用 DNA 探针或者 PCR 方法检测普氏立克次体核酸特异性好、快速、敏感，有助于早期诊断。

【诊断要点】

根据流行病学资料、临床症状和体征、实验室检查结果等做出临床诊断：

1. 诊断　当地有斑疹伤寒流行或 1 个月内去过疫病流行区，有虱叮咬史及与带虱者接触史，出现发热，第 4～5d 出现出血性皮疹；剧烈头痛、意识障碍等中枢神经系统症状；实验室检查外斐反应的滴度大于≥1∶160 或呈 4 倍以上升高即可诊断。有条件也可加做其他血清学试验进一步确诊。

2. 鉴别诊断

（1）其他立克次体病：与地方性斑疹伤寒的鉴别请详见表 4-1。恙虫病病人恙螨叮咬处可有焦痂和淋巴结肿大，变形杆菌 OX_K 凝集试验阳性。贝氏立克次体感染（Q 热病）病人无皮疹，主要表现为间质性肺炎，外斐反应阴性。

表 4-1　流行性斑疹伤寒和地方性斑疹伤寒的鉴别

	流行性斑疹伤寒	地方性斑疹伤寒
病原	普氏立克次体	莫氏立克次体
传播媒介	体虱	鼠蚤
流行病学特征	流行性	地方性或散发性
流行季节	多发生于冬春季	多见于夏秋季
病情	中度至重度	轻度至中度
皮疹	充血性斑丘疹，压之褪色，多遍及全身	斑丘疹；稀少
神经症状	明显	轻
血小板减少	常见	不常见
外斐反应（OX_{19}）	强阳性，1∶（320～5 120）	效价低，1∶（160～640）
病原体分离试验	一般不引起豚鼠睾丸肿胀；偶可引起但较轻	可引起豚鼠睾丸严重肿胀

（2）伤寒：多见于夏、秋季节，起病较为缓慢，全身中毒症状较轻，皮疹出现较晚。特征性表现如淡红色玫瑰疹，数量较少，多见于胸腹部；可有相对缓脉，白细胞减少，肥达反应阳性，诊断依赖于血液和骨髓培养出伤寒杆菌。

（3）回归热：也是由虱传播，有急起骤退的发热、全身痛、中毒症状及肝脾大。但发热期间断数日可再次发热。凡诊断斑疹伤寒用广谱抗生素治疗无效者，应怀疑本病。血液和骨髓涂片暗视野检查可见螺旋体。

（4）钩端螺旋体病：夏、秋季节多发，有疫水接触史。无皮疹，多有腹股沟和 / 或腋窝淋巴结肿大，腓肠肌压痛明显。可有黄疸、出血或咯血。钩端螺旋体补体结合试验或显微镜下凝集试验阳性。乳胶凝集试验有助于早期诊断。

（5）肾综合征出血热：有明显的区域性。以发热、出血、休克和肾损害为主要表现，典型病人有发热期、低热期、休克期、少尿期、多尿期和恢复期 5 期经过。血清检测特异性 IgM 抗体阳性可以确诊。

【治疗要点】

1. 一般治疗　卧床休息，供给足量的水分和热能，补充维生素 C 和维生素 B，进食营养丰富、易

Note:

消化的流质软食，维持水、电解质平衡，每天保证 2 500～3 000ml 液体入量（老年病人或心功能不全者应视病情酌情减量）；保持口腔、皮肤清洁，预防压疮等其他并发症发生。

2. 病原治疗 病原治疗是本病的主要措施。多种能抑制细菌的抗生素，如多西环素、四环素常规剂量给药对本病及复发型斑疹伤寒均具有特效，服药后 12～24h 病情即有明显好转。四环素成人剂量为每天 1.5～2.0g，分 3～4 次口服，退热后用量酌情减少，同时需要再用 3～4d；多西环素成人剂量为每天 200mg，分两次口服，疗程 2～3d。病情严重时，可以首剂采取静脉给药。用药过程中注意观察病人有无恶心、呕吐、腹痛、腹泻等肠胃不适反应。四环素类药物易与牛奶、钙、镁、铁、铝、铋等生成不溶性的络合物，故不宜与上述食物或含有上述成分的食物、药物同时服用。四环素类还可能影响婴幼儿骨骼生长，导致牙齿黄染、致畸，故孕妇及 7 岁以下儿童应禁用。氯霉素也有效，常规剂量用药，但因其具有骨髓抑制作用，不作为首选用药。甲氧苄啶（TMP）常与四环素、多西环素联合用药，可提高疗效，每次口服 0.1mg，每天 2～3 次。磺胺类药物因有促进立克次体繁殖作用导致病情加重，应禁用。

3. 对症治疗 对高热病人予以降温处置，慎用大剂量退热剂，以防大量出汗致虚脱。剧烈头痛者予以止痛、镇静。谵妄、狂躁与精神症状严重者，需及时按照医嘱给予镇静剂，必要时，设专人守护，防止意外发生。有严重毒血症症状伴有低血容量者可考虑补充血浆、低分子右旋糖酐等；肾上腺皮质激素可减轻毒血症状，但应短期使用。如有继发性细菌感染或其他类型感染，可按照发生部位及具体药敏试验给予适宜的抗菌药物进行治疗。

【隔离】

对病人实施虫媒隔离措施。灭虱是控制流行及预防本病的关键。入院后安排病人入住单间病房，进行灭虱处理，如洗澡、更衣、剃发、换洗衣物等，应尽快、彻底灭虱。经有效治疗，体温正常后 12d 方可解除隔离。密切接触者应医学观察 21d，发热者应立即隔离。隔离期间注意心理护理。出院时做好终末消毒。医护人员接触病人时应佩戴相应个人防护装备。

【护理】

（一）护理评估

1. 病史

（1）流行病学特点：包括职业、居住地、旅居地、生活及卫生习惯、病原接触史、家庭或集体发病情况、既往传染病史、预防接种史，是否感染过流行性斑疹伤寒等。

（2）患病及治疗经过：病人的起病经过，主要症状及其特点、病情的进展情况、服药情况及其效果。发热的时间及发热持续时间的长短。有无伴随症状，皮疹出现的时间、形态、种类，出疹的顺序、分布部位等。

（3）心理 - 社会状况：评估病人对流行性斑疹伤寒疾病的了解情况、对预后的认识、对所出现的各种临床表现的承受程度和心理反应。评估其社会支持系统。

2. 身体评估

（1）生命体征：监测生命体征，如体温、脉搏、呼吸、血压、面色、神志状态，必要时监测指脉血氧饱和度。根据病人高热特点，注意了解体温上升和下降变化的特点、发热程度、热型及持续时间。观察高热期病人全身中毒症状，如剧烈头痛、肌肉酸痛、乏力等。

（2）皮肤黏膜：注意观察和评估病人皮疹出现的时间、颜色、大小形态、分布情况，以及出疹顺序、波及部位等，压之是否褪色，局部是否有破溃、感染等，疹退后是否遗留色素沉着。

（3）中枢神经系统症状：注意病人头痛程度，是否出现耳鸣、视力减退，观察意识状态的改变，是否有反应迟钝，双手震颤、谵妄、狂躁、幻觉甚至昏迷等中枢神经系统症状。

（4）心血管系统：观察病人脉搏、血压变化情况，是否出现低血压、脉搏细速、心律不齐、奔马律甚至循环衰竭等症状。

3. 实验室及其他检查

（1）血常规检查：白细胞计数是否在正常范围内，中性粒细胞是否升高，嗜酸性粒细胞是否减少或消失，血小板是否减少，尿蛋白是否阳性。

（2）脑脊液检查：有脑膜刺激征者，脑脊液中白细胞和蛋白稍升高，葡萄糖一般为正常。

（3）血清学检测：常用的有变形杆菌凝集试验，补体结合试验，立克次体凝集试验等。

（4）病原学分离试验：取发热期病人血液接种于雄性豚鼠腹腔后，取其睾丸鞘膜和腹膜刮片或取脑、肾上腺、脾组织涂片染色镜检，是否可在细胞质内查见大量立克次体。

（5）核酸检测：结果阳性有助于早期诊断。

（6）其他辅助检查：心电图是否显示低电压，ST-T 改变等。胸部 X 线检查是否见肺部间质感染征象。

（二）常用护理诊断 / 问题

1. 体温过高　与立克次体感染释放大量内毒素有关。

2. 皮肤完整性受损　与立克次体感染所致皮肤及血管病变有关。

3. 疼痛：头痛　与立克次体毒素引起的全身中毒反应有关。

4. 有传播感染的危险　与立克次体血症和虱、蚤寄生有关。

5. 潜在并发症：支气管肺炎、心肌炎。

（三）护理目标

1. 病人能说出本病发热特点，配合治疗，体温逐渐降至正常范围。

2. 病人了解导致发疹的相关因素，受损的组织逐渐恢复正常。

3. 病人主诉头痛程度减轻或消失。

4. 病区未发生疾病传播。

5. 病人能列举主要并发症，并能识别主要早期征象，主动避免诱因，配合治疗、护理，住院期间无并发症的发生。

（四）护理措施及依据

1. 体温过高

（1）护理措施：观察发热程度及持续时间，判断热型，为诊断提供依据。每2～4h 测体温一次，注意观察并及时识别由并发症和复发导致的体温再次上升。常用物理降温，可用温水擦浴或置冰袋，忌用酒精擦浴。持续高热病人应严格卧床休息不少于 2 周。室温维持在 20～24℃，湿度 55%～60% 为宜，经常通风换气。病人宜穿透气、棉质衣服，避免衣物过厚而阻碍散热，若有寒战应保暖。恢复期无并发症者可逐渐增加活动量。

（2）健康知识宣教：做好解释指导，讲解发热的相关知识，指导病人休息、饮食及生活护理。鼓励病人参与自我护理并提出问题，对于病人提出的问题应耐心给予解答，以消除顾虑。

（3）其他注意事项：详见第一章总论第十节发热的"护理措施及依据"。

2. 皮肤完整性受损

（1）护理措施：皮疹较重，伴有发热等症状者应卧床休息。避免进食辛辣刺激性食物，选择清淡易消化食物，多饮水。注意观察病人生命体征，意识状态，皮疹发生部位、性质、数量及伴随症状的变化，及时评估治疗及护理效果。避免局部压伤、碰撞和损伤。

（2）健康知识宣教：向病人及家属讲解皮疹发生原因，皮肤护理的重要性及加重皮肤损伤的因素，并指导皮肤护理。

（3）其他注意事项：详见第一章总论第十节皮疹的"护理措施"。

Note：

3. 疼痛

（1）病情观察：剧烈持久头痛为本病特点，密切观察病人的意识及瞳孔的变化；观察有无中枢神经系统受损表现；了解头痛性质、程度、部位及持续时间，仔细观察伴随的症状和体征。

（2）休息：剧烈头痛时应绝对卧床休息，减少头部活动。床头抬高 $15°\sim30°$，减轻脑充血，降低颅内压。保持环境安静、舒适，光线柔和，保证病人充足休息睡眠。

（3）遵医嘱给予镇痛剂，并注意药物的效果及不良反应。

（4）选择减轻头痛的方法：如指导病人进行缓慢深呼吸，听轻音乐和进行气功锻炼，也可运用生物反馈治疗、引导式想象、冷、热敷以及理疗、按摩、指压止痛法等方式缓解疼痛。

（5）心理社会支持：多与病人沟通、交谈，做好解释工作，关心体贴病人，尽可能满足病人的合理需求，减轻病人焦虑、恐惧、孤独的心理，树立战胜疾病的信心，积极配合治疗及护理。

4. 有传播感染的危险

（1）实施虫媒隔离措施：早期隔离病人，灭虱是控制流行及预防本病的关键。个人卫生状况差的病人入院后应尽快进行卫生整顿、彻底灭虱，剃除身体所有毛发（女病人可留短发，但要灭头虱），洗澡、更衣，剃下的毛发包好烧掉，换下的衣服立即灭虱。24h 后观察灭虱效果，必要时须重复灭虱。10d 后应再重复检查 1 次，必要时再灭虱。病人衣服可高压消毒或用加热的方法处理，也可用化学药物如马拉硫磷、敌百虫等灭虱。医务人员在接触病人进行操作时应佩戴相应个人防护装备。

（2）疫情报告：按照《中华人民共和国传染病防治法》等相关法律、法规要求及时上报。

（3）健康知识宣教：向病人及家属讲解有关疾病知识及保持个人卫生的重要性，教会隔离消毒的具体做法。

5. 潜在并发症

（1）支气管肺炎：①密切观察病情，注意呼吸频率、节律、深浅的改变，病情变化时及时报告医生。②在输液过程中控制输液速度，以免输液过快引起肺水肿、心力衰竭。③加强营养，增强抵抗力。④注意保暖，保持病室清洁及空气新鲜，温湿度适宜。⑤保持病人呼吸道通畅，及时清除呼吸道分泌物。⑥协助病人更换体位和拍背，指导病人有效咳嗽。

（2）心肌炎：①观察病人生命体征变化，是否出现呼吸急促、节律改变、脉搏细速、心律不齐、心音低钝、血压下降等，如出现上述症状，立即汇报医生，给予吸氧、按医嘱正确给药、纠正酸中毒、扩充血容量，必要时应用强心剂。②嘱病人卧床休息，避免情绪激动，减少活动量，待病情稳定后，再逐步增加活动量。③积极预防和控制感染，避免劳累和情绪激动，保证充分的休息和睡眠，以免诱发心功能不全。

6. 意识障碍护理
密切观察病人意识变化，如出现躁动不安、谵妄、幻觉等中枢神经系统症状，应采取防护措施，防止坠床、碰伤，必要时可增设床挡进行保护，设置专人照护，并遵医嘱应用适量镇静剂，严密观察镇静效果。如病人出现惊厥，双目呆视、肌张力增高等脑水肿表现，应及时快速使用脱水剂，并观察脱水的效果。如出现昏迷等意识障碍，应及时进行评估，遵医嘱对症处理。

（五）护理评价

1. 病人体温是否逐渐降至正常范围。

2. 病人是否了解导致发疹的相关因素，受损的组织是否逐渐恢复正常。

3. 病人头痛程度有无减轻或消失。

4. 病区内是否发生疾病传播。

5. 病人住院期间有无并发症的发生。

（六）其他护理诊断 / 问题

1. **知识缺乏**：缺乏流行性斑疹伤寒防治相关知识。

2. **焦虑** 与隔离治疗、感到疾病威胁等有关。

3. **潜在并发症**：中耳炎、腮腺炎、脑膜炎、感染性精神病及指 / 趾、鼻尖坏疽等。

【健康指导】

1. 病人健康指导　加强卫生宣教，指导病人养成良好的个人卫生习惯，勤洗澡、勤更换衣物。告知病人在恢复期及出院后均要注意休息，避免劳累，逐渐恢复体力。有疾病复发的可能，如再次出现与初次患病相似的临床表现，需要及时就医。

2. 疾病预防指导

（1）管理传染源：及时发现、早期隔离、正确治疗病人，密切接触者医学隔离观察 21d。根据管理对象个人卫生状况给予剃发、更衣洗澡等护理措施，剃下的头发需要焚烧处理，衣物需消毒灭虱处理。不能剃发者，可用 10% 百部煎液灭虱。

（2）切断传播途径：防虱、灭虱是关键。加强卫生宣教，勤沐浴更衣。发现病人同时，对病人及其接触者均应进行灭虱处理。

（3）保护易感人群：对疫情流行区居民、新进入人群、部队官兵、防疫医务人员、实验室工作人员等高危人群进行疫苗接种。国内常用的是鼠肺灭活疫苗。第一年皮下注射 3 次，每次间隔 5～10d，以后每年加强 1 次，6 次以上可获较持久的免疫力，对莫氏立克次体感染也有效。减毒 E 株活疫苗在国外已广泛使用，1 次接种免疫效果持续 5 年以上，但因其较重的不良反应，现已较少使用。现在积极探索新一代 DNA 疫苗，有望用于控制疾病。免疫接种只能减轻病情，而对发病率无明显降低作用，故而不能代替灭虱。

【预后】

本病的预后取决于病人一般情况、病情轻重、年龄、有无并发症、治疗早晚等。未进行特效治疗前的病死率为 10%～60%，老年人、孕妇及合并有严重毒血症、支气管肺炎、显著中枢神经系统症状等并发症者预后不良。如能早期诊断并及时应用有效抗生素治疗，大部分可治愈，病死率约为 1.4% 以下。预防接种后发病者，其病程较短，病情也较轻。

（游建平）

思考题

1. 如何做好流行性斑疹伤寒病人头痛的护理？
2. 如何在生活中做好流行性斑疹伤寒的预防控制？

第二节　地方性斑疹伤寒

学习目标

知识目标：
1. 掌握地方性斑疹伤寒的护理措施。
2. 熟悉地方性斑疹伤寒的治疗要点。
3. 了解地方性斑疹伤寒的病原学。

能力目标：
1. 能根据病人的临床表现实施护理。
2. 能运用护理程序护理病人。

素质目标：
具有爱伤观念，充分实施人文关怀的职业精神。

Note:

—————————— 导入情境与思考 ——————————

李某,男性,45 岁。因"高热 3d,伴头痛、全身酸痛及结膜充血 2d"入院。其职业为灭鼠员。

体格检查:体温 39.8℃,脉搏 112 次 /min,呼吸 24 次 /min,表现为头痛、头晕、失眠,胸腹部出现红色斑疹,压之褪色。颈软,双肺呼吸音清,腹软,肝肋下未及,脾侧卧位可及。

血常规检查:WBC 6.6×10^9/L,PLT 120×10^9/L,AST 50IU/L,ALT 58IU/L。

外斐反应:阳性,OX_{19} 1:160。

请思考:

1. 请根据病史信息,做病情分析评估。

2. 病人目前主要的护理诊断有哪些?

3. 针对病人的护理诊断,护士应该采取哪些护理措施?

地方性斑疹伤寒(endemic typhus)又称蚤传斑疹伤寒(flea-borne typhus),或鼠型斑疹伤寒(murine typhus),是由莫氏立克次体(Rickettsia mooseri)引起的以鼠蚤为传播媒介的自然疫源性急性传染病。其临床表现与流行性斑疹伤寒相似,但病情较轻,病程短,病死率极低。

【病原学】

莫氏立克次体的形态特征、染色特点、生化反应、培养条件及其对热和消毒剂的抵抗力,均与普氏立克次体相似,但多为短丝状,DNA 同源性的比较研究结果显示两者无密切关系。在动物实验上两者有明显区别,表现在莫氏立克次体接种至雄性豚鼠腹腔后,豚鼠除了发热外,可引起阴囊及睾丸明显肿胀,称之为"豚鼠阴囊现象",是与普氏立克次体的重要鉴别点。

【流行病学】

1. **传染源** 家鼠为本病的主要传染源,以"鼠—鼠蚤—鼠"的循环形式在鼠间传播。鼠在感染后大多不立即死亡,鼠蚤在鼠死后才离开鼠体叮咬人而使人受感染。此外,病人及其他哺乳类动物,如牛、羊、猪、马、骡等也可能作为传染源。

2. **传播途径** 主要通过鼠蚤传播。鼠感染后,立克次体在其血液内循环,此时鼠蚤吸血,莫氏立克次体随血液入蚤肠内细胞大量繁殖,鼠蚤叮咬人时不是直接将莫氏立克次体注入人体内,而是将含有病原体的蚤粪和呕吐物排出于皮肤上,或者蚤被压碎后,其体内病原体可通过抓痕侵入人体。干燥的蚤粪可形成气溶胶长期保持其传染性,大量传染性粪便污染宿主皮毛,提高了空气传播的概率;其次干燥的蚤粪不仅可通过继发性气溶胶在人间或鼠间传播,还可能经过眼或口、鼻黏膜使人感染。由于疫鼠的尿、粪中存在莫氏立克次体,因而不能排除食入鼠尿或鼠粪污染的食物而发生经消化道传播的可能性。

3. **人群易感性** 人群普遍易感,隐性感染率高,感染后可获强而持久的免疫力,与流行性斑疹伤寒有交叉免疫反应。

4. **流行特征** 本病属于自然疫源性疾病,全球散发,多见于热带和亚热带地区。我国亦有散在报告,其中华北、西南、西北诸省发病率较高。流行季节性与鼠、蚤的生态学有密切关系。虽然全年均有本病发生,但一般多发生于夏秋季节。

【发病机制与病理改变】

1. **发病机制** 与流行性斑疹伤寒基本相似,莫氏立克次体经皮肤侵入小血管的内皮细胞,大量繁殖导致内皮细胞破坏,发生内皮损伤、炎性细胞浸润和广泛的小血管炎症。炎性细胞浸润导致细胞反应,包括巨噬细胞、$CD4^+$ 和 $CD8^+$ 淋巴细胞(产生免疫细胞因子 γ- 干扰素),或者参与细胞介导的细胞毒性反应。

2. 病理改变　可见全身性血管炎、内皮细胞内有病原体存在。多器官损害如间质性肺炎、间质性肾炎、心肌炎、脑膜炎、轻型肝炎等。

【临床表现】

潜伏期长短不等，一般为1～2周，临床表现与流行性斑疹伤寒相似，但病情较轻，病程较短。

1. 发热　起病多急骤，体温逐渐上升，第1周末达到高峰，多在39℃左右，呈稽留热或弛张热，热程多为9～14d，之后体温逐渐恢复正常。发热时伴寒战、全身酸痛、头痛、结膜充血等。

2. 皮疹　50%～80%病人出现皮疹，多于第4～7d开始出疹。皮疹出现时间及特点与流行性斑疹伤寒相似，但皮疹数量少。常初发于胸腹部，24h内迅速扩展至颈、背、肩、臂、下肢等处，颜面、足底与手掌部少见。初为红色斑疹，直径1～4mm，继成暗红色斑丘疹，压之褪色，极少为出血性。

3. 中枢神经系统症状　症状较轻，大多表现为头痛、头晕、失眠、听力减退、烦躁不安等轻度神经系统症状，偶见意识障碍、脑膜刺激征等。

4. 其他　大多有便秘、恶心、呕吐、腹痛等。30%～50%病人有脾脏轻度肿大，肝大者较少，心肌很少受累，但可出现心动过缓。其他脏器很少受累，并发症少见，以支气管炎最多见，支气管肺炎偶有发生。少数病人病情严重时可并发器官功能衰竭。

【实验室及其他检查】

1. 血常规检查　白细胞总数及分类多正常，少数于病程早期出现血小板减少或嗜酸性粒细胞减少。

2. 生化检查　约90%的病人血清AST、ALT、ALP和LDH轻度升高。部分病人可出现低蛋白血症、低钠血症、低钙血症，严重病例可出现血肌酐和尿素氮升高。

3. 血清学检查

（1）外斐反应（Weil-Felix test，变形杆菌OX_{19}凝聚试验）：外斐反应中，变形杆菌OX_{19}凝集的诊断意义与流行性斑疹伤寒相似，其灵敏性高，但特异性差，不能区分地方性和流行性斑疹伤寒。一般血清凝集效价1:160即判为阳性，血清的凝集效价在病程恢复期较初期有4倍以上增长更具确诊意义。

（2）补体结合试验：阳性检测率高，抗体出现较早，特异性强。一般对同种抗原的反应滴度要高于异种2个滴度才有鉴别价值。

（3）间接免疫荧光法（IFA）及间接免疫酶染色试验（IP）：能检出IgM抗体，故可用作早期诊断，但不能区分地方性斑疹伤寒与流行性斑疹伤寒。

（4）间接红细胞凝集试验（ESS血凝试验）：用普氏或莫氏立克次体补体结合抗原或过期斑疹伤寒疫苗提取的致敏物质（ESS抗原）致敏红细胞，制备诊断试剂，反应无特异性，在疾病早期即可出现有诊断意义的滴度。

（5）乳胶凝集试验：原理与间接血凝试验相同，试验的敏感性和特异性与间接免疫荧光法相似。双份血清滴度呈4倍增长有诊断价值，单份血清滴度≥1:64可作现场诊断。

（6）酶联免疫吸附试验（ELISA）：目前ELISA已广泛用于地方性斑疹伤寒的检测。

4. 病原体分离与试验　将发热期病人血液接种于雄性豚鼠腹腔内，接种后5～7d动物发热，阴囊因睾丸鞘膜炎而肿胀，鞘膜渗出液涂片可见肿胀的细胞质内有大量的病原体。但一般实验室不宜进行豚鼠阴囊反应试验，以免在感染的动物间扩散和实验室工作人员受染。

5. 核酸检测　用DNA探针或者PCR方法检测病人血中立克次体核酸有助于早期诊断。

【诊断要点】

本病临床表现无特异性，且病情较轻，容易漏诊。流行病学资料对诊断有帮助。对居住地有本

Note：

病发生，或发病前 1 个月内去过疫区者，居住区有鼠疫及被鼠蚤叮咬史均有助于诊断。

临床表现与流行性斑疹伤寒相似，但症状较轻，病程较短。结合外斐反应变形杆菌 OX_{19} 凝集试验阳性有筛选价值，进一步诊断依赖补体结合试验及立克次体凝集试验等。本病需要与流行性斑疹伤寒(参阅本章第一节流行性斑疹伤寒)进行区分。还需与伤寒、流感、恙虫病、钩端螺旋体病及肾综合征出血热进行鉴别。

【治疗要点】

同本章第一节流行性斑疹伤寒。

1. 一般治疗 病人需卧床休息，供给富有营养易消化的饮食，补充大量的维生素 B、维生素 C 及足量的水分和电解质，维持水、电解质平衡。

2. 病原治疗 国内报道多西环素较四环素疗效突出，可使发热和其他症状及早消退，病程明显缩短，病死率大幅度下降。目前的治疗一般为多西环素 100mg 口服，每日 2 次，热退后需要再用 3d。昏迷病人采用注射给药。12～24h 病情即有好转，毒血症状(包括头痛)迅速改善或消失。体温于 24～96h 时内降至正常，但以 48h 为常见。皮疹于体温正常后数日消退。5d 疗程，或用药至退热后 2～4d，将有助于防止复发。用药后复发很少见。近年来临床使用喹诺酮类药物，如环丙沙星、氧氟沙星和培氟沙星等对本病治疗也有效。

3. 对症治疗 高热病人以物理降温为主，必要时可给予小剂量的解热镇痛药。毒血症状严重者可给予肾上腺皮质激素，有低血容量或休克倾向者按照感染性休克处理。对有心功能不全者要注意减轻心脏负荷，可使用强心苷类药物。

【隔离】

对病人执行虫媒隔离措施。体温正常后 12d 方可解除隔离。密切接触者应医学观察 21d，发热者应立即隔离。隔离期间注意心理护理。出院时做好终末消毒。医务人员接触病人进行操作时需要穿戴相应个人防护装备。

知 识 链 接

地方性斑疹伤寒的预防方法——灭蚤

跳蚤是地方性斑疹伤寒的主要传播媒介，杀灭跳蚤是切断地方性斑疹伤寒流行的环节之一。灭蚤主要从防蚤开始，蚤的繁殖和生存，需要适宜的滋生条件和充足的血液，因此搞好室内卫生，改善环境，管理好家禽家畜，是防蚤灭蚤的根本。在消灭跳蚤的过程中，应采取综合防治，防灭相结合的措施，才能取得较好的效果，具体方法包括物理灭蚤和药物灭蚤。物理法可采取火烧或粘捕，火烧法可杀灭成虫、幼虫、卵和蛹；粘捕法则是将粘纸放在墙角和家具下面，当蚤跳时被粘住，然后将粘纸收集烧掉。使用药物灭蚤时可用 1% 的敌百虫水溶液进行环境喷洒。野外工地作业时注意预防措施，尽量避免与鼠类及其排泄物、分泌物接触，还可以穿防蚤袜，防止接触感染。

【护理】

参见本章第一节流行性斑疹伤寒"护理"部分。

【健康指导】

1. 管理传染源 地方性斑疹伤寒是我国法定丙类传染病，散发病例应按照丙类传染病上报流程,及时报告。灭鼠、灭蚤,及时隔离病人,并及早治疗。密切接触者应医学隔离观察21d。

2. 切断传播途径　灭鼠、灭蚤,做好室内环境和个人卫生,消除鼠蚤等滋生的条件,防止食物、环境被鼠、蚤污染。

3. 保护易感人群　因本病多散发,故一般不进行疫苗接种。疫苗接种对象为灭鼠工作人员及与莫氏立克次体有接触的实验室工作人员。暴发流行时,可采用普氏立克次体灭活疫苗对高风险人群进行免疫接种。

【预后】

本病病情较轻,并发症少,预后良好,病死率低,偶见多脏器衰竭病例。未经治疗者,病死率一般不到5%。用抗生素治疗后,病人很少死亡。老年病人或未经治疗的病人,感染后可陷入极度衰弱,恢复期延长。

（游建平）

思 考 题

1. 地方性斑疹伤寒的流行特征是什么?
2. 如何在生活中做好地方性斑疹伤寒的预防控制?

第三节　恙　虫　病

学 习 目 标

知识目标:
1. 掌握恙虫病的流行病学特点、临床表现及护理措施。
2. 熟悉恙虫病的治疗原则及预防措施。
3. 了解恙虫病的病原学和辅助检查。

能力目标:
1. 能根据病人的临床表现实施护理。
2. 能运用护理程序护理病人。

素质目标:
1. 热爱传染病护理工作。
2. 培养严谨工作作风。

　导入情境与思考

赵某,男性,42岁,地质勘探员。因"寒战、高热、头痛、乏力、食欲缺乏1周"入院。病人一周前无明显诱因出现寒战、发热,体温最高达39.4℃,伴头痛、乏力、食欲下降、全身酸痛,休息后不能缓解。发病前10d曾在广东某野外丛林进行勘探工作。

体格检查:体温39.1℃,脉搏116次/min,呼吸30次/min,血压136/82mmHg。左侧腋窝可触及数个黄豆大淋巴结,质中,活动可,左侧腋窝旁可见一处焦痂,大小约0.6cm×0.6cm。

实验室检查:血常规WBC 6.36×10^9/L,RBC 4.28×10^{12}/L,PLT 120×10^9/L,Hb 128g/L,尿常规示:隐血(++),蛋白质(++),肌酐82μmol/L,尿素氮17.13mmol/L。外斐反应阳性,OX_K凝集效价1:160。

请思考：

1．该病人可能的临床诊断是什么？

2．该病人的主要护理诊断有哪些？应采取哪些护理措施？

3．护士如何对病人进行疾病预防教育？

恙虫病（tsutsugamushi disease）又名丛林斑疹伤寒（scrub typhus），是由恙虫病东方体（Orientia tsutsugamushi）引起的急性传染病，系一种自然疫源性疾病。鼠类为主要传染源，通过恙螨幼虫叮咬传播。临床上以叮咬部位焦痂（eschar）或溃疡形成、发热、皮疹、淋巴结肿大为特征。严重者可出现多器官损害，因心、肺、肾功能衰竭而危及生命。

【病原学】

恙虫病东方体在电镜下呈球状或球杆状，大小约为 $(0.3\sim0.6)\,\mu m \times (0.5\sim1.5)\,\mu m$，革兰氏染色呈阴性，吉姆萨染色呈紫蓝色。病原体对幼龄小白鼠的致病力强，故常用小白鼠腹腔内接种法作病原分离和鉴定。恙虫病东方体对外界环境的抵抗力较弱，有自然失活、裂解倾向，不易在常温下保存，不耐热，37℃ 2～3h 后，其活力大为下降。对一般消毒剂均很敏感，如在 0.5% 苯酚溶液中或加热至56℃，10min 即可死亡。耐寒、耐低温，−20℃ 可存活 5 周，干燥条件下亦能长时间存活。对氯霉素、四环素类和红霉素类均极敏感，但对青霉素类、头孢菌素类、碳青霉烯类、磺胺类及氨基糖苷类抗生素有抵抗力。

知 识 链 接

恙虫病东方体

恙虫病的病原体是恙虫病东方体，最早发现于日本。原属于立克次体科（Rickettsiea）的立克次体属（Rickettsia），后经研究发现，该病原体的部分生物学特性明显不同于该属的其他立克次体，从而将其另立一属，称为东方体属（Orientia），将恙虫病立克次体改称为恙虫病东方体。恙虫病东方体可分为多个型别，且存在混合型别。Karp、Kato、Gilliam 为 3 个原型，包含了大多数目前全球从病人、媒介螨虫或啮齿类动物宿主中分离到的恙虫病东方体菌株。已有研究表明，恙虫病东方体的型别和毒力与地域分布密切相关，因此恙虫病东方体血清型和基因型的区域分布具有重要流行病学意义。

【流行病学】

1. **传染源** 鼠类是主要传染源。鼠类感染后多无症状，但病原体在其内脏中能长期存在，因而成为本病的主要贮存宿主。此外，兔、猪、家禽、鸟类等也可被感染或携带恙螨，同样可为本病的传染源及储存宿主。人类患病后，虽然血液中也有恙虫病东方体，但被恙螨幼虫叮咬的可能性极小，故作为传染源的意义不大。

2. **传播途径** 本病通过携带恙虫病东方体的恙螨（mite）幼虫叮咬传播。全球已发现 3 000 多种恙螨，主要分布在东南亚地区，我国有 500 多种，分布遍及全国。但能传播本病的恙螨有数十种，在我国已经证实的传播媒介有地里纤恙螨、红纤恙螨、高湖恙螨。恙螨多生活于温度较高，湿度较大的丛林边缘、草莽地带、河湖岸边及农田的土壤中，这些地区常是鼠类活动场所。恙螨的生活周期包括卵、幼虫、蛹、稚虫和成虫五期，其中只有幼虫是寄生性，当幼虫叮咬带有恙虫病东方体的动物时受感染并在体内繁殖，经卵传代，到第二代幼虫，仍带有该病原体，如该幼虫再叮咬人或动物时，即可将病原体传染，如此不断循环。因此恙螨既是本病的传播媒介，也是恙虫病东方体的原始贮存宿主。

当人在疫区的草地上工作、活动或坐卧时,被带有病原体的幼虫叮咬而得病。

3. **人群易感性**　普遍易感。从事野外劳动、较多接触丛林杂草的人员及青壮年因暴露机会多而发病率较高。病后对同株病原体可产生较持久的免疫力,对异株的免疫力仅能维持数月,故可再次感染异株发病。

4. **流行特征**　恙虫病分布很广,多发生于亚太地区的热带和亚热带,尤以东南亚、澳大利亚和日本地区常见,近年来逐渐向温带地区蔓延。全世界每年约有 100 万病例发生。本病在我国主要见于东南沿海地区,岛屿居民的发病率较高,但长江以北地区也不断有本病的报道。

我国北方和南方的流行季节有显著差异。南方省区多发生于夏、秋季,见于 5～10 月,以 6～8 月为流行高峰,但北方省区则多发于秋冬季,发病以 9～12 月为多,10 月为流行高峰。流行季节与气温、雨量变化、恙螨和野鼠密度增加等因素有关。

【**发病机制与病理改变**】

1. **发病机制**　病原体从恙螨幼虫叮咬处侵入人体,先在叮咬局部组织细胞内繁殖,引起局部的皮肤损害,形成丘疹、焦痂或溃疡,进而直接或经淋巴系统进入血流,形成恙虫病东方体血症,血流中的病原体侵入血管内皮细胞和单核吞噬细胞内生长繁殖,产生毒素,引起发热、肌肉酸痛等全身毒血症状和肝、心、肺、肾等多脏器的病变。

2. **病理改变**　本病的主要病理变化为全身小血管炎、血管周围炎及单核吞噬细胞增生。被恙螨叮咬的局部皮肤先有充血、水肿,形成小丘疹,继成小水疱,水疱中央坏死、出血,形成圆形或椭圆形的黑色痂皮,称为焦痂。痂皮脱落可呈溃疡。焦痂或溃疡附近的淋巴结肿大显著,并可伴有全身淋巴结肿大。内脏普遍充血,肝脾因充血及单核吞噬细胞增生而肿大,可出现局灶性或弥漫性心肌炎、出血性肺炎、间质性肾炎及淋巴细胞性脑膜炎等。

【**临床表现**】

潜伏期 4～21d,一般为 10～14d。病人一般无前驱症状,起病急骤,体温迅速上升,1～2d 内达 39～41℃,多呈弛张热,亦可呈持续热型或不规则热型,持续 1～3 周,个别病例可超过 1 个月。常伴有畏寒或寒战、剧烈头痛、全身酸痛、疲乏、嗜睡、食欲下降、恶心、呕吐等。体征可有颜面部及颈胸部潮红、结膜充血、焦痂或溃疡、淋巴结肿大、皮疹、肝脾大等。病程进入第 2 周后,病情常加重,可出现表情淡漠、谵妄、昏迷或抽搐、脑膜刺激征等中枢神经系统症状;循环系统可有心率快、心音弱、心律失常等心肌炎表现;呼吸系统可出现咳嗽、胸痛、气促等肺炎症状。少数病人可有广泛的出血现象,如鼻出血、胃肠道出血等。危重病例呈严重的多器官损害,出现心、肝、肾衰竭及循环衰竭,还可发生弥散性血管内凝血。第 3 周后,病人体温逐渐降至正常,症状减轻至消失,并逐渐康复。

恙虫病具有一些特征性体征,对于诊断有重要价值,分述如下:

1. **焦痂与溃疡**　焦痂为本病之特征,对临床诊断最具意义,可见于 70% 以上的病人。发病初期被恙螨幼虫叮咬处可出现红色丘疹,不久形成水疱,破裂后呈新鲜红色小溃疡,1～2d 后中央坏死,成为褐色或黑色焦痂。焦痂呈圆形或椭圆形,大小不等,直径范围可为 2～15mm,多为 4～10mm,其边缘突起,周围有红晕,如无继发感染,则不痛不痒,也无渗液。痂皮脱掉后即成溃疡,其基底部为淡红色肉芽创面,起初常有血清样渗出液,而后逐渐减少,形成一个光洁的凹陷面,偶有继发性化脓现象。多数病人仅有 1 个焦痂或溃疡。由于恙螨幼虫喜好叮咬人体湿润、气味较浓部位以及被压迫的部位,故焦痂多见于腋窝、外生殖器、腹股沟、会阴、肛周及腰背等处。病人发病时通常已有焦痂,因此体查时应细致检查,以免遗漏。

2. **淋巴结肿大**　焦痂附近的淋巴结常明显肿大(可借此寻找焦痂),大者如核桃,小的如蚕豆,可移动,常伴疼痛和压痛,不化脓,多见于腹股沟、腋下、耳后等处,消退较慢,在疾病恢复期仍可扪及。全身表浅淋巴结也可有轻度肿大。

3. 皮疹　皮疹的发生率有较大差异,可能与病原体的型别不同、病情轻重、就诊早晚等因素有关。皮疹多出现于病程的 4～6d,少数病例可于发病时即出现,或迟至第 14d 才出现。发生率各地报道差别较大(35%～100%),可能与就诊时病期不同及病情轻重程度不同有关。皮疹常为暗红色充血性斑丘疹,少数呈出血性,无瘙痒,大小不一,直径为 2～5mm,压之不褪色,多散在分布于躯干和四肢,面部少见,手掌和足底部更少,极少数可融合成麻疹样皮疹。皮疹持续 3～7d 后逐渐消退,不脱屑,但有色素沉着。有些病人于病程第 7～10d 可在口腔软腭、硬腭及颊部黏膜上发现黏膜疹或出血点。

4. 肝脾大　肝大占 10%～30%,脾大 30%～50%,质软,表面平滑,可有轻微压痛。

5. 并发症　较常见的并发症有支气管肺炎、脑膜脑炎、中毒性肝炎、心肌炎、消化道出血和急性肾衰竭等,亦可并发多器官功能衰竭。孕妇可发生流产。

【实验室及其他检查】

1. 一般检查　病人白细胞计数常减少或正常,重型病人或有其他并发症时白细胞计数可增多,分类常有中性粒细胞核左移、淋巴细胞数相对增多。尿常规检查时,病人尿液中常见少量蛋白、白细胞、红细胞或上皮细胞。生化表现为肝功能正常或轻度异常,可有心肌酶谱异常,红细胞沉降率或 C 反应蛋白升高。

2. 血清学检查

(1) 变形杆菌 OX_K 凝集试验:又称外斐反应,病人血清中的特异性抗体能与变形杆菌 OX_K 抗原起凝集反应,为诊断提供依据。外斐反应最早可于发病第 4d 出现阳性,到病程第 1 周末约 30% 阳性,第 2 周末约为 75%,第 3 周可达 90% 左右,效价自 1∶160～1∶1 280 不等。第 4 周阳性率开始下降,至第 8～9 周多转为阴性。效价在 1∶160 以上有诊断意义。若在病程中隔周进行检查,如效价升高 4 倍以上,则诊断意义更大。

(2) 补体结合试验:阳性率较高,特异性较强。补体结合抗体在体内的持续时间可达 5 年左右。最好选用当地流行株作为抗原或采用多价抗原,这样可提高检测的阳性率。

(3) 免疫荧光试验:用间接免疫荧光抗体试验检测病人血清中特异性抗体 IgM 或 IgG,在病程的第 1 周末开始出现阳性,第 2～3 周末达高峰,2 个月后效价逐渐下降,但可持续数年。

(4) 斑点酶免疫测定:用于检测病人血清中各血清型的特异性 IgM 或 IgG 抗体,其中特异性 IgM 抗体的检测有早期诊断价值。

(5) 酶联免疫吸附试验(ELISA)与酶免疫测定(EIA):可做各种血清型恙虫病东方体的特异性 IgM 或 IgG 抗体检测,敏感度和特异性与斑点免疫测定相仿,亦可用于血清分型,但操作更简便。

(6) 间接免疫荧光抗体试验:用间接免疫荧光抗体试验检测病人皮疹活检标本中恙虫病东方抗体原,检出率为 65%,特异为 100%;病人焦痂活检标本中恙虫病东方抗体原检出率和特异性均可达 100%,且在用特效病原治疗药物 4d 内,对该检测的敏感度和特异性影响不大。

3. 病原学检查

(1) 病原体分离:可采用动物实验、鸡胚卵黄囊接种或 HeLa 细胞培养等方法分离恙虫病东方体。

(2) 分子生物学检查:采用聚合酶链反应(PCR)技术可检测细胞、血液等标本中的恙虫病东方体基因,具有敏感度高、特异性强的特点,对于本病诊断及血清型的鉴定有一定价值。

【诊断要点】

1. 流行病学资料　发病前 3 周是否到过恙虫病流行区,有无野外活动史,如田间劳作、户外工作、露天野营、草地坐卧等,同时还应注意流行季节及当地恙虫病的流行情况等。

2. 临床表现　起病急、高热、畏寒或寒战、食欲缺乏、颜面潮红、焦痂或溃疡、皮疹、浅表淋巴结肿大、肝脾大。尤以发现焦痂或特异性溃疡最具临床诊断价值。对怀疑患本病的病人应仔细寻找焦痂或溃疡,一般多位于肿大、压痛的淋巴结附近。

3. 实验室及其他检查　外斐反应凝集效价在 1∶160 或以上有辅助诊断价值。检测病人血清特异性抗体 IgM 具早期诊断价值,PCR 技术可检测细胞、血液标本中的恙虫病东方体 DNA,小白鼠腹腔接种可培养并分离病原体。

【治疗要点】

1. 一般治疗　宜卧床休息,避免劳累,进食宜消化的食物,加强营养,注意多饮水,保持大便通畅,每日尿量 2 000ml 左右。保持水、电解质、酸碱和能量平衡,注意口腔卫生,定时翻身。重症病人应加强病情观察,及时发现各种并发症和合并症,采取适当的治疗措施。高热可物理降温,酌情使用解热药物,但慎用大量发汗的解热药。烦躁不安时可适量应用镇静药物。重症病人可给予糖皮质激素,以减轻毒血症状。

2. 病原治疗　首选四环素类药物,其中多西环素有特效,成人 200mg/d;8 岁以上儿童每日 4mg/kg,每日服药 1 次或分 2 次服用,首次剂量可加倍;孕妇、8 岁以下儿童及哺乳期妇女不宜服用多西环素。此外,氯霉素和红霉素对本病有良好疗效,但因氯霉素有诱发再生障碍性贫血的可能性,故不宜作为本病的首选治疗药物。红霉素的成人剂量为 1g/d。罗红霉素、阿奇霉素、诺氟沙星、甲氧苄啶等,对本病亦有疗效。然而,青霉素类、头孢菌素类和氨基糖苷类抗生素对本病无治疗作用,因为恙虫病东方体是专性细胞内寄生的微生物,而这些抗生素很难进入细胞内发挥其作用。少数病人可出现复发,用相同的抗生素治疗同样有效。

【护理】

(一)护理评估

1. 病史

(1)流行病学特点:评估发病季节、发病地点,当地有无本病流行;病人有无野外劳动及鼠接触史;有无恙螨叮咬史。

(2)患病及治疗经过:评估病人患病时间、近期患病史、药物过敏史、输血史等;发病以来体重、饮食、排便习惯有无改变;有无畏寒或寒战、头痛、全身酸痛、疲乏、食欲减退等;有无心率快、心音弱、心律失常;有无咳嗽、胸痛、气促等表现。

(3)心理 - 社会状况:评估病人对恙虫病的了解情况、对预后的认识、对所出现的各种临床表现的承受程度和心理反应。

2. 身体评估

(1)生命体征:监测生命体征,如体温、脉搏、呼吸、血压,面色、神志状态,必要时监测脉搏和血氧饱和度。评估病人的热程、热型、发热时的伴随症状等。

(2)神经精神状态:注意病人意识状态的改变,如有无表情淡漠、反应迟钝、神志恍惚、甚至谵妄等。有无脑膜刺激征,以及上述症状与体温升降的关系。

(3)皮肤黏膜:评估皮肤有无红色丘疹、水疱及焦痂,询问焦痂出现的时间,评估焦痂的部位、数目、分布情况,并在焦痂附近查体有无淋巴结肿大。

(4)腹部体征:检查有无肝、脾大及并发症的发生。

3. 实验室及其他检查

(1)血常规检查:是否有白细胞计数减少,分类是否有中性粒细胞核左移、淋巴细胞数相对增多。

(2)血清学检查:外斐试验中血清 OX_K 效价在 1∶160 以上有诊断意义。

(3)其他免疫学试验:是否为阳性结果。

(二)常用护理诊断 / 问题

1. 体温过高　与恙虫病东方体血症有关。

2. **皮肤完整性受损** 与恙虫叮咬后导致焦痂、溃疡、皮疹形成有关。

3. **潜在并发症**：支气管肺炎、心肌炎。

4. **焦虑** 与病人对疾病的预后未知有关。

（三）护理目标

1. 病人了解本病发热特点,配合治疗,体温逐渐降至正常范围。

2. 病人能妥善保护皮肤受损部位。

3. 病人能列举主要并发症,并能识别主要早期征象,主动避免诱因,配合治疗和护理,住院期间无并发症发生。

4. 病人心理状态良好,配合各项治疗护理。

（四）护理措施及依据

1. 体温过高的护理

（1）高热时应以物理降温为主,采取冷敷或温水擦浴,但不宜用乙醇擦浴,以免影响皮疹和诱发皮下出血。

（2）持续高热者若物理降温效果不佳,遵医嘱使用药物降温,注意防止降温过快、过急大量出汗而发生虚脱,降温处理 30min 后复测体温,监测体温变化并记录。

（3）热退时大量出汗,要及时擦干或更换衣服,做好皮肤护理,保持衣服和皮肤清洁干燥。

2. 皮肤完整性受损的护理

（1）观察皮肤受损情况,有无皮疹、焦痂或溃疡,观察其发生部位、大小形状及消长情况,是否继发感染。皮肤焦痂与溃疡多分布于腋窝、腹股沟、会阴、外生殖器、肛门等比较隐蔽处。要注意皮肤清洁,内衣裤柔软干净。

（2）如病人未觉不适,皮疹无须特殊处理。保持局部皮肤清洁,防止继发感染是焦痂、溃疡护理的关键。勿强行撕脱痂皮,应让其自行脱落,可用 75% 酒精涂擦溃疡周围皮肤,用过氧化氢溶液、生理盐水涂擦溃疡面,然后用庆大霉素注射液湿敷创面,每天 3 次,直至痊愈。局部破溃皮肤可用无菌敷料覆盖,防止衣服摩擦溃疡面而继发感染。

（3）多数病人有局部淋巴结肿大,多位于焦痂附近,直径为 0.5～1.5cm,活动无粘连,部分有压痛,极少数伴有轻微痒感,搔抓可致皮肤破溃。淋巴结肿痛明显者,可局部热敷,并适当限制病人肢体活动,以减轻疼痛,促进吸收。

3. 潜在并发症：支气管肺炎的护理

（1）密切观察病情,注意呼吸频率、节律、深浅的改变,病情变化时及时报告医生。

（2）在输液过程中控制输液速度,以免输液过快引起肺水肿、心力衰竭。

（3）加强营养,增强抵抗力。注意保暖,保持病室清洁及空气新鲜,温湿度适宜,室温控制在 22～24℃,相对湿度保持在 50%～60%。

（4）保持病人呼吸道通畅,及时清除呼吸道分泌物。协助病人更换体位和拍背,指导病人有效咳嗽。

4. 潜在并发症：心肌炎的护理

（1）密切观察病人面色、心率及节律的变化,询问病人有无活动后明显心悸、胸闷表现,判断有无并发心肌炎,及时报告医生。

（2）病人卧床休息,避免情绪激动,减少活动量。

（3）输液滴速勿快。

5. 心理护理

（1）向病人及家属讲解恙虫病的发病原因、传播方式等相关知识,耐心听取病人和家属的提问并给予解释,使病人主动配合治疗和护理。

（2）鼓励病人说出自己的想法和感受,告知病人积极配合治疗则预后良好,消除其恐惧焦虑心理。

6. 其他护理

（1）休息与活动：发病早期病人出现高热、肌肉酸痛、全身无力，应卧床休息。减少机体消耗，防止并发症的发生。待病情好转后下床适当活动，活动量视体力恢复情况逐渐增加。

（2）饮食与营养：病人发热消化吸收功能降低，机体分解代谢增加，及时给予营养丰富、高维生素、易消化的流质或半流质饮食，少食多餐。并注意补充充足的水分，昏迷者给予鼻饲饮食。注意保持口腔清洁，防止口腔感染。

（3）病情观察：密切观察生命体征的变化，若有心率增快、心律失常、咳嗽频繁伴胸痛、气促、神志改变，以及出现谵妄、抽搐等表现，有可能并发心肌炎、肺炎、脑膜脑炎等，应及时通知医生进行对症处理。

（4）用药护理：遵医嘱使用四环素类药物，告知病人足量服药，不可随意减量或停药，以免影响疗效，同时注意观察药物的不良反应。

服用四环素类抗生素应观察消化道症状，如恶心、呕吐、食欲缺乏等，还应注意有无过敏反应。四环素类药物易与牛奶、钙、镁、铁、铝、铋等生成不溶性的络合物，故不宜与上述食物或含有上述成分的药物同服。此外，四环素类药物还会影响婴幼儿骨骼生长，导致牙齿釉质发育不良，致畸等，故孕妇及 7 岁以下儿童禁用。

（五）护理评价

1. 病人是否积极配合治疗，体温是否逐渐降至正常范围。

2. 病人能否妥善保护皮肤受损部位。

3. 病人能否识别并发症主要早期征象，住院期间是否有并发症发生。

4. 病人心理状态是否良好，能否配合各项治疗护理。

【健康指导】

1. 公众健康教育　流行地区要持续开展爱国卫生运动，降低环境中鼠类和恙螨密度是控制本病的重要措施。注意改善环境卫生，清除杂草，消灭恙螨和野鼠、家鼠。填平坑洼，以增加日照，降低湿度，使之不适于恙螨的生长繁殖。对不能除杂草的区域可用化学杀螨剂喷洒。同时采取以环境治理为主，药物毒杀为重要手段的综合措施控制鼠密度。

2. 疾病预防指导

（1）控制传染源：主要是灭鼠。应采取综合措施，用各种捕鼠器与药物灭鼠相结合。常用灭鼠药物有磷化锌、安妥和敌鼠等。病人不必隔离，接触者不检疫。

（2）切断传播途径：关键是避免恙螨幼虫叮咬。在恙虫病流行季节应避免在草地上坐卧，在野外活动时，应扎紧衣袖口、裤管口，衬衫扎入裤腰内，减少恙螨的附着或叮咬。也可在暴露的皮肤和裤脚、领口或袖口上防虫剂，如邻苯二甲酸二苯酯或苯甲酸苄酯等。此外，应改善环境卫生，除杂草，消除恙螨滋生地，或在丛林草地喷洒杀虫剂。在流行区野外作业时，铲除或焚烧住地周围半径 50 米内杂草，然后喷洒杀虫剂消除恙螨。野外作业后，及时拍打衣物，抖落附着的恙螨；换衣洗澡，重点擦洗腋窝、腰部、会阴等皮肤柔软部位，可减少被恙螨叮咬的机会。

（3）保护易感人群：做好个人防护是预防本病的有效措施。流行季节避免在恙螨栖息环境中坐卧休息或晾晒衣被。目前，尚无临床可用的恙虫病疫苗。

3. 疾病知识指导　向病人宣教恙虫病发病原因、临床表现等相关知识，并指导病人出院后做好个人防护，特别是高危人群减少或避免恙螨的暴露，以降低感染风险。有恙螨叮咬史或野外活动史者，一旦出现疑似症状或体征，应及早就医，并告知医生相关暴露史。

【预后】

恙虫病如能早期诊断，并及时选用有效的抗菌药物治疗，绝大多数病人预后良好。老年人、孕妇、有并发症者预后相对较差。故应尽早就诊,以缩短病程。病死率各地报告差异较大,未用抗生素病死率为 9%～60%,自应用有效抗生素治疗后已降低至 1%～5%。

（郎红娟）

思 考 题

1. 如何做好恙虫病病人焦痂和溃疡的护理？
2. 如何在生活中做好恙虫病的预防？

N

URSING

第五章

钩端螺旋体感染性疾病

05章 数字内容

第一节　钩端螺旋体病

———— 学 习 目 标 ————

- 知识目标：
1. 掌握钩端螺旋体病的护理诊断及护理措施。
2. 熟悉钩端螺旋体病的病理生理、辅助检查、临床表现、治疗原则。
3. 了解钩端螺旋体病的病原学、流行病学。
- 能力目标：
1. 能根据病人的临床表现实施护理。
2. 能运用护理程序护理钩端螺旋体病病人。
- 素质目标：
具有爱岗敬业,科学创新的工作精神。

导入情境与思考

王某，男性，25岁。因"畏寒、发热2d，伴全身酸痛、乏力、不能行走1d"入院。发病前一周曾收割水稻。

入院查体：体温40℃，脉搏114次/min，呼吸22次/min，血压120/80mmHg。结膜充血，右侧腹股沟扪及一个蚕豆大的淋巴结，有压痛。

实验室检查：WBC $9×10^9$/L，N 75%，L 25%，Hb 140g/L，尿蛋白+，尿WBC 0～5个/HP，尿RBC 2～5个/HP，ALT 100U/L。

请思考：

1. 该病人的初步疾病诊断是什么？并阐述诊断依据。

2. 目前病人存在的主要护理诊断/问题有哪些？

3. 针对病人的主要护理诊断/问题，护士应采取哪些护理措施？

钩端螺旋体病（leptospirosis）简称钩体病，是皮肤和黏膜经接触含致病性钩端螺旋体（简称钩体）感染源而传播的自然疫源性急性传染病。鼠类和猪是主要传染源，呈世界性范围流行。其临床特征为起病急骤，早期呈现钩端螺旋体血症，表现为高热、全身酸痛、乏力、球结膜充血、淋巴结肿大和腓肠肌压痛等全身中毒症状，中期呈现各脏器损害和功能障碍，后期为多种变态反应后发症，重症病人可并发肝、肾衰竭和肺弥漫性出血而危及生命。

【病原学】

螺旋体广泛分布在自然界和动物体内，大部分无致病性，只有一小部分可致病，其中，引起人类疾病的螺旋体有钩体、梅毒螺旋体、包柔螺旋体、伯氏疏螺旋体，引起钩体病、梅毒、回归热、莱姆病等，其中最常见的是钩端螺旋体病。电镜下钩体由柱形菌体、轴丝和外膜组成，钩体有两条环状染色体，其基因序列已获得。

钩体能耐寒冻，冷湿及弱碱环境是其存活的重要条件，在河沟及田水中可存活数日乃至数月。钩体对干燥、热、酸、碱和常用消毒剂很敏感，极易被稀盐酸、70%乙醇、含氯石灰所灭活。在干燥环境下数分钟，日光直射2h，60℃以上10min，含0.3%有效氯的水中3min，肉盐腌（含盐48%以上）10d以上，均可被杀死。

【流行病学】

1. 传染源 钩体的动物宿主广泛，在我国证实有80多种动物，其中鼠类和猪是主要宿主和传染源。钩体可在感染动物的肾小管生存达数月至数年之久而不引起发病，但可随尿液排出体外污染水及土壤。人带菌时间短，排菌量小，且人尿为酸性，不宜钩体生存。

鼠类以黑线姬鼠、黄胸鼠、褐家鼠和黄毛鼠为最重要，黑线姬鼠是稻田型钩体病的主要传染源。鼠感染钩体后带菌率高，带菌时间长，甚至终身带菌，由尿排出钩体污染水、土壤及食物。鼠类所带菌群主要为黄疸出血群，其次为波摩那群、犬群和流感伤寒群。猪是我国北方钩体病的主要传染源。猪带菌率高，排菌时间长和排菌量大，与人接触密切，易引起洪水型或雨水型流行。猪携带钩体主要是波摩那群，其次是犬群和黄疸出血群。犬的带菌率也较高，是雨水型流行的重要传染源。犬所带钩体主要为犬群，其毒力较低，所致钩体病较轻。牛、羊、马等亦能长期带菌，但其传染源作用远不如猪和犬。

2. 传播途径

（1）接触传播：是最主要的传播途径。带钩体动物排尿污染周围环境，人与环境中污染的水或土壤接触是本病的主要感染方式，感染的危险因素取决于人、动物和环境之间的相互作用（图5-1）。皮肤,尤其是破损的皮肤和黏膜是钩体最主要入侵途径。在饲养或屠宰家畜过程中,可因接触病畜或带菌牲畜的排泄物、血液和脏器等而受感染。亦有个别经鼠犬咬伤、护理病人和实验室工作人员感染的报道。

(2)消化道传播:进食被鼠尿污染的食物和水,经口腔和食管黏膜感染。

(3)母婴传播:患钩体病的孕妇可经胎盘传播给胎儿。

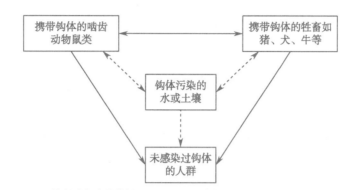

注:———→ 通过接触动物直接传播; ·· ·→ 通过接触受污染的尿液、水或土壤间接传播

图5-1 钩端螺旋体病的传播途径

3. 人群易感性 人对钩体普遍易感,感染后可获较强同型免疫力。感染后同型免疫力特异性明显,可二次感染其他型钩体;但部分型间或群间也有一定的交叉免疫。新入疫区人口的发病率往往高于疫区居民,病情也较重。

4. 流行特征 由于钩体在外界存活需适当温度及湿度,其感染的方式需在特定的条件和环境下发生,使本病的流行具有明显的地方性、季节性、职业性和流行形式。

(1)地方性:本病遍布世界各地,以热带和亚热带为主要流行区。我国以西南及南方各省多见。我国除新疆、甘肃、宁夏、青海外,其他地区均有本病散发或流行,以西南和南方各省多见。

(2)季节性:全年均可发生,多流行于夏、秋季,6~10月发病最多,可有短期流行或大流行,非流行期间常为散发。

(3)职业性:本病以青壮年为主,男性高于女性,农村人口的发病率高于城市。农民、渔民、牧民、屠宰工人、野外工作者和下水道工人等为易感人群,疫区儿童常下河游泳、嬉水,也是易感者。

(4)流行形式:稻田型、雨水型、洪水型是钩体病流行的三个主要类型,其主要特点见表5-1。

表5-1 钩体病的主要流行类型及其特点

	稻田型	雨水型	洪水型
主要传染源	鼠类	猪和犬	猪
主要菌群	黄疸出血群	波摩那群	波摩那群
传播因素	鼠尿污染	暴雨积水	洪水淹没
感染地区	稻田、水塘	地势低洼村落	洪水泛滥区
发病情况	较集中	分散	较集中
国内地区	南方水稻耕种区	北方和南方	北方和南方
临床类型	流感伤寒型、黄疸出血型、肺出血型	流感伤寒型	流感伤寒型、少数脑膜脑炎型

【发病机制与病理改变】

1. 发病机制 钩体经正常或受损的皮肤、黏膜侵入人体后,经淋巴管或直接进入血流繁殖产生毒素,多数病人3~7d内形成钩端螺旋体血症(leptospiremia),在溶血素、细胞毒因子及内毒素样物

Note:

质等致病物质的作用下产生临床症状。少数在起病约 3～14d,钩体侵入全身组织器官,产生不同程度损害,尤以肺、肝、肾、脑等实质脏器为重,出现肺出血、黄疸、肾衰竭、脑膜脑炎等相应临床表现。

2. 病理改变 本病基本病理改变是非特异性全身毛细血管感染中毒性损伤。因钩体毒素与组织器官间相互反应,导致全身毛细血管感染中毒性损伤,其突出特点是严重的器官功能障碍与轻微的组织形态变化的不一致性,即临床表现极为严重的病例,其组织病变仍相对较轻。此种轻微的组织结构变化如及时治疗可迅速恢复,故本病亦具有较易逆转而完全恢复的特点。

【临床表现】

临床表现复杂,病情轻重差别大,主要与入侵钩体的菌型和机体免疫力有关。侵入钩体毒力强或初入疫区、未接受过预防接种、缺乏免疫力者可出现严重临床表现。潜伏期一般 7～14d,平均 10d。典型的临床病程可分早期、中期和后期。

1. 早期(钩体血症期) 在起病后 3d 内,急性起病,表现为发热和全身中毒症状。除主要 3 个症状和 3 个体征外,还可有咽部疼痛和充血,软腭小出血点,扁桃体肿大,恶心、呕吐、腹泻和肝脾轻度肿大等。

(1)症状

1)发热:急性发热,伴畏寒或寒战,体温 39℃ 左右,多为稽留热,部分为弛张热,1～2d 达高峰,热程 4～7d,也可达 10d 以上。

2)疼痛:头痛症状比较突出,可延续至中期和后期。全身酸痛和肌痛明显,多见于四肢和腰背肌,以腓肠肌为甚,1～6d 最明显。腓肠肌疼痛第 1 病日即可出现,轻者仅感小腿胀痛,重者疼痛剧烈,不能行走。

3)乏力:全身乏力、肢体软弱,腿软明显,难以下床站立和行动。部分病人全身乏力比临床体征更突出。

(2)体征

1)结膜充血:发病第 1d 即可出现结膜充血,以后迅速加重,无分泌物,可发生结膜下出血,少有畏光、疼痛,呈持续性,退热后仍可持续数天。

2)腓肠肌压痛:轻者仅轻度压痛,重者疼痛拒按,有一定的特征性。

3)浅表淋巴结肿大、压痛:病后第 2d 可出现,以腹股沟和腋下淋巴结群常见。一般为黄豆或蚕豆大,也可大如鹅蛋,质较软,有压痛。

2. 中期(器官损伤期) 起病后 3～10d。为症状明显阶段。按临床表现的主要特点可分以下五型:

(1)流感伤寒型:此型仅有早期钩体血症表现,无内脏损害,是钩体病的轻型。病程 5～10d,发热渐退而愈。在我国,此型最常见,占 90% 以上。

(2)肺出血型:在早期感染中毒表现的基础上,出现咳嗽、血痰和咯血(文末彩图 5-2),临床上分以下两型:

1)肺出血普通型:咳嗽,痰中带血,肺部少许湿啰音,X 线检查示双肺散在的点状或小片状阴影。

2)肺弥漫性出血型:以肺出血缺氧、窒息为特点,是无黄疸型钩体病的常见死因。起病 3～4d 出现大出血,亦可起病后很快发生。随着出血迅速扩大,病人出现进行性加重的呼吸循环功能障碍。病程可分 3 期:①先兆期:出现气促、烦躁、心慌,呼吸、脉搏进行性加快。肺部可闻及湿啰音,可有血痰或咯血。X 线胸片可见散在点片状阴影。此期经及时救治尚可逆转。②出血期:若在先兆期未得到及时有效治疗,随病情进展,病人出现极度烦躁、气促发绀,伴有窒息和恐惧感,呼吸、心率显著加快,第一心音减弱或呈奔马律,双肺布满弥漫粗湿啰音,多数有不同程度的咯血。X 线胸片见双肺广泛点片状阴影或大片融合。救治难度很大。③垂危期:如果病情未得到控制,可在 1～3h 或稍长时间内迅速加重,出现神志不清,甚至昏迷。呼吸不规则,高度发绀,大量咯血,甚至口鼻涌血(不凝泡沫状血液),可快速发生血压下降、失血性休克和窒息死亡。也有病人咯血不多,在进行心肺复苏或搬动时才从口鼻涌出大量血液。以上 3 期演变,短则数小时,长则 24h,有时 3 期难以截然划分。偶有暴发起病者,迅速出现肺弥漫性出血而死亡。

知 识 链 接

钩体病病人发生肺弥漫性出血的相关因素

钩体病病人肺弥漫性出血的发生与下列因素有关:①病原体毒力强,多为黄疸出血群钩体引起;②缺乏特异免疫力,如初入疫区者、未接种疫苗的儿童、青少年及孕妇;③病后未及时休息和治疗;④抗生素特别是青霉素治疗后发生赫氏反应(Jarisch-Herxheimer reactions)。

(3)黄疸出血型:于病程第 4~8d 出现进行性加重的黄疸、出血和肾损害(文末彩图 5-3)。本型严重者可出现肝衰竭、出血性休克及急性肾衰竭,其中,急性肾衰竭是本型的常见死因。

1)肝损害:病人食欲减退,恶心、呕吐;血清谷丙转氨酶(ALT)升高,黄疸于病程第 10d 左右达到高峰;肝脏轻至中度肿大,触痛;部分病人有轻度脾肿大。轻症者预后较好,重型者黄疸达正常值 10 倍以上,可出现肝性脑病,多有明显出血和肾衰竭,预后较差。

2)出血:常见为鼻出血,皮肤黏膜瘀点、瘀斑,咯血,尿血,阴道流血,呕血,严重者有消化道大出血,从而导致休克或死亡。少数病人在黄疸高峰期出现肺弥漫性出血而死亡。

3)肾损害:轻者为少量蛋白尿,镜下血尿,少量白细胞与管型。重者发生肾衰竭,表现为少尿、肉眼血尿和大量蛋白尿,电解质紊乱,氮质血症和尿毒症。肾衰竭是黄疸出血型的主要死因。

(4)肾衰竭型:各型钩体病均可有尿蛋白、尿红细胞等肾损害的表现,多可恢复正常。肾衰竭常与黄疸出血型合并存在,单纯出现少尿、氮质血症与尿毒症等肾衰竭表现者少见。

(5)脑膜脑炎型:少见。起病后 2~3d 出现头痛、呕吐、颈项强直等脑膜炎表现,或意识障碍、瘫痪、昏迷等脑炎的表现,严重者出现脑水肿、脑疝和呼吸衰竭。脑脊液检查见压力增高,白细胞数稍增多,以淋巴细胞为主,蛋白含量轻度增高,脑脊液中易分离出钩体。仅表现为脑膜炎者预后较好,脑膜脑炎者病情重,预后差。

3. 后期(恢复期或后发症期)　少数病人退热后,于恢复期后可再次出现症状和体征,称为钩体后发症。一般认为此与机体感染钩体后诱发的变态反应有关。

(1)后发热:多在退热后 1~5d,再次出现发热 38℃左右,不需抗生素治疗,持续 1~3d 而自退。后发热与青霉素剂量、疗程无关。

(2)反应性脑膜炎:少数病人在后发热的同时出现脑膜炎症状与体征,但脑脊液钩体培养阴性,其预后较好。

(3)眼后发症:常见于波摩那群钩体感染,以虹膜睫状体炎、脉络膜炎或葡萄膜炎常见,也有虹膜表层炎、球后视神经炎或玻璃体混浊等。可影响病人的视力。多于退热后 1 周至 1 个月出现。

(4)闭塞性脑动脉炎:多见于波摩那群钩体隐性感染半个月至 5 个月后。表现为脑动脉炎致脑缺血,而引起偏瘫、失语、多次反复短暂肢体瘫痪。脑脊液检查蛋白轻度增高,白细胞轻至中度增高。脑血管造影可有脑基底部多发性动脉狭窄。

【实验室及其他检查】

1. 一般检查　血白细胞计数和中性粒细胞轻度增高或正常,红细胞沉降率增快。约 2/3 的病人尿常规有轻度蛋白尿,尿镜检可见红细胞、白细胞及管型。重型病人可有外周血中性粒细胞核左移,血小板数量下降。肺部 X 线检查,肺出血型可见双肺呈毛玻璃状或双肺弥漫性点状、片状或融合性片状阴影。约 70% 的脑膜脑炎型病人脑脊液检查可见压力增高,蛋白增加,白细胞多在 $500 \times 10^6/L$ 以下,淋巴细胞为主,糖正常或稍低,氯化物正常。

2. 特异性检查

（1）血清学检查

1）显微镜下凝集试验（MAT）：检测血清中特异性抗体，为国内常用的钩体血清学诊断方法，其特异性和敏感性均较高。病人于起病第 7～8d 可出现阳性，15～20d 达高峰。1 次凝集效价 1:400（++）以上或起病初及 2 周后的双份血清效价增加 4 倍以上有诊断意义。

2）酶联免疫吸附试验（ELISA）：国外已较广泛用于检测血清钩体 IgM 抗体，其灵敏性和特异性均高于 MAT 和钩体培养，稳定性好。

（2）核酸检测：聚合酶链反应（PCR）可以检测病人全血、血清、脑脊液（发病 7～10d）或尿液（发病 2～3 周）中的钩体 DNA，具有特异、敏感、快捷特点，有助于早期诊断。

（3）钩体分离、培养：病人的血液、脑脊液或尿液在柯氏培养基中进行钩体培养，28℃培养 1～8 周，阳性率为 20%～70%，一般培养 4 周无钩体方可定为阴性。

【诊断要点】

根据流行病学资料，在流行地区、流行季节，病前 4 周内有接触疫水或接触病畜史，结合钩体血症的 3 个症状（急性畏寒发热、疼痛、乏力）和 3 个体征（结膜充血、腓肠肌压痛、浅表淋巴结肿大与压痛）及多脏器损害（尤其是肝、肾、肺、脑）等表现，多数病人可临床诊断本病。确诊有赖于血清学检查和核酸检测及钩体的分离、培养。

【治疗要点】

对钩体病各型均应特别强调"三早一就地"的治疗原则，即早期发现、早期诊断、早期治疗及就地或就近治疗。

1. 病原治疗 杀灭病原菌是治疗本病的关键和根本措施。轻症者可应用多西环素、阿莫西林、氨苄西林或阿奇霉素口服；重症者可用青霉素、头孢曲松或头孢噻肟钠静脉注射。其他抗生素可能有潜在治疗作用，如氯霉素、喹诺酮类及大环内酯类等。

（1）青霉素 G：为首选药物。常用剂量为 40 万 U 肌注，每 6～8h 给药 1 次，用至热退后 3d，一般全疗程 5～7d。重症者根据病情调整用量。病人接受青霉素 G 首剂注射后 30min～4h，若突然出现畏寒、寒战、体温骤升，原有症状加重，持续 30min～1h，部分病人出现体温骤降至正常或以下，严重者出现低血压、休克、厥冷，或发生超高热，伴神志不清、抽搐、呼吸心搏停止，称为赫氏反应。赫氏反应的发生是因短时间内大量钩体被杀死而释放毒素引起的临床症状加重现象，易诱发弥漫性肺大出血。赫氏反应也可发生于其他钩体敏感抗菌药物的治疗过程中。预防赫氏反应，可采用小剂量与分次给药的方案，即青霉素 G 首剂 5 万 U，4h 后 10 万 U，逐渐增至每次 40 万 U，同时静脉滴注氢化可的松 200mg，以减少赫氏反应的发生。一旦发生赫氏反应，需立即使用镇静剂和肾上腺皮质激素，并对症处理，如物理降温、适量输液、纠正酸中毒、强心、抗休克和使用呼吸兴奋药等。

（2）其他抗生素：对发生赫氏反应或青霉素过敏者可考虑选用下列药物，庆大霉素 8 万 U，肌注，每 8h 一次；四环素 0.5g，口服，每天 4 次；多西环素 100mg，口服，每 8h 一次，连用 5～7d。

2. 对症治疗 绝对卧床休息，减少搬动；维持水、电解质平衡；加强对症治疗及护理，严密病情观察。

（1）肺出血型：强调及早使用镇静剂和肾上腺皮质激素。

1）镇静剂：可选用哌替啶 50～100mg 肌注；也可氯丙嗪、异丙嗪各 25～50mg 肌注；也可用 10% 水合氯醛 20～30ml 灌肠。

2）激素疗法：氢化可的松 200～300mg 加入 5% 葡萄糖溶液中静脉滴注，每天可用至 400～600mg；或地塞米松 10～20mg 静脉注射或快速静滴，一天 2～3 次。危重病人可用琥珀酸钠氢化可的松，首剂 500mg，每天可用至 1 000～2 000mg，用至热退后或主要症状明显减轻应立即减量。

3）强心药：心率超过 120 次 /min，可使用毛花苷 C 0.2～0.4mg 或毒毛花苷 K 0.25mg 加入 10% 葡萄糖溶液 10～20ml 静脉缓慢推注，必要时可重复使用，24h 内不超过 1mg。

4）止血药及输血：酌情予以云南白药、维生素 K、氨甲苯酸等止血。无心血管疾病者可用垂体后叶素 5～10U 溶于 20ml 葡萄糖溶液中，缓慢静注。有 DIC 者主张使用新鲜全血、血小板等。慎用升压药。

5）保持呼吸道通畅：及时吸出呼吸道分泌物和血凝块，保持呼吸通畅。如血管堵塞气管需气管插管或气管切开，清除血块，加压或高速给氧。必要时使用人工辅助呼吸。

（2）黄疸出血型：加强护肝、解毒、止血等治疗。如出现急性肾衰竭，应采取以下措施：

1）控制原发病因，纠正可逆的病因：包括扩容、抗休克和控制感染等。停用影响肾灌注或肾毒性药物。注意调整药物剂量，如有可能检测血清药物浓度。

2）维持液体平衡：严格计算病人 24h 液体出入量。补液时遵循"量入为出"的原则。如出现急性心力衰竭则最有效的治疗措施是尽早进行透析治疗。

3）纠正高钾血症：当血钾超过 6.5mmol/L，应密切监测心率和心电图，并紧急处理。① 10% 葡萄糖酸钙 10～20ml 稀释后缓慢静注；② 5% 的碳酸氢钠 100～200ml 静脉滴注；③ 50% 葡萄糖液 50～100ml 加普通胰岛素 6～12U 静脉滴注；如以上措施无效，尽早透析治疗。

4）纠正代谢性酸中毒：如 HCO_3^- 低于 15mmol/L，可根据情况选用 5% 碳酸氢钠 100～250ml 静脉点滴，对于严重酸中毒病人，应立即开始透析治疗。

5）控制感染：一旦出现感染迹象，应积极使用有效抗生素治疗，可根据细菌培养和药物敏感试验选用对肾无毒性或毒性低的药物，并依据肾小球滤过率（GFR）调整剂量。

6）血液净化：在急性肾衰竭的救治中起到关键的作用，常用模式有血液透析、腹膜透析、间歇性肾脏替代治疗或连续性肾脏替代治疗。

（3）脑膜脑炎型：除抗菌治疗外，还应进行降颅内压治疗，及时控制发热、抽搐和呼吸衰竭等。

1）降颅内压：可选择 20% 甘露醇 250ml，每 6～8h 一次，必要时加呋塞米 20mg，每 8～12h 一次，地塞米松 10mg，每天 1～2 次。

2）发热：高热病人应以物理降温为主，药物降温为辅，使肛温保持在 38℃左右。

3）抽搐：因脑实质病变引起的抽搐，可使用镇静剂。常用的镇静剂有地西泮，成人每次 10～20mg，肌注或缓慢静脉注射，也可用水合氯醛鼻饲或灌肠，或伴有高热者可用亚冬眠疗法。

4）呼吸衰竭：呼吸衰竭病人可根据病因不同选择相应的治疗。因脑水肿所致者应加强脱水治疗；因呼吸道分泌物阻塞者应定时吸痰、翻身拍背，必要时可用化痰药物（α- 糜蛋白酶、沐舒坦等）和糖皮质激素雾化吸入，并可适当加入抗生素防治细菌感染；对于有严重排痰障碍者可考虑用纤维支气管镜吸痰。经上述处理无效，病情危重者，可采用气管插管或气管切开建立人工气道。中枢性呼吸衰竭时可使用呼吸兴奋剂，首选洛贝林，成人每次 3～6mg，儿童每次，0.15～0.2mg/kg，肌注或静脉滴注；亦可选用尼可刹米，成人每次 0.375～0.75g，儿童每次 5～10mg/kg，肌注或静脉滴注。

3. 后发症的治疗

（1）后发热和反应性脑膜炎：一般采取简单对症治疗，短期即可缓解。

（2）眼后发症：虹膜睫状体炎症应早应用 1% 阿托品或 10% 去氧肾上腺素滴眼液扩瞳，眼部热敷（每日 2～4 次，每次 20min），尽可能使瞳孔扩大至最大限度，将已形成的虹膜后粘连分开。必要时可使用氢化可的松球结膜下注射。口服烟酸、维生素 B_1、维生素 B_2，静注妥拉苏林、山莨菪碱等。

（3）闭塞性脑动脉炎：争取尽早治疗，否则可遗留不同程度的后遗症。多采取大剂量青霉素联合肾上腺糖皮质激素治疗，也可口服维生素 B_1、维生素 B_6、维生素 B_{12} 及血管扩张药（烟酸、氢溴酸樟柳碱和氨茶碱等）和中药，如有瘫痪，可予针灸、推拿治疗。

【隔离】

采取接触隔离，做好隔离标识，病人应住单间病室，保持病室环境整洁。

Note：

（1）病人的隔离措施：限制活动范围，减少转运，如需转运时，应采取有效措施，减少对其他病人、医务人员和环境表面的污染。

（2）医务人员的防护措施：接触隔离病人的血液、体液、分泌物、排泄物等物质时，应戴手套；离开隔离病室前和接触污染物品后，应摘除手套、洗手和／或手消毒。手上有伤口时应戴双层手套。进入隔离病室，从事可能污染工作服的操作时，应穿隔离衣；离开病室前，脱下隔离衣，按要求悬挂，每天更换清洗与消毒；若使用一次性隔离衣，用后按医疗废物管理要求进行处置。

【护理】

（一）护理评估

1. 病史

（1）询问病人年龄、职业、既往病史、药物过敏史以及预防接种史。

（2）询问病人是否到过疫区，有无接触病畜、疫水、疫土史，以及钩端螺旋体疫苗接种史等。

（3）病人有无全身酸软、乏力、发热、肌肉酸痛等早期钩端螺旋体血症表现，有无咳嗽、咳痰、咯血、厌油、恶心、呕吐、颈项强直等，有无黄疸、鼻出血、便血、结膜充血、淋巴结肿大、压痛等体征。

（4）询问病人饮食及睡眠状况；询问是否有夜尿增多现象，尿量是否减少，尿色是否正常，有无蛋白尿、血尿、少尿等肾脏损害的表现；生活能否自理，评估受限程度。

（5）心理 - 社会状况

1）评估病人及其亲属对所患疾病相关知识的认知和需求，如本病的发生、发展及其传染性、诊断与治疗、预防的方法等知识；评估病人的遵医行为；了解病人的学习能力与方法。

2）心理状况：评估发病后病人的心理反应，观察病人有无焦虑、抑郁、沮丧、悲伤、恐惧等不良情绪，是否出现退缩、敌对、沉默、不合作等表现。出现焦虑、抑郁倾向者，需评估其程度。了解病人对住院及隔离治疗的认识，有无孤立无助、被约束、被抛弃感。评估病人有无因严重不良情绪导致食欲缺乏、睡眠障碍、过度换气、心动过速、头痛，甚至呼吸困难、心悸、窒息等躯体表现。了解导致不良心理反应的原因，如患病后病人工作、学习是否中断，日常生活能力是否下降，生活是否受到影响，能否承担医疗费用等。

3）社会支持系统：了解病人亲属对病人患病后的态度和应对方式，被隔离病人有无亲属或朋友探视。评估病人所在社区是否能提供医疗保健服务，相关医疗设施是否完善，病人是否享有医疗保障等。

2. 身体评估

（1）生命体征：体温、呼吸、脉搏、血压等是否正常，注意呼吸状况、脉搏快慢及节律；意识与精神状况，意识是否清醒，精神是否萎靡。

（2）肺部检查：两肺有无湿啰音或哮鸣音。

（3）神经系统检查：有无脑膜刺激征。

3. 实验室及辅助检查　重点了解血清学检查、病原学检查及胸部 X 线检查。

（二）常用护理诊断／问题

1. 体温过高　与钩端螺旋体血症有关。

2. 疼痛：肌肉酸痛　与钩体毒血症和肌肉损害有关。

3. 潜在并发症：出血、急性肾衰竭、脑水肿。

（三）护理目标

1. 病人能说出发热的原因，能配合护理，体温逐渐恢复正常。

2. 病人能找到缓解疼痛的方法，主诉疼痛减轻或消失，能进行日常生活活动。

3. 病人住院期间无出血、急性肾衰竭、脑水肿等并发症发生，或发生并发症时获得了正确有效的治疗与护理。

（四）护理措施及依据

1. 体温过高

（1）一般护理

1）休息与活动：病人早期应卧床休息，强调减少体力消耗的重要性，待症状消失后可下床活动，活动量视体力恢复情况逐渐增加。病室内通风换气，空气新鲜，保持适当的温湿度。

2）饮食与营养：给予营养丰富、高维生素、易消化的流食或半流食，少量多餐。有肝性脑病倾向时，以植物蛋白为主保持病人正氮平衡。每日饮水量在 2 500ml 左右，可给予果汁或者温开水，以利于排毒、退热。必要时给予静脉补液，维持水、电解质和酸碱平衡。

3）病情观察：密切观察病人的生命体征、皮肤黏膜出血或黄疸和24h 液体出入量等。

（2）用药护理：首剂使用抗菌药物后，必须严密观察病人体温、脉搏及血压变化，用药 6h 内加强监护。一旦发生赫氏反应，应积极配合医生采取镇静、降温、给氧等抢救措施，可遵医嘱静滴或静注氢化可的松，以降低机体的应激反应。钩体病一般不用退热药，因服用退热药后，可使体温骤降，易引起周围循环衰竭。

（3）物理降温：高热时可予以物理降温，如冰敷前额及大血管经行的部位（颈部、腋窝和腹股沟），如有皮肤出血倾向时，避免酒精擦浴和温水拭浴，以防局部血管扩张进一步加重出血。必要时遵医嘱给予药物降温，降温过程中密切监测病人体温与脉搏的变化以及出汗情况，及时更换衣物，保持皮肤清洁干燥，以防病人受凉，注意观察病人降温后的反应，避免病人脱水。其他护理措施参见第一章第十节中"发热"的护理。

2. 疼痛：肌肉酸痛

（1）密切观察病人情况，评估疼痛程度。嘱病人卧床休息，减少体力活动。

（2）可采用适当的分散病人注意力的方法，缓解疼痛。

（3）肌肉疼痛较重者，可用局部热敷，缓解疼痛，并将肢体置于舒适体位。疼痛剧烈者，可遵医嘱使用镇痛药，以控制症状。

3. 潜在并发症：出血

（1）病情观察：密切观察病人的生命体征，有无呼吸、心率加快，血压下降等出血性休克表现。观察皮肤、黏膜有无出血点及瘀斑，有无鼻出血、呕血、便血、血尿等。如突然面色苍白、烦躁不安、呼吸急促、心率加快、肺部出现湿啰音以及咳血丝痰提示肺出血，应及时通知医生。及时进行血常规、凝血功能检查。

（2）肺弥漫性出血的护理：肺弥漫性出血为本病常见的死亡原因之一，须特别重视。一旦发生，应做以下护理措施：

1）体位与饮食：病人绝对静卧，避免不必要的检查和搬动。咯血期间取平卧位头偏向一侧。病情缓解后，适当翻身，防止压疮。饮食上给予温凉的流质或半流质饮食。

2）保持呼吸道通畅：确保呼吸道通畅，防窒息，给予吸氧。如病人出现呼吸困难、烦躁、发绀、血氧饱和度下降等呼吸道阻塞征象，应及时吸出血块，必要时配合医生施行紧急气管切开。

3）用药护理：遵医嘱使用镇静药、止血药和氢化可的松等。遵医嘱立即给哌替啶、苯巴比妥钠等镇静药。静脉补液时速度不宜过多、过快，一般每分钟 20 滴左右，以免增加心脏负担及诱发出血。如出血严重或有失血性休克时，及时配血，争取少量多次输新鲜血，并用低分子右旋糖酐或平衡盐液等补足血容量，纠正循环衰竭。

4）心理护理：肺出血病人大多会紧张焦虑，要做好心理护理，给予讲解必要的疾病知识，取得病人及家属的合作，同时救治过程中护士态度和蔼、技术娴熟、有条不紊的护理措施等对减轻其焦虑、增加其救治信心有利。

5）抢救物品准备：备好急救药物以及吸引器、气管切开包、人工呼吸囊等器械。

（3）其他部位出血的护理

1）皮肤出血的预防与护理：重点在于避免人为的损伤而导致或加重出血。保持床单平整，衣着轻软、宽松；避免肢体的碰撞或外伤。沐浴或清洗时，避免水温过高和过度用力擦洗皮肤；勤剪指甲，以免抓伤皮肤。高热病人禁用酒精（温水）拭浴降温。各项护理操作动作轻柔；尽可能减少注射次数；静脉穿刺时，应避免用力拍打及揉擦局部，结扎压脉带不宜过紧和时间过长；注射或穿刺部位拔针后需适当延长按压时间，必要时局部加压包扎。此外，注射或穿刺部位应交替使用，以防局部血肿形成。

2）鼻出血的预防与护理：指导病人勿用力擤鼻，避免用手抠鼻和外力撞击鼻部。少量出血时，可用棉球或吸收性明胶海绵填塞，无效者可用 0.1% 肾上腺素棉球或凝血酶棉球填塞，并局部冷敷。出血严重时，尤其是后鼻腔出血，可用凡士林油纱条行后鼻腔填塞术，术后定时用无菌液状石蜡滴入，以保持黏膜湿润，3d 后可轻轻取出油纱条，若仍出血，需更换油纱条再予以重复填塞。由于行后鼻腔填塞术后，病人常被迫张口呼吸，应加强口腔护理，保持口腔湿润，增加病人舒适感，并可避免局部感染。

3）口腔、牙龈出血的预防与护理：为防止牙龈和口腔黏膜损伤而导致或加重局部出血，应指导病人用软毛牙刷刷牙，忌用牙签剔牙；尽量避免食用煎炸、带刺或含尖硬骨头的食物、带硬壳的坚果类食品以及质硬的水果（如甘蔗）等；进食时要细嚼慢咽，避免口腔黏膜的损伤。牙龈渗血时，可用凝血酶或 0.1% 肾上腺素棉球、吸收性明胶海绵片贴敷牙龈或局部压迫止血，并及时用生理盐水或过氧化氢清除口腔内陈旧血块，以免引起口臭而影响病人的食欲和情绪及可能继发的细菌感染。

学 科 前 沿

肺出血型钩体病ECMO治疗监护

肺出血型钩端螺旋体病是导致病人死亡的主要钩端螺旋体病临床类型之一，会导致肺顺应性降低，通气与血流比例失调，氧弥散障碍，当传统机械通气无法维持满意氧合和 / 或通气时，推荐使用体外膜肺氧合（extracorporeal membrane oxygenation，ECMO）。目前临床 ECMO 治疗可使肺得到充分的休息，为心肺功能的恢复赢得宝贵的时间，加上恰当的机械通气策略、合适的气道管理、同时完善的 ECMO 监护，以及做好镇静镇痛的护理、血流动力学的监护及感染的预防和监测，有利于提高疾病救治的成功率，促进病人康复。

4. 潜在并发症：急性肾衰竭

（1）休息与体位：病人绝对卧床休息，减轻肾脏负担。下肢水肿者抬高下肢促进血液回流。

（2）维持水、电解质与酸碱平衡：补液坚持"量入为出"的原则，严格记录 24h 出入量。严密观察病人有无体液过多表现。密切监测病人血清钾、钠、钙等电解质的变化，发现异常及时通知医生。密切观察有无高钾血症的征象，如脉律不齐、肌无力、感觉异常、恶心、腹泻、心电图改变（T 波高尖、S-T 段压低、PR 间期延长、房室传导阻滞、QRS 波宽大畸形、心室颤动甚至心脏骤停）等。血钾高者应限制钾的摄入，少用或忌用富含钾的食物，如紫菜、菠菜、薯类、山药、坚果、香蕉、香菇、榨菜等。预防高钾血症的措施还包括积极预防和控制感染、及时纠正代谢性酸中毒、禁止输入库存血等。密切观察有无低钙血症的征象，如指（趾）、口唇麻木，肌肉痉挛、抽搐，心电图改变（Q-T 间期延长、ST 段延长）等。如发生低钙血症，可摄入含钙量较高的食物如牛奶，并可遵医嘱使用活性维生素 D 及钙剂等，急性低钙血症需静脉使用钙剂。

（3）饮食护理：给予充足热量、优质蛋白饮食，控制水、钠、钾的摄入量。适量补充必需氨基酸和非必需氨基酸，高分解代谢、营养不良或接受透析的病人，蛋白质摄入量可适当放宽。优先经胃肠道提供营养支持，告知病人及家属保证营养摄入的重要性，少量多餐，以清淡流质或半流质食物为主，不能经口进食者可用鼻饲或肠外营养。与此同时监测营养状况,监测反映机体营养状况的指标是否改善,如血浆清蛋白等。

5. 潜在并发症:脑水肿

(1)脱水:脑水肿发生后,立即进行脱水治疗。遵医嘱快速静脉滴注甘露醇和静脉注射呋塞米,甘露醇在15~30min内滴完,注意避免药物外渗。

(2)监护:严密监测病人意识、瞳孔、体温、脉搏、呼吸、血压等生命体征。

(五)护理评价

1. 病人体温是否逐渐恢复正常。

2. 病人能否找到缓解疼痛的方法,疼痛是否减轻或消失,能否进行日常生活活动。

3. 病人住院期间有无出血、急性肾衰竭、脑水肿等并发症发生,或发生并发症时是否获得了正确有效的治疗与护理。

(六)其他护理诊断/问题

1. 活动无耐力　与钩体感染有关。

2. 焦虑　与病情严重或缺乏相关知识有关。

3. 潜在并发症:失血性休克、肝性脑病、呼吸衰竭。

【健康指导】

1. 疾病预防指导

(1)控制传染源:重点加强对鼠类和猪、犬、牛、羊等家畜粪尿的管理。鼠类是钩体病的主要储存宿主,疫区应因地制宜,采取各种有效办法尽力消灭田间鼠类,同时也要消灭家舍鼠类;开展圈猪积肥,不让畜尿粪直接流入附近的水沟、池塘、稻田;防止雨水冲刷;加强检疫;畜用钩体疫苗预防注射等;消灭野犬,拴养家犬,进行检疫。

(2)切断传播途径:改造疫源地开沟排水,消除死水,在许可的情况下,收割水稻前1周放干田中积水;兴修水利,防止洪水泛滥。畜饲养场所、屠宰场等应搞好环境卫生和消毒工作。从事污水作业和疫区从事生产劳动的人员应加强个人防护,可穿长筒橡胶靴,戴橡胶手套。疫区居民在流行季节不要在池沼、水沟中捕鱼、游泳和嬉戏,减少不必要的疫水接触。

2. 保护易感人群　在疫区流行季前半月到1个月,可行钩体多价灭活菌疫苗预防接种。接种后1个月左右产生免疫力,该免疫力可维持1年左右。在疫水接触期间亦可口服多西环素200mg,每周1次。对高度怀疑已受钩体感染者,每天肌注青霉素G 80万~120万U,连续2~3d;或口服咪唑酸酯,可预防发病。

3. 疾病知识指导　病人出院后仍需避免过劳,加强营养。如有视力障碍、发音不清、肢体运动障碍,可能是钩体病的"后发症",应及时就诊。

【预后】

本病各型的预后悬殊,轻者多数可以自愈,免疫力低下者如儿童、孕妇、老年人等病情较重,预后较差。少数并发肺弥漫性出血,以及重度黄疸出血型、肾衰竭与重度脑膜脑炎型的病死率较高。葡萄膜炎与脑内动脉栓塞者,可遗留长期眼部和神经系统后遗症。

(刘　涛)

思　考　题

---

1. 试述钩体病在我国不同省份的流行情况。

2. 试述钩体病肺弥漫性出血的护理措施。

Note:

第二节 莱姆病

导入情境与思考

李某，男性，51 岁，因发热 7d、皮疹 2d 入院。于 7d 前在树林中被蜱虫叮咬右上臂，当天出现畏寒发热，体温 38.8℃左右，伴头痛、乏力，2d 前病人身上出现多个红色皮疹，无瘙痒。入院查体：体温 39.1℃，脉搏 102 次 /min，呼吸 22 次 /min，血压 118/65mmHg。神志清楚，急性热病容，躯干、四肢、掌心可见散在红色斑丘疹，直径 4～8mm，右上臂被虫叮咬处结痂，浅表淋巴结未扪及肿大。颈软无抵抗。心、肺、腹查体未见异常。血常规：WBC 6×10^9/L，N 76.30%，Hb 115g/L，PLT 180×10^9/L。抗莱姆病 BB 抗体蛋白印迹测定：热休克蛋白 p62+、鞭毛蛋白 p41+。

请思考：

1. 该病人目前可能的疾病诊断是什么？并陈述判断依据。

2. 该病人目前存在的主要护理诊断 / 问题有哪些？

3. 针对该病人的护理诊断 / 问题，护士应采取哪些护理措施？

莱姆病（Lyme disease）是由伯氏疏螺旋体通过硬蜱虫叮咬人而传播的自然疫源性疾病。病程较长，临床上以发热、头痛、乏力、慢性游走性红斑、神经、循环、骨关节等多脏器、多系统受损为主要表现，主要特征为慢性游走性红斑。主要病理改变：早期受损皮肤血管充血，表皮淋巴细胞、浆细胞、巨噬细胞浸润等；中期主要为进行性脑脊髓炎和轴索性脱髓鞘病变；晚期滑膜绒毛肥大、纤维蛋白沉着、单核细胞浸润。具有传播快、致残率高的特点。

【病原学】

伯氏疏螺旋体属于螺旋体的一种，是单细胞螺旋体。1982 年 Burgdorfer 及团队从蜱和病人的标本中分离并证实为疏螺旋体，1984 年命名为伯氏疏螺旋体。其形态较小，长 4～30μm，横径在 0.22μm 左右，有 3～10 个以上大而稀疏的螺旋，电镜下可见每端有 7～15 条鞭毛。由表层、外膜、鞭毛及原生质 4 部分组成。革兰氏染色阴性，吉姆萨染色呈淡蓝色。伯氏疏螺旋体微嗜氧，属发酵型菌，对潮湿、低温有较强抵抗力；对热、干燥、紫外线和一般消毒剂如酒精、戊二醛、漂白粉等均较敏感。

【流行病学】

1. **传染源** 主要传染源和保存宿主是啮齿类小鼠。中国以黑线姬鼠、大林姬鼠、黄鼠、褐家鼠等为主。此外，还发现 30 余种哺乳类动物（如鹿、兔、狗等）和 49 种鸟类等可作为本病的保存宿主。鸟类对莱姆病的远距离传播具有重要作用。病人仅在感染早期血液中有伯氏疏螺旋体，作为传染源的意义不大。

2. **传播途径** 为蜱媒传染病，硬蜱是主要传播媒介，蜱叮咬时经唾液将螺旋体传染给人及其他动物。此外，蚊、马蝇和鹿蝇等也可成为本病的传播媒介。

感染者早期血中存在伯氏疏螺旋体，经常规处理并置血库 4℃ 贮存 48d 后，仍有感染性，故须警惕输血传播的可能。现已证实，无论是鼠还是莱姆病病人都可经胎盘传播。另外，莱姆病在动物之间可通过尿液相互感染，甚至可以传染给密切接触的人。

3. **人群易感性** 普遍易感，无种族、性别及年龄差异，以散发为主，青壮年居多。人体感染后可为显性感染与隐性感染，两者之比为 1:1。感染后可产生特异性 IgM 和 IgG 抗体，特异性 IgG 抗体可长期存在，但对人体无保护作用。

4. **流行特征** 莱姆病在世界各地均有流行，全球 70 多个国家有此病例报告，广泛分布于美国东北部、欧洲、俄罗斯、日本及中国。我国已有 29 个省、自治区报告伯氏疏螺旋体感染病例，包括东北林区、内蒙古林区及西北林区等主要流行地区在内的 19 个省、区存在本病的自然疫源地。人群感染率林区为 5%～10%、平原地区在 5% 以下。

全年均可发病，6～10 月高发，以 6 月最高。感染者以青壮年、从事野外工作的人员为主，与接触机会多少有关。

【发病机制与病理改变】

1. **发病机制** 莱姆病螺旋体的致病机制比较复杂，可由伯氏疏螺旋体的蛋白抗原和脂多糖导致局部损伤、病原体菌株的异质性及免疫损伤等多种机制引起。蜱叮咬人体时，伯氏疏螺旋体随唾液进入宿主皮肤，3～32d 病原体在皮肤中由原发性浸润灶向外周迁移，并经淋巴或血液蔓延至其他部位皮肤及器官（如中枢神经系统、关节、心脏和肝脾等）。伯氏疏螺旋体游走至皮肤导致慢性游走性红斑，同时螺旋体入血引起全身中毒症状。

2. **病理改变**

（1）皮肤病变：早期为非特异性的组织病理改变，可见受损皮肤血管充血，表皮淋巴细胞、浆细胞、巨噬细胞浸润等，偶见嗜酸细胞。

（2）神经系统病变：主要为进行性脑脊髓炎和轴索性脱髓鞘病变。

（3）循环系统病变：主要为心脏受累，在心肌血管周围有大量淋巴细胞浸润。

（4）关节病变：主要表现为滑膜绒毛肥大、纤维蛋白沉着、单核细胞浸润等。

（5）其他：还可出现肝、脾、肾、膀胱、淋巴结、眼等部位受累。

【临床表现】

潜伏期为 3～32d，平均为 7d。临床表现多样性，是以某一器官或某一系统反应为主的多器官、多系统受累的炎性综合征。游走性红斑、淋巴细胞瘤和慢性萎缩性肢皮炎是莱姆病皮肤损害的三大特征，其中慢性游走性红斑（erythema chronicum migrans, ECM）为主要特征。根据病程经过可将莱姆病分为三期，病人可仅有一个期，也可同时具有三个期的临床表现（表 5-2）。个别病人可出现后遗症。

1. **第一期（局部皮肤损害期）** 慢性游走性红斑或丘疹 70%～80% 的病人发生，一般在蜱叮咬后 3～32d 出现。起初为充血性红斑，由中心逐渐向四周呈环形扩大，直径 8～52mm，边缘色鲜红而中心色淡，扁平或略隆起，表面光滑，偶有鳞屑。一般无痛感，有轻度灼热和瘙痒感。皮疹中心有时呈深色红斑、水痘或坏死。红斑可见于蜱虫叮咬处及全身各部位皮肤，成人多见腋下、腹部、大腿和腹股沟等部位，儿童多见于耳后发际。红斑一般在 3～4 周内消退。部分病人螺旋体经血行播散，几天后可再次继发慢性游走性红斑（文末彩图 5-4）。约 25% 的病人不出现特征性的皮肤表现。

本期可发生局部浅表淋巴结肿大及肝脾大，74% 的病人可发生局部淋巴结炎。全身中毒症状显著的病人多伴有发热、寒战、肌肉、关节痛，剧烈头痛、颈强直等。全身症状较轻、未经治疗的病人早期症状亦可在几周内自愈。

表 5-2　莱姆病各期的临床表现

分期	出现时间	主要表现
第一期（局部皮肤损害期）	蜱叮咬后 3～32d	慢性游走性红斑：充血性红斑，边缘色鲜红而中心色淡，扁平或略隆起，表面光滑，轻度灼热和瘙痒感；皮疹中心有时呈深色红斑、水痘或坏死； 局部浅表淋巴结肿大、肝脾大、局部淋巴结炎； 全身中毒症状，如发热、寒战，肌肉、关节痛等
第二期（播散感染期）	病后 2～4 周，可持续 2～3 个月	神经系统损害：如脑膜炎、脑炎、舞蹈症、小脑共济失调、脑神经炎、运动及感觉性神经根炎以及脊髓炎等； 循环系统损害：如房室传导阻滞、心肌炎、心包炎及左心室功能障碍等； 淋巴细胞瘤：少数病人的另一种皮肤病变，表现为皮肤肿胀结节，直径 1～5cm，青紫色。是皮肤和皮下组织 B 淋巴细胞浸润、增殖的结果
第三期（持续感染期）	病后几周～2 年	关节损害：出现关节和肌肉僵硬、疼痛、关节肿胀活动受限，可伴随体温升高和中毒症状等； 慢性萎缩性肢皮炎：晚期可出现，多见于手、腕、足及踝部皮肤，表现为皮肤水肿消退，色素沉着，皮毛脱落、皮肤萎缩、皮肤变薄、皮下血管显露等； 少数病人可有间质性角膜炎、弥漫性脉络炎、全眼炎、缺血性视神经病、视神经炎等表现

2. 第二期（播散感染期）　出现在病后 2～4 周，主要表现为神经系统和循环系统损害，少数病人的另一种皮肤病变表现为淋巴细胞瘤。

（1）神经系统损害：可出现明显神经系统受累的表现，如脑膜炎、脑炎、舞蹈症、小脑共济失调、脑神经炎、运动及感觉性神经根炎以及脊髓炎等，发生率为 15%～20%，病变可反复发作，偶可发展为痴呆及人格障碍。约 50% 的病人可出现神经炎，面神经损害最为常见，表现为面肌不完全麻痹，麻木或刺痛，但无明显的感觉障碍，面神经损害青少年多可完全恢复，中、老年常出现后遗症。眼神经、视神经、听神经及周围神经等均可受损伤。

（2）循环系统损害：8%～10% 的病人在皮肤病变后 3～10 周发生循环系统损害，如房室传导阻滞、心肌炎、心包炎及左心室功能障碍等。主要表现为急性发病、心前区疼痛、呼吸短促、胸痛、心音低钝、心动过速和房室传导阻滞，严重者可发生完全性房室传导阻滞、心肌病和心功能不全。心脏损害一般持续数日至 6 周，但可反复发作。

（3）淋巴细胞瘤：少数病人的另一种皮肤病变是淋巴细胞瘤，表现为单一的皮肤肿胀结节，直径多为 1～5cm，颜色为青紫色。成人多见于胸部及乳头附近，儿童多见于耳垂。通常比游走性红斑出现晚，但持续时间长。是皮肤和皮下组织 B 淋巴细胞浸润、增殖的结果。有少数病人淋巴细胞瘤是本期唯一的临床表现。

3. 第三期（持续感染期）　关节损害是此期主要特点。约 60% 的病人在发病几周至 2 年出现关节病变，以大关节受累多见，如膝、踝和肘关节等，表现为反复发作的单关节炎，出现关节和肌肉僵硬、疼痛、关节肿胀、活动受限，可伴随体温升高和中毒症状等，易疲劳。受累关节的滑膜液可有嗜

Note:

酸性粒细胞及蛋白含量升高,并可查出伯氏疏螺旋体。

莱姆病晚期可出现慢性萎缩性肢皮炎(acrodermatitis chronic atrophicans,ACA)(文末彩图 5-5),多见于 40 岁以上的妇女,从蜱咬到此种损害的时间可为数月到数年不等,多见于手、腕、足及踝部皮肤,初期表现为皮肤稍肿胀、皮肤微红,多为单侧;经过数月至数年病变逐渐扩大,可发展为双侧病变,表现为皮肤水肿消退、色素沉着、皮毛脱落、皮肤萎缩、皮肤变薄、皮下血管显露。多数病人伴随有周围神经病变,表现为局部感觉丧失。

少数病人于第二、三期可有间质性角膜炎、弥漫性脉络炎、全眼炎、缺血性视神经病、视神经炎等表现。莱姆病可通过母婴传播引起先天性感染,影响胎儿发育,可导致婴儿畸形。

4. 并发症和后遗症 部分莱姆病病人在进行有效抗生素治疗后,仍留有疲劳、肌肉骨骼疼痛和认知困难等后遗症,持续症状平均达 6.2 年。

【实验室及其他检查】

1. 一般项目检查 外周血白细胞总数正常,偶有白细胞升高伴核左移。红细胞沉降率增快。

2. 病原学检查

(1)伯氏疏螺旋体检查:取病人病损皮肤、滑膜淋巴结及脑脊液等标本,用暗视野显微镜或银染色镜检,发现伯氏疏螺旋体即可诊断,但检出率较低。还可用游走性红斑周围皮肤培养分离螺旋体,阳性即可诊断,但培养需 1~2 个月,因此不用于常规的临床诊断。

(2)PCR 检测:检测血液及其他组织标本中的伯氏疏螺旋体 DNA,具有较高的敏感性和特异性,皮肤检出率高于脑脊液。

3. 血清学检查

(1)ELISA 检测特异性抗体:检测血清或脑脊液中的特异性抗体,主要用于初筛检查。特异性 IgM 抗体多在游走红斑发生后 2~4 周出现,6~8 周达高峰,4~6 个月降至正常水平;特异性 IgG 抗体多在病后 6~8 周开始升高,4~6 个月达高峰,持续至数年以上。

(2)免疫印迹法检测特异性抗体:免疫印迹法用于 ELISA 法筛查结果可疑者,为确认试验。

(3)两步检测法:用免疫印迹法进行核实诊断,以减少 ELISA 法假阳性结果的影响。对 ELISA 法阳性结果者,用免疫印迹法进行确认试验,称为两步检测法。ELISA 法检测阴性结果,则不进行免疫印迹法确认试验。

4. 其他检查

(1)心电图:合并循环系统损害可出现 ST 段压低、T 波低平或倒置,传导阻滞及各种心律失常等。

(2)磁共振成像(MRI):部分心肌损害者可出现心脏扩大,心肌肥厚等。

(3)头颅 X 线或 CT:对神经系统损害的鉴别具有重要临床意义。

【诊断要点】

根据当地流行病学资料、病史询问、临床特点、实验室检查结果等作出临床诊断。分离培养到伯氏疏螺旋体或检测特异性抗体可以确诊。

1. 临床诊断标准 生活在流行区或数月内曾到过流行区,或有蜱虫叮咬史,早期出现皮肤慢性游走性红斑损害具有临床诊断价值,晚期出现神经、心脏和关节等受累,结合实验室检查结果,可作出临床诊断。

2. 确诊标准 分离培养出伯氏疏螺旋体是诊断的金指标,但病人血液中伯氏疏螺旋体数量少、且生长缓慢,检出率较低。组织或体液中伯氏疏螺旋体 PCR 检查 DNA 阳性;血清或体液(脑脊液、关节液、尿液)中检测到高滴度伯氏疏螺旋体特异性抗体 IgM 和/或 IgG。双份血清伯氏疏螺旋体特异性抗体 IgM 和/或 IgG 滴度 2 倍及以上增高,有助于确诊。

【治疗要点】

在对症支持治疗的基础上，抗螺旋体治疗是最重要的治疗措施。目前已筛选出多种抗生素有抗螺旋体活性，尽早应用抗生素是本病治疗的关键。

1. 病原治疗 及早应用抗生素治疗，既可使典型的游走性红斑迅速消失，也可以防止后期的心肌炎、脑膜炎或复发性关节炎等并发症出现。多西环素对有效治疗 ECM 具有优势作用，该药物属于半合成第二代四环素类抗生素，通过阻止氨酰基与核糖核蛋白体结合，抑制肽链延长和蛋白质合成，为广谱抑菌剂，高浓度时具有杀菌作用。常用药物有多西环素、阿莫西林、青霉素、红霉素、头孢呋辛酯及头孢曲松钠等。

（1）第一期：成人可应用多西环素 0.1g/ 次，2 次 /d，口服；或阿莫西林 500mg/ 次，3 次 /d，口服；或红霉素 0.25g/ 次，4 次 /d，口服；或头孢呋辛酯 500mg/ 次，2 次 /d，口服，疗程 3～4 周。儿童首选阿莫西林治疗，剂量为 30～40mg/（kg·d），分 4 次口服；头孢呋辛酯 20～30mg（kg·d），分 2 次口服，每日最大剂量为 1 000mg/d，疗程 3～4 周。

（2）第二期：无论是否伴有其他神经系统病变，只要出现脑膜炎的病人就应静脉用药。成人：可选用头孢曲松钠 2g/d；或头孢噻肟钠 3g/ 次，2 次 /d；或青霉素 2 000 万 U/d，分 6 次给药；儿童：可给予头孢曲松钠 75～100mg/（kg·d）；或头孢噻肟钠 90～180mg/（kg·d）治疗。疗程均为 2～4 周。

（3）第三期：有严重心脏、神经或关节损害者，可静脉滴注青霉素 2 000 万 U/d；或头孢曲松钠 2g/d 治疗，疗程均为 2～3 周。

2. 对症治疗 病人应卧床休息，维持热量及水电解质平衡。发热、皮损部位疼痛者，给予解热止痛剂治疗；高热及全身症状严重者，可给肾上腺皮质激素治疗；出现完全性房室传导阻滞时，可安装起搏器。关节损伤者应避免关节腔内注射治疗。

【隔离】

在标准预防的基础上，还应采用生物媒介传播的隔离与预防，病人应进行灭蜱处理。严格检查病人衣服的正反面、缝线处、衣褶及口袋处，检查头发、耳道、耳后、颈、腋窝、肘窝、脐、膝、会阴部及外生殖器等皮肤黏膜，注意有无蜱隐匿，发现蜱应焚烧。需做好终末消毒。

【护理】

（一）护理评估

1. 病史

（1）流行病学特点：评估病人居住地有无莱姆病的流行，周围有无类似病例，病前是否有密切接触史；是否曾去过流行区（指既往该地区至少有 2 例莱姆病确诊病例），是否有莱姆病感染的血清学证据。评估发病前是否到过树林、灌木丛或草地等潜在性的蜱栖息地；是否为林区工人、牧民、边防战士等。

（2）患病及治疗经过：评估病人发病前是否被虫叮咬，是否出现皮疹或红斑，评估红斑的位置、分布情况、游走与发展情况及伴随症状；评估起病时间、主要症状及其特点，有无发热、头痛、乏力等症状；评估是否有不同程度的小血管系统的损害，是否出现肢体肿胀、关节疼痛、病情加重等；评估患病后处理过程、治疗情况及其效果如何。

（3）心理 - 社会状况：莱姆病具有传播快、致残率高的特点，病人及家属往往对疾病知识缺乏，易引起心理、情绪及行为变化。需评估对莱姆病一般知识的了解情况、对预后的认识、对所出现的各种症状的心理反应及应对能力。评估患病后是否对工作、学习、家庭造成影响，以及家庭经济情况等。

2. 身体评估

（1）生命体征：评估病人体温、脉搏、呼吸、血压是否正常；有无寒战、高热，有无呼吸频率、节律改变等。

（2）神经精神状态：评估病人的意识、瞳孔，有无头疼、呕吐、眼球痛、颈项强直等脑膜刺激征表现。

（3）其他：评估病人有无房室传导阻滞、心肌炎、闭塞性动脉内膜炎、虹膜炎、全眼炎等；评估有无脾肿大、肝炎等。

3. 实验室及其他检查

（1）一般项目检查：是否有外周血白细胞计数的改变、红细胞沉降率增快。

（2）病原学检查：是否分离培养出伯氏疏螺旋体；血液及其他组织标本伯氏疏螺旋体 DNA 是否为阳性结果。

（3）血清学检查：是否检测到特异性 IgM、IgG 抗体。

（4）其他检查：心电图、MRI、CT 或 X 线检查结果是否出现异常。

（二）常用护理诊断／问题

1. 皮肤完整性受损　与蜱虫叮咬及病原体引起的皮肤损害有关。

2. 体温过高　与伯氏疏螺旋体感染有关。

3. 有意识障碍的危险　与中枢神经系统受损有关。

4. 躯体活动障碍　与关节疼痛或周围神经损害有关。

5. 活动无耐力　与循环系统受损引起心动过速、房室传导阻滞有关。

（三）护理目标

1. 能说出本病游走性红斑特点，配合治疗，症状逐渐缓解，无皮肤继发性损害。

2. 能说出发热原因，能监测体温及配合治疗，体温逐渐降至正常范围。

3. 能列举头疼、呕吐、眼球痛、颈项强直等脑膜刺激征表现，必要时能及时告知医生处理。

4. 能列举关节和肌肉僵硬、疼痛、关节肿胀、活动受限等合并关节损害的表现，能配合治疗及护理，躯体活动障碍逐渐缓解。

5. 能说出循环系统损害加重的刺激因素和诱发因素，一旦发现病情变化，能及时告知医生处理。

（四）护理措施及依据

1. 皮肤完整性受损

（1）病情观察：游走性红斑是莱姆病皮肤损害的典型特征。因此，注意观察红斑的位置、特征、大小、数目、颜色、形状、边缘与界限、表面情况等。护理过程中密切观察病人皮肤变化及全身皮肤情况，注意有无新发红斑、皮疹。局部皮肤有不适感时要认真查看。

（2）皮肤护理：保持皮肤清洁干燥，嘱病人勿抓摸皮疹部位，指导每天用温水轻擦皮疹处皮肤，避免擦破。不宜使用刺激性的洁肤剂和化妆品，忌用热水烫洗。痒感明显者，可局部涂以炉甘石洗剂，或遵医嘱适量使用苯海拉明、氯雷他定等抗组胺药物。对色素脱失部位皮肤，清洗应轻柔，穿宽松纯棉内衣裤。

（3）饮食护理：嘱病人进食高能量、高蛋白、富含维生素易消化的饮食，如牛奶、鸡蛋、鸡汤、鱼汤等。避免酸辣等刺激性食物，少食多餐，以满足机体所需的各种营养物质，并保持大便通畅，进食困难时遵医嘱给予静脉营养支持。

（4）口腔护理：每天协助病人晨起、餐后、睡前漱口，保持口腔清洁。由于发热时唾液分泌下降，口腔黏膜干燥，口腔内食物残渣利于细菌繁殖，当维生素缺乏时会使机体抵抗力下降，易引起口腔溃疡，需做好口腔护理预防感染等。口唇干裂时使用唇膏或液状石蜡外涂。

（5）用药护理：多西环素常有胃肠道反应（约 20%），如恶心、呕吐、腹泻等，应饭后服用，并以大量水送服，服药后保持直立体位 30min 以上，以避免引起反流性食管炎。静脉给药时，可能出现舌麻木及口腔异味感。在治疗前仔细询问药物过敏史，向病人介绍用药目的、服药方法及注意事项，用药期间定期检查肝、肾功能，若出现舌炎、口腔炎、口角炎等，遵医嘱给予相应维生素治疗。注意观察药物导致皮肤过敏，如引起红斑、荨麻疹、光感性皮炎等。

头孢曲松钠、头孢噻肟钠或青霉素等常用于合并神经系统损害者，需注意观察用药反应，如发生

Note：

迟发性过敏反应,及时采取相应措施。抗生素治疗莱姆病有 10%～20% 病人可发生"赫氏反应",尤以早期多见,常发生在首剂抗生素 2～4h 后,表现为发热、寒战及游走性红斑、乏力、头痛、肌痛、神经根痛及其他症状加重。若 24h 后出现症状与体征者被称为延迟性"赫氏反应",其症状以皮肤、关节、心脏及淋巴结等部位明显。此种反应通常不必治疗。

2. 体温过高 发热护理参见本书第一章"发热的护理"。

3. 有意识障碍的危险

(1)密切观察病情变化:莱姆病的神经系统病变可累及脑膜、脑实质及脊髓等中枢神经系统,亦可侵犯神经根、肋神经或末梢神经等周围神经系统。主要表现为轴索性脱髓鞘及脊髓神经纤维化改变。因此,注意观察脑膜炎、脑炎、运动及感觉性神经根炎以及脊髓炎等神经系统受累的表现。莱姆病在早期时就可出现轻微脑膜刺激征,发病后数周或数月,部分病人会出现明显的神经系统症状,密切观察意识、瞳孔变化,病情加重者可出现头痛、呕吐、眼球痛、颈项强直等,甚至发生癫痫、谵妄、昏睡等中枢神经系统症状,对此类病人,应严格卧床休息,躁动时加用床栏等,防止坠床。

(2)对症护理:剧烈头痛和严重神经系统症状者,遵医嘱给予镇痛药和镇静药。颅内压增高时,给予 20% 甘露醇脱水降颅压;面神经麻痹的病人,口服 B 族维生素;肢体无力、步行困难的病人,应绝对卧床 2～3 周,以后逐渐进行功能锻炼及康复治疗,促进肢体功能恢复。

4. 躯体活动障碍 关节炎是本病较为严重的病变,常在病后几周至 2 年出现,晚期可造成关节畸形、肌肉萎缩和下肢瘫痪,系本病致残的主要原因。因此,嘱病人在关节疼痛时将关节置于舒适的功能位,卧床休息,减少活动,协助满足病人生活需求。可用热敷缓解疼痛,也可遵医嘱使用双氯芬酸二乙胺(扶他林)软膏外涂等药物止痛。关节疼痛缓解期,积极指导病人被动和主动的关节活动,防止关节挛缩。

5. 活动无耐力

(1)休息与活动:病程初期常伴有乏力,嘱病人卧床休息,休息可以使代谢维持在最低水平,尤其高热时更应绝对卧床休息,低热时可酌情适量活动。病情恢复时可逐渐增加活动量。

(2)避免循环系统损害加重:嘱卧床休息至症状消失,遵医嘱使用 β 受体阻断药或钙通道阻滞药,并注意观察用药反应。避免剧烈运动、突然屏气或站立、持重、情绪激动、饱餐、寒冷刺激等诱因,戒烟酒,防止诱发心绞痛。一旦发现病情变化,及时采取紧急救治措施。

(五)护理评价

1. 病人游走性红斑症状是否逐渐缓解,有无皮肤继发性损害。

2. 病人体温是否逐渐降至正常范围。

3. 病人能否列举头疼、呕吐、眼球痛、颈项强直等脑膜刺激征表现,必要时能否及时告知医生处理。

4. 病人能否列举关节和肌肉僵硬、疼痛、关节肿胀、活动受限等合并关节损害的表现,能否配合治疗及护理,躯体活动障碍是否逐渐缓解。

5. 病人能否说出循环系统损害加重的刺激因素和诱发因素。

(六)其他护理诊断/问题

潜在并发症:急性心肌炎、闭塞性动脉内膜炎、虹膜炎、全眼炎等。

【健康指导】

1. 疾病预防指导 加强卫生宣教,搞好环境卫生,清除居住地周边及道路杂草和枯枝落叶,防止蜱类滋生。做好防鼠、灭鼠工作。进入林区、草地等疫区人员要做好个人防护,可穿戴防护服,扎紧领口、袖口、裤脚等,外露皮肤可涂防蚊油和驱蜱剂,防止硬蜱虫叮咬。当被蜱虫叮咬时,切勿拍打正在叮咬的蜱虫,可用点燃的烟头、熏香或打火机点灼蜱体,或用煤油、氯仿、乙醚等滴盖蜱体,使其口器退出皮肤。勿用手捻碎取下的蜱,以防感染。残留在皮肤内的蜱虫口器于 24h 内可用针挑出,并涂上酒精或碘酒,防止感染。莱姆病流行区被蜱虫叮咬后,可考虑用多西环素200mg口服一次作为暴露后预防。

2. 保护易感人群　莱姆病最有效的预防措施是接种有效的疫苗,但目前尚无莱姆病疫苗。由于伯氏疏螺旋体存在不同的地理株型,每一地理株型的结构蛋白又比较复杂,宿主的免疫应答也十分复杂,莱姆病疫苗的研究尚在进行中。因此,莱姆病的预防是一项长期而艰巨的任务,提高全民意识,加强疫情监测和流行病学的研究是预防和控制莱姆病的重中之重。

3. 疾病知识指导　根据病人的文化程度、家庭环境、工作情况、接受能力等特点,向其讲解本病的临床过程、病程特点、治疗信息、护理要点及预后等,嘱咐病人如有神经系统和循环系统症状时及时向医护人员反映。与病人建立个性化护患关系,使其能够积极配合治疗,并为改善其社会功能奠定基础。

4. 心理护理　病人对疾病知识缺乏,心理负担重,担心预后。耐心向病人介绍莱姆病知识,帮助病人正确对待疾病,提高心理社会的应激能力。与家属一起给病人心理支持,让其感受到家人的温暖和护士的关心,从而积极配合治疗,解除焦虑、恐惧心理和思想压力,增强战胜疾病的信心。

【预后】

本病早期发现及时抗病原治疗,其预后一般良好。在第二期(播散感染期)及之前进行治疗,绝大部分能在1年或1年半内痊愈。若在第三期(持续感染期)进行治疗,大多数也能缓解,但偶有关节炎复发;或出现莱姆病后综合征,即病人经抗病原治疗后,螺旋体死亡残留细胞引起皮炎及自身免疫反应等表现。对有中枢神经系统严重损害者,少数可能留后遗症或残疾。

（杨　平）

思　考　题

---

1. 在护理莱姆病病人时,如何识别慢性游走性红斑、早期神经系统受累?
2. 如何对林区从业者进行莱姆病预防?

URSING

第六章

原虫感染性疾病

06章 数字内容

第一节 阿米巴病

———— 学 习 目 标 ————

● 知识目标:

1. 掌握肠阿米巴病、阿米巴肝脓肿的护理措施。

2. 熟悉肠阿米巴病、阿米巴肝脓肿的治疗要点,熟悉阿米巴肝脓肿破裂危险因素。

3. 了解阿米巴病的病原学、流行病学、发病机制及病理改变。

● 能力目标:

1. 能根据病人的临床表现实施护理。

2. 能运用护理程序护理病人。

● 素质目标:

具有尊重病人,保护病人隐私的能力。

邓某，男性，39岁，因间断发热17d收治入院。17d前开始发热，最高体温达40℃，伴有畏寒、寒战，全身关节及中上腹疼痛。有同性不洁性行为史、吸毒史。入院查体：体温40.1℃，脉搏112次/min，神志清楚，急性热病容，左上及中上腹压痛、反跳痛阳性，肝区叩击痛阳性。艾滋病抗体（+）、人类免疫缺陷病毒（HIV）载量 $1.37×10^5$/ml、CD4 203 个/μl↓、CD4/CD8 0.17↓；丙氨酸氨基转移酶94U/L↑、天冬氨酸氨基转移酶99U/L↑、总胆红素6.5μmol/L。超声检查：肝左叶可见51mm×34mm不均质液性暗区，其边缘可见宽约7mm无回声，边界清，提示肝脓肿，穿刺可引流出血性脓液。粪便镜检检出溶组织内阿米巴滋养体。

请思考：

1. 请根据病史信息，做病情分析，并写出判断依据。

2. 病人属于哪种疾病类型？主要护理措施有哪些？

3. 容易出现什么并发症？如何识别？

阿米巴病（amebiasis）是由溶组织内阿米巴（entamoeba histolytica）侵入人体所引起的疾病，根据临床表现及病变部位不同分为肠阿米巴病及肠外阿米巴病。肠阿米巴病主要病变部位在结肠，急性期表现为食欲缺乏、乏力、贫血、腹胀、肠鸣音亢进、右下腹轻度压痛等，典型临床表现有果酱样粪便等痢疾样症状。其主要病理改变为肠壁浅表糜烂，继而形成小脓肿，脓肿破溃后形成边缘不整、口小底大的烧瓶样溃疡，溃疡不断深入累及肌层和浆膜层时可并发肠穿孔。肠外阿米巴病最常见为阿米巴肝脓肿，典型临床表现为发热、食欲下降、体重减轻、右上腹痛、肝大伴压痛和叩击痛等，主要病理改变为肝脏局限性占位性病变，肝穿刺可见"巧克力酱"状脓液，脓肿靠近包膜、反复穿刺、腹压增高时易穿破导致急性腹膜炎等并发症。

【病原学】

溶组织内阿米巴属叶足虫属肉足鞭毛门的叶足纲，具有叶状伪足运动细胞器。溶组织内阿米巴的生活周期可出现滋养体和包囊2种形态。滋养体可分大小两型。大滋养体是溶组织内阿米巴的致病形态，具有致病力，可吞噬组织和红细胞。小滋养体亦称组织型滋养体，为大滋养体和包囊的中间型，以宿主肠液、细菌、真菌为食，当宿主免疫力强、寄生环境不利于其生长时，停止活动进入包囊前期，再团缩形成包囊。小滋养体在体内抵抗力弱，易被胃酸杀死。大滋养体若脱离组织进入肠腔，可随粪便排出体外，或在肠腔中演变为包囊后再排出体外。包囊是溶组织内阿米巴的感染形态，多见于隐性感染者或慢性病人粪便中。包囊能耐受胃酸的作用，对外界抵抗力较强，能在粪便中存活至少2周，在潮湿环境中能存活数周至数月，且通过蝇或蟑螂的消化道后仍具感染性，对常用的化学消毒剂、寒冷耐受力较强，但不耐热，加热至50℃数分钟即可死亡。

【流行病学】

阿米巴病的流行过程请详见图6-1。

1. 传染源　无症状包囊携带者、慢性和恢复期病人是本病的主要传染源。急性期病人仅排出对外界抵抗力弱的滋养体，故对疾病传播作用不大。

2. 传播途径　经口传播是主要传播途径，通过摄入被溶组织内阿米巴包囊污染的水和食物等造成传染。亦可通过污染的手、苍蝇、蟑螂等间接经口传播。如水源被污染可导致暴发流行或高感染率。另外，在同性恋人群，粪便中的包囊可直接经口侵入，所以阿米巴病在欧美日等国家被列入性传播疾病。

3. 人群易感性　普遍易感，婴儿和儿童发病机会相对较少。营养不良、免疫力低下的人群发病

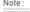

机会较多,且病情较重。人体感染后产生的特异性抗体无保护作用,故可反复感染。

　　4. 流行特征　阿米巴病呈世界性分布,热带、亚热带地区多见。全世界有 5 千万人感染溶组织内阿米巴,每年 4 万～10 万人死于阿米巴病。感染率高低与经济水平、卫生条件与生活习惯等因素密切相关。农村高于城市,男性高于女性,成人高于儿童,HIV/AIDS 病人血清中抗溶组织内阿米巴抗体的阳性率明显高于非 HIV 感染者。秋季发病多,其次为夏季,呈散发性,偶因水源污染等因素而暴发流行。

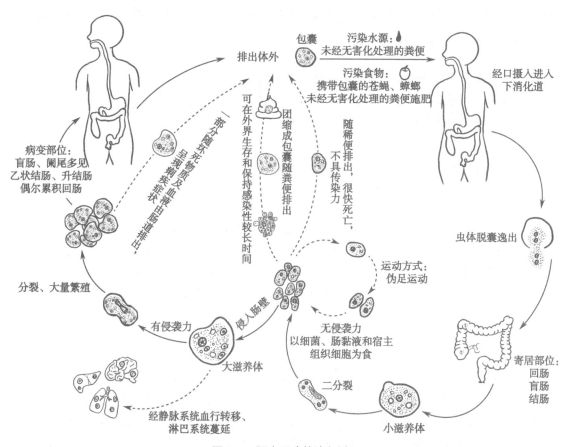

图 6-1　阿米巴病的流行过程

知 识 链 接

阿米巴小流行

　　1983 年 9～10 月,山西某村庄发现一些阿米巴病疾病人,立即引起了接诊医务人员的注意,迅速上报当地防疫部门组织全村普查、询问病史、收集新鲜粪便查滋养体和包囊。最后查出阿米巴痢疾 71 例,患病率为 3.4%,阿米巴肝脓肿 11 例,患病率 0.5%,无症状包囊携带者 35 例(1.8%)。通过调查发现,慢性阿米巴病人没有及时发现、未及时采取干预是导致流行的原因。该村饮水为深水井自来水,水源被感染可能性极小。但是,该村均采用未经无害化处理的人粪尿施肥,同时环境卫生较差,村民没有饭前洗手习惯,有生吃未洗或未洗净的瓜果、吃凉拌菜习俗,苍蝇密集度较高(有从家蝇体内外查到阿米巴包囊)。因此,食物传播是本次流行重要原因,苍蝇携带和生活接触也起一定作用。

【发病机制与病理改变】

1. **发病机制**　包囊被人体摄入进入消化道后,于小肠下端在肠道内酶的作用下,虫体脱囊逸出,寄居于回盲肠、结肠等部位,以二分裂方式增殖。健康宿主中小滋养体随粪便下移,至乙状结肠以下则变为包膜排出体外,完成其生活史,并不致病。在适宜条件下,如被感染者免疫力低下或饮酒等原因导致胃肠功能降低,小滋养体发育成大滋养体,侵袭肠黏膜,吞噬红细胞,破坏肠壁,引起肠壁溃疡。大滋养体随坏死物质及血液由肠道排出,呈现痢疾样症状。溶组织内阿米巴含有蛋白溶解酶,有助于其侵入组织。滋养体亦可分泌具有肠毒性样活性物质,引起肠蠕动增快、肠痉挛而出现腹痛、腹泻。

2. **病理改变**　病变依次多见于盲肠、升结肠、直肠、乙状结肠、阑尾和回肠末端。病变初期多为细小、潜在的浅表糜烂,继而形成较多孤立而色泽较浅的小脓肿,破溃后形成边缘不整、口小底大的烧瓶样溃疡,基底为结肠基层。

【临床表现】

潜伏期一般为7~14d,亦可短至数日或长达数年。

1. **无症状型(包囊携带者)**　此型临床无症状,多次粪检时发现阿米巴包囊。当被感染者的免疫力低下时此型可转变为急性阿米巴痢疾。

2. **急性阿米巴痢疾**

(1)轻型:无临床症状或临床症状轻,仅感下腹不适或隐痛,每天排稀糊样便或稀水便3~5次,或无腹泻,粪便中可找到溶组织内阿米巴滋养体和包囊。

(2)普通型:起病多缓慢,全身中毒症状轻,常无发热或仅有低热,有食欲减退、轻中度腹痛、腹泻,典型表现为黏液血便、果酱样,有腐败腥臭味,每天3~10次,量中等,粪便镜检可见滋养体,有时仅表现为血便或单纯性腹泻,病变部位累及直肠时可有里急后重感。腹痛和腹部压痛以右下腹较为明显。病程数天或数周后可自行缓解,未经治疗或治疗不彻底者易复发或转为慢性。

3. **重型**　极少见。起病急骤,全身中毒症状重,极度衰竭,寒战、高热,剧烈肠绞痛,随之排出黏液血性或血水样粪便,量多,奇臭,含大量滋养体,每天10次以上。同时伴恶心、呕吐、里急后重、腹部压痛。病人可出现不同程度的脱水、电解质紊乱,甚至循环衰竭。易出现肠穿孔及肠出血等并发症。如治疗不及时,可在1~2周内因毒血症或并发症死亡。本型多见于体质衰弱、重度营养不良、感染严重、孕妇、使用激素治疗、免疫功能低下者。

4. **慢性阿米巴痢疾**　急性阿米巴痢疾病人的临床表现若持续存在达2个月以上,则转为慢性,症状可持续存在或有间歇期。间歇期间可无任何症状,因疲劳、饮食不当、受凉等诱因而发作,发作期病人表现为食欲下降、乏力、贫血、腹胀、腹泻,腹泻反复发作或与便秘交替出现,粪便呈黄色糊状,带少量黏液及血,腐臭,每天3~5次,可检出滋养体或包囊,右下腹压痛明显。

5. **并发症**

(1)肠出血:肠黏膜浅表溃疡时,可引起渗血,病人表现为血便,当溃疡深达黏膜下层侵及大血管或肉芽肿破坏时出血量大,出现排暗红色或鲜红色稀便,严重者可出现失血性休克。

(2)肠穿孔:多见于重型及有深溃疡的病人,是威胁生命最严重并发症。穿孔部位多见于盲肠、阑尾和升结肠。穿孔后肠腔内容物进入腹腔可引起局限性或弥漫性腹膜炎、腹腔脓肿。慢性穿孔则先形成粘连,后形成局部脓肿或穿入邻近器官形成内瘘。

(3)阿米巴阑尾炎:常由盲肠部位病变蔓延引起,表现与一般阑尾炎相似,但易发生穿孔。

(4)结肠病变:由结肠壁慢性增生性病变引起,多见于盲肠、乙状结肠及直肠,包括阿米巴瘤、结肠肉芽肿及纤维性狭窄,可致肠套叠或肠梗阻。

(5)瘘管:溶组织内阿米巴滋养体自直肠侵入,形成直肠-肛周瘘管或直肠-阴道瘘管,管口常有粪臭味脓液流出。

Note:

（6）肠外并发症：溶组织内阿米巴滋养体可自肠壁静脉、淋巴管迁移或直接蔓延，播散至肝、腹腔、肺、胸膜、纵隔、心包、脑、泌尿生殖系统或邻近皮肤，溶解宿主细胞，引起相应部位的炎症、脓肿或溃疡，其中以阿米巴性肝脓肿最常见。

【实验室及其他检查】

1. 血常规检查 白细胞计数和分类均正常。当伴细菌感染时，血白细胞总数和中性粒细胞比例增高。少数病人嗜酸性粒细胞比例增多。

2. 粪便检查 典型粪便肉眼观察呈暗红色果酱样、腥臭、粪质多，含血液及黏液。加生理盐水涂片后镜检，可见大量聚团状红细胞、少量白细胞和夏科 - 雷登结晶。若检出伪足运动、吞噬红细胞的阿米巴滋养体则具有诊断意义。成形粪便可直接涂片找包囊，也可经过碘液或苏木素染色后观察包囊结构。

3. 免疫学检查

（1）特异性抗原检查：以溶组织内阿米巴滋养体作为抗原免疫动物制备多克隆或单克隆抗体，检测病人粪便中溶组织内阿米巴滋养体抗原，其敏感度高、特异性强，阳性可作为明确诊断的依据。

（2）特异性抗体检查：常用酶联免疫吸附试验（ELISA）、间接荧光抗体试验（IFTA）、放射免疫测定（RIA）等方法检测血清中抗溶组织内阿米巴滋养体抗体 IgM、IgG。IgM 仅存在 1～3 个月，阳性提示近期或现症感染，阴性不能排除本病。IgG 阳性率极高，且持续时间长，故阴性一般可排除本病。

4. 分子生物学检查 DNA 探针杂交技术、聚合酶链反应（PCR）检测病人粪便、脓液或血清中溶组织内阿米巴滋养体 DNA，阳性可作为本病的诊断依据。

5. 结肠镜检查 必要时可做结肠镜检查，可见大小不等的散在溃疡，表面覆有黄色脓液，溃疡间的黏膜正常。溃疡边缘部分涂片及活检可发现滋养体。对粪检阴性、临床不能确诊的病人很有诊断价值。

【诊断要点】

根据流行病学资料、临床症状和体征、实验室检查结果等做出临床诊断，检出阿米巴原虫致病菌为确诊依据。

1. 临床诊断标准 根据有进食可疑被污染食物史或与慢性腹泻者密切接触史；临床表现为起病缓慢，典型的腹痛、腹泻、排果酱样粪便，而中毒症状轻可作出临床诊断。

2. 确诊标准 实验室粪便镜检可检出溶组织内阿米巴滋养体或包囊为确诊的重要依据。免疫学检查在血清中检出抗溶组织内阿米巴滋养体的抗体、粪便中检出阿米巴滋养体抗原，分子生物学检测在粪便、脓液或血液中出阿米巴滋养体 DNA 均为明确诊断的依据。临床上有高度怀疑而各种检查又不能确诊时，可用甲硝唑等药物进行诊断性治疗，如效果确切，诊断亦可成立。

【治疗要点】

1. 病原治疗

（1）硝基咪唑类衍生物：目前治疗肠内外各型阿米巴病的首选药物。对阿米巴滋养体有强大杀灭作用，偶有一过性白细胞减少和头昏、眩晕、共济失调等神经系统障碍，妊娠（尤其最初 3 个月）、哺乳期以及有血液病史和神经系统疾病病人禁用。常用药物有甲硝唑、替硝唑、奥硝唑等。甲硝唑用法：成人每次 0.4g，3 次 /d，口服，儿童每天 35mg/kg，分 3 次服，10d 为一疗程。

（2）二氯尼特：又称糠酯酰胺，是目前最有效的杀包囊药物，主要用于轻症及排包囊者，是目前最有效的杀包囊药物。成人 0.5g，每天 3 次，10d 为一疗程。

2. 抗菌治疗 对于重型阿米巴痢疾病人，尤其合并细菌感染时，在病原治疗基础上，需使用抗菌药物。可选用巴龙霉素或喹诺酮类抗菌药物。巴龙霉素用法：成人 0.5g，每天口服 2～3 次，7d 为一疗程。

Note:

3. 对症治疗 腹泻严重时可适当补液,维持体内水、电解质平衡。

【隔离】

对病人和无症状包囊携带者执行肠道隔离措施。隔离至症状消失、大便连续 3 次(间隔 1d 以上,连续 3 次送检)查不到滋养体和包囊。做好终末消毒。

【护理】

(一)护理评估

1. 病史

(1)流行病学特点:评估发病季节,如是否为夏秋季节;是否散发或当地是否有阿米巴病暴发流行;是否有进食不洁食物史、与慢性腹泻病人密切接触史;病人的饮食、饮水、个人卫生及生活环境,是否采用未经无害化处理的人粪尿施肥,有无接触过污染的水源或食物等;既往腹泻病史。

(2)患病及治疗经过:了解病人的起病时间、主要症状、病情进展情况,就医经过、服用药物及疗效、是否有不良反应,评估排便情况,粪便量、色、性质,是否有腹痛、肠鸣音亢进。评估是否有服用免疫抑制剂、劳累等降低机体免疫力因素。了解病人合并症,是否有合并强直性脊柱炎、人类免疫缺陷病毒感染等降低机体免疫力的疾病,是否有服用泼尼松等免疫抑制剂。

(3)心理 - 社会状况:阿米巴病具有传染性,需肠道隔离治疗,且腹泻容易造成环境污染,护理任务繁重,病人和家属往往对本病认识不足,容易引发病人自卑、家属歧视等心理、情绪以及行为上的一些变化。因此需要了解病人对疾病的性质、进展、防治及预后的知识了解程度,评估病人有无抑郁、悲观、孤独、无助等心理反应,对住院隔离治疗的认识及适应情况。询问病人的工作和生活情况、经济状况、家属对病人的关心支持程度,有无焦虑、恐惧等心理障碍。

2. 身体评估

(1)生命体征:监测生命体征,如体温、脉搏、呼吸、血压、面色、神志状态,必要时监测脉搏血氧饱和度。注意有无脉搏细速、血压下降、呼吸增快等休克、水电酸碱失衡征兆。

(2)营养:了解病人体重变化趋势,食物摄入情况、评估皮肤弹性等,评估病人营养状况,注意有无因长期慢性腹泻导致的消瘦、营养低于机体需要量等表现。

(3)排便:询问病人的粪便次数、颜色及量,是否为血便,排便时是否伴有里急后重。注意是否有肠出血征兆。

(4)腹部情况:评估病人有无腹痛、腹胀及其部位、性质,检查有无右上腹压痛,听诊肠鸣音是否有亢进或消失。若有较长时间的剧烈肠绞痛,满腹压痛、进行性腹胀提示有肠出血、肠穿孔或腹膜炎等并发症的发生。

(5)会阴部情况:评估病人是否有肛周肿痛、流脓,若有直肠 - 肛门瘘,进一步体查肛周是否可触及条索状硬结及行径,必要时直肠指检评估内口、凹陷及结节情况。评估病人是否有外阴、会阴及大腿内侧皮肤溃疡灶及湿疹,腹泻时阴道内是否发生排粪及排气。

3. 实验室及其他检查

(1)血常规检查:是否有血白细胞总数和中性粒细胞比例增高。

(2)粪便检查:是否有溶组织内阿米巴滋养体或包囊。

(二)常用护理诊断 / 问题

1. 腹泻 与溶组织内阿米巴滋养体侵袭肠黏膜有关。

2. 营养失调:低于机体需要量 与腹泻、营养摄入不足有关。

3. 潜在并发症:肠出血、肠穿孔。

(三)护理目标

1. 病人能说出本病腹泻特点,配合治疗,排便逐渐恢复正常。

2. 能说出营养失调发生的原因和饮食管理对本病的重要性，切实执行各项饮食措施，营养状况逐步改善。

3. 能列举主要并发症，并能识别主要早期征象，主动避免诱因，配合治疗、护理，住院期间无肠出血、肠穿孔、肠外脓肿发生。

（四）护理措施及依据

1. 腹泻

（1）休息与饮食：急性期卧床休息。进高蛋白、高碳水化合物、高维生素、少渣流质或半流质饮食，减少粗纤维食物的摄入，避免诱发肠出血或肠穿孔。

（2）排便监测：记录每天排便次数、量、颜色、性状、气味，是否伴有出血。严密监测有无突然发生的腹痛、腹肌紧张、腹部压痛等肠穿孔表现。

（3）病情观察：观察生命体征的变化。重症病人由于频繁腹泻，可导致水和电解质大量丢失，甚至并发休克，应密切监测血压和脱水征兆，及时发现病情变化。

（4）粪便标本采集：为提高粪便检查阳性率，应及时采集粪便标本送检。采集时注意：①由于滋养体易于在黏液脓血部分发现，因而宜采取新鲜脓血便送检，以提高阳性率。②低温、尿液、消毒液可使滋养体失去活力而影响检查结果，且阿米巴滋养体排出体外 2h 即死亡，因此留取标本的容器应清洁，不应混入尿液及消毒液。留取标本后应注意保温，并立即送检。气温低时，便盆应先用温水冲洗。送检时注意盛标本瓶 / 盒的保温。③若服用油类、钡剂及铋剂者，应在停药 3d 后再留取粪便标本送检。

（5）用药护理：向病人讲解药物的使用方法、疗程及不良反应。甲硝唑不良反应轻，以胃肠道反应为主，可有恶心、腹痛、腹泻、口中金属味等，应注意观察。注意服用本药前后不能饮酒。二氯尼特的不良反应以腹胀最为常见，偶有恶心、呕吐、腹痛、食管炎、持续性腹泻、皮肤瘙痒、荨麻疹、蛋白尿等，治疗完成后消失。孕妇及 2 岁以下儿童不宜服用。巴龙霉素口服可引起食欲减退、恶心、呕吐、腹泻等，偶可引起吸收不良综合征。注意识别长期口服引起的二重感染。

（6）执行接触隔离措施：尤其预防经口途径传播。病区独立化粪池有无害化处理程序时，病房可按照常规方式处理病人的排泄物和分泌物，如果没有，倾倒如厕前应以 4∶1 的漂白粉和等量的生石灰搅拌，静置 2h。病人出院后落实床单位终末消毒。

2. 营养失调：低于机体需要量

（1）说明饮食控制重要性：肠黏膜溃疡严重者进食生、冷、硬、粗、刺激性强、产气、多渣的食物或进食过饱等，易诱发肠出血、肠穿孔等并发症。故应向病人及家属说明饮食控制的重要性，使病人及家属主动配合饮食管理，严格控制饮食。

（2）饮食原则：高热量、高蛋白、高维生素饮食。轻型、黏膜溃疡较轻时食物宜少渣，溃疡严重、肠穿孔高危病人宜进食流质。疾病恢复期饮食宜按照流质—半流质少渣—正常饮食顺序逐步恢复。腹泻严重者注意补充钾盐等电解质。

3. 潜在并发症：肠出血、肠穿孔

（1）避免诱因：常见诱因包括病程中过早、过多下床活动、过量饮食、饮食中含固体及纤维渣滓较多、用力排便、腹胀、腹泻、治疗性灌肠或用药不当等。

（2）观察并发症的征象：密切监测生命体征，及早识别肠道并发症征象，血压下降、脉搏增快、体温下降、出冷汗、肠蠕动增快、便血提示肠出血征兆。少量出血时粪隐血试验阳性或粪便呈深褐色，中等量出血时粪便呈柏油样，大量出血时呈血便，严重时呈休克状态。阿米巴肠穿孔一般无剧烈腹痛。病人出现进行性腹胀、肠鸣音消失及局限性腹膜刺激征提示有肠穿孔可能。

（3）肠出血和肠穿孔的护理：肠出血病人应绝对卧床休息，保持安静，必要时给镇静剂。出血时禁食，遵医嘱静脉输液，给予止血药物，严禁灌肠治疗。肠穿孔时给予胃肠减压，并积极准备手术治疗。

（五）护理评价

1. 病人能否说出本病腹泻特点，排便是否逐渐恢复正常。

2. 病人营养状况是否逐步改善。

3. 病人能否识别并发症的主要早期征象，住院期间有无肠出血、肠穿孔、肠外脓肿发生。

（六）其他护理诊断/问题

1. **疼痛：腹痛**　与溶组织内阿米巴滋养体侵袭肠黏膜有关。

2. **其他潜在并发症**：肠外脓肿、直肠-阴道瘘、肛瘘。

【健康指导】

1. **疾病预防指导**　普查普治，查治病人和无症状包囊携带者，以控制传染源，尤其是饮食行业从业人员。改善公共卫生条件，特别是环境卫生，保护水源。因地制宜进行粪便无害化处理，杀灭其中包囊。消灭苍蝇、蟑螂等传播媒介。

2. **保护易感人群**　合理饮食，锻炼身体，增强体质，提高人群免疫力。养成良好个人卫生习惯，饭前便后洗手、饮水应煮沸、生吃水果和蔬菜应洗净。

3. **疾病知识指导**　解释阿米巴病的感染过程、临床经过、常见并发症、常用治疗药物及其不良反应、疗程等。执行接触隔离措施。指导病人在治疗期间卧床休息、禁饮酒、加强营养、避免进食刺激性食物，避免受凉、劳累，以防止复发或肝阿米巴病等并发症出现。出院后3个月内应每月复查粪便1次，以追踪有无复发。

【预后】

接受病原治疗无并发症的病人预后良好，有肠道并发症或重型病人预后差，肠道内形成不可逆转的广泛性病变及屡经不彻底治疗、病情顽固者预后差。

附：阿米巴肝脓肿

【发病机制与病理改变】

1. **发病机制**　在肠黏膜下层或肌层的溶组织内阿米巴滋养体，可经门静脉、淋巴管或直接蔓延侵入肝脏。大多数原虫抵达肝脏后即被消灭，当机体免疫力下降，并有肝组织营养障碍、淤血及细菌感染时，少数存活的原虫在肝内继续繁殖，引起小静脉炎、静脉周围炎、静脉血管内栓塞、肝组织循环障碍，缺血缺氧坏死。大滋养体从被破坏的血管内逸出，借助溶组织及原虫的分裂作用引起肝组织灶状坏死，液化成小脓肿并相互融合形成肝脓肿。慢性脓肿可继发细菌感染，临床表现为毒血症状。脓肿也可因不断扩大，逐渐浅表化，向邻近体腔或脏器穿破造成脓液外泄，引起相应体腔、脏器的阿米巴病及各种并发症。肝脓肿大多位于肝右叶顶部，为局限性占位性病变，与原发性肠阿米巴病病灶多数在盲肠和升结肠，其血液流入肠系膜上静脉，经粗短的门静脉，血流快，来不及混合而大部分进入肝右叶有关；另外，也与肝右叶占肝脏体积的4/5，血液流经右叶多于左叶有关。

2. **病理改变**　肝脓肿中央为坏死灶，肝穿刺可见本病的病理变化以组织溶解液化和脓肿形成为特征。脓液为液化的肝组织，呈巧克力酱样，含有溶解和坏死的肝细胞、红细胞、白细胞、脂肪、夏科-莱登晶体等。滋养体常聚集在脓腔壁，仅1/3病例可在脓液中找到滋养体，未曾找到过包囊。继发细菌感染时，脓液转为黄色或黄绿色，含有大量脓细胞。

【临床表现】

1. **症状和体征**　起病大多缓慢，以发热为早期症状，多为弛张热型，体温在39℃以下，可伴有畏寒、盗汗、食欲缺乏、恶心、呕吐、腹胀及体重减轻等。肝脏逐渐肿大，肝区呈持续性钝痛、叩压痛，深呼吸及改变体位可致疼痛加剧。当病变向肝上部发展时，可刺激右侧膈肌引起右肩背痛，也可引起反应性胸膜炎和右侧胸腔积液而出现气急、咳嗽、肺部啰音、右侧胸痛；若病变靠近胸廓，则可见肋间饱满，局部水肿、充血、有明显压痛；左叶肝脓肿，可有中上腹或左上腹痛，并向左肩放射；若病变位于肝前下缘，常有右上腹痛、肌紧张、压痛和反跳痛，类似胆囊炎。慢性病例发热多不明显，可有消瘦、贫血、水肿等。

2. 并发症

（1）脓肿破裂并发症：高达 35% 的病人可出现肝脓肿破裂，病程较长、脓肿靠近肝脏包膜、穿刺次数多及腹压增高等是诱发脓肿破溃的因素。脓肿向右侧胸腔溃破可致脓胸，向腹腔破溃可致急性腹膜炎，向心包破溃可发生心脏压塞和休克，是最严重并发症，亦可穿破至胃、胆等处，也可引起膈下脓肿、肾周脓肿和肝 - 肺 - 支气管瘘等。

（2）脓肿压迫并发症：脓肿压迫右下肺部可引发肺炎、反应性胸膜炎，压迫胆小管、较大的肝内胆管或肝组织受损范围过大时可出现隐性或轻度黄疸。

【实验室及其他检查】

1. 血常规检查 急性期白细胞计数及中性粒细胞增多；血沉增快。慢性期白细胞数大多正常，血红蛋白降低，贫血明显。

2. 粪便检查 约 50% 病人粪便中可检出包囊甚至滋养体。

3. 免疫学检查 血清学检查有助于诊断。血清抗阿米巴滋养体的特异性 IgG 抗体阳性率可达 90% 以上，若 IgG 抗体阴性，基本上可排除本病的诊断。

4. 肝穿刺液检查 典型脓液为棕褐色或巧克力色，若能在脓液中找到阿米巴滋养体或检测出可溶性抗原具有明确诊断的意义。但普通镜检阳性率低，荧光显微镜检查可明显提高其阳性率。

5. 影像学检查 B 超、CT、MRI 均可发现肝内液性占位性病变。B 超检查有较大诊断价值，不仅可提供脓肿大小、部位及数目，也可指导穿刺抽脓或手术的方向和深度。

【诊断要点】

根据居住地区阿米巴病流行情况，疫区旅居史，近期肠阿米巴史、临床症状和体征、实验室检查结果等做出临床诊断，检出阿米巴原虫致病菌为确诊依据。

1. 临床诊断标准 肝区疼痛，肝脏肿大。影像学检查 CT、肝动脉造影、放射性核素扫描及磁共振检查均可发现肝内占位性病变。

2. 确诊标准 因脓肿可发生于肠道感染自行消失或经治疗消失之后，故粪便中未找到溶组织内阿米巴，不能反映无阿米巴肝脓肿。肝脓肿穿刺抽出典型脓液，可诊断本病。血清学检查有助于本病诊断。如仍不能确诊，可选用高效抗阿米巴药物进行诊断性治疗，如疗效确切，可确立诊断。

【治疗要点】

1. 病原治疗

（1）硝基咪唑类衍生物：甲硝唑为国内外首选药物，口服每次 0.4g，3 次 /d，10d 为一疗程，必要时可酌情重复。重者可选甲硝唑静脉滴注，成人每次 0.5g，每隔 8h 一次，疗程 10d。替硝唑口服吸收良好，成人每天 2g，1 次口服，连服 5d 为一疗程。重者可静脉滴注。

（2）氯喹：少数对硝基咪唑类无效者应换用氯喹，成人磷酸氯喹用法：每次 0.5g（基质 0.3g），每天 2 次，口服，连服 2d 后改为每次 0.25（基质 0.15g），每天 2 次，以 2～3 周为一疗程。

2. 肝穿刺引流 在应用抗阿米巴病药物治疗 2～4d 后，对直径 3cm 以上、靠近体表者，可在 B 型超声波探查定位下做穿刺引流，抽脓后向脓腔内注射阿米巴药物有助于脓腔愈合。通常每隔 3～5d 引流 1 次，直至脓腔缩小为止。若有细菌混合感染，可在抽脓后脓腔内注入抗生素。

【隔离】

详见本节"肠阿米巴病"。

【护理】

（一）护理评估

1. 病史

（1）流行病学特点：评估居住地环境，是否为阿米巴病流行疫区，是否有疫区旅居史。评估是否有近期肠阿米巴病史、阿米巴病人密切接触史。

（2）患病及治疗经过：了解病人起病时间、首发症状、发热程度、规律、退热效果，发热时是否伴随畏寒、寒战、肌肉酸痛等毒血症状。询问病人的食欲与摄入量。

（3）心理 - 社会状况：评估病人有无抑郁、悲观、恐惧等心理反应，对住院隔离治疗的认识及适应情况。评估家庭、社会、经济支持情况。

2. 身体评估

（1）生命体征：监测生命体征。了解体温上升、下降特点、发热程度、热型及持续时间、伴随症状。本病发热常呈间歇型或弛张型。热退而盛汗伴有食欲减退、恶心呕吐、腹胀腹泻等。观察是否有腹式呼吸，伴随腹膜炎时常表现为腹式呼吸减弱或消失。

（2）神经精神状态：注意病人意识状态的改变，评估是否有高热谵妄的发生。

（3）腹部情况：评估是否有腹痛、腹胀、肝区疼痛不适，评估疼痛性质、程度，有无叩压痛、放射性右肩背痛，评估疼痛是否随呼吸、体位改变而加剧。触诊是否有腹肌紧张、肝脏弥漫性肿大、局部波动感。听诊肺部是否有啰音。

（4）胸部情况：评估胸部是否有肋间饱满，是否有局部水肿、充血、压痛。是否有胸痛、气急、咳嗽等胸膜炎等症状。

3. 实验室检查

（1）血常规检查：是否有白细胞计数及中性粒细胞增多、血沉增快，血红蛋白是否有降低。

（2）粪便检查：粪中是否有检出包囊、滋养体。

（3）免疫学检查：血清抗阿米巴滋养体的特异性 IgG 抗体是否为阳性。

（4）肝穿刺液检查：脓液是否为棕褐色或巧克力色，是否有阿米巴滋养体或检测出可溶性抗原。

（5）影像学检查：B 超、CT 或 MRI 等是否有发现肝内液性占位性病变，如果有，了解脓肿大小、部位及数目。

（二）常用护理诊断 / 问题

1. 体温过高　与肝脓肿形成、合并细菌感染，大量坏死物质等致热原释放入血有关。

2. 疼痛：肝区痛　与肝组织液化、坏死、脓肿形成有关。

3. 潜在并发症：脓肿破裂。

（三）护理目标

1. 病人能说出本病发热特点，配合治疗，体温逐渐降至正常范围。

2. 病人能说出疼痛发生原因，配合疼痛程度评估和缓解疼痛治疗，疼痛消失。

3. 病人能识别主要早期征象，主动避免诱因，配合治疗、护理，住院期间无脓肿破裂发生。能说出肝脓肿破裂发生的原因和留置引流对本病的重要性，能实践预防引流管脱出、感染的方法。

（四）护理措施及依据

1. 体温过高　护理措施参见第一章第十节中"发热"的护理。

2. 疼痛：肝区痛

（1）休息和体位：急性期应卧床休息，减少机体消耗。取舒适体位，建议取左侧体位，以缓解肝区疼痛。

(2) 病情观察：观察生命体征，观察肝脏肿大进展情况，有无叩压痛，准确评估并记录疼痛的部位、性质、有无放射痛和持续时间。

(3) 用药护理：若疼痛影响休息与睡眠，可遵医嘱给予镇静药或止痛药，用药后及时评估疼痛改善情况。

3. 潜在并发症：脓肿破裂

(1) 休息和体位：急性期应卧床休息，减少机体消耗。取舒适体位，建议取左侧体位，以缓解肝区疼痛。避免剧烈活动，以免导致脓肿溃破。

(2) 病情观察：有无脓肿向周围组织穿破的征兆，如咳嗽、气急、局部软组织水肿、腹膜刺激征等。如出现突发性的剧烈胸痛、高热和呼吸困难，有时还有发绀、甚至休克症状应警惕脓肿向右侧胸腔破裂；如出现突发胸闷，呼吸困难，全身冷汗，极度烦躁、面色苍白或发绀、神志不清，呈现休克或休克前状态，应考虑心包溃破导致静脉系统淤血、心脏压塞。

(3) 肝穿刺引流的护理：肝穿刺抽脓可防止脓肿溃破，并可加速愈合。配合医生进行肝穿刺抽脓，注意做好术前准备，向病人解释抽脓的目的、方法及术中注意事项，使病人减轻焦虑，主动配合穿刺。术中严格无菌操作，严密观察病人的生命体征及反应；注意观察并记录脓液的性质、颜色、气味、量，及时将抽出脓液送检；术后，局部用沙袋和腹带加压包扎，嘱病人禁食2h，卧床休息 6～8h，密切观察血压、脉搏及面色，注意有无出血情况，发现异常应及时报告医生。

(4) 伤口和引流管护理：如行肝穿刺持续引流者，应密切观察穿刺伤口有无渗血、渗液，伤口敷料渗湿应立即更换。经引流管抽吸脓液、冲洗脓腔及保留抗生素时，应严格无菌操作。引流管周围皮肤应每天消毒。引流管以无菌纱布包裹。为防止病人活动及床上翻身时引流管脱出，将引流管缝合固定于皮肤上，覆盖无菌纱布以加强固定。保持引流管通畅，术后几天脓液较黏稠且碎屑坏死物较多，易阻塞引流管，可采用负压抽吸方法，如不通畅，再用少量生理盐水推注，如仍未通，应用无菌导丝疏通。还可协助病人变换体位使引流管头端处于最低位，易于抽出。

(5) 用药护理：抗阿米巴药物治疗的护理见本节中"肠阿米巴病"。若并发细菌感染，应根据药敏试验，选用有效抗生素。

（五）评价

1. 病人及家属能否自觉配合物理降温方法，体温是否降至正常。

2. 病人是否配合疼痛评分、治疗，疼痛症状是否减轻。

3. 病人能否说出留置引流的重要性，并配合导管管理，是否发生留置导管脱出、导管感染及脓肿破溃。

（六）其他护理诊断/问题

1. 营养失调：低于机体需要量　与发热、营养摄入不足有关。

2. 潜在并发症：急性腹膜炎、膈下脓肿、肾周脓肿和肝-肺-支气管瘘、阿米巴肺脓肿、阿米巴脑脓肿。

【健康指导】

详见本节"肠阿米巴病"。

【预后】

与脓肿的大小、部位，病人的体质，治疗的效果及有无并发症有关。早期诊治者预后较好，晚期及有并发症者预后较差，治疗不彻底者易复发。

（袁素娥）

思 考 题

---

1. 在护理阿米巴肝脓肿病人时,如何识别肝脓肿破裂?
2. 如何在生活中做好阿米巴病的预防控制?

第二节 疟 疾

── 学 习 目 标 ──

● 知识目标:
  1. 掌握疟疾的临床表现、隔离及护理措施。
  2. 熟悉疟疾的流行病学、实验室及其他检查、治疗要点。
  3. 了解疟疾的病原学、流行病学、发病机制。
● 能力目标:
  1. 能根据病人的临床表现实施护理。
  2. 能运用护理程序护理病人。
● 素质目标:
  1. 具有良好的心理素质和严谨的工作作风。
  2. 关爱病人,促进病人早日康复。

 ────── 导入情境与思考 ──────

王某,男性,36 岁。因反复寒战、发热 1 周入院。1 周前无明显诱因出现寒战、高热、大汗。突然起病,先出现畏寒、寒战,持续 30min 后开始发热,体温最高达 39～40℃,伴有头痛、全身乏力,发热持续 6h 后自行消退,并出现多汗,曾按照"呼吸道感染"治疗,用药不详。上述症状反复发作,隔日出现 1 次。1 个月前曾经到过非洲工作。入院查体:体温 39.5℃,脉搏 110 次/min,神志清,全身浅表淋巴结无肿大,无皮疹。结膜轻度苍白,心律整,各瓣膜未闻及病理性杂音,双肺未见闻及干湿啰音,肝肋下 1.5cm,剑突下 1cm,质软有轻压痛,脾肋下 2cm。血常规:白细胞 4.5×10⁹/L,中性粒细胞占 60%,淋巴细胞占 34%,单核细胞占 6%,未见嗜酸细胞。入院时血培养阴性。血涂片找到间日疟原虫。

请思考:

1. 请根据病史信息,做病情分析,并写出判断依据。
2. 病人属于什么临床类型?主要护理措施有哪些?
3. 本例病人可能出现什么并发症?如何识别?

疟疾(malaria)是由人类疟原虫引起的寄生虫性疾病。通过雌性按蚊(anopheles mosquito)叮咬人体传播。主要临床特点为间歇性、发作性寒战、高热,继之大汗后缓解,多次发作后,可引起脾大与贫血。

疟疾是世界性的公共卫生问题,对人类危害极大,虽然严格进行疟疾防控,发病率及病死率大大下降,但部分地区的疟疾对常用抗疟药物产生耐药,仍无疫苗可供预防使用,目前疟疾仍是值得关注的重要的虫媒传染病。

【病原学】

疟疾的病原体为寄生于人体红细胞的疟原虫。导致人类感染的疟原虫主要为人类疟原虫,分为

Note:

5种,包括间日疟原虫、三日疟原虫、恶性疟原虫、卵形疟原虫及诺氏疟原虫。诺氏疟原虫是一种动物源性疟原虫,主要感染猴类,近年有人类感染增加的趋势。5种人类疟原虫的生活史相似(图6-2),包括在人体内和在按蚊体内两个阶段。

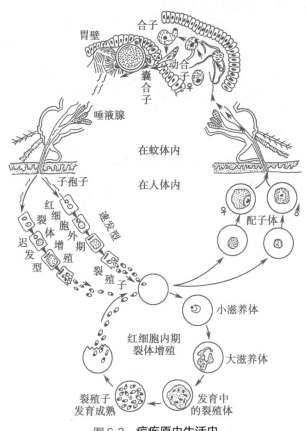

图6-2 **疟疾原虫生活史**

人和按蚊是疟原虫发育过程中的两个宿主,即疟原虫在人体内进行无性繁殖,在蚊体内进行有性生殖,人是中间宿主,蚊是终末宿主。

【**流行病学**】

1. 传染源 现症病人及无症状带虫者是疟疾的传染源,且外周血中存在配子体时才具有流行病学意义。

2. 传播途径 雌性按蚊是疟疾传播的主要媒介,经含有子孢子的蚊虫叮咬是主要传播途径。极少数病人经输入带疟原虫的血液后发病。

我国最重要的传播媒介中华按蚊,是平原地区间日疟的主要传播媒介。山区主要由微小按蚊传播。海南山林地区以大劣按蚊为主,丘陵地区以雷氏按蚊人血亚种为主。

3. 人群易感性 普遍易感,可因种族、性别、年龄、职业而不同,感染程度也受工作性质、生活环境、免疫力和遗传因素的影响。机体感染后可产生一定的免疫力,但维持时间不长,有种与株的特异性,可反复感染。多次发作或感染后,再次感染症状较轻或无症状,故疟区儿童和外来人口发病率较高。

特定危险人群,对指导预防和治疗有非常重要的意义。包括:①稳定传播区的幼龄儿童,尚未形成对最严重疟疾的免疫力;②无免疫力的孕妇;感染疟疾后易诱发流产,导致孕产妇死亡;③高传播区半免疫力的孕妇,仍然导致流产和早产及低出生体重儿。尤其是第1~2次怀孕;④在稳定传播区中具有半免疫力的感染艾滋病毒感染者和艾滋病病人;⑤艾滋病毒感染者和艾滋病病人;研

Note:

究表明，此类病人更易感染疟疾，感染后更易出现凶险型发作；⑥来自无疟疾流行地区的游客，缺乏免疫力。

4. 流行特征　本病是最为常见、危害最大的虫媒传染病，根据 WHO 2020 年报告，全球感染人数为 2 290 万例，死亡人数达 40.9 万例。其中非洲国家占 94% 感染病例数，东南亚地区占 3%，中国已连续 3 年无新增感染病例。疟疾流行与传播媒介的生态环境因素关系密切，其中温度是影响疟疾流行的重要因素。孢子增殖的最适宜温度是 22～28℃，所以疟疾发病以夏秋季较多，热带及亚热带地区常年都可发病。

5 种疟疾中，以间日疟流行最广，恶性疟主要流行于热带地区，诺氏疟疾主要见于东南亚森林地区及婆罗洲岛国，三日疟及卵形疟相对较少见。在我国主要以间日疟流行为主，海南和云南两省为间日疟和恶性疟混合流行。

【发病机制及病理改变】

1. 发病机制　疟原虫在肝细胞内与红细胞内增殖时并不引起症状。当红细胞被裂殖子胀破后，大量的裂殖子、疟色素和代谢产物及变性血红蛋白进入血液，引起临床发作。进入血中的裂殖子部分可再侵入其他红细胞，又进行新一轮裂体增殖，如此不断地循环，引起本病间歇性的临床发作。因各种疟原虫裂殖体成熟所需时间不同，故发作的周期也随之而异。间日疟和卵形疟发育周期为 48h，三日疟为 72h。恶性疟为 36～48h，且因发育先后不一，临床发作亦不规则。

2. 病理改变　疟原虫在人体内增殖引起强烈的吞噬反应，全身单核 - 吞噬细胞系统显著增生，表现为肝脾大，周围血单核细胞增多。脑型病人可有软脑膜充血、脑组织水肿。病情长者，脾有充血性改变及网状内皮细胞的增生，最终导致脾大、脾脏纤维化。

【临床表现】

潜伏期间日疟和卵形疟为 13～15d，长者 6 个月以上，三日疟为 24～30d，恶性疟为 7～12d。

1. 典型发作　5 种疟疾发作的症状基本相似，典型症状为突发性寒战、高热和大量出汗。可分前驱期、寒战期、高热期和出汗期。

（1）前驱期：仅部分病人有前驱期症状，如疲倦、乏力、头痛、肌肉酸痛、食欲减退等。此期症状无特异性，与病毒感染性疾病类似，又称为感冒样症状。

（2）寒战期：多数病人突起发病，先有畏寒如四肢及背部发冷，逐渐波及全身，出现寒战、面色苍白、唇指发绀，伴头痛、恶心、呕吐等，持续 10min～2h。

（3）高热期：体温迅速上升至 40℃ 以上，面色潮红、结膜充血、脉搏有力，伴头痛、全身酸痛、乏力、恶心、口渴、烦躁不安，严重者出现谵妄，本期持续 2～6h。

（4）大汗期：高热后期先是颜面和双手微汗，渐至全身大汗淋漓，体温骤降至正常，上述自觉症状明显缓解，但仍有乏力、口干。本期持续 1～2h 后进入无症状间歇期。

初发时发热可不规则，几天后才呈典型的间歇发作。发作 5～7 次后可因产生一定的免疫力而自停，但红细胞内仍有疟原虫存在，成为带疟原虫者，可在 2～3 个月后再次发作，称为近期复发，可见于各种疟原虫。

疟疾可有肝脾大，一般起病后 3～4d 脾开始肿大，质软，反复多次发作后可明显肿大，质硬。肝多为轻度肿大，血清 ALT 可增高。疟疾多次发作后可因红细胞大量破坏而出现贫血。

2. 凶险发作　常由恶性疟引起。起病急缓不一，热型多不规则，可有稽留热、弛张热、间歇热，每天或隔天发作，但常无明显的缓解间歇。恶性疟的凶险发作可分为下列 4 型：

（1）脑型：最常见且病死率高，90% 为恶性疟原虫感染所致。主要表现为急起高热或超高热，伴脑膜脑炎的临床表现，如剧烈头痛、呕吐、烦躁不安或行为异常，2～5d 后出现抽搐，可呈全身性、局部性或癫痫样大发作。还可出现不同程度的意识障碍，如谵妄、定向力障碍、嗜睡、昏睡、昏迷。查

Note：

体可见贫血、脑膜刺激征及病理性神经反射;脑脊液检查压力稍高,白细胞数多正常或偏高,蛋白轻度增高,糖及氯化物正常。外周血中易找到大量的恶性疟原虫。

(2)超高热型:起病急,体温迅速上升至41℃以上并持续不退,病人皮肤灼热、呼吸急促、烦躁不安、谵妄,严重者可因深度昏迷而导致死亡。

(3)厥冷型:皮肤苍白或轻度发绀、体表湿冷,软弱无力、但病人的肛温仍在38~39℃以上。常有频繁呕吐或水样腹泻,继而血压下降、脉搏细弱,严重者多死于循环衰竭。

(4)胃肠型:除疟疾典型症状外,病人常有腹泻,粪便先为黏液水便,每天数十次,后可有血便、柏油便,伴下腹痛或全腹痛,无明显腹部压痛。重者死于休克和肾功能衰竭。

3. 特殊类型疟疾

(1)输血疟疾:常发生于输入含疟原虫血液后7~10d,国内主要为间日疟。临床表现同典型发作,但无肝内增殖阶段,不产生迟发型裂殖体,故治疗后无复发。

(2)婴幼儿疟疾:临床表现常不典型,胃肠道症状明显,发热不规则,可有弛张热或稽留热。脾大显著,贫血。血常规检查可见大量疟原虫,易发展为凶险型,预后差。

4. 再燃和复发
再燃是由血液中残存的疟原虫引起。一般于痊愈后1~4周内出现,可多次出现。5种类型疟疾都有发生再燃的可能性。间日疟、卵形疟可于初病痊愈半年后再次发作,称为复发,与肝细胞内的迟发型子孢子有关。

5. 并发症

(1)黑尿热:急性血管内溶血引起,表现为急起寒战、高热与腰痛、排酱油色尿,肝脾迅速增大、进行性贫血、黄疸,严重者尿量骤减、导致急性肾衰竭。发生原因可能是:①疟原虫释放出的毒素诱发肾脏免疫病理改变;②抗疟药的使用,特别是奎宁与伯氨喹;③红细胞中葡萄糖 6-磷酸脱氢酶缺乏症(G6PD)或其他红细胞酶缺乏;④过敏反应。

(2)疟疾相关肾病:间日疟及三日疟可引起免疫介导肾损害,表现为急性肾小球肾炎、肾病综合征。出现水肿、血尿、大量蛋白尿、高血压或高脂血症等。急性肾衰竭多见于成人恶性疟病人。被恶性疟感染后,导致肾脏微血管改变、诱发免疫介导损害以及短时间内大量被感染的红细胞发生破坏,从而发生血红蛋白尿,导致肾损害有关。表现为少尿、进行性肾功能异常。

【实验室及其他检查】

1. 血常规检查
疟疾多次发作后,红细胞与血红蛋白可下降。白细胞计数一般正常,但单核细胞相对增高。

2. 疟原虫检查
是确诊的依据。

(1)外周血涂片(薄片或厚片):薄片或厚片血涂片染色镜检简便易行,阳性率及特异性均很高,是目前最常用的检查方法。

(2)骨髓穿刺涂片:阳性率高于外周血涂片。

3. 免疫学检查

(1)循环抗原检测:利用血清学方法检测血中抗原,有利于早期及活动性感染的诊断。常用方法有放射免疫试验、酶联免疫吸附试验和快速免疫色谱测试卡(ICT)。后者抗原检测最为简易,尤其适合基层医疗机构和社区使用。已广泛用于条件较差的疫区,有利于早期诊断。

(2)循环抗体检测:常用的检测方法有间接荧光抗体试验、间接血凝试验和酶联免疫吸附试验等。抗疟抗体在感染后3~4周才出现,4~8周达高峰,以后逐渐下降。治疗后仍持续一段时间,且广泛存在个体差异。因此,抗体的检测主要用于流行病学调查。

4. 分子生物学检查
PCR 和核酸探针已用于疟疾诊断,敏感性高,有利于早期,尤其是低疟原虫血症的检测。国内学者应用套式 PCR 技术扩增间日疟原虫特定基因片段,其敏感性可达到 0.1 原虫 /μl 血。

【诊断要点】

1. **流行病学资料**　在疟疾流行地区居住史、旅行史,有疟疾发作史,近期有输血史等流行病学资料。

2. **临床表现**　有典型的临床表现如间歇性、发作性的寒战、高热、大汗,应考虑本病的诊断。

3. **实验室检查**　外周血白细胞计数正常或减少。血涂片找到疟原虫可明确诊断。未找到疟原虫的可疑病例可用氯喹 3d 治疗方案行诊断性治疗,24～48h 后发热被控制者,可诊断本病。

【治疗要点】

无并发症的恶性疟疾可以快速进展至严重疾病,尤其是低免疫的人群,而未给予治疗的严重恶性疟疾几乎都是致命的,因此应早期诊断,确保在症状出现的 24～48h 内给予有效的治疗。

治疗原则早诊断、早治疗;合理使用抗疟药,减少耐药产生;优先选择青蒿素衍生物为基础的联合治疗方案,联合至少两种不同作用机制的药物治疗;适当根据体重调整剂量,提高治愈可能性,减少感染传播风险。

1. 病原治疗

(1)抗疟药物及其选择:按照抗疟药对疟原虫不同时期的作用,可将其分为杀灭红细胞内裂体增殖期的抗临床发作药物,如氯喹,咯萘啶、青蒿素类;杀灭红细胞外期裂子体及休眠子的抗复发药物,如伯氨喹和杀灭子孢子抑制蚊子体内孢子增殖的药物,主要用作预防用药,如乙胺嘧啶。

1)青蒿素衍生物:如蒿甲醚、青蒿琥酯,对红细胞内的裂殖体有强大的杀灭作用,代谢和排泄快、毒性低,属控制发作的药物,但单独应用易复发。蒿甲醚针剂,首剂 300mg 肌内注射,第 2、3d 各肌内注射 150mg;青蒿琥酯具有抗疟疗效显著,不良反应轻,耐药率低,且可用于孕妇的优点,是国内目前较多应用的静脉注射剂型。一般用法:成人第 1d 100mg,每天服 1 次,第 2～5d 50mg,每天服 2 次,总量为 600mg。

2)氯喹:对红细胞内裂殖体有迅速杀灭作用,属控制发作的药物。为氯喹敏感地区的首选药物,口服吸收快,排泄慢,作用持久。服药后 24～48h 退热,48～72h 血中疟原虫消失。氯喹治疗总量为 2.5g,首次 1.0g 顿服,第 2～3d,每天一次,每次 0.75g。

3)奎宁:是喹啉类药物,对红细胞内裂殖体有较强的杀灭作用,作用较氯喹弱,用于耐氯喹株感染。长疗程可根治恶性疟疾。主要不良反应为耳鸣、食欲减退、疲乏、头昏,对孕妇可致流产,对心脏有抑制作用,延长不应期。用法:硫酸奎宁,每日 1.8g,疗程 14d。

4)甲氟喹:属控制发作的药物。早期使用对耐氯喹的恶性疟疗效较好。本药是长效制剂,半衰期约 14d,口服 750mg,每天 1 次。已有耐药株较广泛存在的报告。

5)磷酸咯萘啶:能有效杀灭红内期疟原虫。总剂量用 1.2g(基质)。第 1d 0.4g,分 2 次口服;第 2、3d 各 0.4g 顿服。

6)卤泛群:该药对多种耐药株的恶性疟原虫均有效,但口服吸收较慢。剂量为每 6h 500mg,共 3 次,口服或肌内注射。

7)羟氯喹:为 4- 氨基喹啉,作用同氯喹,但抗疟作用不及氯喹。一般用于疟疾的预防。

8)乙胺嘧啶:对疟原虫红外期有抑制作用。主要用作病因性预防。

9)伯氨喹:伯氨喹能杀灭配子体和红外期的迟发型子孢子,有病因预防和防止复发的作用,主要用于间日疟及卵形疟控制复发。磷酸伯氨喹 39.6mg(基质 22.5mg)常紧接控制发作药物后口服,每天 1 次,疗程 14d,用于成人及儿童。用药前需检查是否存在 G6PD,以免诱发溶血。

(2)凶险型疟疾发作的抗疟治疗:目标是迅速杀灭疟原虫。首选青蒿琥酯:青蒿琥酯按 1.2mg/kg 计算每次用量。首次注射后 4h、24h、48h 各再注射一次。病情好转后可改口服。氯喹:用于敏感株感染的治疗。磷酸咯萘啶:按 3～6mg/kg 计算,用生理盐水或等渗糖水 200～250ml 稀释后静滴,可重复应用。二盐酸奎宁 500mg 置于等渗糖水中 4h 内静滴。12h 后可重复使用。病人清醒后改为口服。

（3）对病情重、高危人群、有耐药风险人群，建议联合用药：青蒿素衍生物为基础的联合用药方案为目前最为重要的治疗方法。严重者先静脉用药，病情许可改为口服。联合治疗方案包括蒿甲醚、青蒿琥酯加阿莫地喹、青蒿琥酯加甲氟喹等。

2. 对症治疗

（1）退热治疗：以物理降温为主，药物降温为辅。必要时可使用乙酰氨基酚、布洛芬药物治疗。避免过度过强使用退热药物，以免诱发虚脱。超高热者，或毒血症状严重者，可短期小量使用糖皮质激素。

（2）贫血治疗：多数情况下，通过病原治疗、合理饮食可以纠正，不需特殊治疗。严重贫血者，可小量多次输注红细胞。

（3）脑型疟疾：脑水肿者给予甘露醇脱水；高热者应用物理降温；抽搐者给予镇静剂如地西泮；应用低分子右旋糖酐可改善脑循环。肾上腺皮质激素的应用价值存在争议，多数报道认为其疗效不确切，仅用于临床出现超高热、严重毒血症状或低血休克者。维持水电解质平衡，注意血糖监测，纠正低血糖。

3. 并发症治疗 最常见并发症为黑尿热。其治疗要点如下：

（1）立即停用可能诱发溶血的抗疟药物，如血中仍有疟原虫，可改用青蒿素、氯喹、乙胺嘧啶。

（2）控制溶血反应；补充液体；碱化尿液；加用肾上腺糖皮质激素。

（3）有严重贫血者可小量输新鲜红细胞；少尿或无尿者按肾衰竭处理。

【隔离】

执行虫媒隔离措施。病人应安置在有防蚊纱窗、纱门的病房，隔离到体温正常，血中无疟原虫，使用伯氨喹达到疗程，以确保血中无配子体存在。

【护理】

（一）护理评估

1. 病史

（1）流行病学特点：评估发病季节，如是否为夏秋季，多雨蚊子繁殖季节发病。是否到过疟疾流行区，如非洲国家或我国云南、海南等热带或亚热带地区旅居史，有无输血史，既往有无反复发热病史。

（2）患病及治疗经过：病人的起病经过，发热前有无畏寒、寒战、起病时间、主要症状及伴随症状特点，如发热程度、每次体温波动情况、退热与用药关系，是否伴有头痛、乏力，是否出现抽搐、意识障碍，是否伴有频繁呕吐或水样腹泻。热退后是否伴大汗，间歇无发热期其他伴随症状是否改善，病情的进展情况及患病后诊治疗经过；目前的一般情况，如病人的食欲与摄入量，每天排大小便情况，重点了解有无尿量减少及尿色变化，如酱油样尿。

（3）心理 - 社会状况：疟疾具有传染性，需要进行防蚊隔离治疗，疾病发作时起病快速，病人及家属往往对本病认识不足，容易引起病人和家属的心理、情绪以及行为上一些变化，如焦虑、紧张、担心等。因此需要评估病人有无孤独无助，悲观失望，有无抑郁焦虑，有无困惑恐惧等心理反应，对住院隔离治疗的认识及适应情况，患病后对家庭、生活、工作、经济等的影响，了解社会支持系统的作用，如家属对疟疾知识了解程度，病情观察是否细致，病人照顾是否周到，对病人是否有心理的支持等。

2. 身体评估

（1）生命体征：监测生命体征，如体温、脉搏、呼吸、血压、面色、神志状态，必要时监测心率、脉搏、血氧饱和度，了解体温上升、下降特点，发热程度、热型及持续时间，注意有无超高热、脉搏细弱、血压下降等严重病情表现。

（2）神经精神状态：发热是否伴剧烈头痛、呕吐、烦躁不安或行为异常，是否出现抽搐。注意病人

Note：

的意识状态的改变,如谵妄、定向力障碍、嗜睡、昏睡、昏迷。是否出现脑膜刺激征及病理性神经反射。

（3）皮肤黏膜:观察是否出现脱水表现,口干裂、皮肤弹性差,有无结膜苍白、口唇发紫等贫血表现,观察有无皮肤苍白或发绀、体表湿冷。

（4）腹部情况:是否出现肝脾大、肿大的程度和质地。

3. 实验室及其他检查

（1）血常规检查:白细胞计数减少,单核细胞增多,血红蛋白下降,红细胞数减少贫血表现。

（2）血涂片:找到疟原虫,了解疟原虫的种类,数量。

（3）血清学检查:快速抗原检查阳性,抗体检查阳性,抗疟原虫抗体效价升高。

（二）常用护理诊断／问题

1. 体温过高　与疟原虫感染,成批红细胞破坏,大量疟原虫及其代谢产物入血,刺激致热中枢有关。

2. 体液不足　与发热、寒战消耗、大量出汗、入量不足有关。

3. 活动无耐力　与疟疾发作后出现感染中毒性症状、贫血有关。

4. 意识障碍　与恶性疟疾感染、凶险发作、脑型疟导致脑膜脑炎、脑疝有关。

5. 潜在并发症:黑尿热。

（三）护理目标

1. 病人能说出本病寒战、发热、大汗、周期性发作等特点、在不同疾病阶段,能配合保暖、降温、保持身体干爽。配合治疗及隔离,体温降至正常。

2. 病人能说出防止脱水的方法,了解营养及补液、休息和饮食对疾病恢复的重要性。

3. 病人能说出贫血表现,配合治疗,使贫血得到纠正。

4. 病人能列举凶险发作、主要并发症的临床表现,配合治疗及护理,住院期间无意识障碍、肾损害、低血压休克等发生。

（四）护理措施及依据

1. 体温过高　与疟原虫感染、大量致热原释放入血有关

（1）病情观察:观察生命体征,尤其注意热型、体温的升降方式,定时记录体温的变化。观察面色,注意有无贫血的征象。

（2）休息和饮食:发作期卧床休息。能进食者给予高热量的流质或半流质饮食。有呕吐、不能进食者,静脉补充液体;发作间歇期,给予高热量、高蛋白、高维生素、含丰富铁质食物,以补充消耗、纠正贫血。

（3）降温措施:寒战期注意保暖,加盖棉被,给予热水袋、摄入热饮料。发热期由于高热可导致抽搐,故应给予积极的物理降温或药物降温。体温控制在38℃以下较为合适,避免使用过强过多退热药物,以防止病人出现虚脱,导致四肢冰冷,血压下降等表现。出汗后,给予温水擦浴,及时更换内衣裤及床单,保持肌肤干爽,防止着凉。

（4）用药护理:遵医嘱使用抗疟药,观察药物疗效及不良反应。口服氯喹可引起头晕、食欲缺乏、恶心、呕吐、腹泻、皮肤瘙痒等,指导病人饭后服用,减少对胃肠道刺激。奎宁的主要不良反应为食欲减退、疲乏、耳鸣、头晕,对孕妇可致流产。由于氯喹和奎宁静注可引起血压下降及心脏传导阻滞,严重者可出现心脏骤停,故使用时应控制静滴速度,以每分钟40～50滴为宜,并密切监测血压、脉搏改变。如有严重反应者应立即停止滴注,禁忌静脉推注。联合应用伯氨喹应注意有无头晕、恶心、呕吐、发绀等不良反应及有无急性血管内溶血表现。一旦出现严重毒性反应,应立即报告医生停药,嘱病人多饮水或静脉补液,促进药物排泄。

2. 体液不足　与发热、多汗,入量不足有关

（1）病情观察:记录24h尿量,病情较重者,记录24h出入量,保持出入平衡。观察病人是否存在明显口干,皮肤弹性下降。

Note:

（2）保证液体入量：充足的液体入量可以补充发热期间消耗的水分，满足生理需要量，促使尿量增加，有利于感染代谢产物的排出，从而减轻毒血症状，同时增加尿量，减少肾脏并发症发生。成人液体入量每天 2 000～3 000ml、儿童 60～80ml/（kg•d），鼓励病人多喝水。口服量不足可静脉补充。注意输液速度调节，尤其是老年病人，有较为严重贫血的病人，输液过快易引起循环衰竭。

3. 活动无耐力 与疟原虫感染、长期疟原虫感染贫血、急性血管内溶血导致机体组织缺氧有关

（1）病情观察：观察病人是否出现头晕、脸色苍白，是否有心悸、气促、呼吸困难，注意治疗用药及其效果，关注血常规变化，抗疟治疗后贫血状况的改变。注意有无排酱油样尿。

（2）休息与运动：指导病人合理休息与活动，急性期以休息为主，减少机体的耗氧量。应根据贫血的程度，疾病恢复情况，与病人一起制订休息与活动计划，逐步提高病人的活动耐力水平。

（3）饮食护理：给予高蛋白、高维生素、易消化食物，指导病人多食富含多种营养素的食品。

（4）给氧及输血护理：严重贫血病人应常规氧气吸入，以改善组织缺氧。尤其是恶性疟疾导致脑型疟疾。必要时，遵医嘱给予输血，输血过程中注意观察有无输血反应。

4. 意识障碍 与疟原虫侵犯中枢神经系统，引起脑型疟疾，低血糖，出现脑膜脑炎、抽搐、惊厥、脑疝有关

（1）病情观察：对初次进入疟区受感染患病的人员、年龄较小的恶性疟病人应予以重点观察，监测体温等生命体征。注意有无神志改变及其程度，有无瞳孔变化如瞳孔大小、对光反射；有无头痛、呕吐和抽搐等颅内高压或脑膜刺激征的表现，注意呼吸频率、节律、幅度的改变，以尽早发现脑膜脑炎或脑疝的临床表现。观察惊厥发作先兆，如烦躁不安、口角抽动、指/趾抽动、两眼凝视、肌张力增高等，以及发作次数、发作持续时间、抽搐的部位和方式。若出现上述情况，应及时报告医生。配合医生监测血糖，及早发现和纠正低血糖。

（2）休息与环境：病人应卧床休息。保持环境安静、光线柔和，防止声音、强光刺激病人。有计划集中安排各种检查、治疗、护理操作，有利于休息并避免操作刺激诱发惊厥或抽搐。

（3）生活护理：做好眼、鼻、口腔的清洁护理，每天用漱口液清洁口腔 2 次，口唇涂以石蜡油，以防干裂。定时翻身、拍背，骶尾部等受压处使用减压贴，防止压疮形成。有吞咽困难或昏迷者，以鼻饲或静脉补充足够水分和营养。早期以清淡流质饮食为宜，恢复期病人注意增加营养，防止继发感染。注意病人安全，防止坠床，必要时用床栏或约束带约束。

（4）对症护理和治疗配合：根据意识障碍不同的原因，给予相应的护理：①脑水肿所致者以脱水为主，使用 20% 甘露醇静滴时，应注意在 30min 内滴完。应用甘露醇等脱水剂时需注意观察心功能情况，并注意补充电解质；②呼吸道分泌物多者，应取仰卧位，头偏向一侧，松解衣服和领口，如有义齿应取下，给予吸痰，保持呼吸道通畅。充分给氧，氧流量 4～5L/min，以改善脑缺氧。保持头部降温。如舌后坠阻塞呼吸道，可用缠有纱布的舌钳拉出后坠舌体，并使用简易口咽通气管，必要时行气管切开。呼吸衰竭的病人遵医嘱给予呼吸兴奋药，并注意观察用药的疗效；③高热所致者以物理降温为主，高热伴抽搐者应用亚冬眠治疗期间，应避免搬动病人；④脑实质炎症出现抽搐时使用地西泮等镇静药，治疗时应注意药物对呼吸有抑制作用。

5. 潜在并发症：黑尿热

（1）病情观察：若病人出现急起寒战、高热、头痛、呕吐、进行性贫血和黄疸、腰痛、尿量骤减、排酱油样尿等表现，提示黑尿热的发生。注意观察生命体征的变化，记录 24h 出入量，监测血生化指标的变化，及时发现肾衰竭。监测血红细胞、血红蛋白，及时发现是否伴有严重贫血。

（2）保持出入量平衡：早期以足量补液为主，以减少血红素对肾小管的损害，后期应根据尿量多少决定补液量多少，无尿病人需遵医嘱给予血液透析治疗。

（3）对症护理：①立即停用奎宁、伯氨喹等诱发溶血反应、导致黑尿热的药物；②减少不必要的搬动，避免诱发心衰；③给予吸氧；④遵医嘱应用氢化可的松、5% 碳酸氢钠等药物，以减轻溶血和肾损害；⑤贫血严重者，可遵医嘱少量多次输新鲜全血。

（五）护理评价

1. 病人体温是否降至正常。

2. 病人能否说出防止脱水的方法，是否知晓营养、补液、休息和饮食对疾病恢复的重要性。

3. 病人贫血是否得到纠正。

4. 病人住院期间有无意识障碍、肾损害、低血压休克等发生。

（六）其他护理诊断 / 问题

1. **潜在并发症**：肾炎、肾病综合征。

2. **腹泻** 与凶险型发作有关。

【健康指导】

1. **对病人的指导** 对病人进行疾病知识教育，如传染过程、主要症状、治疗方法、药物不良反应、复发原因等，指导病人坚持服药，以求彻底治愈。治疗后定期随访，有反复发作时，应速到医院复查。对1～2年内有疟疾发作史及血中查到疟原虫者，在流行季节前1个月，给予抗复发治疗，常用乙胺嘧啶与伯氨喹联合治疗，以根治带虫者。以后每3个月随访1次，直至2年内无复发为止。

2. **预防疾病指导** 预防疟疾应早诊断，早治疗，控制传染源，监测疟疾病例，及时对有病例的社区灭蚊。在疟区黄昏后应穿长袖衣服和长裤，在暴露的皮肤上涂驱蚊剂，可减少被疟蚊叮咬的机会；挂蚊帐睡觉，房间喷洒杀虫剂及用纱窗来阻隔蚊虫的叮咬。对疟疾高发区人群及流行区的外来人群，进行预防性服药以防止发生疟疾。氯喹敏感地区可用氯喹，耐氯喹地区可用甲氟喹。疟疾病愈未满3年者，不可输血给其他人。

知 识 链 接

中国："一三七"疟疾防控工作规范获得成效（WHO 2020 报告）

作为世界上人口大国，中国已实现了两年零本地疟疾病例的成就。考虑到在1940年中国估计每年有3 000万例疟疾病例和30万人死于疟疾，这一成就令人惊叹。主要得益于中国实施了疟疾监测和响应的"1-3-7"策略。数字"1"表示卫生机构需在诊断疟疾病例后1d内完成病例报告。"3"表示县级疾病预防控制中心需在3d内核实病例，开展病例调查，并确定是否存在传播风险。到第7d，疾控中心应管理疟疾病例发生的地区（"疫点"），通过主动病例侦察寻找可能发生的病例，治疗所有疟疾病人，提高社区防控意识，开展室内滞留喷洒，来降低进一步传播的风险。

【预后】

疟疾的病死率因感染的疟原虫不同而有较大差异。间日疟与三日疟、卵形疟预后良好、病死率较低；恶性疟可有脑型疟疾及各种凶险发作，其病死率高；脑型疟疾病死率可达9%～31%，且病后可出现多种后遗症，如偏瘫、失语、斜视、失明、精神异常和小脑共济失调等。婴幼儿感染、延误治疗、耐多种抗疟药物或并发黑尿热者病死率较高。

附：诺氏疟原虫性疟疾

【病原体】

诺氏疟原虫被认为是继间日疟原虫、恶性疟原虫、卵形疟原虫和三日疟原虫之后新发现的，可引起人类感染的第5种人类疟原虫。主要感染猴类，近年有人类感染增加的趋势，主要见于东南亚森林地区及婆罗洲岛国。

【流行病学】

1. 传染源 主要是带疟原虫动物。马来西亚发现的动物宿主有食蟹猴、猪尾猴和黑脊叶猴。在自然界丛林环境中，通过按蚊在猴群中相互传播感染，构成猴 - 蚊 - 猴的自然疫源地。

2. 传播途径 经按蚊叮咬。传播按蚊媒介属于白踝按蚊种群，具有兼嗜猴血和人血的特性。在热带雨林地区，诺氏疟通过按蚊媒介在猴与猴之间进行传播，人类的感染大多是由于进入自然疫源地进行砍伐、种植等森林作业或旅游野营而感染，主要感染途径是猴 - 蚊 - 人。

3. 易感人群 普遍易感。

【临床表现】

诺氏疟原虫发育周期、发病机制及临床表现、实验室检查结果与其他疟原虫类似，在红内期的繁殖周期较短仅为 24h，类似恶性疟，其高原虫血症直接导致机体急性肾功能衰竭、呼吸窘迫、休克、高胆红素血症等严重并发症。

人体感染诺氏疟原虫后，如果治疗不及时，部分病人病情可演化为重症疟疾而致死亡，这一特点与感染恶性疟原虫相似。

【诊断要点】

实验室诊断中，通过形态学观察很难将诺氏疟原虫和三日疟原虫或间日疟原虫多核亚种进行区分，易误诊为三日疟或间日疟。主要依靠 PCR 分子生物学技术明确诊断。

【治疗要点】

诺氏疟原虫对常用的人体疟原虫感染治疗的药物均比较敏感。早期诊断和及时治疗可以有效减少重症病人，避免死亡的发生。

对于轻症诺氏疟原虫感染病人，氯喹/伯氨喹、奎宁和蒿甲醚 - 本芴醇均有效，其中蒿甲醚 - 本芴醇效果最好，清除血液疟原虫时间最短；对于高原虫血症，合并黄疸、呼吸窘迫、肾功能损害等并发症的重症病人，静脉滴注青蒿素类药物的效果优于奎宁。东南亚的病人可能存在合并恶性疟原虫感染，推荐使用以青蒿素为基础的联合用药。

【护理】

参照疟疾。

（赵志新）

思 考 题

1. 在护理疟疾病人时，如何进行抗疟用药护理？
2. 如何诊断疟疾病人？

NURSING

第七章

蠕虫感染性疾病

07章 数字内容

第一节 日本血吸虫病

—— 学 习 目 标 ——

知识目标：

1. 掌握日本血吸虫病的主要护理诊断及护理措施。

2. 熟悉日本血吸虫病的流行病学特征。

3. 了解日本血吸虫病的病原学及发病机制。

能力目标：

1. 能根据病人的临床表现实施护理。

2. 能运用护理程序护理病人。

素质目标：

具有刻苦钻研，勇于探索的精神，护理工作中善于总结经验及教训。

王某，男性，38 岁。以发热、腹痛、脓血便 1 个月为主诉入院。2 个月前在湖沼区下水捕鱼，当时双下肢及足部等处皮肤小米粒状的红色丘疹、发痒，时有风疹块，3d 后出现发热、咳嗽、吐痰，自行服用消炎药后缓解。1 个多月后再次发热，脓血便，每日 2~4 次，上腹部不适并伴疼痛，食欲减退，体重下降。入院查体：体温 39.2℃，脉搏 86 次 /min，消瘦面容，神志清楚，腹部稍膨隆，肝剑突下 3.5cm，有压痛，体重 62kg。血常规：RBC 2.5×10^{12}/L，PLT 119×10^{9}/L，WBC 15.5×10^{9}/L，EO% 28%。

请思考：

1. 请根据病史信息，做病情分析。此病人还需进行哪些检查以便确诊？

2. 病人现在处于什么期？试述该期的临床表现及主要护理措施有哪些？

日本血吸虫病（schistosomiasis japonica）是由日本血吸虫寄生于门静脉系统所引起的人畜共患传染病中的自然疫源性传染病。目前，公认的寄生于人体的血吸虫主要有 5 种，即日本血吸虫、曼氏血吸虫、埃及血吸虫、间插血吸虫与湄公血吸虫。我国流行的主要是日本血吸虫。属乙类传染病，需严格管理。

【病原学】

病原体是日本血吸虫。日本血吸虫雌雄异体，寄生在门静脉系统。成虫在血管内交配产卵，一条雌虫每日可产卵 1 000 个左右。大部分虫卵滞留于宿主肝及肠壁内，部分虫卵从肠壁穿破血管，随粪便排至体外。从粪便中排出的虫卵入水后，在适宜温度（25~30℃）下孵出毛蚴，毛蚴侵入中间宿主钉螺体内，经过母胞蚴和子胞蚴二代发育，7~8 周后即有尾蚴不断逸出，每日数十条至百余条不等。尾蚴从螺体逸出后，随水流在水面漂浮游动。当人、畜接触含尾蚴的疫水时，尾蚴在极短时间内从皮肤或黏膜侵入，然后随血液循环流经肺而到达肝脏，在肝内经 30d 左右发育为成虫，又逆血流移行至肠系膜下静脉中产卵，完成其生活史。日本血吸虫生活史中，人是终末宿主；钉螺是必需的唯一中间宿主。在自然界除人以外，尚有牛、猪、羊、狗、猫等 41 种哺乳动物可作为日本血吸虫的保虫宿主。

【流行病学】

1. 传染源 人畜共患病，传染源是病人和保虫宿主。保虫宿主种类较多，主要有牛、猪、犬、羊、马、狗、猫及鼠类等。传染源视流行地区而异。在水网地区病人是主要传染源，在湖沼地区除病人外，感染的牛与猪也是重要传染源。而山丘地区野生动物，如鼠类也是本病的传染源。在流行病学上病人和病牛是重要的传染源。

2. 传播途径 造成传播必须具备下述三个条件：带虫卵的粪便入水；钉螺的存在、滋生；人、畜接触疫水。

（1）粪便入水：血吸虫病病人的粪便可以各种方式污染水源：如河、湖旁设置厕所，河边洗刷马桶，粪船渗漏，用新鲜粪便施肥。有病畜随地粪便亦可污染水源。

（2）钉螺滋生：钉螺是日本血吸虫必需的唯一中间宿主，是水陆两栖的淡水螺类，生活在水线上下，滋生在土质肥沃、杂草丛生，潮湿的环境中。钉螺感染的阳性率以秋季为高。

（3）接触疫水：当水体中存在感染血吸虫的阳性钉螺时，便成为疫水。本病感染方式可因生产（捕鱼、种田、割湖草等）或生活（游泳、戏水、洗漱、洗衣服等）而接触疫水，导致感染。饮用生水时尾蚴也可自口腔黏膜侵入。

3. 人群易感性 普遍易感，病人的年龄、性别、职业分布均随接触疫水的机会而异，以男性青壮年农民和渔民感染率最高，男性多于女性，夏秋季感染机会最多。感染后有部分免疫力，儿童及非流行区人群如遭受大量尾蚴感染，易发生急性血吸虫病。有时集体感染发病，呈暴发流行。

4. 流行特征 本病有季节性，多发生于夏、秋季节。有严格的地区性，流行区与钉螺的地理分布相一致。根据地形、地貌、钉螺生态及流行特点，我国血吸虫病流行区可分为湖沼、水网和山丘三种类型。疫情以湖沼区最为严重，如湖北、湖南、江西等省，有着大面积洲滩，钉螺呈片状分布，有螺面积最广。目前，我国血吸虫主要分布在江苏、浙江、安徽、江西、湖北、湖南、广东、广西、福建、四川、云南及上海几个省、市自治区。经过 60 多年大规模综合防治取得了很大成就。截至 2015 年底，全国共有 453 吸虫病流行县（市、区），总人口 2.52 亿人。上海、浙江、福建、广东、广西 5 省（市）已达到传播阻断标准，其余 7 省已达到传播控制标准。血吸虫病流行范围也大幅度缩小。

【发病机制与病理改变】

1. 发病机制 血吸虫发育的不同阶段尾蚴、幼虫、成虫、虫卵均可引起宿主一系列免疫反应。尾蚴穿过皮肤可引起局部速发与迟发型变态反应。幼虫移行过程中，其体表抗原决定簇逐渐向宿主抗原转化，以逃避宿主的免疫攻击，因此不引起严重组织损伤或炎症。成虫表膜具有抗原性，可激发宿主产生相应抗体，发挥一定的保护作用。成虫肠道及器官的分泌物和代谢产物作为循环抗原，可与相应的抗体形成免疫复合物出现于血液或沉积于器官，引起免疫复合物病变，虫卵是引起宿主免疫反应和病理变化的主要因素。通过卵壳上微孔释放可溶性虫卵抗原，使 T 淋巴细胞致敏，释放各种淋巴因子，吸引大量巨噬细胞、单核细胞和嗜酸性粒细胞等聚集于虫卵周围，形成虫卵肉芽肿，又称虫卵结节。在肉芽肿基础上血吸虫病可引起肝纤维化。

2. 病理改变 虫卵肉芽肿反应是本病的基本病理改变。

【临床表现】

从尾蚴侵入至出现临床症状的潜伏期长短不一，80% 病人为 30～60d，平均 40d。感染重则潜伏期短，感染轻则潜伏期长。血吸虫病临床表现复杂多样、轻重不一。根据病人感染的程度、时间、免疫状态治疗是否及时等不同，临床表现各异。我国现将血吸虫病分以下四型：

1. 急性血吸虫病 发生于夏秋季，以 7～9 月常见。男性青壮年与儿童居多。病人常有明确疫水接触史，如捕鱼、抓蟹、游泳等，常为初次重度感染。约半数病人在尾蚴侵入部位出现蚤咬样红色皮损，2～3d 内自化消退。

（1）发热：病人均有发热。热度及热程与感染程度成正比，轻症发热数日，一般 2～3 周，重症可迁延数月。热型以间歇型、弛张型多见，早晚波动可很大。一般发热前少有寒战。高热时偶有烦躁不安等中毒症状，热退后自觉症状良好。重症可有缓脉，可以出现消瘦，贫血，营养不良和恶病质，甚至死亡。

（2）过敏反应：除皮炎外还可出现荨麻疹，血管神经性水肿，淋巴结肿大，出血性紫癜，支气管哮喘等。血中嗜酸性粒细胞显著增多，对诊断具有重要参考价值。

（3）消化系统症状：发热期间，多伴有食欲减退，腹部不适，轻微腹痛、腹泻、呕吐等。腹泻一般每天 3～5 次，个别可达 10 余次，初为稀水便，继而出现脓血、黏液。热退后腹泻次数减少。危重病人可出现高度腹胀、腹水、腹膜刺激征。经治疗退热后 6～8 周，上述症状可显著改善或消失。

（4）肝脾大：90% 以上病人肝大伴压痛，左叶肝大较显著。半数病人轻度脾大。

（5）其他：半数以上病人有咳嗽、气喘、胸痛。危重病人咳嗽较重、咳血痰，并有胸闷、气促等。呼吸系统症状多在感染后两周内出现。重症病人可出现神志淡漠、心肌受损、重度贫血、消瘦及恶病质，亦可迅速发展为肝硬化。

急性血吸虫病病程一般不超过 6 个月。经杀虫治疗后常迅速痊愈。如不治疗，则可发展为慢性甚至晚期血吸虫病。

2. 慢性血吸虫病 在流行区占绝大多数。在急性症状消退而未经治疗或疫区反复轻度感染而获得部分免疫力者，病程半年以上，称慢性血吸虫病。病程可长达 10～20 年甚至更长。临床表现以隐匿型间质性肝炎或慢性血吸虫性结肠炎为主。

(1) 无症状型:轻度感染者大多无症状,仅粪便检查中发现虫卵,或体检时发现肝大,B超检查可呈网络样改变。

(2) 有症状型:主要表现为血吸虫性肉芽肿肝病和结肠炎。两者可出现在同一病人身上,亦可仅以一种表现为主。最常见症状为慢性腹泻,脓血黏液便,这些症状时轻时重,时发时愈,病程长者可出现肠梗阻、贫血、消瘦、体力下降等。重者可有内分泌紊乱、性欲减退、女性有月经紊乱、不孕等。早期肝大、表面光滑,质中等。随病程延长进入肝硬化阶段,肝脏质硬、表面不平、有结节。脾脏逐渐增大。下腹部可触及大小不等的包块,系增厚的结肠系膜、大网膜和肿大的淋巴结,因虫卵沉积引起的纤维化,粘连缠结所致。

3. 晚期血吸虫病　反复或大量感染血吸虫尾蚴,未经及时抗病原治疗,虫卵损害肝脏较重,发展成肝硬化,有门静脉高压,脾显著增大和并发症。病程多在5～15年以上。儿童常有生长发育障碍。根据主要临床表现,可分为以下4型。同一病人可具有2～3个型的主要表现。

(1) 巨脾型:最为常见,占晚期血吸虫病绝大多数。脾进行性增大,下缘可达盆腔,表面光滑,质坚硬,可有压痛,经常伴有脾功能亢进。肝脏逐渐缩小,可并发上消化道出血及腹水。

(2) 腹水型:严重肝硬化的重要标志,约占25%。可长期存在少至中量腹水,但多数腹水进行性增多,腹部极度膨隆,下肢高度水肿,呼吸困难,难以进食,腹壁静脉怒张,出现脐疝和巨脾。病人多因上消化道出血、肝衰竭、肝性脑病或感染导致败血症死亡。

(3) 结肠肉芽肿型:以结肠病变为突出表现。病程3～6年以上,亦有10年者。病人经常腹痛、腹泻、便秘,或腹泻与便秘交替出现,有时水样便、血便、黏液脓血便,有时出现腹胀、肠梗阻。左下腹可触及肿块,有压痛。纤维结肠镜下可见黏膜苍白、增厚、充血水肿、溃疡或息肉,肠狭窄。较易癌变。

(4) 侏儒型:极少见。为幼年慢性反复感染引起体内各内分泌腺出现不同程度的萎缩,功能减退,以腺垂体和性腺功能不全最常见。除有慢性或晚期血吸虫病的其他表现外,尚有身材矮小,面容苍老,生长发育低于同龄人,性器官与第二性征发育不良,但智力多正常。

4. 异位血吸虫病　见于门脉系统以外的器官或组织的血吸虫虫卵肉芽肿称为异位损害(ectopic lesion)或异位血吸虫病。人体常见的异位损害在肺和脑。

(1) 肺型血吸虫病:为虫卵沉积引起的肺间质性病变。呼吸道症状大多轻微,且常被全身症状所遮盖,表现为轻度咳嗽与胸部隐痛,痰少,咯血罕见。肺部体征也不明显,有时可闻干、湿啰音。但重型病人肺部有广泛病变时,胸部X线检查可见肺部有弥漫云雾状、点片状、粟粒样浸润阴影,边缘模糊,多位于中下肺,肺部病变经病原学治疗后3～6个月内逐渐消失。

(2) 脑型血吸虫病:临床上可分为急性与慢性两型,均以青壮年病人多见,发病率为1.7%～4.3%。临床表现酷似脑膜脑炎,常与肺部病变同时发生,出现意识障碍、脑膜刺激征、瘫痪、抽搐、腱反射亢进和锥体束征等。脑脊液嗜酸性粒细胞可增高或有蛋白质与白细胞轻度增多。慢性型的主要症状为癫痫发作,尤以局限性癫痫为多见。颅脑CT扫描显示病变常位于顶叶,亦可见于枕叶,为单侧多发性高密度结节阴影。

(3) 其他:机体其他部位也可发生血吸虫病,如胃、胆囊、肾、睾丸、子宫、心包、甲状腺、皮肤等,实属罕见,临床上出现相应症状。

5. 并发症

(1) 上消化道出血:晚期病人重要并发症,发生率为10%左右。出血部位多为食管下段和胃底冠状静脉。多由机械损伤、用力过度等而诱发。表现为呕血和黑便。出血量一般较大。

(2) 肝性脑病:晚期病人并发肝性脑病多为腹水型。多由于大出血、大量放腹水、过度利尿等诱发。

(3) 感染:由于病人免疫功能减退低蛋白血症门静脉高压等,极易并发感染,如病毒性肝炎、伤寒、自发性腹膜炎、沙门菌感染、阑尾炎等。

（4）肠道并发症：血吸虫病引起严重结肠病变所致肠腔狭窄可并发不完全性肠梗阻，以乙状结肠与直肠为多。血吸虫病病人结肠肉芽肿可并发结肠癌。

【实验室及其他检查】

1. 血常规　病人急性期以嗜酸性粒细胞显著增多为主要特点。白细胞总数在 $10 \times 10^9/L$ 以上，嗜酸性粒细胞一般占 20%～40%，最多可达 90% 以上。慢性病人嗜酸性粒细胞一般轻度增多，在 20% 以内，而极重型急性血吸虫病病人常不增多，甚至消失。晚期病人常因脾功能亢进引起红细胞、白细胞及血小板减少。

2. 粪便检查　粪便内检查虫卵和孵出毛蚴是确诊血吸虫病的直接依据。一般急性期检出率较高，而慢性和晚期病人的阳性率不高。常用改良加藤厚涂片法或虫卵透明法检查虫卵。

3. 肝功能试验　急性血吸虫病病人血清中球蛋白增高，血清 ALT、AST 轻度增高。晚期病人出现血清白蛋白减少，球蛋白增高，常出现白蛋白与球蛋白比例倒置现象。慢性血吸虫病尤其是无症状病人肝功能大多正常。

4. 免疫学检查　免疫学检查方法较多，而且敏感性与特异性较高，微量采血，操作简便。但由于病人血清中抗体在治愈后持续时间很长，本方法不能区分既往感染与现症病人，并有假阳性、假阴性等缺点。近年来采用单克隆抗体检测病人循环抗原的微量法有可能作为诊断和考核疗效的参考。

（1）皮内试验（IDT）：若受试者曾感染过血吸虫，则有相应抗体。当受试者皮内注射少量血吸虫抗原后，抗原即与细胞表面上的相应抗体结合，产生局部组织反应，呈现红、肿、痒现象，即阳性反应。此法简便、快速，通常用于现场筛查可疑病例，阳性者需做进一步检查。

（2）环卵沉淀试验（COPT）：当成熟虫卵内毛蚴的分泌、排出物质与血吸虫病人血清内相应抗体结合后，在虫卵周围形成特异性沉淀物，当环卵沉淀率大于 3%～5% 时，即为阳性反应。可作为综合查病的方法之一。

（3）间接血凝试验（IHA）：将可溶性血吸虫卵抗原吸附于红细胞表面，使其成为致敏红细胞，这种红细胞与病人血清相遇时，由于细胞表面吸附的抗原和特异抗体结合，红细胞凝集起来，肉眼可见凝集现象称阳性反应。在流行区，该法可作为过筛或综合查病的方法之一。

（4）酶联免疫吸附试验（ELISA）：检测病人血清中的特异性抗体，使之成为抗原抗体复合物，经与特殊的酶结合后显色。此法有较高的敏感性和特异性，可用作综合查病方法之一。

（5）循环抗原酶免疫法（EIA）：从理论上讲，循环抗原的存在表明有活动性感染，血清和尿中循环抗原水平与粪虫卵计数有较好的相关性。本方法敏感特异、简便、快速，对血吸虫病的诊断疗效考核都有参考价值。但是，影响循环抗原检测的因素较多，有待研究和解决。

5. 直肠黏膜活检　是血吸虫病原诊断方法之一。通过直肠或乙状结肠镜，自病变处取米粒大小黏膜，置光镜下压片检查有无虫卵。以距肛门 8～10cm 背侧黏膜处取材阳性率最高。这种方法一般能检获的虫卵大部分是远期变性虫卵。

6. 肝影像学检查

（1）B 超检查：可判断肝纤维化的程度。可见肝、脾体积改变，门脉血管增粗呈网织改变。

（2）CT 扫描：晚期血吸虫病病人肝包膜与肝内门静脉区常有钙化现象，CT 扫描可显示肝包膜增厚、钙化等特异图像。重度肝纤维化可表现为龟背样图像。

【诊断要点】

1. 流行病史　有血吸虫疫水接触史是诊断的必要条件，应仔细追问。

2. 临床特点　具有急性或慢性、晚期血吸虫病的症状和体征，如发热、皮炎、荨麻疹、腹痛、腹泻、肝脾大等。

Note：

3. 实验室检查 粪便检出活卵或孵出毛蚴即可确诊。一般粪便检查的诊断方法有一定局限性。轻型病人排出虫卵较少，而且间歇出现，需反复多次检查。晚期血吸虫病由于肠壁纤维化，虫卵不易从肠壁中排出，故阳性率低。免疫学方法特异性敏感性较高，血液循环抗原检测阳性均提示体内有活的成虫寄生。其他血清免疫学检查阳性均表示病人感染过血吸虫，但应注意假阳性与假阴性。

【治疗要点】

1. 病原治疗 动物及临床试验证明吡喹酮（praziquantel）的毒性小、疗效好、给药方便、适应证广，可用于各期各型血吸虫病病人，是目前用于治疗日本血吸虫病最有效的药物。

用法和疗效 ①急性血吸虫病：总量按 120mg/kg，6d 分次服，其中 50% 必须在前 2d 服，体重超过 60kg 者仍按 60kg 计算。②慢性血吸虫病：成人总量按 60mg/kg，2d 内分 4 次服，儿童体重低于 30kg 者总量可按 70mg/kg 计算，体重 30kg 以上者与成人相同剂量。③晚期血吸虫病：如病人一般情况较好，肝功能代偿，总量可按 40～60mg/kg，2d 内分次服。年老体弱、有其他并发症者可按总量 60mg/kg，3d 内分次服。感染严重者可按总量 90mg/kg，6d 内分次服。④预防性服药：在重疫区特定人群，如防洪、抢险人员，能有效预防血吸虫感染。青蒿素衍生物蒿甲醚和青蒿琥酯能杀灭感染尾蚴后 5～21d 的血吸虫童虫。在接触疫水后 15d 口服蒿甲醚，按 6mg/kg，以后每 15d 一次，连服 4～10 次；或者在接触疫水后 7d 口服青蒿琥酯，剂量为 6mg/kg，顿服，以后每 7d 一次，连服 8～15 次。规范使用吡喹酮治疗后，3～6 个月粪检虫卵阴转率达 85%，虫卵孵化阴转率为 90%～100%。血清免疫诊断转阴时间需 1～3 年。

2. 对症治疗

（1）急性期血吸虫病：高热、中毒症状严重者给予补液、保证水和电解质平衡，加强营养及全身支持疗法。合并其他寄生虫者应先驱虫治疗，合并伤寒、痢疾、败血症、脑膜炎者均应先抗感染，后用吡喹酮治疗。

（2）慢性和晚期血吸虫病：除一般治疗外，应及时治疗并发症，改善体质，加强营养。巨脾、门脉高压、上消化道出血等病人可选择适当时机考虑手术治疗。有侏儒症时可短期、间歇、小剂量给予性激素和甲状腺素制剂。

学 科 前 沿

慢性和晚期血吸虫病的手术治疗

慢性和晚期血吸虫病的手术治疗方式主要分为两类：一类是断流手术，阻断门奇静脉间的反常血流，达到止血目的；另一类是分流术，旨在通过各种不同的分流手术来降低门脉压力，如经颈内静脉门体分流术等。

【隔离】

对病人执行接触隔离措施。隔离至症状消失、粪及血清学检查转阴。病人粪便须落实无害化处理。

【护理】

（一）护理评估
1. 病史
（1）流行特征：评估发病季节，如是否为夏秋季节；评估发病地区性，如流行区与钉螺的地理分布是否相一致，是否为湖沼区；居住地是否为血吸虫疫区，是否到过血吸虫疫区，发病前 2 周～3 个月是否有疫水接触史；目前无日本血吸虫病疫苗。

（2）患病及治疗经过：病人的起病经过,如发病前是否有血吸虫病疫水接触史,起病时间、主要症状及其特点、病情的进展情况,目前一般状况等。询问病人有无皮炎及食欲,记录每日排便情况,有无腹泻、脓血便,有无腹胀、腹痛及其部位、性质、程度。患病后经过何种处理、服药情况及其效果如何。

（3）心理－社会状况：急性血吸虫病病人发病急、全身中毒症状明显,因担心预后,常出现紧张、焦虑,甚至恐惧心理。慢性、晚期血吸虫病病人常因劳动力减退和对预后缺乏了解,或因并发上消化道出血、肝性脑病易出现消极情绪,严重者甚至有自杀倾向。因此需要评估病人有无抑郁、悲观、孤独、无助、困惑、焦虑、恐惧等心理反应,对住院隔离治疗的认识及适应情况。患病后对家庭、生活、工作、经济等的影响,社会支持系统的作用,如家属对疾病知识的了解程度、对病人的心理支持等。

2. 身体评估

（1）评估生命体征：监测生命体征,如体温、脉搏、呼吸、血压,面色、神志状态,必要时监测脉搏、血氧饱和度。了解体温上升、下降特点、发热程度、热型及持续时间。评估有无咳嗽、气喘、胸痛等。注意有无缓脉、脉搏细速及血压下降等。

（2）皮肤黏膜：评估局部皮肤有无红色丘疹或疱疹,是否瘙痒,有无荨麻疹,评估发疹的部位、数目、分布情况,形态、颜色、大小。

（3）腹部情况：评估有无食欲减退、腹部不适、上消化道出血,有无腹泻、呕吐等,触诊是否伴肝、脾肿大与腹部压痛、腹水等,是否有肝性脑病,不完全肠梗阻等。

（4）其他：评估病人是否有贫血、消瘦、恶病质等。

3. 实验室及其他检查

（1）血常规：评估是否存在外周血嗜酸性粒细胞显著增多及占比程度,白细胞计数是否在 10×10^9/L 以上,嗜酸性粒细胞占 20%～40%,甚至高达 90% 以上,是否出现全血细胞减少。

（2）粪便检查：粪便中是否查到血吸虫虫卵或孵化出毛蚴,一般急性期检出率较高,慢性和晚期阳性率较低,与肠壁纤维化,虫卵不易从肠壁中排出有关。做此项检查,需留取病人全部粪便并及时送检。

（3）肝功能检查：ALT、AST 是否升高,血清白蛋白有无明显降低、球蛋白增高,白蛋白与球蛋白比值下降或倒置等。

（4）血清免疫学检查：环卵沉淀试验、间接红细胞凝集试验、酶联免疫吸附试验等血清免疫学检查是否为阳性,但不能作为现症感染的依据。

（5）直肠黏膜活检：直肠黏膜活检不能区别是近期虫卵还是远期变性虫卵,所以该检查方法虽然有诊断价值,但不能作为判断疗效的指标。

（6）肝影像学检查：B 超与 CT 检查可判断肝脏纤维化和硬化的程度。

（二）常用护理诊断／问题

1. 体温过高　与血吸虫代谢产物作用有关。

2. 营养失调：低于机体需要量　与结肠、肝脏病变致营养吸收、合成障碍有关。

3. 腹泻　与血吸虫引起的慢性结肠炎有关。

4. 潜在并发症：上消化道出血、肝性脑病、感染、肠道并发症。

（三）护理目标

1. 病人能说出本病发热特点,配合治疗,体温逐渐降至正常范围。

2. 能说出营养失调发生的原因和饮食管理对本病的重要性,切实执行各项饮食措施,营养状况逐步改善。

3. 能说出并实践改变腹泻的方法。

4. 能列举主要并发症,并能识别主要早期征象,主动避免诱因,配合治疗、护理,住院期间无上消化道出血、肝性脑病、感染、肠道并发症发生。

（四）护理措施及依据

1. 体温过高　发热一般护理措施请参照第一章总论第十节发热护理措施。

2. 营养失调：低于机体需要量

（1）饮食指导：根据病人营养状况给予个体化饮食指导。①急性血吸虫病：宜进食高热量、高蛋白、高维生素、易消化饮食，忌油腻、产气食物。②高热、中毒症状严重：鼓励病人多饮水，必要时静脉补充水、电解质。③若病人有明显腹水，应记录24h出入量，严格限制液体和钠盐的摄入，液体入量不超过1 000ml/d，食盐量不超过2g/d，每日清晨排尿后测量体重、腹围，遵医嘱使用利尿剂，并观察疗效。④慢性、晚期血吸虫病：可进食营养丰富、易消化食物，少食多餐，避免摄入粗、冷、硬、过热、辛辣、油腻、多纤维的刺激性饮食。

（2）用药护理：遵医嘱使用吡喹酮，按时、按量、按疗程服药。观察用药不良反应及处理：①若有头晕、头痛、乏力、恶心、腹痛等症状，一般不需处理。②若有严重心律失常，应立即停药，及时报告医师。③若有明显头晕、嗜睡等神经系统反应，治疗期间及停药后24h内不能进行驾驶机械操作等工作。④警惕类赫氏反应。哺乳期妇女慎用：哺乳期妇女用吡喹酮期间及停药后72h内不宜哺乳。慎用增加肝脏负担的药物。

知 识 链 接

类赫氏反应

　　类赫氏反应与赫氏反应相似，但不是赫氏反应。部分病人在首次服用吡喹酮当日，由于血吸虫成虫大量死亡并释放异性蛋白，致使机体出现寒战、高热、大汗，甚至血压下降、休克、意识障碍等类赫氏反应的表现。诊断类赫氏反应前需排除青霉素过敏、输液反应和原有急性血吸虫病症状加重等情况。为防止类赫氏反应使病人病情加重，甚至导致死亡，血吸虫病病人在首次服用吡喹酮时，可遵医嘱加用肾上腺皮质激素。

3. 腹泻

（1）观察病人粪便次数、性状、颜色及量，记录液体出、入量；注意有无腹痛、里急后重；观察病人食欲进食情况等；密切监测病人肝功能；监测水肿病人的体重、腹围，注意腹水的消长情况。

（2）遵医嘱补液，监测水、电解质、酸碱平衡状况。注意排泄物的无害化处理。

4. 潜在并发症：上消化道出血、肝性脑病、感染、肠道并发症。

（1）上消化道出血：注意有无呕血便血及失血性周围循环衰竭等。

（2）肝性脑病：注意有无神志不清、胡言乱语、行为异常、烦躁不安等。

（3）感染：注意有无病毒性肝炎、伤寒、自发性腹膜炎、沙门菌感染、阑尾炎等。

（4）不完全性肠梗阻：注意有无腹胀、食欲缺乏、肠鸣音减弱或消失等。

5. 心理护理　多与病人及家属沟通交流，向他们提供本病相关信息。晚期血吸虫病病人并发症较多、病情较重，护士应经常巡视病房，多安慰病人，让病人主动表达内心感受，并尽量满足其合理需求。鼓励家属多陪伴病人，给予病人更多的社会支持，帮助病人树立战胜疾病的信心。

（五）护理评价

1. 病人能否说出本病发热特点，体温是否逐渐降至正常范围。

2. 病人营养状况是否逐步改善。

3. 病人能否说出并实践改变腹泻的方法。

4. 病人能否列举主要并发症，住院期间有无上消化道出血、肝性脑病、感染、肠道并发症发生。

（六）其他护理诊断/问题

1. 活动无耐力　与长期发热、肝脏病变有关。

2. 体液过多　与晚期血吸虫病致肝硬化门脉高压、腹水有关。

【健康指导】

1. 疾病预防指导

（1）粪便无害化处理：加强对人、畜粪便的管理，防止人粪、畜粪污染水源：①进行农村改厕、沼气池建设；②对家畜圈养，加强家畜粪便管理；③在渔船和水上运输工具上安装和使用粪便收集容器；④保证厕所和沼气池具备杀灭血吸虫虫卵的功能；⑤禁止在有钉螺地带放养牛、羊、猪等家畜；⑥禁止在血吸虫病防治地区施用未经无害化处理的粪便。

（2）加强灭螺：消灭感染性钉螺仍然是预防日本血吸虫病的关键措施。常采用改变钉螺滋生环境的物理灭螺法（如土埋法等）、化学灭螺法。

（3）水源管理：井水、自来水、河水需经消毒后方可使用。

（4）防止传播：①县级人民政府应当及时公告有钉螺地带。②禁止引种在有钉螺地带培育的芦苇等植物和农作物种子、种苗等繁殖材料。③血吸虫病防治地区未经检疫的家畜、植物，一律不得出售、外运。

（5）普查普治：在流行区对病人、病畜进行大规模的普查普治。其中，用吡喹酮扩大化疗，控制血吸虫病流行，是血吸虫病防治工作中的重要环节。

2. 保护易感人群

（1）避免接触疫水：严禁在疫水中游泳、戏水。

（2）必须接触疫水时做好防护：涂抹防护剂，或穿长筒胶鞋、防护裤、戴手套，或用 1% 氯硝柳胺碱性溶液浸渍衣裤等。

（3）药物预防：接触疫水的人员服用抗血吸虫基本预防药物。

（4）急性期病人应尽早就医，争取彻底治愈，防止转为慢性。

3. 疾病知识指导　向病人及家属讲解日本血吸虫病的传染源、传播途径、临床表现、常见并发症、治疗方法等，使他们对本病有所了解，积极配合治疗。提醒注意避免使用有肝毒性的药物。指导病人规律生活，限烟忌酒，保持心情愉悦，适当补充营养。定期复查。一旦发现并发症及时就诊。在流行区每年对病人、病畜进行普查普治，控制传染源。消灭钉螺是预防本病的关键，可采取改变钉螺滋生环境的物理灭螺法（如土埋法等），同时可结合化学灭螺法，采用氯硝柳胺等药物杀灭钉螺。粪便须经无害处理。保护水源，改善用水。保护易感人群，严禁在疫水中游泳，戏水。接触疫水时应穿着防护衣裤和使用防尾蚴剂等。

【预后】

本病预后与感染程度、病程长短、年龄、有无并发症、异位损害及治疗是否及时彻底有明显关系。急性病人经及时有效抗病原治疗多可痊愈。慢性早期病人接受抗病原治疗后绝大多数病人症状消失，体力改善，粪及血清学检查转阴，并可长期保持健康状态。晚期病人虽经抗病原治疗，但肝硬化难以恢复，预后较差。

（杨　昱）

──────────────　思 考 题　──────────────

1. 日本血吸虫病分几型？各型的临床特点有哪些？

2. 如何做好日本血吸虫病的隔离防护？

Note：

第二节　钩　虫　病

学习目标

● 知识目标：
1. 掌握钩虫病的临床表现和护理措施。
2. 熟悉钩虫病的治疗要点。
3. 了解钩虫病的病原学及发病机制。

● 能力目标：
1. 能够针对钩虫病的胃肠道表现和皮肤表现实施护理。
2. 能运用护理程序护理钩虫病病人。

● 素质目标：
热爱护理事业，坚持一切以病人为中心的护理理念，积极为病人解除病痛。

导入情境与思考

　　宋某，男性，76 岁，无明显原因及诱因出现面黄、乏力，偶有头晕、心慌，活动后明显，无发热、无鼻出血及牙龈出血，症状持续加重。门诊血常规检查：WBC 2.96×10^9/L，RBC 3.0×10^{12}/L，Hb 52g/L，PLT 322×10^9/L。大便常规镜检见钩虫卵，呈椭圆形，卵壳薄、无色透明，卵内可见 2～8 个颜色较深的卵细胞，卵壳与细胞之间有明显的间隙。追问病史，病人自诉家住农村，出现症状几日前曾赤脚下地劳动。医嘱予阿苯达唑驱虫，辅以补充铁剂、输血等对症治疗，临床症状消失、血红蛋白恢复正常，多次粪检再未见钩虫卵，病情好转出院。

　　请思考：

　　1. 请根据病史信息，做病情分析，并写出相应护理问题。

　　2. 病人入院后主要护理措施有哪些？

　　钩虫病（hookworm disease）是由钩虫寄生于人体小肠所引起的疾病，临床上以缺铁性贫血、营养不良和胃肠功能紊乱为主要临床表现，重者可出现发育障碍和贫血性心脏病。寄生于人体的钩虫主要有十二指肠钩口线虫和美洲板口线虫，分别简称十二指肠钩虫和美洲钩虫。偶可寄生人体的还有锡兰钩口线虫和犬钩口线虫。此外，巴西钩口线虫的幼虫可侵入人体引起幼虫移行症。

【病原学】

　　寄生于人体的两种主要钩虫（十二指肠钩虫和美洲钩虫）在形态、生活史及致病特性等方面基本相似。钩虫成虫呈线状，活时呈淡红色，死后呈灰白色，长约 1mm，雌雄异体，头部具口囊，尾部形态雌雄有别，雌虫尾端呈圆柱状，雄虫尾端具膨大的交合伞和 1 对交合刺。成熟的十二指肠钩虫雌虫每天产卵 10 000 个到 30 000 个；美洲钩虫每日产卵 5 000 个至 10 000 个。钩虫生活史完成不需要中间宿主，但有人体外和人体内两个发育过程。①人体外发育过程：虫卵随宿主粪便排出体外后，在适宜的温度和湿度的泥土中，卵内细胞不断分裂发育，24h 内可以发育为幼虫，并很快自卵内逸出形成杆状蚴；杆状蚴经过 2 次蜕皮后发育成具有感染性的丝状蚴；丝状蚴对外界环境抵抗力强，在适宜环境中可存活 4 个月，但遇日光暴晒则易死亡。②人体内发育过程：具有感染性的丝状蚴一般存在于潮湿的泥土内或随雨水、露水爬到植物的茎叶上，聚集在农作物上的水滴中，当人皮肤接触到时，丝状蚴凭其活跃的穿刺能力，钻入人体皮肤，侵入人体皮肤时间需 30min～1h，进而经皮下毛细血管或

Note:

淋巴管,随血流达到右心,然后进入肺毛细血管,再穿过肺毛细血管进入肺泡,随痰液经过支气管、气管到达咽喉部,再随痰液经过吞咽进入胃内,再进入小肠,以寄生于空肠上段和十二指肠为常见,在回肠上、中段也可见到;到达小肠的幼虫再经两次蜕皮后发育为成虫;雌虫交配后产卵。自丝状蚴钻入人体皮肤到在小肠内发育成熟产卵需5~7周;成虫借口囊内钩齿(或板齿)咬附于宿主肠黏膜,以血液、组织液和肠黏膜为食。成虫在人体内一般可存活3年左右,个别报道美洲钩虫可活15年,十二指肠钩虫可活7年。

钩虫的致病性体现在幼虫侵入人体皮肤处可引起钩蚴性皮炎,俗称"粪毒""粪疙瘩"或"地痒疹"。成虫寄生均可引起病人慢性失血,表现为小细胞低色素性贫血(缺铁性贫血);婴儿钩虫病的病情较重,以急性便血、腹泻、消化功能紊乱、贫血、生长发育迟缓的表现为主。

【流行病学】

1. 传染源 主要是钩虫感染者与钩虫病病人。钩虫病病人粪便排出的虫卵量多,其作为传染源的意义更大。

2. 传播途径 农村钩虫感染主要经皮肤感染。使用未经无害化处理的新鲜粪便施肥,从而导致污染土壤和农作物,农田成为重要的感染场所,是引起传播的重要因素。亦可生食含钩蚴的蔬菜、黄瓜等经口腔黏膜侵入体内。住宅附近地面被钩蚴污染,是儿童感染的主要途径。

3. 人群易感性 任何年龄与性别均可感染,尤其是土壤、粪便等接触机会多的农民感染率为高,感染者大多数为菜农、桑农、茶农、棉农、矿工和砖瓦工人。儿童较少,男性高于女性,而且可重复感染。

4. 流行特征 钩虫感染遍及全球,有10亿人以上有钩虫感染,尤以热带和亚热带地区最普遍,农村感染率明显高于城市,感染高度流行区感染率80%以上,一般感染率为5%~30%。国内除黑龙江、青海、西藏、内蒙古等省外,其他地区均有不同程度流行,尤以四川、浙江、湖南、福建、广西、广东等较重。

【发病机制与病理改变】

1. 皮肤损害 钩虫的丝状蚴经皮肤侵入人体后,数分钟内侵入处出现充血斑点或丘疹,1~2d出现水疱、充血、水肿及细胞浸润的炎症反应。镜下可见真皮细胞与纤维分开,血管扩张导致出血,伴有中性粒细胞、嗜酸性粒细胞浸润,单核细胞及成纤维细胞增多。在结缔组织、淋巴管及血管内均可见钩虫。

2. 肺部病变 当钩虫幼虫移行至肺,穿破微血管,到达肺泡时,可导致肺间质及肺泡点状出血和炎症。病人可出现咳嗽、痰中带血,并常伴有发热及畏寒等全身症状。感染严重者,可产生支气管肺炎,有剧烈干咳及嗜酸性粒细胞增多性哮喘。

3. 小肠病变 钩虫的成虫利用其口囊吸附于肠黏膜上,以摄取血液、黏膜上皮与肠液为食。且每日更换吸附部位,并分泌抗凝血物质,导致黏膜伤口渗血,渗血量远较钩虫吸血量为多,同时在小肠黏膜上产生散在出血点和极小溃疡。多呈散在性,大小3~5mm的浅层出血或糜烂,有时为大块出血性瘀斑,深的可达黏膜下层,甚至肌层,偶可见涉及肠壁各层的大量出血,引起消化道大出血。慢性失血是钩虫病贫血的主要原因,长期小量失血可消耗体内铁质储存,产生低色素性小细胞性贫血。部分学者用51Cr测定美洲钩虫的致失血量,报告为每日0.03ml±0.17ml;十二指肠钩虫为每日0.152ml±0.124ml,平均每日0.26ml±0.045ml。看来,由十二指肠钩虫所致的失血似较美洲钩虫为高。长期严重的贫血与缺氧,可引起心、肝、肾、脾有不同程度的脂肪变性及退行性改变。儿童严重感染可导致生长发育障碍。

Note:

【临床表现】

目前，在大部分的钩虫病流行区，多为轻度感染，所见到的一般多为无症状的钩虫感染者，占感染者 70%～90%。钩虫病的临床表现由感染期钩蚴及成虫寄生引起。而成虫引起的贫血症状更为严重和持久。临床表现可分为幼虫及成虫所致的两个不同阶段。

1. 幼虫引起的症状

（1）钩蚴性皮炎表现：钩蚴侵入处皮肤，可有奇痒和烧灼感，继而出现小出血点、丘疹或小泡疹，俗称"粪毒"。皮炎多发生于指或趾间皮肤、足背和踝部皮肤，数日内可以消失。搔抓处因为皮肤破损可继发感染，局部淋巴结肿大。

（2）呼吸系统症状：受感染后 3～5d，病人常有咽痒、声嘶和咳嗽；严重者可呈剧烈咳嗽或哮喘发作，痰中可出现血丝。胸部 X 线检查提示肺纹理增粗或肺门阴影。

2. 成虫引起的症状　粪便中找到钩虫卵而无明显症状者称钩虫感染或带虫者，既有临床症状并被粪检到钩虫卵者则称为钩虫病。

（1）消化系统症状：初期病人有食欲亢进，但反而易疲乏，部分病人有上腹部不适、隐痛等。后期常因贫血、胃酸降低而出现食欲减退、恶心、呕吐、腹痛腹泻或便秘。重度感染者，大便隐血试验阳性。部分成年病人出现异食症，如喜生食大米、生豆、生果、甚至泥土、碎纸等。少数钩虫病患儿有异食症（allotriphagy）或称为异食癖，即口味反常、喜食常人不能吃的东西，如生米、生豆、泥土、粉笔、炉灰、煤炭、木炭等，引起此症状的机制尚不明确，似与铁、锌的损耗有关，绝大多数病人在服用铁剂、锌剂后症状可消失。

（2）贫血表现：多见于受感染后第 10～20 周。贫血症状轻重与感染程度和血红蛋白下降速度相关，重度贫血病人，皮肤黏膜苍白。婴儿钩虫病多因包沙土（穿土裤子）而引起，由于反复感染或一次大量钩蚴感染，常引起较为严重的缺铁性贫血。婴儿表现为脸色发黄或苍白、大便呈柏油样、食欲减退、腹泻、呕吐等症状。在患儿心尖区可听到收缩期杂音，部分患儿肝、脾轻度肿大，下肢水肿。少数贫血进展较快者，可同时并发气喘、发绀、心动过速等症状。由于婴儿机体抵抗力较差，容易引起继发性支气管炎、支气管肺炎等。单纯的婴儿钩虫病大都不发热。极少数钩虫病婴儿可因消化道出血而引起死亡。

（3）循环系统表现：贫血的轻重直接影响循环系统症状，特别是心脏功能。轻者表现为头昏乏力，活动后气促、心悸，重者可出现贫血性心脏病，出现心脏扩大，心率增快，平静时也出现气促等心力衰竭表现。

（4）其他方面表现：贫血严重者可出现严重营养不良，全身水肿，儿童病人可出现生长发育障碍、智力减退、性发育不全、侏儒症等，成年人可出现不育，女性病人出现闭经、早产和死胎等。

【实验室及其他检查】

1. 血常规　常有不同程度贫血，属于小细胞低色素性贫血，血清铁浓度显著降低，一般在 9μmol/L 以下。网织红细胞数正常或轻度增高，白细胞数大多正常，嗜酸性粒细胞数略增多，严重贫血病人嗜酸性粒细胞数常不增多。

2. 骨髓象　显示造血旺盛现象，但红细胞发育受阻于幼红细胞阶段，中幼红细胞显著增多，骨髓游离含铁血黄素与铁粒细胞减少或消失，当骨髓内贮铁耗尽，血清铁显著降低时，才出现周围血中血红蛋白明显减少。

3. 粪便检查　粪便隐血试验可呈阳性反应。

（1）直接涂片和饱和盐水漂浮法：可查见钩虫卵，因钩虫卵的比重（1.056～1.000）较饱和盐水（1.20）低，漂浮法可提高检出率。但需与东方毛圆线虫卵鉴别。后者较长而大，卵内细胞数远较钩虫卵（2～8 个）为多。

（2）虫卵计数：用 Stoll 稀释虫卵计数法和改良加藤氏（Kato-Katz）法测定钩虫感染度，以每克粪虫卵数表示（EPG）。EPG<3 000 为轻度感染，3 001～10 000 为重度感染，>10 000 为重度感染。

（3）钩蚴培养法：采用滤纸条试管法，将定量的粪便涂在滤纸上，然后置于含水试管中培养（20～30℃，3～5d），对孵出丝状蚴进行虫种鉴别和计数，此方法耗时较长，不能用于快速诊断，现在很少应用。

（4）淘虫法：主要用于新药驱虫的疗效考核，方法在驱虫治疗后收集 24～48h 内全部粪便，用水冲洗淘虫并按照虫种计数。

4. 胃、肠镜、胶囊内镜等物理检查　胃肠镜检查时在十二指肠、盲肠等有时可见活的虫体。呈细长线条状，长 1.0～1.5cm，粗 0.05～0.1cm，鲜红、暗红或咖啡色半透明，蛇样盘曲，蚯蚓样蠕动，一端吸咬于肠黏膜，呈 C 形弯曲，游离部分可见蠕动。胃肠道钡餐 X 线检查有时可见十二指肠下段和空肠上段黏膜纹理紊乱、增厚、蠕动增加，被激惹而呈节段性收缩现象等。

【诊断要点】

临床诊断要根据流行病学、病史、临床症状和体征以及实验室检查结果综合进行分析。在流行区有赤足下田和"粪毒"史及贫血等临床表现，应怀疑钩虫病。通过粪便检查有钩虫卵者即可确诊。

1. 流行病学　询问病人来自何地区，是否经常接触土壤和农作物。在农村或矿区等钩虫病流行区域，有接触被污染钩蚴土壤，有田间劳作史或有生食污染有钩蚴的蔬菜瓜果史。

2. 病史　有皮炎、咳嗽、哮喘发作者；有贫血、劳动力减退和食欲怪异者均应考虑有钩虫病可能，遇儿童营养不良或生长发育迟缓也应疑及本病，粪便中找到钩虫卵可以确诊。

3. 辅助检查　血常规有缺铁性贫血的指征，大便隐血试验阳性。

4. 有针对性地进行病原学检查　如粪便检查发现钩虫卵或钩蚴培养阳性均可确诊。

【治疗要点】

1. 钩蚴移皮炎的治疗　钩蚴在侵入皮肤后 24h 内大部分尚停留在局部，可采用左旋咪唑涂肤剂（左旋咪唑 750mg，硼酸 1.3g，薄荷 1.3g 加 50% 乙醇溶液至 100ml）或 15% 阿苯达唑软膏 1d 2～3 次，重者连续 2d。皮炎广泛者口服阿苯达唑，每天 10～15mg/kg，分 2 次服，连续 3d，有止痒、消炎以及杀死皮内钩虫幼虫的作用，也可阻止或预防呼吸道症状的发生。

2. 驱虫治疗　目前国内外广泛使用的阿苯达唑和甲苯达唑，为广谱驱肠道线虫药物，其机制是选择性和不可逆性抑制其摄取葡萄糖的作用，使虫体糖原耗竭和抑制延胡索酸脱氢酶，阻碍三磷酸腺苷产生，导致虫体死亡，具有杀死成虫和虫卵的作用。但其驱虫作用缓慢，于治疗后 3～4d 才排出钩虫。

阿苯达唑剂量为 400mg，每天 1 次，连服 2～3d。甲苯达唑为 200mg，每天 1 次，连续 3d；2 岁以上儿童与成人剂量相同，1～2 岁儿童剂量减半。感染较重者需多次反复治疗。药物不良反应轻而短暂，仅少数病人有头晕、腹痛、恶心等。

复方甲苯达唑（每片含甲苯达唑 100mg，盐酸左旋咪唑 25mg），成人每天 2 片，连服 2d。4 岁以下儿童的剂量减半。孕妇忌用。治后 15d 复查，钩虫卵阴转率 93%。

复方阿苯达唑（每片含阿苯达唑 67mg，噻嘧啶 250mg）。成人和 7 岁以上儿童 2 片，顿服，治疗后 2 周复查钩虫卵阴转率为 69.91%，十二指肠钩虫为 77.14%，美洲钩虫为 68.29%。

3. 对症治疗　补充铁剂，改善贫血。贫血一般在治疗 2 个月左右得以纠正。血象恢复正常后，再继续服用小剂量铁剂 2～3 个月。孕妇和婴幼儿钩虫病贫血严重者，给予少量输血，滴速要慢，以免发生心力衰竭与肺水肿。严重贫血者应给予高蛋白和维生素等营养丰富的饮食。

Note:

学 科 前 沿

粪便找寄生虫标本的采集、运送和保存

1. **标本的采集** 某些物质和药物会影响肠道原虫的检测，包括钡餐、矿物油、铋、抗菌药物（甲硝唑、四环素）、抗疟药物及无法吸收的抗腹泻制剂。当服用了以上药物或制剂后，可能在一周或数周内无法检获寄生虫。因此，粪便样本应在使用钡餐前采集，若已服用钡餐，采样时间需推迟5～10d；服用抗菌药物则至少停药2周后采集样本。为提高阳性检出率，推荐在治疗前送三份样本进行常规粪便寄生虫检查，三份样本应尽可能间隔一天送一份，或在10d内送检，并在运送途中注意保温。

2. **标本的运送** 新鲜粪便样本应置于清洁、干燥的广口容器内，容器不能被水、尿液、粉尘污染。对于动力阳性的滋养体（阿米巴、鞭毛虫或纤毛虫）必须采用新鲜的样本，并在运送途中注意保温。当粪便排出体外后，滋养体不会再形成包囊，如不立即检查，滋养体可能会破裂；液体样本应在排出后30min内检查，软（半成形）样本可能同时含有原虫的滋养体和包囊，应在排出后1h内检查；成形粪便样本只要在排出后的24h内检查。

3. **标本的保存** 如果粪便样本排出后不能及时检查，则要考虑使用保存剂。为了保持原虫的形态及阻止蠕虫虫卵和幼虫的继续发育，粪便样本可在排出后立刻放入保存剂，充分混匀后放置于室温。

【隔离】

参照第一章标准预防。

【护理】

（一）护理评估

1. **病史**

（1）一般资料：年龄、性别、职业、文化程度、婚姻、居住地、生活环境、体质指数、饮食习惯、个人卫生习惯。

（2）流行病学特点：①若为农耕地区病人，评估有无在田间劳作，皮肤直接接触土壤情况；有无食用牛、羊、猪的生肉，食用生菜、饮用生水；有无寄生虫病治疗史或过敏史。是否为钩虫病高发季节，是否为流行地区，发病前有无接触被污染的土壤或食用生蔬菜、生水。种植何种农作物，是否与红薯、玉米、蔬菜、棉花等低矮植物有关。是否曾有过用新鲜粪便施肥的习惯。②若为矿区病人，评估是否周围同事是否有相类似病史，矿井条件是否比较落后陈旧，温度高湿度大等。③若为患儿则主要询问家长有无把婴儿放在泥土或草地上，或者直接将尿布晾在地面上的习惯。母亲是否有钩虫病病史。

（3）患病及治疗经过：患病后是否曾出现轻微皮肤痒感和烧灼感，以及消化系统症状和贫血，有无进行相关治疗，疗效如何，服用何种药物，服药的时间、剂量、不良反应、疗效如何。

（4）心理-社会状况：评估病人对疾病治疗、康复知识的了解和掌握程度，疾病的预后所产生的恐惧、焦虑程度和心理承受能力、家庭的经济承受能力、家属的支持程度等。由于本病能引起人体长期慢性失血，明显影响劳动力，病人可能出现焦虑、烦躁的心理。由于病人相关疾病认知缺乏，易产生紧张、恐惧的情绪，评估病人的心理状态，评估该病对病人学习、工作、生活的影响及病人家庭、社会支持系统，同时评估病人的经济情况。

2. **身体评估**

（1）一般状况：评估病人的血压、脉搏、心率、体重、体温、尿量；观察病人的面容、表情、神志。

（2）皮肤黏膜：病人皮肤的颜色、弹性、湿度；有无皮肤烧灼、奇痒、皮肤有无红色点状丘疱疹。

（3）消化系统症状：有无腹痛、腹泻；食欲如何；是否出现胃肠功能紊乱。

（4）贫血及营养不良症状：是否贫血；观察面色及有无头晕、耳鸣、心悸、气促等贫血症状；有无食欲减退、腹泻、乏力、消瘦、全身或下肢水肿等。

3. 实验室及其他检查

（1）血液检查：常有不同程度的血红蛋白降低，呈低色素、小细胞性贫血。血清铁浓度降低，一般在 9μmol/L 以下。网织红细胞正常或轻度增高。嗜酸性粒细胞轻度增高。

（2）病原学检查：粪便直接涂片和饱和盐水漂浮法查钩虫虫卵是确诊本病的直接依据。也可做钩蚴培养。

（3）骨髓涂片：骨髓象红细胞系统造血增生活跃，但红细胞发育多停滞于幼红细胞阶段，中幼红细胞显著增多。骨髓贮铁减少，游离含铁血黄素与铁粒细胞减少或消失。

（4）其他免疫学试验。

（二）常用护理诊断 / 问题

1. 营养失调：低于机体需要量　与慢性失血、胃肠功能紊乱、营养吸收障碍有关。

2. 皮肤完整性受损　与钩蚴引起的局部皮肤损伤有关。

3. 潜在并发症：贫血。

（三）护理目标

1. 病人每日营养摄入量能满足日常活动和机体代谢的需要。

2. 病人皮肤瘙痒减轻，无破损和继发感染。

3. 病人体重不减轻或略有增加，贫血程度减轻，症状缓解或消失。

（四）护理措施及依据

1. 营养失调：低于机体需要量

（1）确定每日切实的、足够的热量需求，必要时向营养专家进行咨询。

（2）每日测量体重，监控化验结果。

（3）解释充足营养的重要性，与病人商议每餐和加餐的摄入目标。

（4）适当使用调味品以改善食物的味道和香味。

（5）做好护理计划，防止进餐前进行一些令病人不愉快或痛苦的治疗或操作。

（6）进食前后要保持良好的口腔卫生习惯。

（7）提供少食多餐的饮食，以减轻胃部的饱胀感。

（8）在病人食欲最佳时间，给予高蛋白、高热量的营养物。

（9）尝试食用一些营养品，如营养液、干粉制剂。

2. 皮肤完整性受损

（1）观察局部皮疹情况，应嘱皮肤瘙痒者避免搔抓皮肤，以免继发感染。

（2）详细记录病人皮肤瘙痒的变化，包括位置、大小、有无肿胀和渗出，局部皮肤温度以及病人对局部皮肤疼痛的主观感受。

（3）增加蛋白质和碳水化合物的摄入量，以维持正氮平衡；如有可能每天测量病人体重，每周测定血清蛋白水平，以便监测病人的全身营养状态。

（4）向护理专家或医生进行咨询关于皮肤的进一步处理措施。

（5）如果在家中需要帮助，可以向急救或社区护理机构寻求帮助。

3. 潜在并发症：贫血

（1）根据病人血色素等化验指标，确定对于贫血风险进行评估的时机及频率。

（2）遵医嘱补充铁剂，并做好服用铁剂的相关健康宣教。服用铁剂时应禁饮茶，可加服维生素 C，并需注意在饭后 30～40min 服用，以避免铁剂对消化道的刺激。还需告诉病人贫血纠正后仍需坚持

Note：

服药2~3个月,以彻底治疗贫血。

（3）病人活动感到疲乏无力时,减少活动,保证病人安全。

（4）心理护理：①慢性贫血者常导致劳动能力下降,影响病人的工作、生活。护理人员应关心和尊重病人,向病人及家属讲解钩虫病的相关知识、贫血的治疗方法和效果,解除其思想顾虑,鼓励病人积极配合治疗,增强其战胜疾病的信心。因此要向病人说明引起疾病的相关知识,经正规系统的治疗是完全可以治愈的,增强病人治疗的信心。应关心体贴、悉心护理病人,消除病人的恐惧、烦躁等心理。树立战胜疾病的信心,保持稳定的情绪、乐观心理接受治疗。②异食癖病人的护理：对有异食癖的儿童,应向家属及群众做好解释工作,不要打骂、讥笑、歧视孩子。

（五）护理评价

1. 病人每日营养摄入量能否满足日常活动和机体代谢的需要。

2. 病人皮肤瘙痒是否减轻,有无破损和继发感染。

3. 病人体重是否减轻或略有增加,贫血程度是否减轻。

（六）其他护理诊断／问题

潜在并发症：心力衰竭、儿童生长发育障碍、肺炎。

【健康指导】

应根据当地钩虫病的流行情况,采取查治感染者和病人,粪便无害化管理和个人防护等综合性措施。

1. **查治病人** 对钩虫病人或钩虫感染者要进行积极治疗。根据当地的钩虫的感染率和虫种情况,每年可在冬季进行1~2次检查和服药,连续3年。感染率在30%以上的地区,在感染率高的年龄组可采用群体治疗,甚至进行全民治疗,可迅速控制和降低该地区的钩虫感染率。

2. **加强粪便无害化管理** 应地因地制宜,加强改厕的力度,改善公共环境卫生。这是消灭钩虫病的关键,目的在于杀灭粪便中的钩虫卵,可采用粪尿混合贮存、高温堆肥、三坑式沉淀密封粪池,也可用化学灭卵剂,如生石灰、氨水、尿素、敌百虫、含氯石灰等。在种植蔬菜的地区,也要采用发酵过的粪水作为肥料。

3. **加强健康教育和个人防护** 加强健康教育,提高人群,特别是儿童对钩虫病的认识,树立自我保护意识。儿童不要赤足下田和玩耍,尽量减少手脚与土壤接触的机会。生食的蔬菜要清洗干净。消除钩虫病应采取综合防治措施。易感季节进行田间劳作时穿防护衣和手套,尽量避开疫土,使用皮肤防护剂等。

【预后】

钩虫病的预后良好,自20世纪90年代以来,控制钩虫的主要方法是通过定期使用苯并咪唑类除虫药物来降低易感人群的发病率,但治疗后再次感染的概率高,产生耐药性风险,进而转向开发安全有效的钩虫疫苗,相信在不久的将来一定会实现。

（宋晓璟）

思 考 题

1. 在护理钩虫病病人时,如果家属因害怕传染而不敢接近病人,护士应该如何处理？

2. 如何在生活中做好钩虫病的预防控制？

第三节 华支睾吸虫病

学习目标

知识目标：

1. 掌握华支睾吸虫的临床表现、护理诊断及护理措施。

2. 熟悉华支睾吸虫的流行病学、治疗要点。

3. 了解华支睾吸虫的病原学、发病机制与病理改变。

能力目标：

1. 能够正确评估病人的病情，有针对性地解决病人护理问题。

2. 能运用护理程序对病人实施整体护理。

素质目标：

1. 尊重病人，关爱病人。

2. 具有自我安全防护的素养。

导入情境与思考

刘某，男性，30 岁。因右上腹疼痛伴寒战、高热 3d 入院。病人于 3d 前因油腻饮食后出现右上腹闷痛，伴饱胀感，随后出现寒战、高热，精神疲乏，体温达 39.5℃。以急性胆囊炎收住院，住院后按"急性胆囊炎"进行抗感染治疗，2 周后症状明显好转，但超声检查疑为寄生虫病，追问病史发现病人平素喜欢食生鱼片。作血清华支睾吸虫抗体检查（+），粪检（直接涂片法）未见华支睾吸虫虫卵。

请思考：

1. 该病人发生右上腹疼痛的原因是什么？

2. 为什么在粪便中查不到华支睾吸虫虫卵？

3. 如何对该病人做好健康宣教？

华支睾吸虫病（clonorchiasis sinensis）俗称肝吸虫病，是由华支睾吸虫（clonorchis sinensis）的成虫寄生于人体肝内胆管引起的寄生虫病。临床特征为精神不振、消化不良、上腹隐痛、腹泻、肝大等，严重者可致胆管炎、胆结石、肝硬化等并发症，感染严重的儿童常有显著营养不良和发育障碍。

【病原学】

华支睾吸虫属于吸虫类，成虫虫体狭长，前端稍窄，后端钝圆，背腹扁平，半透明，呈葵花籽状，有口、腹两个吸盘，口吸盘略大于腹吸盘，雌雄同体，雄性生殖器官是 1 对分支状睾丸，前后排列在虫体后 1/3 处，雌性生殖器官是一个分叶状卵巢，位于睾丸之前。成虫大多寄生在人或者哺乳动物肝内的中、小胆管。虫卵产出后随胆汁进入消化道从粪便排出，虫卵入水被第一中间宿主（淡水螺）吞食，在螺体消化道孵出毛蚴，穿过肠壁在螺体内经过胞蚴、雷蚴的无性增殖阶段，最后形成尾蚴。成熟的尾蚴从螺体逸出，在水中侵入第二中间宿主（淡水鱼、虾）体内发育成为囊蚴。终末宿主（人及哺乳动物）因食入含有囊蚴的鱼、虾而感染。囊蚴在终末宿主的胃肠经过消化液的作用，囊壁被软化，囊内幼虫的酶系统被激活，在十二指肠内破囊而出，再从胆管进入肝脏，在肝胆管内发育成成虫。从感染到成虫成熟产卵约需 1 个月，成虫在人体内的寿命可长达 20～30 年。

实验证明，在厚度约 1mm 的鱼肉片内华支睾吸虫的囊蚴，在 90℃的热水中 1s 即能死亡，75℃时 3s 内死亡，70℃ 6s 死亡，60℃ 15s 死亡。囊蚴在醋（含醋酸浓度 3.36%）中可活 2h，在酱油中

Note：

（含 NaCl 19.3%）可活 5h。

【流行病学】

1. **传染源** 能排出华支睾吸虫卵的病人、感染者、受感染的家畜和野生动物均可作为传染源。哺乳动物（狗、猫等）和人是主要传染源。另外还有报道，牛、鼠类、水貂、狐狸、野猫獾、水獭、豺、狼、虎等 30 余种哺乳动物也是主要宿主。在实验室，豚鼠、家兔、大白鼠、海狸鼠、仓鼠等多种动物均可能感染华支睾吸虫。华支睾吸虫有着除人以外的广泛宿主，其感染率与感染度多比人体高，对人群具有潜在的威胁性。

2. **传播途径** 华支睾吸虫病的传播有赖于粪便中的虫卵是否有机会下水，而水中是否存在第一、第二中间宿主以及当地人群是否有生吃或半生吃淡水鱼虾的习惯。故主要传播途径以食入生的或未煮熟含有华支睾吸虫囊蚴的淡水鱼或虾为主。感染途径可因生活习惯、饮食嗜好而有所不同，可以通过食入生的或未煮熟的鱼虾感染，也可以通过饮用被囊蚴污染的水源感染，甚至可以通过切生鱼肉的刀、砧板和盛生鱼的器皿感染。作为华支睾吸虫第一中间宿主的淡水螺可归为 4 科 6 属 12 个种。各种螺感染华支睾吸虫的程度各地报道不相同，而且感染率随季节变化。最常见的有纹沼螺、赤豆螺（傅氏豆螺）、长角涵螺。这些螺均为坑塘、沟渠中小型螺类，适应能力强。华支睾吸虫对第二中间宿主的选择性不强，我国已证实的淡水鱼宿主有 15 科 57 属 101 种。但从流行病学角度看，起传播作用的主要是常见的经济鱼类和常见的野生鱼类。养殖的淡水鲤科鱼类，如草鱼（白鲩）、青鱼（黑鲩）、鲢鱼、鳙鱼（大头鱼）、鲮鱼、鲤鱼、鳊鱼和鲫鱼等特别重要，是居民最常食用的鱼类。常见的野生小型鱼类如麦穗鱼、克氏鲦鱼感染率很高，与儿童华支睾吸虫病有关。

3. **人群易感性** 华支睾吸虫的感染无性别、年龄和种族之分，人对本病普遍易感。感染率高低与人们的生活、卫生习惯及饮食嗜好密切相关。成人感染方式以食生鱼或未煮熟的鱼为多见，小孩感染则与他们在野外进食未烧烤熟透的鱼虾有关。

4. **流行特征** 华支睾吸虫病主要分布在亚洲，如中国、日本、朝鲜、越南和东南亚国家。目前估计全球有超过 2 亿人生活在华支睾吸虫流行区，约 85% 的病例在中国。我国除青海、宁夏、内蒙古、西藏等尚未见报道外，在 27 个省市、自治区均有发现或流行，以南方广东、广西以及东北各省多见。因该病属人畜共患病，估计动物感染的范围更广。华支睾吸虫病的流行，除需要有粪便下水，水中有适宜的第一、第二中间宿主及终宿主外，还与当地居民饮食习惯等诸多因素密切相关。

【发病机制与病理改变】

1. **发病机制** 华支睾吸虫病的危害性主要是对病人肝脏的损害。成虫的机械性损伤和代谢产物是致病的主要因素。寄生于人体的华支睾吸虫一般为数十条至数百条，感染较严重者可达数千条以上，肝内胆管及其分支可因虫体阻塞而发生胆管阻塞、胆汁淤积等病变。成虫以胆管的上皮细胞为食并且吸血，从而导致胆管局部损害、黏膜脱落，同时虫体在胆管寄生时的分泌物、代谢产物和机械刺激可引起局部胆管发生炎症反应，使胆管内上皮细胞发生脱落、增生，引起管壁增厚，管腔狭窄。

2. **病理改变** 早期或轻度感染可无明显病理变化，感染严重时在门脉区周围可出现纤维组织增生和肝细胞萎缩变性，甚至形成胆汁性肝硬化。同时由于管壁增厚，管腔狭窄，周围纤维组织增生和管腔内充满虫体和淤积的胆汁，而出现胆管炎、胆囊炎或阻塞性黄疸。而且由于胆汁流通不畅还容易合并细菌感染。病变以肝左叶较明显，可能与左叶胆管较平直，幼虫易于侵入有关。本病一般不会引起肝硬化，但是严重感染时可发生肝细胞变性坏死，儿童比较明显，如果同时存在营养不良，可发展为肝硬化，而成为死亡的原因。

【临床表现】

临床表现与寄生在人体中的虫数、病程长短、有无并发症以及病人自身情况等因素有关。大部分病人急性期症状不明显,临床上多以慢性病人为主,主要由反复多次小量感染或急性期未得到及时治疗演变而来。潜伏期一般为1~2个月。根据病人感染程度和症状严重程度,可将慢性华支睾吸虫病分为轻、中、重三度。

1. **轻度感染**　可无明显症状,或仅在进食后出现上腹轻度疼痛、饱胀,同时容易出现乏力、食欲缺乏、疲劳和精神不佳。

2. **中度感染**　常出现不同程度的头晕、乏力、食欲减退、厌油、腹痛和慢性腹泻等消化道症状,常见体征有肝大,以左叶为主伴有压痛和叩击痛。部分病人存在不同程度的贫血、营养不良等症状。

3. **重度感染**　严重感染者常急性起病,潜伏期短,仅15~26d。病人有轻、中度感染的症状,且较前更重,可突发寒战高热,体温高达39℃以上,呈弛张热。个别病人可因大量成虫堵塞胆总管而出现梗阻性黄疸。数周后急性症状消失而进入慢性期,表现为疲乏、消化不良等。还可伴有头晕、失眠、疲乏、精神不振、记忆力减退等神经衰弱症状。

慢性重复感染可形成肝硬化,出现肝硬化相应的临床表现。肝功能失代偿是华支睾吸虫病死亡的主要原因。儿童和青少年感染后,临床表现比较重,严重感染的儿童可出现营养不良和生长发育障碍,甚至可引起侏儒症,更严重者可导致死亡。体征方面,急性期病人可有黄疸、肝大和压痛。慢性期除常见的肝大和肝区压痛外,有的病人可出现脾大、贫血、营养不良或营养不良性水肿。

4. **并发症**　急、慢性胆囊炎,胆管炎和胆石症为常见的并发症。因成虫长期堵塞胆管可出现胆汁性肝硬化,当堵塞胰管时也可引起胰管炎及胰腺炎。

(1)急性胆管炎和胆囊炎:为最常见的并发症。虫体阻塞、胆管狭窄、成虫分泌物及代谢产物以及胆汁流通不畅均为发生急性胆管炎和胆囊炎的重要原因。急性胆囊炎的主要临床表现是右上腹疼痛,可阵发性绞痛伴恶心、呕吐和发热,黄疸发生率较低。单纯胆囊炎的发热不伴寒战,体温多在38~39℃,波及胆总管时寒战、高热明显。右上腹胆囊区有明显触痛和肌强直。重症华支睾吸虫病病人常合并急性胆管炎,由于成虫梗阻致胆管内的流体静水压增高,可使毛细血管和毛细胆管的上皮细胞坏死、破裂。胆汁以及其中的细菌、内毒素等透过毛细胆管的屏障进入血流,引起高胆红素血症、脓毒败血症,重者还可伴感染性休克。如果较多的细菌在毛细胆管、胆小管周围产生急性炎症,可致细菌性肝脓肿。临床表现为右上腹疼痛、畏寒、发热等。而慢性华支睾吸虫病病人多数合并慢性胆囊炎。主要临床表现为右上腹部不适和消化不良。对于一些出现胆管炎、胆囊炎症状,而无明显病因的病人,若有疫区居住、旅游且生食鱼(虾)史的,粪检即使没有发现虫卵,也不能排除为华支睾吸虫感染引起。

(2)胆结石:胆石症是华支睾吸虫病感染最具有特征的并发症之一。华支睾吸虫与胆结石的形成有明显的关系。虫卵、死亡的虫体、脱落的胆管上皮细胞可成为结石的核心或诱发结石形成。临床表现主要取决于结石造成的阻塞程度和是否有细菌感染,结石在胆总管处嵌顿合并细菌感染时临床表现为右上腹疼痛、黄疸、寒战、高热等。

(3)胰腺炎及糖尿病:华支睾吸虫的成虫偶尔寄生于胰腺管内,引起胰管阻塞、胰腺炎,表现为剧烈而持续的左上腹疼痛并伴有恶心、呕吐及腹胀等,少数病人可因为胰腺细胞破坏而出现糖尿病。

(4)肝癌及胆管癌:华支睾吸虫的感染还可以引起胆管上皮细胞增生而致胆管癌,主要为腺癌。在原发性肝癌尸检中发现,约23%有肝吸虫寄生,并确定系由肝吸虫引起的原发性肝癌,只是其发病机制目前还不十分清楚。

【实验室及其他检查】

1. **血常规**　急性感染者可有白细胞轻、中度增高,其中嗜酸性粒细胞增高比较明显,一般在10%~40%。个别病例出现粒细胞类白血病反应。红细胞和血红蛋白大多正常,重度感染时红细胞总数也可减少,出现不同程度的贫血。

2. **肝功能检查**　肝功能检查可出现轻度损害,多为轻中度转氨酶升高,黄疸少见。在重度感染及有肝、胆并发症者,尤其儿童出现营养不良时,γ-谷氨酰基转移酶、碱性磷酸酶升高。

Note：

3. 病原学检查 粪检找到华支睾吸虫卵是确诊的依据,一般在感染后 1 个月可在大便中发现虫卵,常用的方法有涂片法、集卵法。粪便直接涂片法操作简单,但检出率不高,且虫卵极小,容易漏检。改良加藤法(定量透明厚涂片法)在大规模肠道寄生虫调查中,被认为是最有效的粪检方法之一,可作为虫卵的定性和定量检查。集卵法包括漂浮集卵法和沉淀集卵法两种,此法检出率比涂片法高。因粪便检查法的检出率常与检查方法和检查次数有密切关系,故临床常采用集卵法,多次检查,每天至少 1 次,连续 3d。通过十二指肠引流胆汁进行离心沉淀检查也可查获虫卵,检出率可达100%,但检测技术复杂,一般病人难以接受,临床多不使用。

4. 免疫学检查 免疫学检查研究虽然开展早,但是发展比较缓慢,近年来随着酶、放射线核素、生物素、胶体金等标记技术和分子生物学技术的发展和应用,使血清抗原、抗体检测的敏感性和特异性得到了提高,华支睾吸虫病的检出率也得到了很大提高。目前此方法主要广泛应用于临床辅助诊断和流行病学调查,常用的方法有成虫纯 C 抗原皮内试验(ID)、间接血凝试验(IHA)、间接荧光抗体试验(IFAT)、酶联免疫吸附试验(ELISA)等。抗体检测虽然阳性率高,但特异性低,可有假阳性及与其他寄生虫病的交叉反应。

5. 其他检查 B 超、CT 及经皮肝胆管造影术(PTC)等检查,对诊断有一定的帮助,但不能作为确诊依据。

【诊断要点】

1. 流行病学资料 居住或到过流行区,有进食未煮熟的淡水鱼或虾的病史。

2. 临床表现 主要临床表现常为胃肠道功能紊乱如腹胀、腹泻,神经衰弱如头晕、失眠,并伴有肝左叶明显增大或其他肝胆系统症状。

3. 实验室检查 急性期病人嗜酸性粒细胞显著增多,也可有白细胞计数增高、血沉加快,血清碱性磷酸酶、谷丙转氨酶和转肽酶活性增高。慢性病人白细胞计数多正常,部分病人可有轻度至中度增高。重度感染病例肝功能可出现不同程度的损害。

结合以上情况可做出临床诊断。粪便或胆汁中查到华支睾吸虫卵为确诊本病的主要根据,在严重感染病人的胆汁或粪便中,除有大量虫卵外,还能看到大量嗜酸性粒细胞和夏科 - 雷登(Charcot Leyden)晶体。

【治疗要点】

1. 一般治疗 对重症伴有营养不良者应先给予对症及支持疗法,如加强营养、纠正贫血、利尿消肿等,待全身情况好转后,再进行驱虫治疗。

2. 病原治疗

(1)吡喹酮:是目前本病的首选治疗药物,具有疗效高,毒性低,反应轻,在体内吸收、代谢、排泄快的特点,其作用是使虫体皮层、肠管受到双重损害,导致其吸收、代谢功能障碍,直至死亡。治疗剂量为每次 20mg/kg,每天 3 次,连服 2~3d。服药后 1~2d,粪便即有虫体排出。该药不良反应轻而短暂,可表现为头昏、头痛、腹泻、恶心等。当胆管内大量华支睾吸虫被杀灭时,可诱发胆绞痛或慢性胆囊炎急性发作。治疗后虫卵阴转率几乎达 100%。

(2)阿苯达唑:又名肠虫清,具有疗效较好、副作用轻、价格低廉的特点。其作用是抑制虫体对葡萄糖的吸收,导致糖原衰竭和抑制延胡索酸还原酶系统,阻碍 ATP 的产生,致使虫体不能生存。每天 10~20mg/kg,分 2 次服用,7d 为 1 个疗程。治疗后虫卵阴转率几乎达 95% 以上。

3. 并发症治疗 并发胆囊炎、胆管炎者,除驱虫外并加用抗菌药物。对急性胆囊炎、胆石症、胆总管梗阻时应予手术治疗。合并病毒性肝炎时,除积极保护肝脏外,应在病情改善的基础上尽早进行驱虫治疗。对伴有营养不良和肝硬化的病人,应加强营养,纠正贫血,保护肝脏,待病人情况好转时再给予驱虫治疗。

【隔离】

应实施严格消化道隔离，对病人的粪便进行无害化处理。隔离期间注意病人的心理反应，减轻病人焦虑、孤独的情绪反应。轻度感染感觉乏力者需适当休息，中重度感染者应卧床休息。

【护理】

（一）护理评估

1. 病史

（1）流行病学特征：评估病人的生活、卫生、饮食习惯，如是否有吃"鱼生""鱼生粥"或烫鱼片的习惯等；评估当地饮食卫生情况，有无饮用水或池塘受到虫卵污染的情况，了解当地有无华支睾吸虫病流行；评估病人有无接触过受感染的人或哺乳动物（猫、狗、猪、鼠类）或既往是否有感染史。

（2）患病及治疗经过：了解病人的起病经过，如发病前是否有吃生鱼、未煮熟的鱼或者接触过污染的水和动物等情况，询问起病时间、主要症状及其特点、病情的进展情况，目前一般状况等。询问病人患病后经过何种处理、服药情况及其效果如何。

（3）心理 - 社会状况：评估病人及其家属对华支睾吸虫病相关知识的了解情况，对出现各种并发症及相关情况的心理反应；评估病人及其家属对本病住院治疗隔离的认识，有无孤独、失落等抑郁情绪表现；评估病人患病后对工作、学习、家庭是否产生影响，以及家庭经济情况；评估病人应对疾病的承受能力以及家属的理解支持程度。

2. 身体评估

（1）生命体征：观察病人生命体征，尤其注意体温的变化情况。

（2）腹痛、腹泻：观察病人腹痛的症状，疼痛发作的时间，疼痛的部位、性质及程度；观察病人大便的次数、量、形状等。

（3）食欲缺乏：观察是否有食欲缺乏，食欲缺乏发生的时间，既往和目前每日进食量及种类，有无体重减轻等。

（4）神经精神症状：观察有无头晕、失眠、记忆力减退以及神经衰弱等症状。

（5）黄疸：观察有无黄疸及其发生的时间，是否有进行性加重、皮肤瘙痒等。

（6）对合并有肝硬化的病人还应观察肝功能情况，注意有无呕血、黑便等消化道出血的症状。

（7）合并有腹水的病人，还应观察病人的腹围、体重、下肢水肿等情况。

3. 实验室及其他检查

（1）血常规：白细胞总数及嗜酸性粒细胞是否增加，可有贫血。

（2）血液生化：肝功能是否异常，血清胆红素是否升高，血清总蛋白和白蛋白是否减少。

（3）病原学检查：粪便及十二指肠胆汁引流液检查，发现虫卵是确诊华支睾吸虫病的直接依据。

（4）免疫学检查：成虫纯 C 抗原皮内试验、间接血凝试验、酶联免疫吸附试验等因有假阳性，且不能排除既往感染，故不能因为抗体阳性，即诊断为现症感染。

（5）其他检查：B 超、CT 检查结果是否出现肝大、胆管扩张等异常改变。

（二）常用护理诊断 / 问题

1. 疼痛：腹痛　与华支睾吸虫对胆道的损害以及肝大有关。

2. 营养失调：低于机体需要量　与华支睾吸虫引起的消化吸收功能紊乱有关。

3. 体温过高　与华支睾吸虫感染，大量致热源释放入血有关。

（三）护理目标

1. 病人能说出疼痛发生的原因，并学会各种缓解疼痛的方法，配合治疗，疼痛情况得到改善。

2. 病人能说出营养失调发生的原因和饮食管理对本病的重要性，切实执行各项饮食措施，营养状况逐步改善。

Note:

3. 病人能说出体温升高的原因，掌握降温的各种方法，配合治疗，体温逐渐恢复正常。

（四）护理措施及依据

1. 疼痛

（1）休息：疼痛急性发作时，应注意休息，对急性剧烈腹痛者，应嘱病人卧床休息，减少活动。同时做好心理疏导，以保证身、心两方面都能得到充分的休息，缓解疼痛。

（2）病情观察：注意观察并记录病人腹痛的部位、性质及程度，发作的时间、频率、持续时间以及伴随症状，判断并确定病人发生腹痛的原因。如果疼痛突然加重，性质、部位发生改变，并经过一般对症处理疼痛仍不能缓解者，或者同时出现了恶心、呕吐等症状，应警惕是否出现了胰腺炎或者胆道梗阻等问题。

（3）缓解疼痛：缓解腹痛的措施很多，包括非药物和药物两种。非药物措施主要用于缓解一些慢性和轻度疼痛的情况，如慢性胆管炎、胆囊炎等，其在减轻病人疼痛的同时，还可以缓解其由疼痛所带来的焦虑、紧张情绪，且有利于提高病人疼痛的阈值和对疼痛的控制感。主要的方法有局部热疗、针灸以及行为疗法等。药物措施主要用于解决急性和剧烈腹痛的情况，如胆道梗阻、胆石症、胰腺炎以及肝癌、胆管癌等，因为镇痛药物种类较多，作用原理和用药要求不同，所以用药时应根据病人的病情、疼痛的性质和程度选择药物，同时要注意观察药物的不良反应，如口干、恶心、呕吐、便秘等。对于急性剧烈腹痛诊断不明时，不可随意使用镇痛药，以免掩盖病情。对慢性或者轻度腹痛病人，非药物措施无法控制时，应考虑使用药物镇痛。对于癌性疼痛的病人，应遵循按需给药的原则，使疼痛得到有效控制。

（4）生活护理：保持环境安静、舒适，减少对病人的不良刺激及心理压力。加强巡视，随时了解和满足病人的需要，做好生活护理。协助病人选择舒适的体位，保证足够的休息时间，病情缓解时，指导病人进行适当的锻炼，以增强机体抵抗力，促进病情恢复。因疼痛出现烦躁不安的病人，应采取防护措施，防止坠床等意外发生。

2. 营养失调：低于机体需要量

（1）制订饮食计划：向病人说明其发生营养失调的原因及摄取足够营养素的重要性。与病人和家属共同制订饮食计划，以高热量、高蛋白、高维生素、易消化的饮食为原则，避免刺激性较大的食物。同时在选择食物时要注意增加富含铁且吸收率较高的食物，如动物肉类、蛋黄、海带、黑木耳等，以预防和改善病人贫血的情况。在此过程要注意观察病人进食后的胃肠道反应情况，随时调整饮食计划。

（2）改善食欲：当病人出现食欲缺乏、腹胀等消化不良的症状时，可指导病人及家属改进烹饪技巧，增加食物的色、香、味，刺激病人的食欲。同时也可以鼓励病人以少食多餐的形式进食，缓解腹胀等带来的不适，增加病人的食欲。养成良好的饮食习惯，指导病人定时、有规律地进食，以维持正常消化活动的节律，纠正和改善消化功能紊乱的情况，改善病人食欲。

（3）营养状况的评估：观察并记录病人每天的进食次数、量和品种，以了解摄入的营养是否能满足机体的需要。定期测量体重，检测营养指标的变化，如血红蛋白、血清蛋白等。

3. 体温过高

（1）体温监测：观察体温的变化情况，注意发热程度及持续时间，体温的升降特点、热型，伴随症状，为诊断提供依据。通常此类病人体温升高主要与并发胆道感染有关。轻、中度感染时，体温以中、低热为主，当出现重度感染时，可出现寒战、高热等症状。高热病人每 2～4h 测体温一次，注意观察体温变化情况，及时识别病情变化。除监测体温外，还应密切监测病人的脉搏、呼吸、血压的变化，及时识别感染性休克等情况。

（2）发热的护理：加强基础护理，注意休息，做好生活护理。保证营养及液体的入量，提高病人抵抗力，预防脱水。采取有效降温措施，包括物理和药物降温。

（3）用药护理：遵医嘱使用药物，吡喹酮是华支睾吸虫感染的首选药，用药时少数病人会出现头晕、头痛、乏力、恶心、腹痛、腹泻等不良反应,无须特别处理。

（五）护理评价

1. 病人能否说出疼痛发生的原因,疼痛情况是否得到改善。

2. 病人能否说出营养失调发生的原因和饮食管理对本病的重要性,营养状况是否逐步改善。

3. 病人是否掌握降温的各种方法,体温是否逐渐恢复正常。

（六）其他护理诊断／问题

1. **活动无耐力**　与营养不良有关。

2. **潜在并发症**：胆囊炎、胆管炎、胆道梗阻、肝硬化。

【健康指导】

1. **疾病知识指导**　向疫区群众介绍支睾吸虫的感染过程及危害,向病人和家属介绍本病发生原因、临床经过、治疗方法。指导病人合理用药,配合治疗。

2. **疾病预防指导**

（1）在流行区普查、普治病人和带虫者。加强对动物传染源的管理,对猫、犬、猪不喂生鱼,有条件者予以驱虫治疗;对野生动物根据具体情况加以处理。

（2）适当控制第一中间宿主。如鱼塘内螺分布的密度过高,可采用药物灭螺,以切断华支睾吸虫病的流行环节。认真做好卫生宣教,不吃未煮熟的鱼或虾,是预防本病最简单而有效的措施。

（3）加强粪便管理,不使用未经无害化处理的人粪或猫、犬、猪等粪便,防止其污染水源和鱼塘。管理人畜粪便,进行无害化处理。

【预后】

轻度感染而无明显症状或体征的病人,一般预后良好。如感染程度较重或重复感染可以引起明显的病理变化,形成严重肝胆病,如不及早治疗,预后不良。合并化脓性胆管炎、胆囊炎、胆石症或成虫阻塞胆道而未及时处理者,预后也较差。严重感染及合并肝硬化的病人,如及早给予病因特效治疗和对症支持治疗,有时尚可挽救生命。否则,常由于恶病质、肝功能衰竭或其他并发症死亡。严重感染本病的儿童,可发生侏儒症,治愈本病后可得到一定程度的恢复。

（蔡小霞）

思 考 题

1. 生活中如何做好华支睾吸虫病的预防?

2. 如何对病人的粪便进行无害化处理?

第四节　肠绦虫病

学 习 目 标

知识目标:

1. 掌握肠绦虫病的预防及护理措施。

2. 熟悉肠绦虫病的临床表现及治疗要点。

3. 了解绦虫病的病原学及发病机制。

能力目标:

1. 能根据病人的临床表现实施护理。

2. 能运用护理程序护理肠绦虫病病人。

3. 能给肠绦虫病病人进行有效的健康指导。

● 素质目标：

培养大健康观念,树立积极应对传染病的信心和决心。

 ——————————————— 导入情境与思考 ———————————————

刘某,男,33 岁。因腹痛、食欲缺乏、乏力,肛门发痒一周,发现粪便中有白色节片而入院。2 周前开始出现上腹部轻微疼痛,伴有恶性、消化不良、失眠,曾做急性胃肠炎治疗,用药不详,曾发现大便有白色节片,平素体健,平时喜食外卖的肉包、云吞。入院查体:一般情况良好,生命体征正常,心肺未见异常,腹部无压痛及反跳痛。血常规:白细胞 5.5×10^9/L,中性粒细胞占 48%,淋巴细胞占 40%,单核细胞占 5%,嗜酸性粒细胞占 1.1%。粪便检查:有绦虫卵及妊娠节片 12 个,呈树枝状。

请思考:

1. 请根据病史信息,做病情分析,该病人为何种绦虫感染? 并写出判断依据。

2. 该病人主要护理措施有哪些?

3. 该疾病预防及健康教育的重点有哪些?

肠绦虫病(intestinal taeniasis)是绦虫寄生于人体小肠引起的肠道寄生虫病。我国常见的有猪带绦虫病和牛带绦虫病,通过进食含有活囊尾蚴的猪肉或牛肉而感染。

【病原学】

病原体为猪带绦虫和牛带绦虫,两种绦虫生活史相同。绦虫为雌雄同体,呈带状,可分头节、颈节与体节三部分。人是各种绦虫的终末宿主。成虫寄生于人体的小肠上部,其妊娠节片内充满虫卵,妊娠节片和虫卵随粪便排出体外,被牛或猪(中间宿主)吞食后,经胃液与肠液的作用,在十二指肠内孵出六钩蚴,逸出的六钩蚴钻过肠壁,经肠系膜小静脉及淋巴管进入血流,随血流播散至全身,主要在骨骼肌内发育为囊尾蚴(含猪囊尾蚴的猪肉,俗称"米猪肉")。人进食生的或未煮熟的含有囊尾蚴的牛肉或猪肉后,囊尾蚴可在小肠内伸出头节,吸附于肠壁并逐渐伸长,经 10~12 周发育为成虫。猪带绦虫在人体小肠内可存活 25 年以上,牛带绦虫可达 30~60 年以上。

【流行病学】

1. 传染源　感染绦虫的病人是唯一传染源。

2. 传播途径　因进食生的或未煮熟的含囊尾蚴的猪肉或牛肉而感染。与饮食习惯有关,如喜吃半熟猪(牛)肉,亦见于生尝肉馅或生肉与熟食共用砧板、刀具和食具造成熟食被污染。短膜壳绦虫可因手或饮食污染而传播。

3. 人群易感性　普遍易感,猪或牛带绦虫病以青壮年为多,男多于女,短膜壳绦虫病多见于儿童。

4. 流行特征　绦虫病在我国分布较广,猪带绦虫病多见于东北、华北、河南、云南、上海等,多为散发。牛带绦虫病常呈地方性流行。肠绦虫病有家庭聚集现象。

【发病机制与病理改变】

猪带绦虫头节具有小钩,对肠黏膜损伤较重,甚至可穿透肠壁引起腹膜炎。成虫移行可致异位寄生。牛带绦虫仅以吸盘吸附于小肠黏膜上,吸盘可压迫并损伤肠黏膜,局部有轻度亚急性炎症反应。多条绦虫寄生偶可因虫体结团造成部分性肠梗阻。短膜壳绦虫寄生于人体小肠,其头节吸盘、小钩及体表的微毛对肠黏膜均有明显损伤,成虫可致肠黏膜坏死、出血、浅表溃疡,幼虫可致肠微绒毛肿胀引起小肠吸收与运动功能障碍,本病可致反复自身感染,故感染严重。

【临床表现】

各绦虫病潜伏期各不相同。猪或牛带绦虫病潜伏期一般 8～12 周,短膜壳绦虫病 2～4 周。多数病人症状轻微且无特异性,粪便中发现白色带状节片或节片自肛门逸出常为最初和唯一症状。几乎所有病人都有肛门瘙痒不适感,半数病人伴有上腹隐痛、恶心、呕吐,少数可有消瘦、乏力、食欲亢进、肠梗阻等消化道症状,偶有头痛、头晕、失眠、磨牙等神经系统症状。猪带绦虫病病人因自体感染可同时患有囊尾蚴病,感染期愈长,危险性愈大。人对牛带绦虫卵具有天然免疫力,故少有因为食入牛带绦虫卵或虫卵反流入胃而发生牛囊尾蚴病。短膜壳绦虫病症状较轻,但感染严重时,特别是儿童,除消化道症状外常有头晕、失眠、烦躁、易激惹等症状。

【实验室及其他检查】

1. **血常规检查** 白细胞总数大多正常,嗜酸性粒细胞可轻度增高,多出现在病程早期。

2. **粪便检查** 病人粪便中可找到绦虫卵或妊娠节片,妊娠节片检查不但可确诊绦虫病,还可鉴别绦虫种类。采用压片法检查绦虫妊娠节片内子宫的分支数目及形状可以鉴别虫种,猪带绦虫为 7～12 个,呈树枝状,牛带绦虫为 15～30 个,呈对分支状。

3. **免疫学检查** 用虫体匀浆或虫体蛋白质作抗原进行皮内试验、环状沉淀试验、补体结合试验或乳胶凝集试验可检测出体内抗体,阳性率 73.7%～99.2%;用酶联免疫吸附试验可检测宿主粪便中特异性抗原,敏感性达 100%,且具有高度特异性,与蛔虫、钩虫和鞭虫无交叉反应。

4. **分子生物学检查** DNA-DNA 斑点印迹法可用于检测绦虫卵,近年来,聚合酶链反应(PCR)可扩增粪便中虫卵或虫体的种特异性 DNA 序列,用于检测人体内的猪或牛带绦虫成虫。近年来,新发展的环状介导等温 DNA 扩增(LAMP)技术是种新的核酸扩增方法,它能够高特异性、高效、快速地进行虫卵或虫体核酸的扩增,大大提高了特异性与敏感性。

【诊断要点】

流行地区、有生食或食未熟牛肉或猪肉史,粪便中找到妊娠节片或虫卵可确诊。

【治疗要点】

主要是驱虫治疗。首选吡喹酮 15～20mg/kg(儿童以 15mg/kg 为宜)顿服,疗效达 95% 以上。此外,可选用甲苯咪唑,每次 300mg,每天 2 次;或阿苯达唑 8mg/kg,每天 1 次,疗程 3d。

【隔离】

积极治疗病人,加强卫生教育,注意个人卫生情况,不要生食或者半生食肉制品,饮食器具应生熟分开。

【护理】

(一)护理评估

1. 病史

(1)流行病学特点:评估个人卫生及生活环境,有无生食猪肉、牛肉的习惯,有无家庭聚集发病现象。

(2)患病及治疗经过:病人的起病经过,发病前是否有生尝肉馅、生肉、吃火锅肉片、未熟透的烧烤等习惯。主要症状及其特点、病情的进展情况,目前一般状况等。询问病人有无恶心、呕吐、腹痛

Note:

等消化道症状及肛周瘙痒现象,有无神经过敏、失眠、磨牙、癫痫样发作等神经精神系统症状,牛带绦虫病还要注意有无肠梗阻及阑尾炎的症状,记录大便情况,观察粪便有无白色节片。了解治疗情况及效果。

(3)心理-社会状况:评估病人及其亲属对绦虫病的认识程度。病人有无抑郁、焦虑、恐惧等心理反应。患病后对家庭、生活、工作、经济等的影响。社会支持系统的作用,如家属对病人的心理支持等。

2. 身体评估

(1)消化系统:评估病人有无腹痛、腹部不适、排便情况;腹部有无压痛,其性质、程度,有无肠梗阻及阑尾炎的体征。

(2)神经精神状态:注意病人有无神经过敏、失眠、磨牙与晕厥等神经精神症状。有无脑膜刺激征,以及上述症状与体温升降的关系。

(3)皮肤黏膜:评估病人有无并发皮下组织或肌肉的囊尾蚴结节。

(4)营养状况:评估病人营养状况,有无贫血、消瘦等。

3. 实验室及其他检查

(1)血常规检查:是否有嗜酸性粒细胞增高。

(2)粪便检查:粪便中是否找到绦虫卵或妊娠节片,驱虫后24h,留取全部粪便检查头节可帮助考核疗效及鉴别虫种,头节被驱出表明治疗彻底。

(3)免疫学检查:是否为阳性结果。

(4)分子生物学检查:是否检测到绦虫卵。

(二)常用护理诊断/问题

1. 疼痛:腹痛 与绦虫寄生于小肠,导致胃肠功能障碍有关。

2. 营养失调:低于机体需要量 与绦虫长期寄生于肠道导致胃肠功能紊乱有关。

3. 知识缺乏:缺乏肠绦虫防治相关知识。

(三)护理目标

1. 病人腹痛等消化道症状缓解。

2. 胃肠功能恢复正常,营养状况改善。能说出营养失调发生的原因和饮食管理对本病的重要性,切实执行各项饮食措施,营养状况逐步改善。

3. 理解肠绦虫病相关知识,配合治疗、护理及改变不良生活习惯。

(四)护理措施及依据

1. 疼痛:腹痛

(1)病情观察:观察腹痛的部位、性质及伴随症状,注意是否伴有恶心、呕吐;注意观察粪便中有无节片排出,有无肠梗阻、阑尾炎等并发症表现;有无贫血、消瘦。

(2)驱虫治疗的护理:及时驱虫是减轻腹痛的关键,遵医嘱给予驱虫药,注意:①服药前一天晚餐进流质饮食,避免油腻食物,服药当天早晨禁食、空腹、顿服。②驱猪带绦虫前先遵医嘱服用氯丙嗪,防止因恶心、呕吐致绦虫孕节片反流至十二指肠或胃,引致内源性感染囊尾蚴病。③驱虫时应注意保持排便通畅,服药后可多饮水,促进肠蠕动。④天冷时便盆应加温水,以免绦虫遇冷回缩。排虫过程中不要拉扯虫体,以免拉断。如虫体长时间不能完全排出,可用温水或温液状石蜡灌肠,促进虫体完整排出。⑤服用驱虫药后,应观察药物的不良反应,如有无头晕、乏力等不适,一般数天内可自行消失。⑥服药后留取24h粪便,以便寻找绦虫虫体与头节。未能获得绦虫头节者,应继续随访,隔3~4个月后复查,应检查至无绦虫孕节或虫卵者,才可视为痊愈。⑦驱绦虫后及时更换内衣、内裤、被褥,并及时洗澡。

2. 营养失调:低于机体需要量 鼓励病人多进食高热量、高蛋白、营养丰富的饮食,以保证足够的营养摄入。特别是驱虫以后,病人仍应注意休息和加强营养,以逐渐改善贫血、消瘦、乏力等症状。

3. **知识缺乏** 给病人讲解肠绦虫病相关知识,改变不良生活习惯,注意个人卫生,不食用不熟的猪肉或牛肉,积极配合治疗,控制疾病的发展。

（五）护理评价

1. 病人腹痛等消化道症状是否缓解。

2. 病人胃肠功能是否恢复正常,营养状况有无改善。

3. 病人是否了解肠绦虫病相关知识,能否配合治疗和护理并改变不良生活习惯。

（六）其他护理诊断/问题

潜在并发症:肠梗阻、阑尾炎。

【健康指导】

1. **疾病预防指导** 宣传教育重点是改变不良饮食习惯,不吃生猪肉或牛肉,处理生、熟食物的刀具和砧板应分开。改变养猪和养牛方式,建立圈养。将人厕和猪（牛）圈分开。除卫生防疫部门加强肉类检疫,防止"米猪肉"上市外,群众应提高识别"米猪肉"的能力。

2. **疾病知识指导** 普查普治病人,对绦虫病病人进行彻底治疗,加强粪便管理,注意个人及环境卫生。服用吡喹酮后,教育病人注意个人卫生,衣服（尤其内裤）、被褥、便盆等用具应加强消毒,防止虫卵污染水、食物及手而感染自体或他人。对驱虫后粪便中未找到头节者,应定期复查、复治。告知病人半年内无节片排出,虫卵转阴,即为痊愈。驱虫以后,病人仍应注意休息和加强营养,以逐渐改善贫血、消瘦、乏力等症状。

【预后】

本病预后大多良好。2.5%~25%的猪带绦虫病病人因自体感染而同时患囊尾蚴。

（陈运香）

思 考 题

---

1. 猪带绦虫驱出后,为什么要检查有无头节? 如无头节怎么办?

2. 简述如何对肠绦虫病病人进行健康指导?

第五节　囊 尾 蚴 病

学 习 目 标

知识目标:

1. 掌握囊尾蚴病的预防及护理措施。

2. 熟悉囊尾蚴病的临床表现及治疗要点。

3. 了解囊尾蚴病的病原学及发病机制。

能力目标:

1. 能根据病人的临床表现实施护理。

2. 能运用护理程序对病人进行护理及健康指导。

素质目标:

尊重爱护病人,培养敏锐观察力,善于发现病人潜在的危险。

吴某,女,15 岁,学生。因突发短暂神志不清,右上肢抽搐入院。1h 前无明显诱因突发神志不清、全身短暂抽搐、眼球上翻,伴有恶心、呕吐、头晕、头痛和全身酸痛而就诊。入院查体:神志清楚,体温 36.7℃、脉搏 82 次 /min,呼吸 20 次 /min,血压 100/65mmHg,血常规检查:嗜酸性粒细胞轻度升高,其余正常。其父母有绦虫病史,入院后血清检测抗囊尾蚴抗体呈强阳性,诊断为脑囊尾蚴病。

请思考:

1. 该病人发生囊尾蚴病的可能原因是什么?

2. 病人癫痫发作时如何预防意外损伤的发生?

囊尾蚴病(cysticercosis)又称囊虫病,是由猪带绦虫的囊尾蚴寄生于人体的组织或器官所引起的疾病。常见寄生部位为皮下组织、肌肉和中枢神经系统,以寄生在脑组织者最为严重。本病是我国北方主要的人畜共患寄生虫病。

【病原学】

人既是猪带绦虫的唯一终末宿主,又是其中间宿主。猪带绦虫的成虫可引起肠绦虫病,而猪带绦虫的幼虫囊尾蚴可引起囊尾蚴病。人经口感染猪带绦虫虫卵后,虫卵内的六钩蚴在胃及小肠消化液的作用下脱囊而出,钻入肠壁,进入肠系膜小静脉及淋巴管,随血液播散至全身组织,经 9~10 周逐渐发育为囊尾蚴。囊尾蚴因寄生部位不同,形态、大小有一定差异。在肌肉内呈梭形或椭圆形,在脑实质内呈圆形,0.5~2cm 大小,位于脑室内或颅底软脑膜处的囊尾蚴因生长不受限,可长达 4~12cm,呈葡萄状。囊尾蚴寿命一般 3~10 年,少数长达 20 年或以上,虫体死后多发生纤维化和钙化。

【流行病学】

1. **传染源** 猪带绦虫病病人是囊尾蚴病的唯一传染源。虫卵随粪便排出导致自体或他人感染。

2. **传播途径** 因吞食猪带绦虫卵,经口感染为主要传播途径。包括:①异体感染:系由于个人卫生或饮食卫生不当而经口感染,此为主要传播途径。②自体感染:可因体内有猪带绦虫寄生,通过不洁的手把自体排出粪便中的虫卵带入口内而感染。亦可因呕吐反胃,致使虫卵随肠内容物反流入胃或十二指肠中,导致感染。

3. **人群易感性** 普遍易感,散发为主,病人以 21~40 岁多见,男多于女,农村高于城市。

近几年来由于国家加强了肉食品的安全检查和人生活条件的大为改善,本病的发病率已经呈逐步下降的趋势。

【发病机制与病理改变】

1. **发病机制** 囊尾蚴活幼虫在局部可引起典型炎性反应,当囊尾蚴虫体死亡时,还可释放出虫体抗原,诱发局部组织炎症,脑部病变为最严重。

2. **病理改变** 病理改变和临床表现因囊尾蚴寄生的部位、数目、死活及局部组织的反应程度而不同。寄生于皮下组织及肌肉者,引起皮下结节。寄生于眼部可引起视力障碍等。囊尾蚴侵入中枢神经系统,常寄生于大脑皮质邻近运动区,引起局灶性刺激症状,表现为癫痫发作。寄生于第四脑室或侧脑室带蒂的囊尾蚴结节可致脑室活瓣性阻塞,引起脑积水。寄生于软脑膜引起蛛网膜炎。颅底的葡萄状虫体破裂可引起囊尾蚴性脑膜炎、脑积水或交通性脑积水,导致颅内高压。脑组织中囊尾蚴数量越多,局部反应越重者,临床表现越明显。

Note:

【临床表现】

潜伏期约 3 个月至数年，5 年内居多，根据囊尾蚴寄生部位可分为以下类型：

1. 脑囊尾蚴病（脑囊虫病） 此型最严重，亦最为常见，占脑囊尾蚴病的 60%～90%，根据寄生部位可分为以下 5 型：

（1）癫痫型（脑实质型）：最为常见，约半数病人表现为癫痫大发作，其发作频率较低，多在 3 个月以上才发作 1 次，也可表现为失神、幻视、局限性癫痫等症状。

（2）颅内压增高型：囊尾蚴寄生在脑室孔附近，导致脑脊液循环梗阻、颅内压增高。表现为剧烈头痛、呕吐、复视、视乳头水肿，有时可表现为活瓣综合征，即反复出现突发性体位性剧烈头痛、呕吐，甚至出现脑疝。

（3）脑膜炎型：囊尾蚴寄生于软脑膜引起反复发作的脑膜炎，主要表现为不伴发热的头痛、呕吐、颈强直、共济失调等症状，病变累及蛛网膜可产生粘连性蛛网膜炎，病人多有颅内压增高、视力减退等症状，第四脑室正中孔或侧孔阻塞时产生脑积水。

（4）脊髓型：此型少见。囊尾蚴侵入脊髓不同部位引起相应的症状，出现截瘫、感觉障碍、大小便潴留等。

（5）痴呆型：此型病人与囊尾蚴引起弥漫性脑实质破坏和脑皮质萎缩有关，常引起颅内压增高、器质性精神病及痴呆。

2. 皮下组织和肌肉囊尾蚴病（皮肌型） 可扪及皮下囊尾蚴结节，直径 0.5～1.5cm 大小，呈圆形或椭圆形，数个至数百个不等，质韧似软骨，无痛，与周围组织无粘连，多出现在躯干及大腿上端。结节可分批出现，亦可自行消失。严重感染者感觉肌肉酸痛、发胀，并引起假性肌肥大。

3. 眼囊尾蚴病 常寄生于玻璃体和视网膜下，多为单眼感染。囊尾蚴在眼内存活时常无症状，虫体死亡后产生强烈的刺激，可引起葡萄膜炎、视网膜脉络膜炎。

【实验室及其他检查】

1. 常规检查

（1）血常规检查：多数病人外周血象正常，少数病人嗜酸性粒细胞轻度升高。

（2）脑脊液检查：脑囊尾蚴病颅内压升高型病人脑脊液压力明显升高，细胞数以淋巴细胞增多为主，蛋白轻度增高，糖和氯化物正常或略低。

2. 免疫学检查 用 ELISA 法或间接血凝试验法检测病人血清或脑脊液中的特异性 IgG 抗体和抗原，对囊尾蚴病诊断具有重要参考价值，但免疫学检查可有假阳性和假阴性。

3. 影像学检查

（1）头颅 CT 及 MRI 检查：对脑囊虫病检查阳性率高达 90% 以上，CT 影像能显示直径 <1cm 的囊性低密度灶，对诊断及疗效判断有重要意义。头颅 MRI 因能区分死活囊尾蚴及易查见脑室内囊尾蚴而优于头颅 CT。

（2）X 线检查：部分病程较长者，X 线平片检查可见头部或肢体软组织内椭圆形囊尾蚴钙化影。

4. 粪便检查 猪带绦虫病病人粪便中可找到虫卵或节片；皮下结节活体组织检查或眼、脑手术病理组织检查找到囊尾蚴可明确诊断。

【诊断要点】

有皮下结节或不明原因癫痫尤其是表现为多灶性及不稳定型的癫痫，头颅 CT 见多发性低密度影及免疫学检查阳性，可临床诊断本病，皮下结节或脑手术病理组织检查找到囊尾蚴可明确诊断。

Note:

【治疗要点】

1. 病原治疗

（1）阿苯达唑：疗效好，不良反应较轻，可用于治疗各型囊尾蚴病，尤其适用于严重感染或伴明显精神症状的病例，是目前首选药物。剂量为 15～20mg/(kg·d)，分 2 次口服，疗程 10d，每隔 14～21d 重复 1～2 个疗程。

（2）吡喹酮：此药不良反应较轻，但脑囊尾蚴病病人于治疗后，因虫体死亡释放出各种物质引起不良反应，如头痛、呕吐等颅内高压表现或发热等过敏性反应。故应谨慎用药，以小剂量长疗程、多疗程为宜。

2. 手术治疗　对眼囊尾蚴病者或脑室囊尾蚴病者，应先行手术摘除囊尾蚴，再给予驱虫药治疗，以防止驱虫后局部炎症反应加重导致视力障碍或脑室孔堵塞。

3. 对症治疗　病原治疗前 3～7d 起至治疗后 3～7d 宜用 20% 甘露醇 250ml，加地塞米松 5mg，静滴，每天 1 次，以预防及减轻因虫体死亡后产生炎症性水肿而引起的颅内高压。癫痫发作频繁或颅内高压者，必须先降低颅内压后进行病原治疗，可酌情选用抗癫痫药物，如地西泮、苯妥英钠等。

【隔离】

积极治疗猪带绦虫病人，注意个人卫生情况，不要生食或者半生食肉制品，饮食器具应生熟分开。

【护理】

（一）护理评估

1. 病史

（1）流行病学特点：该病多为散发病例、农村高于城市，评估个人卫生及生活环境，有无生食猪肉、牛肉的习惯，家人有无患猪肉绦虫病者。

（2）患病及治疗经过：病人的起病经过，主要症状及其特点、病情的进展情况，目前一般状况等。有无癫痫，癫痫发生的规律，有无头痛、呕吐等癫痫型表现，了解有无剧烈头痛、呕吐、复视、视乳头水肿等颅内压增高症状，有无肌肉酸痛、皮下组织和肌肉有无圆形或椭圆形结节。

（3）心理 - 社会状况：评估病人及其亲属对囊尾蚴病的认识程度，平时的饮食习惯，个人及环境卫生情况，有无抑郁、焦虑、恐惧等心理反应。

2. 身体评估　评估病人视力及眼部症状，检查躯干部及大腿等部位有无囊尾蚴结节，有无颅内压增高的体征。

3. 实验室及其他检查

（1）血常规检查：有无嗜酸性粒细胞升高。

（2）脑脊液检查：脑脊液压力是否增高，淋巴细胞有无增多，以及蛋白、糖和氯化物的变化情况。

（3）免疫学检查：病人血清或脑脊液中的特异性 IgG 抗体和抗原是否为阳性结果。

（4）影像学检查：头颅 CT 检查有无囊性低密度灶；头颅 MRI 区分有无死活囊尾蚴及脑室内囊尾蚴；X 线检查头部或肢体软组织内有无椭圆形囊尾蚴钙化影。

（5）粪便检查：有无绦虫卵或妊娠节片。

（二）常用护理诊断 / 问题

1. 有受伤的危险　与癫痫发作有关。

2. 潜在并发症：颅内压增高。

3. 知识缺乏：缺乏囊尾蚴病防治相关知识。

（三）护理目标

1. 病人能很好控制癫痫发作，无受伤的发生。

2. 颅内高压者住院期间得到很好控制,无严重并发症发生。

3. 病人能说出本病特点,临床症状减轻。

（四）护理措施及依据

1. 有受伤的危险

（1）防摔伤:嘱病人有癫痫先兆时立即平卧,无先兆者床旁陪伴或医护人员应扶助病人顺势卧倒,戴眼镜者摘下眼镜,顺势保护病人抽动的关节和肢体,在关节处垫软物,切勿强行按压试图制止病人的抽搐动作或抽动的肢体。

（2）防舌咬伤:将折叠成条状的毛巾或缠纱布的压舌板迅速于抽搐前或强直期张口时置于上下臼齿间,或放牙垫,切忌在阵挛时强行放入。

（3）保持呼吸道通畅:让病人侧卧或头偏向一侧,以利于口鼻分泌物流出,及时清理呼吸道的分泌物,松解衣领及腰带等束带,舌后坠者用压舌板及舌钳将舌拉出。有义齿及时取出防抽动时脱落掉入气道。

（4）遵医嘱用药,从速控制发作,癫痫发作时切忌测量口温或肛温,发作后或恢复期应有专人陪伴。

2. 潜在并发症:颅内压增高

（1）指导病人配合诊疗:向病人及家属解释颅内高压产生的原因,指导病人配合治疗,如囊尾蚴病病人必须住院治疗,驱虫治疗期间不得外出。治疗前需做各项检查,如眼底检查、脑脊液检查、X线、CT、MRI 等,以明确囊虫的数目、部位,有无颅内高压等,应向病人说明检查的目的、过程和注意事项,以取得病人的理解和配合。有癫痫、颅内高压、精神异常者,应卧床休息。

（2）病情观察:及早发现颅内高压症,如病人出现剧烈头痛、频繁呕吐、视力减退、复视等征象,应立即通知医生,并配合进行脱水治疗,注意观察脱水治疗的效果。

（3）心理护理:由于驱虫治疗需要反复数个疗程,有癫痫发作者对病情更为担心,存在明显的心理障碍和个性特征,如焦虑、抑郁、悲观、情绪不稳定等,因此需要做好病人的心理护理。有针对性地进行咨询和疏导,解除心理上的困惑,纠正不良的个性特征,以恢复病人的心理健康,促进疾病的早日康复。需手术治疗者应说明手术的目的和必要性,以减轻焦虑和恐惧的情绪。

（4）用药护理:遵医嘱使用吡喹酮、阿苯达唑等杀虫药物。注意观察药物疗效及不良反应。阿苯达唑不良反应轻微,主要有轻度头痛、低热、头昏、恶心、呕吐、腹泻、口干、乏力等不良反应,部分病人可有视力障碍、癫痫等,个别病人可出现过敏性休克及脑疝等严重反应,多见于服药后的 2～7d,持续 2～3d。吡喹酮的不良反应同阿苯达唑,但发生率高,且相对较重。故治疗中应加强监护,密切观察生命体征及颅内压增高征象。

3. 知识缺乏　向病人及家属介绍有关囊尾蚴病的知识,及时彻底治疗肠绦虫病以预防囊尾蚴病,发生囊尾蚴病后应规律治疗,同时指导病人自我监测,如有头痛、头晕、抽搐等表现,应及时报告医护人员。

（五）护理评价

1. 病人能否控制癫痫发作,有无受伤的发生。

2. 颅内高压者住院期间是否得到很好控制,有无严重并发症发生。

3. 病人能否说出本病特点,临床症状是否减轻。

（六）其他护理诊断／问题

潜在并发症:视力障碍、痴呆。

【健康指导】

囊尾蚴病以实施多疗程驱虫治疗为主,病人应规律治疗,以求根治。有癫痫发作者,应坚持服抗癫痫药物,控制症状后逐渐减量,维持 1～2 年才能停药。应避免高空作业,以免发生意外。有关预防囊尾蚴病的指导,参见本节"肠绦虫病"。

Note:

【预后】

本病预后与猪囊尾蚴感染的部位、数量、大小等密切相关,感染程度较轻,单纯皮肌型囊尾蚴病预后较好,寄生的囊尾蚴数量多,有痴呆、幻觉和性格改变的晚期病人疗效差。

（陈运香）

思 考 题

1. 如何做好囊尾蚴病人的用药护理?
2. 如何预防囊尾蚴病的发生?

第二篇

皮肤性病学

URSING

第八章

皮肤性病学总论

08章 数字内容

学习目标

- 知识目标:
  1. 掌握皮肤病的主要症状与体征。
  2. 熟悉常用外用药物的种类与作用。
  3. 了解皮肤的结构和功能。
- 能力目标:
  1. 能理解皮肤病症状与体征的区别与联系。
  2. 能分析原发性皮损与继发性皮损的特点。
  3. 能根据使用原则指导病人使用外用药物。
- 素质目标:
  具有科学严谨、谨言慎行的工作态度和尊重病人隐私的职业道德。

高某,男性,73岁,因左侧大腿部皮肤瘙痒10d就诊,体格检查:左大腿内侧可见大片皮损,中央为暗红色斑及色素沉着,可见5处上皮缺损形成的红色湿润创面,边缘有多个丘疹及丘疱疹,上附少许鳞屑。

请思考:

1. 病人有哪些症状和体征?

2. 病人的体征哪些是原发性皮损,哪些是继发性皮损?

3. 如何对病人进行用药指导?

皮肤性病学包括皮肤病学(dermatology)和性病学(venereology)。皮肤病学是研究皮肤及相关疾病的科学,不仅包括正常皮肤及附属器的结构和功能,还涵盖了各种皮肤及附属器相关疾病的病因、发病机制、临床表现、诊断、治疗及预防等;性病学是研究性传播疾病的科学,其内容包括各种性传播疾病的致病微生物、发病机制、传播途径、临床表现、诊断、治疗及预防等。本章重点介绍皮肤的结构与功能、常见皮肤病的临床表现及处理。

【皮肤的结构和功能】

皮肤覆盖在人体表面,与外界环境直接接触,对维持身体内环境稳定十分重要,具有屏障、吸收、感觉、分泌和排泄、体温调节、物质代谢和免疫等多种功能。

（一）皮肤的基本结构

皮肤(skin)是人体最大的器官,成人皮肤总面积为 $1.5\sim2.0m^2$,约占个体体重的16%。皮肤主要包括表皮(epidermis)、真皮(dermis)、皮下组织和皮肤附属器(skin appendage)。

1. **表皮**　由外胚层分化而来的复层鳞状上皮,主要由角质形成细胞、黑素细胞、朗格汉斯细胞和麦克尔细胞等构成。角质形成细胞占表皮细胞的80%,在分化过程中可产生角蛋白,根据分化阶段和特点由深至浅分别为基底层、棘层、颗粒层、透明层和角质层。表皮借基底膜带与真皮相连。

2. **真皮**　由中胚层分化而来,全身各部位厚薄不一,眼睑最薄。真皮属于不规则的致密结缔组织,由纤维、基质和细胞组成,以纤维成分为主。真皮内有各种皮肤附属器及血管、淋巴管、神经和肌肉,由浅至深可分为乳头层和网状层。

3. **皮下组织**　位于真皮下方,其下与肌膜等组织相连,由疏松结缔组织及脂肪小叶组成,含有血管、淋巴管、神经、小汗腺和顶泌汗腺等。皮下组织的厚薄随个体部位、性别及营养状况的不同而有所差异。

4. **皮肤附属器**　由外胚层分化而来,包括毛发、毛囊、皮脂腺、汗腺和指/趾甲。

（二）皮肤的神经、脉管和肌肉

1. **神经**　皮肤中丰富的神经多分布在真皮和皮下组织中,分为感觉神经和运动神经,通过与中枢神经系统的联系感受各种刺激、支配靶器官活动及完成各种神经反射。

2. **血管**　皮肤血管具有营养皮肤组织和调节体温等作用。真皮中有乳头下血管丛(浅丛)和真皮下血管丛(深丛),呈层状分布,与皮肤表面平行,深浅丛之间有丰富的吻合支。

3. **淋巴管**　皮肤的淋巴管网与几个主要的血管丛平行。皮肤中的组织液、游走细胞、细菌和肿瘤细胞等均易通过淋巴管到达淋巴结,最后被吞噬处理或引起免疫反应。

4. **肌肉**　立毛肌是皮肤内最常见的肌肉类型。当精神紧张或寒冷时,立毛肌收缩引起毛发直立,形成"鸡皮疙瘩"。此外,有平滑肌(阴囊、乳晕、血管壁等)和横纹肌(表情肌和颈阔肌)。

（三）皮肤的功能

1. **屏障功能**　皮肤具有保护体内器官和组织免受物理性损伤、化学性刺激及微生物等外界有害

Note:

因素损伤的功能,还能防止体内水分、电解质及营养物质的丢失。

2. **吸收功能**　角质层是皮肤吸收的主要途径,其次是毛囊、皮脂腺和汗腺。皮肤的吸收功能受皮肤结构和部位、角质层的水合程度、被吸收物质的理化性质、外界环境因素以及病理情况等影响,一般阴囊>前额>大腿屈侧>上臂屈侧>前臂>掌跖。

3. **感觉功能**　包括:①单一感觉:触、痛、压、冷和温觉;②复合感觉:湿、糙、硬、软、光滑等;③其他:痒觉、形体觉、两点辨别觉和定位觉等。

4. **分泌和排泄功能**　主要通过皮脂腺和汗腺完成。皮肤小汗腺的分泌受体内外温度、精神因素和饮食的影响,对人体维持体内电解质平衡和适应高温环境极为重要;顶泌汗腺在青春期后分泌旺盛,情绪激动和外界温度增高时分泌增加。皮脂腺是全浆分泌,受各种激素的调节,其中雄激素使皮脂合成增加,雌激素可减少皮脂分泌。

5. **体温调节功能**　主要通过辐射、对流、传导和汗液蒸发4种方式实现体表散热。汗液蒸发是环境温度过高时的主要散热方式。每蒸发1g水可带走2.43kJ的热量。

6. **代谢功能**　参与水、电解质、糖、蛋白质、脂类和维生素的代谢。

7. **免疫功能**　主动参与启动和调节皮肤相关免疫反应的作用,其防御功能、自稳功能和免疫监视功能构成了皮肤免疫系统。

【临床表现】

(一)症状

常见的局部症状有瘙痒、疼痛、烧灼感、麻木感、感觉分离和蚁行感等,全身症状有畏寒发热、乏力、食欲缺乏和关节疼痛等。

(二)体征

1. **原发性皮损(primary lesion)**　由皮肤性病的组织病理变化直接产生的皮肤损害。

(1)斑疹(macule):为皮肤黏膜的局限性颜色改变。皮损与周围皮肤平齐,大小不一,形状可不规则,一般小于1cm。直径大于1cm时称斑片。根据发生机制和特征不同可分为红斑、出血斑、色素沉着斑及色素减退(或脱失)斑等。

(2)斑块(plaque):为直径大于1cm的隆起性扁平皮损,中央可有凹陷,多为丘疹扩大或融合而成。

(3)丘疹(papule):为局限性、实质性的浅表性皮损,隆起于皮面,直径一般小于1cm。形态介于斑疹与丘疹之间的稍隆起皮损称斑丘疹;丘疹顶部有小水疱时称丘疱疹;丘疹顶部有小脓疱时称丘脓疱疹。

(4)风团(wheal):为暂时性、隆起性皮损,由真皮乳头层血管扩张、血浆渗出所致。皮损大小形态不一,可为红色或白色,周围常有红晕。风团一般发生快、消退快,且消退后不留痕迹。

(5)水疱(vesicle):为内含液体的局限性、隆起性的腔隙性皮损,可直接发生,亦可由丘疹转变而来,直径一般小于1cm。大于1cm者称大疱;内容物含血液者称血疱。

(6)脓疱(pustule):为内含脓液的局限性、隆起性的腔隙性皮损,疱液一般较混浊,稀薄或黏稠,皮损周围常有红晕。

(7)结节(nodule):为局限性、实质性皮损,位置可深达真皮或皮下。皮损呈圆形或椭圆形,可隆起于皮面,亦可不隆起,触诊方可查出,触之有一定硬度或浸润感。结节可吸收消退,亦可破溃成溃疡,愈后形成瘢痕。

(8)囊肿(cyst):为含有液体、半固体黏稠物或细胞成分的囊性皮损,位于真皮或更深位置,可隆起于皮面或仅可触及。

2. **继发性皮损(secondary lesion)**　是由原发性皮损自然演变而来,或因搔抓、治疗不当引起。

(1)糜烂(erosion):为局限性表皮或黏膜上皮缺损形成的红色湿润创面,常由水疱、脓疱破裂或浸渍处表皮脱落所致，愈后不留瘢痕。

（2）溃疡（ulcer）：局限性皮肤或黏膜缺损形成的创面，可深达真皮或更深位置，基底部常有坏死组织附着，边缘可陡直、倾斜或高于周围皮肤。可由感染、损伤、肿瘤、血管炎等引起，愈合慢且预后可留瘢痕。

（3）鳞屑（scale）：为已经脱落或即将脱落的角质层细胞堆积所致。鳞屑的大小、厚薄、形态不一，可呈糠秕状、蛎壳状或大片状。

（4）浸渍（maceration）：皮肤角质层含水量增多导致表皮强度减弱，皮损质地变软、颜色变白，表面可起皱，摩擦后表皮易脱落而露出糜烂面，容易继发感染。

（5）裂隙（fissure）：也称皲裂，为线状的皮肤裂口，可深达真皮，好发于掌跖、指/趾、口角等。

（6）瘢痕（scar）：真皮或深部组织缺损或破坏后，由新生结缔组织增生修复而成，分为增生性和萎缩性两种，前者隆起、表面光滑、形态不规则，表面无皮纹和毛发；后者较正常皮肤凹陷，表皮变薄光滑，局部血管扩张。

（7）萎缩（atrophy）：为表皮厚度变薄、真皮和皮下组织减少所致的皮肤退行性变化。表皮萎缩表现为皮肤变薄，半透明，表面有细皱纹呈羊皮纸样，正常皮沟变浅或消失。真皮萎缩表现为局部皮肤凹陷，表皮纹理可正常，毛发可变细或消失。皮下组织萎缩则表现为明显凹陷。

（8）痂（crust）：由渗液与脱落组织、药物等混合干涸后凝结而成，常附着于有渗液的创面上。痂可薄可厚，质地柔软或脆硬，并可与皮肤粘连。

（9）抓痕（scratch mark）：线状或点状的表皮或深达真皮浅层的剥脱性缺损，常由搔抓或摩擦所致。皮损表面可有渗出、脱屑或血痂，若损伤较浅，愈后不留瘢痕。

（10）苔藓样变（lichenification）：即皮肤局限性粗糙增厚，常由搔抓、摩擦及皮肤慢性炎症所致，表现为皮嵴隆起，皮沟加深，皮损界限清楚。

【处理原则】

皮肤病的处理主要包括全身治疗、局部外用药物治疗、物理治疗和手术治疗等。

（一）全身治疗

用于全身治疗的药物有抗组胺药、糖皮质激素、抗菌药物、抗病毒药物、抗真菌药物、维A酸类药物、免疫抑制剂、免疫调节剂及维生素类药物等。

（二）局部外用药物治疗

1. 常用外用药物的种类及代表药物，见表8-1。

表8-1　常用外用药物的种类及代表药物

种类	作用	药物举例
清洁剂	清除渗出物、鳞屑、痂皮和残留药物	生理盐水、3%硼酸溶液、液体石蜡
保护剂	保护皮肤、减少摩擦和缓解刺激	滑石粉、氧化锌粉、炉甘石、淀粉
止痒剂	减轻局部痒感	5%苯唑卡因、焦油制剂、糖皮质激素
角质促成剂	促进表皮角质层正常化，收缩血管、减轻渗出和浸润	2%～5%煤焦油或糠馏油、3%水杨酸、3%～5%硫黄、0.1%～0.5%蒽林软膏
角质剥脱剂	使过度角化的角质层细胞松解脱落	5%～10%水杨酸、0.01%～0.1%维A酸
收敛剂	凝固蛋白质、减少渗出、抑制分泌、促进炎症消退	0.2%～0.5%硝酸银、2%明矾液
腐蚀剂	去除增生的肉芽组织或赘生物	30%～50%三氯醋酸、5%～20%乳酸
抗菌剂	杀灭或抑制细菌	3%硼酸溶液、0.1%雷夫奴尔、2%莫匹罗星

Note:

续表

种类	作用	药物举例
抗真菌剂	杀灭和抑制真菌	2%～3% 克霉唑、2% 酮康唑、1% 特比萘芬
抗病毒剂	抗病毒	3%～5% 阿昔洛韦、5%～10% 碘苷
杀虫剂	杀灭疥螨、虱、蠕形螨	5%～10% 硫黄、1% γ-666、2% 甲硝唑
遮光剂	吸收或阻止紫外线穿透皮肤	5% 二氧化钛、5%～10% 对氨基苯甲酸
脱色剂	减轻黑色素沉着	3% 氢醌、20% 壬二酸
维 A 酸类	调节表皮角化、抑制表皮增生和调节黑素代谢等作用	0.025%～0.05% 全反式维 A 酸霜、0.1% 他扎罗汀凝胶
糖皮质激素	抗炎、止痒、抗增生	醋酸氢化可的松、曲安奈德

2. 外用药物的剂型与使用原则

（1）皮肤病外用药物的剂型：常见的有溶液、酊剂和醑剂、粉剂、洗剂、油剂、乳剂、软膏、糊剂、硬膏、涂膜剂、凝胶和气雾剂等多种。

（2）外用药物的使用原则

1）正确选用外用药物的种类：根据病因和发病机制等合理选择外用药物的种类，如细菌性皮肤病宜选抗菌药物，真菌性皮肤病可选抗真菌药物，变态反应性疾病选择糖皮质激素或抗组胺药，瘙痒者选用止痒剂，角化不全者选用角质促成剂，角化过度者选用角质剥脱剂等。

2）正确选用外用药物的剂型：可根据临床症状及皮损特点选择，原则为：①急性皮炎仅有红斑、丘疹而无渗液时可选用粉剂或洗剂，炎症较重，糜烂、渗出较多时宜用溶液湿敷，有糜烂但渗出不多时则用糊剂；②亚急性皮炎渗出不多者宜用糊剂或油剂，如无糜烂宜用乳剂或糊剂；③慢性皮炎可选用乳剂、软膏、硬膏、酊剂、涂膜剂等；④单纯瘙痒无皮损者可选用乳剂、酊剂等。

3）详细向病人解释用法和注意事项：详细给病人讲解外用药物的使用方法、浓度、使用时间、部位、次数和可能出现的不良反应及其预防和处理方法等。

（三）物理治疗

1. 电疗法 常用的电疗法有：①电解术：适用于毛细血管扩张和脱毛；②电干燥术：适用于较小的表浅性损害如寻常疣、化脓性肉芽肿等；③电凝固术：适用于稍大的良性肿瘤或增生物；④电烙术：适用于各种疣和较小的良性肿瘤。

2. 光疗法 常用的光疗法有：①红外线：适用于皮肤感染、慢性皮肤溃疡、冻疮、多形红斑和硬皮病等；②紫外线：适用于玫瑰糠疹、银屑病、斑秃、慢性溃疡、痤疮、毛囊炎、疖病、白癜风等；③光动力疗法：适用于基底细胞上皮瘤、鳞状细胞癌等皮肤肿瘤；④光化学疗法：适用于白癜风、银屑病、斑秃、特应性皮炎、原发性皮肤 T 细胞淋巴瘤；⑤激光手术、激光理疗、选择性激光和光嫩肤技术：适应于治疗疣、鸡眼、甲沟炎、太田痣、文身、除皱和嫩肤等。

3. 微波疗法 适用于各种疣、皮赘、血管瘤、淋巴管瘤及汗管瘤等的治疗。

4. 冷冻疗法 冷冻剂主要有液氮（-196℃）、二氧化碳雪（-70℃）等。适用于各种疣、化脓性肉芽肿、结节性痒疹、瘢痕疙瘩及浅表良性肿瘤等。

5. 水疗法 常见的有淀粉浴、温泉浴、人工海水浴、高锰酸钾浴及中药浴等，适用于银屑病、慢性湿疹、瘙痒病及红皮病等。

6. 放射疗法 常用放射源有浅层 X 线、核素，常用核素主要为 ^{32}P、^{90}Si。适应证包括各种增殖性皮肤病如血管瘤、瘢痕疙瘩、恶性肿瘤如基底细胞上皮瘤、鳞状细胞癌、原发性皮肤 T 细胞淋巴瘤等，也可用于脱毛、止汗等。

Note:

知 识 链 接

光动力疗法在皮肤性病学中的应用

光动力疗法（photodynamic therapy，PDT）是利用光动力效应使用光敏药物和激光活化进行疾病诊断和治疗的一种新技术。用特定波长照射相应组织，使组织吸收的光敏剂受到激发，而激发态的光敏剂又把能量传递给周围的氧，生成活性很强的单态氧，单态氧和相邻的生物大分子发生氧化反应，产生细胞毒性作用，进而导致细胞受损甚至死亡。目前该方法已经运用在皮肤性病学中治疗尖锐湿疣、银屑病、痤疮、鲜红斑痣、皮肤恶性肿瘤及癌前期病变等疾病，该方法对病灶周边的正常组织损伤小，可重复治疗，可姑息治疗，可协同手术和药物治疗提高疗效，但可能产生光过敏反应，使用光敏剂者注射后1个月应避免阳光直射或强烈的灯光照射。

（四）手术治疗

皮肤手术治疗可用于皮肤肿瘤切除、皮肤创伤清理、活体组织取材、改善或恢复皮肤异常功能及美容整形。常用的皮肤外科手术如切割术、皮肤移植术、毛发移植术、体表外科手术、腋臭手术治疗、皮肤磨削术等。

（叶　曼）

思 考 题

1. 如何区别原发性皮损与继发性皮损？
2. 常见的皮肤病治疗方法有哪些？
3. 皮肤病病人使用外用药物时应注意哪些原则？

第九章

皮 肤 病

09章 数字内容

第一节　感染性皮肤病

—— 学 习 目 标 ——

知识目标：

1. 掌握常见病毒性皮肤病、细菌性皮肤病和真菌性皮肤病的临床表现及护理措施。

2. 熟悉常见病毒性皮肤病、细菌性皮肤病和真菌性皮肤病的病因、发病机制和处理原则。

3. 了解单纯疱疹、疣、皮肤结核病、浅部真菌病和念珠菌病的分类（型）。

能力目标：

1. 能根据感染性皮肤病病人的临床表现进行针对性的护理，如皮肤护理、用药护理和生活护理等。

2. 能运用护理程序护理感染性皮肤病病人。

素质目标：

1. 尊重病人，注重保护病人隐私。

2. 关爱病人，积极为病人和家属提供心理支持。

病毒、细菌、真菌由皮肤侵入可导致感染性皮肤病，例如病毒引起的疱疹、疣类，真菌引起的皮肤念珠菌病，杆菌引起的皮肤结核等。不同病原体引起的感染性皮肤病的临床表现及处理原则不同，护理方法亦存在差异。本章重点介绍常见的感染性皮肤病的病因、临床表现、处理原则以及护理措施。

一、病毒性皮肤病

导入情境与思考

王某，男性，45岁，因左胸背部皮肤疼痛7d，伴丘疹、水疱2d入院。病人7d前受凉后感冒，同时感左胸背部皮肤间断性针刺样疼痛，2d前皮肤疼痛处出现丘疹、水疱。体格检查：左胸背部皮肤群集性丘疹水疱，沿肋间神经呈带状分布，部分溃疡，糜烂，不超越中线。辅助检查：血常规示 WBC 5×10^9/L，中性粒细胞比值56%，淋巴细胞比值44%；胸部X线无异常。

请思考：

1. 该病人目前存在哪些护理诊断/问题？

2. 如何指导病人进行皮肤护理？

病毒性皮肤病是由病毒感染引起的、以皮肤黏膜病变为主要表现的一类疾病。引起皮肤病的病毒以 DNA 病毒为主。不同病毒感染所引起的皮损存在很大差别，可表现为疱疹型（如单纯疱疹、带状疱疹）、新生物型（如疣）和红斑发疹型（如麻疹、风疹）。

（一）单纯疱疹

单纯疱疹（herpes simplex）是由单纯疱疹病毒（herpes simplex virus, HSV）引起，通过飞沫或接触传染。临床以簇集性水疱为特征，有自限性，易复发。

【病因与发病机制】

HSV 分为 HSV-1 和 HSV-2，前者主要引起生殖器以外的皮肤黏膜及脑部感染，后者主要引起生殖器部位感染或新生儿感染。初次感染大多为隐性感染；之后，HSV 侵入皮肤黏膜后，可长期潜藏于支配皮损区域的神经节内。当受到某种诱因，如发热、受凉、暴晒、劳累或机械刺激等，病毒可被激活而引起疱疹复发。

【临床表现】

1. **初发型**　指初次感染 HSV 者，平均潜伏期为 6d。

（1）疱疹性龈口炎：多见于6岁以下儿童。好发于口腔、牙龈、舌、硬腭、软腭、咽等部位，表现为迅速发生的群集性小水疱，破溃后形成浅表溃疡，疼痛明显，可伴发热、咽痛及局部淋巴结肿痛。

（2）新生儿单纯疱疹：多经产道感染，一般出生后5～7d发病，表现为皮肤、口腔黏膜、结膜出现水疱、糜烂，严重者伴发热、呼吸困难、肝脾肿大、意识障碍等。

（3）疱疹性湿疹：常发生于婴幼儿，多见于躯干上部、颈部和头部，表现为患有湿疹和特应性皮炎的原皮损处突然发生的簇集脐窝状水疱或脓疱。

（4）接种性疱疹：接种部位出现簇集性水疱。

（5）疱疹性角膜结膜炎：角膜出现树枝状或深在圆板状溃疡，严重者可发生角膜穿孔致失明，伴有结膜充血水肿。

2. **复发型**　成人最常见。好发于口周、鼻腔周围及外阴，也可见于面部或口腔黏膜等部位，有原位复发的特点。

【辅助检查】

通常采用病毒培养鉴定诊断 HSV 感染。可在皮损处刮片做细胞学检查,或用聚合酶链反应检测疱液中 HSV-DNA;血清 HSV-IgM 型抗体检测有辅助诊断价值,尤其是新生儿 HSV 感染。

【处理原则】

缩短病程、防止继发感染、减少复发和传播是本病的处理原则。

1. 局部治疗 以收敛、干燥和防止继发感染为主。可外用抗病毒药物,如 3% 阿昔洛韦软膏、1% 喷昔洛韦乳膏等;局部可激光照射。继发感染时可用 0.5% 新霉素霜、莫匹罗星软膏。

2. 全身治疗 原发型采用阿昔洛韦口服或静脉滴注。频繁复发者可应用病毒长期抑制疗法。

【护理措施】

1. 用药护理 每日用生理盐水清洁患处,不要搔抓,观察皮损变化,加强用药护理:①用干棉签轻轻擦拭分泌物,外涂阿昔洛韦稀释液保持皮肤湿润;②合并感染加用抗生素软膏,注意及时换药;③疱疹性龈口炎应保持口腔清洁,并用 1:1 000 新洁尔灭溶液含漱,若口腔黏膜破溃,可涂口腔溃疡膏;④生殖器疱疹有糜烂者,便后清洗,局部涂抗生素软膏,以防感染;⑤复发型疱疹病人尽可能在出现前驱症状或在发疹后 24h 内及时用药,以提高疗效。

2. 健康教育 讲解本病的预防、处理及防止传染的知识:①避免过度疲劳、寒冷、暴晒等,提高机体抵抗力;②饮食宜清淡,多食蔬菜水果,忌烟酒和辛辣刺激性食物;③孕妇发生生殖器疱疹,胎儿或新生儿可能出现感染而预后不良,应劝其终止妊娠。

（二）带状疱疹

带状疱疹(herpes zoster)是由水痘 - 带状疱疹病毒(varicella-zoster virus, VZV)引起的沿单侧周围神经分布的簇集性小水疱为特征的皮肤病,常伴有明显的神经痛。病愈后可获得较持久的免疫。

【病因与发病机制】

VZV 为人疱疹病毒Ⅲ型(HHV-3),可经呼吸道黏膜进入血液而形成病毒血症,发生水痘或呈隐性感染,病毒潜伏于脊髓后根神经节或脑神经的感觉神经节内。当机体受到某种刺激或抵抗力下降时,潜伏病毒被激活,沿感觉神经轴索下行,到达该神经所支配区域的皮肤内复制,产生水疱,同时受累神经发生炎症、坏死,产生神经痛。

【临床表现】

好发于成人,春秋季节多见,具有自限性。

1. 典型表现 发疹前可有全身乏力、轻度发热、纳差等症状,自觉皮肤灼热感或神经痛,持续 1~5d。好发部位依次为肋间神经、脑神经和腰骶神经支配区域。患处先出现潮红斑,继而出现簇状分布而不融合的粟粒至黄豆大小丘疹,迅速变为水疱,疱壁紧张发亮,外周绕以红晕,各簇水疱群间皮肤正常;皮损沿某一周围神经呈带状排列,多发生在身体一侧,不超过正中线。神经痛为本病特征之一,老年病人疼痛较为剧烈。

2. 特殊表现

（1）眼带状疱疹:累及眼,表现为眼周肿胀,结膜充血,结膜和角膜可出现水疱,甚至形成溃疡性角膜炎,严重者可失明。

（2）耳带状疱疹:系病毒侵犯面神经及听神经所致,表现为外耳道或鼓膜疱疹。膝状神经节受累同时侵犯面神经的运动和感觉神经纤维时,可出现面瘫、耳痛及外耳道疱疹三联征,称为拉姆齐·亨特综合征(Ramsay Hunt syndrome)。

Note:

（3）带状疱疹后神经痛：神经痛消退慢，常持续至皮损完全消退后，可持续数月或更长时间。

【辅助检查】

临床上一般不需要做特殊检查，主要通过病人的临床表现进行判断。疱疹如累及胸背部引起疼痛，可完善心电图检查排除心脏疾病导致的疼痛。疱疹如累及腰背部，可以进行腹部 B 超检查排除腹部脏器疾病。

【处理原则】

处理原则包括抗病毒、镇痛、消炎和防治并发症。

1. **局部治疗** 以干燥、消炎为主。疱液未破时可外用炉甘石洗剂、阿昔洛韦乳膏等；破溃后可用 3% 硼酸溶液或 1:5 000 呋喃西林溶液湿敷，再外用莫匹罗星软膏。局部可使用辣椒辣素贴剂或利多卡因凝胶镇痛。如合并眼部损害，请眼科医师协同处理，外用 3% 阿昔洛韦眼膏、碘苷（疱疹净）滴眼液。另外可选用氦氖激光、半导体激光、紫外线或频谱治疗仪等物理治疗，以缓解疼痛，促进皮损干涸和结痂。

2. **全身治疗** 抗病毒药物选用阿昔洛韦等口服或静脉滴注；镇痛药物可选用非甾体抗炎药、三环类抗抑郁药、卡马西平等；神经营养药可选用甲钴胺、腺苷钴胺、维生素 B_1 等；重者可应用糖皮质激素和免疫球蛋白等。

知 识 链 接

水痘－带状疱疹病毒疫苗的临床应用

水痘减毒活疫苗是唯一获准用于预防人类疱疹病毒感染的疫苗，专业学会指南建议：对所有无禁忌证的易感儿童和青少年都应进行常规免疫，也可用于无水痘发病史的成人，特别适用于暴露于水痘感染的高危人群。

在我国，水痘疫苗已被广泛应用，并被多个地区纳入常规免疫规划之中。

【护理评估】

1. **健康史** 评估发病季节、病人年龄、既往是否发生过水痘或带状疱疹、是否存在机体免疫力降低的情况，如感染结核、恶性肿瘤，使用免疫抑制剂或过度劳累等。

2. **身体状况**

（1）症状与体征

1）前驱症状：评估疱疹出现前有无局部皮肤神经痛、皮肤感觉过敏、全身发热不适、食欲降低或睡眠障碍等。

2）皮损情况：评估红斑、丘疹与水疱出现的时间，皮损形态、部位、大小，有无结痂、融合、溃疡及坏死等；神经痛与疱疹出现的时间关系；局部有无淋巴结肿大。

3）继发症状：评估是否出现：①神经痛引起食欲降低、睡眠障碍等；②病毒侵犯中枢神经系统引起病毒性脑炎；③侵犯三叉神经眼支引起病毒性角膜炎；④侵犯面神经、听神经引起耳、乳突部疼痛；⑤膝状神经节受累影响面神经的运动及感觉纤维；⑥脊髓后根神经元受累，进而交感、副交感神经的内脏神经纤维受累，引起胃肠道和泌尿道刺激症状；⑦胸、腹膜受累引起胸、腹腔积液。

（2）辅助检查：评估白细胞计数、组织病理和 X 线检查等，如胸段带状疱疹者可能发现结核等肺部病变；脑脊液检查适合耳部受累伴脑膜刺激症状者。

3. **心理－社会状况** 评估剧烈的神经痛是否使病人产生焦虑、烦躁甚至抵触情绪。

Note:

【常见护理诊断/问题】

1. **急性疼痛**　与病毒侵犯神经节及相应神经节段的皮肤有关。
2. **皮肤完整性受损**　与带状疱疹侵犯局部皮肤、疱皮破损所致有关。
3. **潜在并发症**：皮肤细菌感染。

【护理目标】

1. 病人自觉疼痛减轻，舒适度增加，饮食及睡眠恢复正常。
2. 病人疱疹痊愈，皮肤完好。
3. 病人未发生皮肤细菌感染，或感染得到及时发现和处理。

【护理措施】

1. **消毒隔离**　本病可接触传染，应安排单间病房，病室定时通风、紫外线消毒，生活用品专人专用，限制探视、陪住，避免交叉感染。
2. **疼痛护理**　①评估疼痛的原因、性质和程度等，了解病人既往疼痛的处理办法及效果。②操作时动作轻柔、迅速，以减轻病人的恐惧感和疼痛。③指导应用分散注意力的方法减轻疼痛、促进睡眠。④遵医嘱给予物理治疗，如局部冰敷、氦氖激光或紫外线照射及频谱电疗等。⑤对有后遗神经痛者应予以重视，必要时遵医嘱给予镇静、镇痛及营养神经的药物。
3. **皮肤护理**　①保持皮肤清洁，防止继发感染。②选择纯棉的贴身衣服，避免抓挠、挤压和冷、热刺激等。③外用收敛剂，如炉甘石洗剂以减轻局部肿胀。伴渗出者可用 3% 硼酸液湿敷；伴感染者可用 1∶2 000 小檗碱液湿敷或外涂抗生素药膏；有皮损坏死者，应早期清除坏死组织；疱皮破损后，消毒后暴露局部，或行氦氖激光照射等，促进其干燥结痂，夜间用无菌纱布覆盖。
4. **对症护理**　①如合并眼部皮损，注意观察有无视力影响，角膜和结膜有无充血等；如有分泌物，可用消毒棉签拭去；遵医嘱定时滴用抗病毒眼药，如阿昔洛韦滴眼液；避免用手揉眼及不洁物接触双眼。②如早期出现鼻尖、鼻侧小水疱，提示三叉神经眼支、鼻支受侵犯，应按时涂药，注意眼部护理，警惕发生角膜受损引起溃疡性角膜炎，导致失明。③如出现头痛、恶心、呕吐、惊厥、感觉障碍和共济失调等神经症状，提示可能发生脑膜脑炎，应引起高度重视。
5. **健康教育**　①嘱病人配合医师规范治疗；②加强锻炼，提高机体抵抗力，避免诱发因素；③清淡易消化饮食，保证足够饮水，保持大便通畅；④告知本病具有自限性，多数不会再复发，对于有后遗神经痛者，随着时间推移，疼痛会逐渐减轻至消失，消除病人顾虑。

【护理评价】

通过治疗与护理，病人是否：①自觉疼痛减轻，饮食及睡眠良好；②疱疹痊愈，皮肤抓伤得以预防；③皮肤细菌感染得以预防，或得到及时发现和处理。

（三）疣

疣（verruca，wart）是由人乳头瘤病毒（human papilloma virus，HPV）感染皮肤黏膜引起的良性赘生物。

【病因与发病机制】

本病传染源为病人和健康带病毒者，经直接或间接接触传播。HPV 通过皮肤黏膜微小破损进入细胞内并复制、增殖，致上皮细胞异常分化和增生，引起上皮良性赘生物。发病高峰为 16～30 岁，免疫功能低下或外伤者易患此病。

Note:

【临床表现】

一般潜伏期6周～2年。常见临床类型有寻常疣、跖疣、扁平疣和生殖器疣。

1. **寻常疣**　好发于手背、手指、足和甲缘等处。典型皮损为黄豆大小或更大的灰褐色、棕色或肤色丘疹，表面粗糙，质地坚硬，可呈乳头瘤状增生。发生在甲周者称甲周疣；发生在甲床者称甲下疣；疣体细长突起伴顶端角化者称丝状疣；疣体表面呈参差不齐的突起者称指状疣。

2. **跖疣**　发生于足底的寻常疣。皮损初起为细小发亮的丘疹，渐增至黄豆大小或更大，表面粗糙，界限清楚，边缘绕以稍高的角质环，去除角质层后可见毛细血管破裂出血而形成的小黑点。若含有多个角质软芯，称为镶嵌疣。

3. **扁平疣**　好发于儿童或青少年的颜面、手背及前臂。皮损为米粒至黄豆大小的扁平隆起性丘疹，圆形或椭圆形，表面光滑、质硬、肤色或淡褐色，多骤然出现，数目较多且密集；搔抓后皮损可呈串珠状排列，即自体接种反应。病程慢性，多自行消退，少数可复发。

4. **生殖器疣**　又称尖锐湿疣，详见第十章第四节尖锐湿疣的临床表现。

【辅助检查】

1. **皮肤镜检查**　简便无创，能鉴别诊断大部分的疾病。
2. **皮肤病理检查**　取部分疣组织进行病理检查，可确诊是否是疣，也可确诊疣的类型。
3. **病毒DNA检查**　主要适用于尖锐湿疣的检查。

【处理原则】

以外用药物局部治疗为主，皮损数目较多或久治不愈者内服药物全身治疗。

1. **局部治疗**　扁平疣外用0.05%～0.1%维A酸软膏或阿达帕林霜；5-氟尿嘧啶软膏可遗留色素沉着，故面部慎用；对于难治性寻常疣和跖疣，可采用平阳霉素10mg用1%普鲁卡因20ml稀释于疣体根部注射。对于适用于皮损范围较小者，可使用冷冻、电灼、刮除和激光等物理治疗。

2. **全身治疗**　可试用免疫调节剂（如干扰素、左旋咪唑等）；中药以清热解毒、散风平肝、散结为主。

【护理措施】

1. **心理护理**　做好解释说明工作，根据本病的自限性特点，可用暗示疗法，增加其治疗信心，减轻焦虑。

2. **冷冻疗法护理**

（1）冷冻前护理：详细询问病史，了解有无心脏疾患，以免治疗中发生意外；讲解冷冻疗法的基本知识和优点，减轻对疼痛和遗留瘢痕的恐惧；跖疣冷冻前先用热水浸泡，使其软化，以利于冰晶结成，提高疗效。

（2）治疗时护理：对位于指/趾端及肛周敏感区域的皮损冷冻时，若出现头昏、头痛、恶心、面色苍白、出汗、全身无力等症状，立即停止治疗，平卧保暖，严密观察生命体征，一般休息10min后可恢复。

（3）冷冻后护理：冻后5～10min内局部可出现轻度水肿并伴烧灼痛，继之出现水疱或血疱，1～2d达到高峰，如范围不大，会自行吸收，继之结痂，半月余痂皮脱落。嘱病人不要恐慌，保持清洁干燥，不可自行刺破，防止引起感染遗留瘢痕、损容等并发症。

3. **健康教育**　①告知病人养成良好的卫生习惯，保持局部清洁，不宜搔抓以免自身接种和继发感染。②避免自行盲目使用药物，应到正规医院就诊治疗。③寻常疣应避免摩擦和撞击，以防出血；暴露部位的扁平疣，避免使用腐蚀性方法；跖疣病人应穿舒适、透气的鞋，防止脚汗过多，可在鞋底

Note：

衬垫挖一个较疣略大的圆洞以减少压迫。④采用激光或电灼法治疗后，应避免患处接触水，以防止感染。

二、细菌性皮肤病

 ————————————————————— 导入情境与思考 —————————————————————

患儿，男性，8 岁，因头面、四肢出现水疱 3d，发热 2d 入院。体格检查：T 39.1℃，头面、四肢可见大小不等的水疱，周围绕有明显红晕，部分疱壁破损后可见红色糜烂面及结痂。躯干部有少量类似皮疹，口腔内无明显损害，颈部淋巴结可触及。

请思考：

1. 病人可能患哪种疾病？是否具有传染性？
2. 护士应如何指导患儿及家属做好皮肤护理？

细菌与皮肤病关系密切，根据细菌形态不同可将细菌性皮肤病分为球菌性皮肤病和杆菌性皮肤病，前者主要由葡萄球菌或链球菌感染所致，多发生在正常皮肤上，故又称原发感染；后者分为特异性感染（如皮肤结核和麻风）和非特异性感染（革兰氏阴性杆菌如变形杆菌、假单孢菌和大肠埃希菌等），其中非特异性感染常发生在原有皮肤病变的基础上，故又称继发感染。

（一）脓疱疮

脓疱疮（impetigo）是由金黄色葡萄球菌和 / 或乙型溶血性链球菌引起的一种急性化脓性皮肤病。

【病因与发病机制】

脓疱疮经密切接触或自身接种传播，凝固酶阳性噬菌体Ⅱ组 71 型金黄色葡萄球菌可产生表皮剥脱毒素，引起毒血症及全身泛发性表皮松解坏死；抵抗力低下者，细菌可入血引起菌血症或败血症；少数病人可诱发肾炎或风湿热。

【临床表现】

1. **寻常型脓疱疮（impetigo vulgaris）**　传染性强，常在托幼园所中流行。皮损初起为红色斑点或小丘疹，迅速变成脓疱，周围有红晕，疱壁薄，易破溃、糜烂，脓液干燥后形成蜜黄色厚痂；常因搔抓使相邻脓疱向周围扩散或融合，一般于 6～10d 后脱痂，不留瘢痕。

2. **深脓疱疮（ecthyma）**　又称臁疮，多累及营养不良的儿童或老人。好发于小腿或臀部。皮损初起为脓疱，渐向深部发展，表面有坏死和蛎壳状黑色厚痂，周围红肿明显，去除痂后可见边缘陡峭的碟状溃疡，疼痛明显。

3. **大疱性脓疱疮（impetigo bullosa）**　儿童多见，好发于面部、躯干和四肢。皮损初起为米粒大小水疱或脓疱，迅速变为大疱，直径 1cm 左右，疱内可见半月状积脓，疱周红晕不明显，疱壁薄，易破溃形成糜烂结痂，痂壳脱落后留有暂时性色素沉着。

4. **新生儿脓疱疮（impetigo neonatorum）**　发生于新生儿，起病急，传染性强，皮损为广泛分布的多发性大脓疱，尼氏征阳性，疱周有红晕，破溃后形成红色糜烂面，伴高热等全身中毒症状，可并发败血症、肺炎和脑膜炎。

5. **葡萄球菌性烫伤样综合征（staphylococcal scalded skin symdrome，SSSS）**　主要由噬菌体Ⅱ组 71 型金黄色葡萄球菌产生的表皮剥脱毒素导致，出生后 3 个月内的婴儿多见。起病前有上呼吸道感染或咽、鼻、耳、鼓膜等处的化脓性感染，表现为大片红斑基础上出现松弛性水疱，尼氏征阳性，皮肤大面积剥脱后留有潮红的糜烂，似烫伤样外观，手足皮肤可呈手套、袜套样剥脱，由口周和眼周迅速波及躯干和四肢。

【辅助检查】

白细胞计数及中性粒细胞比值可增高。脓液中可分离培养出金黄色葡萄球菌或链球菌,必要时可做菌型鉴定和药敏试验。

【处理原则】

处理原则包括加强消毒、注意隔离和减少传播。

1. 局部治疗　以杀菌、消炎、干燥为原则。脓疱未破者可用 10% 炉甘石洗剂;脓疱较大时抽取疱液,破溃者用 1∶5 000 高锰酸钾液或 0.5% 新霉素溶液清洗湿敷,再外用莫匹罗星软膏或红霉素软膏等。

2. 全身治疗　皮损泛发、全身症状较重者及时应用抗生素治疗,宜选择对金黄色葡萄球菌敏感的头孢类抗生素,必要时依据药敏试验结果选择用药。

知 识 链 接

皮肤物理抗菌膜辅助治疗脓疱疮

皮肤物理抗菌膜是南京鼓楼医院的专利技术产品,经口无毒,对人体正常细胞无损伤,对皮肤黏膜无刺激性,不影响免疫力;一次喷洒能保持 8h 以上的长效抗菌功能,兼具物理抗菌和隐形敷料的双重作用,可很好隔离和保护创面;JUC 纳米级分子网状膜所带的正电荷强力吸附带有负电荷的病原微生物,静电力使其破裂变形死亡,起到物理杀灭或抑制微生物的作用。皮肤物理抗菌膜物理抗菌,避免耐药菌的产生,治疗安全、有效、经济。

【护理措施】

1. 消毒隔离　①保持室内温度适宜、空气新鲜,定期用紫外线照射空气消毒或用过氧乙酸消毒。②护理时均应穿隔离衣,戴手套,避免接触传染。③婴儿包被、衣物不宜过紧、过多,保持床单清洁、干爽,大小便后用温水清洗会阴及臀部,尿布洗后用开水烫洗消毒。④污染敷料统一回收处理。

2. 皮肤护理　①脓疱未破,可用安尔碘消毒后用无菌剪刀或针头挑破疱壁吸干脓液及渗出液,剪除脓疱壁,再行换药。②避免摩擦和搔抓,小儿可戴连指手套,避免抓破患处引起感染或留下瘢痕。③遵医嘱采取外用药物或紫外线、红外线、超短波、氦氖激光治疗以促进溃疡愈合。

3. 预防并发症　注意病人有无水肿,监测尿常规的变化,警惕急性肾炎的发生;注意监测是否有感染扩散引起的败血症、肺炎、脑膜炎等。

4. 健康教育　患病期间不和他人密切接触、不共用洗浴用具等;使用过的毛巾等用物予以消毒;注意皮肤卫生,避免搔抓皮损,较小患儿应加强约束,以防继发感染或传染给他人。

（二）皮肤结核病

皮肤结核病(tuberculosis cutis)是由结核分枝杆菌感染所致的慢性皮肤病。

【病因与发病机制】

致病菌包括人型和牛型结核分枝杆菌。感染途径包括外源性和内源性两种,前者主要经皮肤损伤处直接感染,后者则由体内结核病灶经血行、淋巴系统或直接扩散到皮肤。根据感染途径不同,皮肤结核病分为 4 类:①外源性接种所致;②内源性扩散或自身接种所致;③血行播散所致;④结核疹。

【临床表现】

1. 寻常狼疮(lupus vulgaris)　最常见,好发于面部,其次是颈部、臀部和四肢。皮损初起为鲜

Note:

红或褐红色粟粒大小的结节（狼疮结节），质软稍隆起，结节表面薄嫩，探针稍用力即可刺入，易贯通，玻片压诊呈苹果酱颜色；结节可增大增多并相互融合成大片红褐色浸润性损害，表面高低不平可覆有鳞屑。结节可自行吸收或溃破后形成萎缩性瘢痕，新旧皮损并存，数年或数十年不愈。

2. **疣状皮肤结核**（tuberculosis verrucosa cutis）　多累及成年男性手背、指背，其次为足、臀、小腿等暴露部位。皮损初起为黄豆大小的紫红色质硬丘疹，单侧分布，丘疹逐渐扩大可形成疣状增生斑块，表面有较深沟纹相隔，挤压时可有脓液从裂隙中渗出。皮损中央逐渐结痂脱落，留有萎缩性网状瘢痕，边缘的痂或鳞屑逐渐向外扩展形成环状或弧形边缘，外周绕以暗红色晕，称为"三廓征"。病程可达数年至数十年。

【辅助检查】

1. **组织病理检查**　共同特征是结核结节中心可有干酪样坏死。
2. **结核菌纯蛋白衍生物（PPD）试验**　阳性仅说明过去曾感染过结核分枝杆菌或接种过卡介苗，强阳性反应说明体内可能存在活动性结核病灶。
3. **胸部X线**　可发现活动性或陈旧性结核病灶征象。
4. **细菌学检查**　直接涂片或组织切片行抗酸染色，可发现结核分枝杆菌，有助于诊断。必要时做细菌培养和PCR检测结核分枝杆菌DNA。

【处理原则】

积极治疗其他部位结核病灶，早期、足量、规则、联合及全程应用抗结核药。常用药物有异烟肼、乙胺丁醇、链霉素及利福平。通常采用2～3种药物联合治疗6个月以上。

【护理措施】

1. **防治隔离**　宣传结核病的防治知识，对患有肺结核的病人严格实行隔离措施。
2. **皮肤护理**　①避免挤压、摩擦，保持清洁、干燥，避免正常皮肤受损，增加感染机会；②病灶破溃，涂5%异烟肼软膏、10%链霉素软膏等，可单独或两种混合后涂擦；③皮肤结节化脓，先消毒皮肤后用无菌注射器抽出脓液，再注入异烟肼或阿米卡星液局部治疗；④局部可结合紫外线照射，促进结核组织吸收，瘢痕软化，同时促进局部血液循环，降低对结核菌的易感性，增加机体对结核菌的抵抗力。
3. **用药护理**　鼓励病人坚持足量、联合、长期应用全身抗结核药物，并向其说明重要性，督促规律用药，保证治疗效果。
4. **加强营养**　增加高热量、高维生素、高蛋白食物的摄入，以增加机体抵抗力。

三、真菌性皮肤病

 ——————————————————————导入情境与思考——————————————————————

　　张某，男性，25岁，因反复足部红斑、脱屑、瘙痒5年，再发并累及腹股沟1个月就诊。体格检查：双足跖、足趾间、足侧沿见红斑、角化过度、脱屑，双侧腹股沟见弧型分布的红斑、丘疹，有苔藓样改变。

　　请思考：

1. 该病人可能存在的护理诊断/问题有哪些？
2. 护士应如何指导病人用药？

　　真菌病（mycosis）是由真菌（fungus）引起的感染性疾病。真菌分为浅部真菌和深部真菌。浅部真菌主要指皮肤癣菌，特点是亲角质蛋白，侵犯人和动物的皮肤、毛发、甲板等引起的感染统称为皮肤癣菌病,简称癣。深部真菌多数系条件致病菌,多侵犯免疫力低下者,按致病菌命名,如着色芽生菌病、念珠菌病等。

（一）浅部真菌病

【病因】

不同部位的癣,其致病因素不全相同。

1. **头癣**（tinea capitis） 主要通过与癣病病人或患畜密切接触而传染,共用污染的理发工具、帽子、枕巾等物品也可间接传染。黄癣由许兰毛癣菌感染引起;白癣主要由犬小孢子菌和石膏样小孢子菌感染引起;黑点癣主要由紫色毛癣菌和断发毛癣菌感染引起。

2. **体癣**（tinea corporis）、**股癣**（tinea cruris） 通过直接或间接接触传染,也可通过自身感染（手足甲癣等）而引起。主要由红色毛癣菌、须癣毛癣菌、疣状毛癣菌、犬小孢子菌等感染引起。

3. **手癣**（tinea manus）、**足癣**（tinea pedis） 主要通过接触传染,用手搔抓患癣部位或与病人共用鞋袜、手套、浴巾、脚盆等是主要传播途径。主要由红色毛癣菌（50% 以上）、须癣毛癣菌、石膏样小孢子菌和絮状表皮癣菌等感染引起。

4. **甲真菌病**（onychomycosis） 多由手足癣直接传染,易感因素有遗传因素、系统性疾病（如糖尿病）、局部血液或淋巴液回流障碍、甲外伤或其他甲病等。主要由皮肤癣菌感染引起,其次为酵母菌和非皮肤癣菌性真菌。

【临床表现】

1. **头癣**
(1)黄癣:皮损初起为针尖大小的淡黄红色斑点,覆薄片状鳞屑,后形成淡黄色痂皮,周边翘起,中央紧附着头皮形如碟状黄癣痂（scutula）,除去痂皮为潮红糜烂面。病发干燥无光泽,易脆折断,毛囊破坏,毛发脱落形成永久性秃发和萎缩性瘢痕。可有轻度瘙痒,皮损处发出鼠臭味。

(2)白癣:皮损初起为群集红色小丘疹,很快向四周扩大成圆形或椭圆形灰白色鳞屑斑,卫星状分布。病发于高出头皮 2～4mm 处折断,伴瘙痒,不破坏毛囊,无永久性秃发及瘢痕,至青春期可自愈。

(3)黑点癣:较少见,儿童及成人均可发病。皮损初起为散在的鳞屑性灰白色斑,以后逐渐扩大成片。病发出头皮即折断,断发残根留在毛囊内,毛囊口处断发呈黑点状,故称黑点癣。皮损炎症轻,稍痒,病程缓慢,愈后留有局灶性脱发和点状瘢痕。

(4)脓癣:皮损初起为成群的炎性毛囊丘疹,渐融合成隆起的炎性肿块,质地软,表面有蜂窝状排脓小孔,可挤出脓液。皮损处毛发松动,易拔出。常伴耳后、颈、枕部淋巴结肿大,轻度疼痛和压痛;继发细菌感染后可形成脓肿,亦可引起癣菌疹。本型可破坏毛囊,愈后引起永久性秃发和瘢痕。

2. **体癣和股癣** 夏秋季节多发。肥胖多汗、糖尿病、慢性消耗性疾病、长期应用糖皮质激素或免疫抑制剂者为易感人群。

(1)体癣:皮损初起为红色丘疹、丘疱疹或小水疱,继之形成鳞屑的红色斑片,境界清楚的环状或多环状,中央趋于消退,边缘可分布丘疹、丘疱疹和水疱,中央色素沉着,可因长期搔抓刺激引起局部湿疹样改变或浸润肥厚呈苔藓样变。

(2)股癣:好发于腹股沟及臀部,单侧或双侧发生。皮损基本与体癣相同,由于患处透气性差、潮湿、易摩擦,常使皮损炎症明显,瘙痒显著。

3. **手足癣** 我国南方较北方多,夏秋季发病率高。多累及成年人,皮损多由一侧传播至对侧。

(1)水疱鳞屑型:好发于指/趾间、掌心,足跖及足侧。皮损初起为针尖大小的深在水疱,不易破溃,水疱散在或群集,可融合成多房性大疱,撕去疱壁露出蜂窝状基底及鲜红的糜烂面。水疱干涸后呈现领圈状或片状脱屑,皮损不断向周围蔓延,病情稳定时以脱屑为主。本型瘙痒明显。

Note:

（2）角化过度型：好发于足跟及掌跖部。局部多干燥，皮损处角质增厚，表面粗糙脱屑，纹理加深，易发生皲裂、出血，皮损还可向足背蔓延。一般无瘙痒，有皲裂时疼痛。

（3）浸渍糜烂型：好发于指／趾缝，尤以第3、4和第4、5指／趾间多见，表现为皮肤浸渍发白，表面松软易剥脱并露出潮红糜烂面甚至裂隙，有不同程度的瘙痒，继发细菌感染时有恶臭味。

4. 甲真菌病 初起为1～2个指／趾甲受感染，以后可累及其他甲，甚至全部指／趾甲。损害表现为甲变色，可有白色、黄色、灰色和褐色等，甲板混浊呈云雾状，失去光泽，甲板与甲床分离，甲前缘残缺不齐。

【辅助检查】

取病发、痂皮、病灶边缘活动区的鳞屑作直接镜检，可见菌丝或孢子，也可做真菌培养确定致病菌，或做荧光检查。

【处理原则】

1. 头癣 采用口服用药（灰黄霉素、伊曲康唑或特比萘芬）、擦药（2%碘酊、1%联苯苄唑溶液或霜剂、5%～10%硫黄软膏、1%特比萘芬霜等）、洗头、剪发和消毒联合的综合治疗方法。脓癣切忌切开，急性炎症期可短期联合应用小剂量糖皮质激素，继发细菌感染时应加用。

2. 体癣和股癣 以外用药物（各种唑类、丙烯胺类、复方苯甲酸擦剂、复方间苯二酚洗剂等）为主，皮损广泛或外用药疗效不佳者可考虑全身治疗（口服伊曲康唑或特比萘芬）。注意坚持用药2周以上或皮损消退后继续用药1～2周以免复发。腹股沟部位皮肤薄嫩，应选择刺激性小、浓度较低的外用药，并保持局部清洁干燥。

3. 手癣和足癣 以外用唑类药物为主，疗程1～2个月；角化过度型手足癣或外用药疗效不佳者可考虑口服伊曲康唑或特比萘芬治疗。

4. 甲真菌病 局部治疗常用于表浅和未累及甲根的损害。全身治疗常采用伊曲康唑间歇冲击疗法或特比萘芬口服。两者联用可提高疗效。

【护理措施】

1. 消毒隔离 浴室用品及衣物严格消毒，不与他人共用，头癣病人严格床边隔离，一个疗程结束后，全面消毒杀菌，更衣换帽，外用药治疗3个月时，查菌阴性者可解除隔离。

2. 用药护理 ①水疱及糜烂皮损，可先用3%硼酸液、高锰酸钾液冷湿敷；也可采用氦氖激光局部照射，干燥后再外用较温和的抗真菌水剂和霜剂。②鳞屑及角化过度皮损，可外用角质剥脱剂如水杨酸软膏、复方苯甲酸软膏等。重者可试用封包法，待角质层变薄后，再外用抗真菌霜剂。③丘疹皮损可直接外用抗真菌药。④甲癣用药前，先用凡士林软膏涂于甲周保护正常皮肤，再用药水涂于甲表面，可用滑石粉、抗真菌粉、20%～25%六水氯化铝液控制足部多汗，药物不易进入甲板且甲生长缓慢，故应坚持用药。⑤外用药治疗期间，如局部出现红斑、水疱及瘙痒时，常为接触过敏，应立即停药，进行抗过敏处理。

3. 健康教育 向病人讲解本病基本知识及预防护理方法：①定时开窗通风，保持温湿度适宜；②注意个人卫生，选择淋浴，保持皮肤清洁干燥；③选用棉质内衣以利于吸汗透气，勤换鞋袜，毛巾和鞋袜等洗净后应置于通风处，避免潮湿；④严禁撕扯疱皮，以免引起疼痛及感染；⑤不去不清洁的浴池、泳池，不在公共场所赤足行走；⑥避免密切接触猫狗等动物，动物患癣病后积极治疗；⑦如已患有皮肤癣病，积极治疗，以免传染身体其他部位。

（二）念珠菌病

念珠菌病（candidiasis）是由念珠菌属的致病菌种引起的感染，可引起皮肤黏膜的浅表感染，也可引起内脏器官的深部感染。

Note:

【病因】

念珠菌感染的发生取决于真菌毒性和机体抵抗力两方面。易感因素有：①各种原因所造成的皮肤黏膜屏障保护作用降低；②长期、滥用广谱抗生素造成体内菌群失调；③内分泌紊乱造成机体内环境变化；④原发或继发性的免疫功能下降。

【临床表现】

念珠菌病可分为皮肤黏膜念珠菌病和深部念珠菌病两大类，前者相当多见，故重点介绍皮肤黏膜念珠菌病。

1. 皮肤念珠菌病

（1）念珠菌性间擦疹：好发于肥胖多汗者或糖尿病病人的腹股沟、会阴、腋窝、乳房下等皱褶部位，从事水中作业者常发生于指间（尤其是3、4指间）。皮损局部潮红、浸渍、糜烂，界限清楚，边缘附着鳞屑，外周常有散在炎性丘疹、丘疱疹及脓疱。自觉瘙痒或疼痛。

（2）慢性皮肤黏膜念珠菌病：多幼年起病，好发于头皮、颜面及四肢，具有慢性复发性特点。皮损初起为丘疹、红斑，上附鳞屑，逐渐形成肉芽增生性斑块或疣状结节，表面覆盖蛎壳状污褐色痂，不易去除，周围有暗红色炎性浸润。掌跖损害呈弥漫性角质增厚，黏膜损害表现为口角糜烂、口腔黏膜白斑，偶可累及咽喉、食管黏膜，影响吞咽。甲、阴部亦可受累。

（3）念珠菌性甲沟炎及甲真菌病：多累及浸水工作者和糖尿病病人，好发于手指和指甲。甲沟炎表现为甲沟红肿，少量溢出液但不化脓，甲小皮消失，重者可引起甲床炎，自觉痛痒。甲真菌病表现为甲板增厚混浊，出现白斑、横沟或凹凸不平，但甲表面仍光滑，甲下角质增厚堆积或致甲剥离。

（4）念珠菌性肉芽肿：多累及免疫力低下的婴幼儿，好发于头皮、面、甲沟等部位。皮损为血管丰富的丘疹、水疱、脓疱和斑块，表面覆盖很厚的黄褐色黏着性痂屑，少数呈皮角样角质增生，基底为肉芽组织。

2. 黏膜念珠菌病

（1）口腔念珠菌病：以急性假膜性念珠菌病（又称鹅口疮）最常见。多累及老人、婴幼儿及免疫功能低下者，新生儿可通过母亲产道被感染。起病急、进展快，在颊黏膜、上颚、咽、齿龈等黏膜部位出现凝乳状白色斑片，不易剥除（假膜），用力剥离后露出糜烂性潮红基底。

（2）生殖器念珠菌病：包括外阴阴道念珠菌病和念珠菌性包皮龟头炎，可通过性接触传染。前者多累及育龄期妇女，表现为外阴及阴道黏膜红肿，白带增多，呈豆渣样、凝乳块状或水样，带有腥臭味，自觉瘙痒或灼痛。后者多累及包皮过长或包茎的男性，表现为包皮内侧及龟头弥漫性潮红，附着乳白色斑片，可有多发性针帽大小的红色小丘疹，伴有脱屑。

【辅助检查】

皮肤黏膜念珠菌病取皮肤黏膜作直接镜检，可见菌丝或孢子，也可做真菌培养确定致病菌，或做荧光检查。

【处理原则】

处理原则是去除促发因素、保持皮肤清洁干燥、积极治疗基础疾病，必要时加强支持疗法。

1. 局部治疗

主要用于皮肤黏膜浅部感染。口腔念珠菌病可外用1%龙胆紫溶液或制霉菌素溶液；皮肤间擦疹和念珠菌性龟头炎可外用抗真菌溶液或霜剂；阴道念珠菌病根据病情选用制霉菌素、克霉唑或咪康唑栓剂。

2. 全身治疗

口服或静脉注射氟康唑或伊曲康唑，主要用于大面积和深部皮肤念珠菌病、复发性生殖器念珠菌病、甲沟炎及甲念珠菌病。

Note：

【护理措施】

1. 用药护理 避免搔抓，不盲目使用药物。甲念珠菌病、慢性皮肤黏膜念珠菌病需用药2~3个月或更长。对于长期使用抗生素、糖皮质激素、免疫抑制剂者及对于患有慢性病伴有抵抗力低下者，加强营养，增强机体抵抗力。性伴侣同时检查后用药，防止性接触传染。

2. 皮肤护理 保持皮肤的清洁卫生干燥，尽量少接触水，皮肤皱褶部位应扑粉剂。

思 考 题

1. 如何针对带状疱疹病人的局部疼痛进行护理？

2. 疣病病人局部冷冻后的护理包括哪些内容？

3. 如何对脓疱疹病人进行皮肤护理？

4. 如何针对浅部真菌病和念珠菌病病人进行健康教育？

第二节 变态反应性皮肤病

学 习 目 标

知识目标：

1. 掌握接触性皮炎、湿疹、药疹、荨麻疹的临床表现、处理原则和护理措施。

2. 熟悉原发性刺激物或接触性致敏物引起接触性皮炎的特点。

3. 了解不同类型荨麻疹临床表现的区别。

能力目标：

1. 能根据变态反应性皮肤病病人的不同分类和临床表现实施护理措施。

2. 能运用护理程序护理变态反应性皮肤病病人。

素质目标：

具有关爱病人、尊重病人、保护病人隐私的能力。

变态反应性皮肤病是由变态反应引起的一组炎症性皮肤病，又称过敏性皮肤病。变应原可通过食入、注射、吸入或与皮肤黏膜的直接接触等途径而引起机体过敏，导致炎症反应的发生。轻症影响健康，重症可困扰终身，甚至危及生命。变态反应参与大多数皮肤病的发病，处理原则基本相同，均为寻找病因、迅速脱离过敏源并积极对症处理。本章主要介绍接触性皮炎、湿疹、药疹和荨麻疹的临床表现、处理原则和护理。

一、接触性皮炎

导入情境与思考

李某，男性，23岁，因眼部皮肤瘙痒1d就诊。病人1d前因使用滴眼液后沿双眼内侧向下至下颌处的皮肤可见境界清楚的带状红斑，有瘙痒症状，未见水疱，无其他不适。

请思考：

1. 病人目前可能患有哪种疾病？

2. 针对病人的瘙痒，如何给予护理指导？

3. 如使用外用药物，应注意哪些原则？

接触性皮炎（contact dermatitis）是由于接触某些外源性物质后，在皮肤黏膜接触部位发生的急性或慢性炎症反应。

【病因与发病机制】

1. **原发性刺激物** 接触具有强烈刺激性（如强酸、强碱）或毒性的物质，或长期、反复接触有些刺激性较小的物质（如肥皂水、去污剂），接触部位可发生皮炎。

2. **接触性致敏物** 通常为低分子的化学物质如染料、生漆等，少数过敏体质者接触该类物质后，经过一段潜伏期，接触性致敏物由半抗原演变为全抗原时使机体致敏，再次接触同一种致敏物时，接触部位即发生变态反应性皮炎，以Ⅳ型变态反应居多。

【临床表现】

1. **急性接触性皮炎** 起病急，典型皮损为局限于接触部位边界清楚的红斑，有丘疹或丘疱疹，自觉瘙痒或灼痛，严重时红肿明显并出现水疱和大疱，破溃后呈糜烂面，偶可发生组织坏死或伴有全身症状。经积极处理，1~2周内可痊愈，遗留暂时性色素沉着。

知 识 链 接

速发型接触性反应

速发型接触性反应指皮肤接触某种物质后数分钟至数小时内发生的皮肤炎症反应，包括风团、潮红以及暂时性红斑湿疹样改变，可有瘙痒、刺痛或烧灼感。并在24h内消退。临床表现可分为4型。①接触性荨麻疹：由皮肤局部接触某些物质如食物、化妆品、橡胶乳或动物皮毛等引起的局部风团反应。②蛋白质接触性皮炎：由接触蛋白质或蛋白质样物质引起的湿疹样改变，多见于手部。③异位性接触性皮炎：指由IgE介导的发生于异位性个体的速发型接触性反应。④接触性荨麻疹综合征：指除局部风团反应外，尚有全身性反应，严重者可以发生过敏性休克。

---

2. **亚急性和慢性接触性皮炎** 如接触物的刺激性较弱或浓度较低，皮损开始可呈亚急性，表现为轻度红斑、丘疹，境界不清。长期反复接触可导致局部皮损慢性化，表现为轻度增生及苔藓样变。

3. **特殊类型接触性皮炎** 常见的有化妆品皮炎、尿布皮炎、漆性皮炎和空气源性接触性皮炎。

【辅助检查】

一般通过病人的临床表现而不需要进行特殊的检查便可确诊。划痕试验和斑贴试验可以检测病人对试验物是否过敏。

【处理原则】

处理原则包括寻找病因、迅速脱离接触物并积极对症处理。

1. **局部治疗** 急性期红肿明显时外用炉甘石洗剂，渗出多时用3%硼酸溶液湿敷；亚急性期有少量渗出时外用糖皮质激素糊剂或氧化锌油，无渗液时用糖皮质激素霜剂；有感染时加用抗生素；慢性期选用具有抗炎作用的软膏。

2. **全身治疗** 以止痒、脱敏为主，视病情轻重内服抗组胺药或糖皮质激素。

【护理措施】

1. **皮肤护理** 去除致敏物质，立即用流动清水冲洗接触部位，至少10~30min，避免热水、肥皂、搔抓、摩擦等刺激。急性期无渗液时外用止痒药，有渗液时用3%硼酸溶液或生理盐水冷湿敷，有水疱时用无菌注射器抽吸后再冷湿敷,注意无菌换药,防止感染;亚急性皮损待干燥后,外用皮质类固醇霜剂,涂抹时不宜过多过厚;慢性期皮损较顽固,外用药可增加涂抹次数,充分揉进皮损内。疼痛明显时,酌情给予镇痛、镇静药物。瘙痒症状严重时,可局部冷敷或涂止痒液、炉甘石洗剂等以缓解症状。

2. 用药护理 主要是类固醇药物的用药护理:①局部使用类固醇药膏用量太多会引起皮肤变薄、表皮血管扩张及皮肤出现皱褶等副作用,涂抹薄薄一层即可。②面部、外生殖器或皮肤皱褶处的皮疹只能用低效类固醇药膏。③长期口服类固醇药物者易并发感染,严格遵医嘱用药,注意观察治疗效果和不良反应,如副作用过大,遵医嘱调整药物剂量、停药或改用其他药物,不可骤然停药。

3. 健康教育 ①尽可能找出并牢记致敏物质,避免再接触;②加强个人防护,如戴手套、穿防护服、戴口罩或外涂防护霜;③饮食清淡,多食水果蔬菜,避免食用易致敏食物,忌辛辣刺激及海鲜等食物;④不论接触何种物质导致过敏后,用清水反复冲洗,尽快就医。

二、湿疹

———————————————— 导入情境与思考 ————————————————

刘某,女性,30岁,因反复双下肢出现丘疱疹1年就诊。病人无明显诱因反复出现双下肢多处小片状类圆形红斑,密集成簇的丘疱疹,渗出明显,界限清楚,自觉瘙痒,冬重夏轻。

请思考:

1. 病人目前可能患有哪种疾病?

2. 如使用外用药物,应使用哪一种剂型的外用药?

3. 病人询问如何避免病情加重,护士该如何给予健康宣教?

湿疹(eczema)是一种由多种内、外因素引起的有明显渗出倾向的真皮浅层及表皮过敏性炎症性皮肤病。急性期皮损以丘疱疹为主,有渗出倾向;慢性期以苔藓样变为主,易反复发作。

【病因与发病机制】

确切病因尚不清楚,可能与各种内、外部因素共同作用引起的迟发型变态反应有关。

1. 内部因素 常见的有慢性感染病灶、内分泌及代谢改变、血液循环障碍、神经精神因素、遗传因素等,其中遗传因素与个体的易感性有关。

2. 外部因素 本病可由食物、吸入物、生活环境、动物毛皮和各种化学物质诱发或加重。

【临床表现】

根据病程和临床特点,湿疹可分为急性、亚急性和慢性3类。

1. 急性湿疹 好发于面、耳、手、足、前臂、小腿外露部位,重者可弥漫全身,常对称分布。皮损表现为红斑、水肿基础上粟粒大小丘疹、丘疱疹、水疱,融合成片,境界不清,向周边逐渐稀疏,瘙痒剧烈,常因搔抓出现糜烂和渗出。如继发感染则形成脓疱、脓液、脓痂、淋巴结肿大,甚至出现发热等全身症状;如合并单纯疱疹病毒感染,可形成严重的疱疹性湿疹。

2. 亚急性湿疹 因急性炎症减轻、不当处理后发展而来。表现为红肿及渗出减轻,糜烂面结痂、脱屑,瘙痒剧烈。

3. 慢性湿疹 多由急性及亚急性湿疹迁延而来,也可一开始就表现为慢性化。好发于手、足、小腿、肘窝、股部、乳房、外阴、肛门等处,多对称发病。患部皮肤浸润性暗红斑上有丘疹、抓痕及鳞屑,局部皮肤肥厚、表面粗糙,有不同程度的苔藓样变、色素沉着或色素减退。常呈阵发性瘙痒,病情时轻时重,延续数月或更久。

【辅助检查】

湿疹一般不需要特殊检查就可直接确诊。当有多种可疑致敏物时，可以做斑贴试验、划痕试验以寻找病因。如果湿疹病人合并有细菌或真菌感染等，可以对局部组织或分泌物进行培养。如需要排除皮肤恶变，可进行组织病理学检查。

【处理原则】

尽可能寻找发病原因，避免各种外界刺激，避免易致敏和刺激性的食物。

1. **局部治疗** 急性期无渗液或渗出不多者可用氧化锌油，渗出多者可用 3% 硼酸溶液湿敷，渗出减少后用糖皮质激素霜剂，可和油剂交替使用；亚急性期可选用糖皮质激素乳剂、糊剂，为防止和控制继发性感染，可加用抗生素类；慢性期可选用软膏、硬膏、涂膜剂；顽固性局限性皮损可用糖皮质激素作皮损内注射。

2. **全身治疗** 可用抗组胺药、镇静安定剂等抗炎、止痒。一般不宜使用糖皮质激素。急性期可用钙剂、维生素 C、硫代硫酸钠等静脉注射或普鲁卡因静脉封闭；有继发感染者加用抗生素。

【护理评估】

1. **健康史** 评估内容包括：①一般情况：病人的年龄、过敏史、病程长短。②相关因素：是否有药物、食物、物理化学刺激、微生物及寄生虫接触史，是否有其他内脏疾病等。③饮食习惯：是否有偏食，是否经常吃海鲜、辛辣等食物，是否经常大量饮用咖啡、酒、浓茶等。④神经精神因素：是否因工作紧张、精神压力大或过度疲劳导致湿疹发作。

2. **身体状况**

（1）症状与体征：①评估皮疹的位置及分布情况：四肢或躯干、暴露或遮盖部位、广泛性或局限性、对称性或单侧性、分隔性或融合性。②评估皮疹为原发皮疹或继发皮疹。③评估皮疹是否有感染：如有无局部皮肤红肿热痛、渗液、有脓性分泌物等，有无体温过高、白细胞升高等全身感染征象。④评估皮疹是否疼痛及疼痛部位、性质、程度、发作时间、持续时间等。⑤评估皮疹是否有水肿、渗出，评估渗出的部位、量、性质；水肿的原因、部位、程度、性质。急性期较严重的水肿渗出是否影响活动。⑥评估瘙痒的时间、程度、特点，瘙痒是否在夜间明显，影响睡眠。

（2）辅助检查：①组织病理：表皮显示细胞间及细胞内水肿，乃至海绵形成；棘层内及角层下有水疱，疱内含少数淋巴细胞、中性粒细胞及崩解的表皮细胞。②皮肤专科检查：皮损的分布部位、面积、外观形态、发生时间及周期评估等。③实验室检查：白细胞增高、嗜酸粒细胞增高等。

3. **心理 - 社会状况** 湿疹病人由于瘙痒严重，心情烦躁，影响正常生活，使病情加剧，形成恶性循环。尤其是病程长、泛发全身的病人，大多失去信心，医从性差。

【常见护理诊断 / 问题】

1. **舒适受损** 与湿疹剧烈瘙痒有关。
2. **皮肤完整性受损** 与皮损破溃有关。
3. **知识缺乏**：缺乏预防、治疗和护理本病的知识。
4. **恐惧、焦虑** 与疾病的反复和急性期病情的加重导致不良情绪有关。

【护理目标】

1. 病人瘙痒减轻或消失。
2. 病人在住院期间不再有新的破溃出现或破溃好转。
3. 病人获得预防、治疗和护理本病的知识。

Note：

4.病人情绪稳定,积极配合治疗。

【护理措施】

1. **瘙痒护理**　①保持室内温湿度适宜,夏季开空调的时间不宜过长。②洗澡不宜过勤,洗浴后涂抹护肤乳液或护肤油。③冷湿敷降低局部皮肤温度,减轻瘙痒。④感觉瘙痒难忍,可用手掌按压、拍打或按摩以代替搔抓。⑤保持良好的情绪,避免突然的情绪变化使瘙痒加重。

2. **皮肤护理**　注意观察局部皮肤的变化。急性期无渗液时外用止痒药,有渗液时用 3% 硼酸溶液或生理盐水冷湿敷,有水疱时用无菌注射器抽吸后再冷湿敷,注意无菌换药,防止感染;亚急性皮损待干燥后,外用皮质类固醇霜剂,涂抹时不宜过多过厚;慢性期皮损较顽固,外用药可增加涂抹次数,充分揉进皮损内。疼痛明显时,酌情给予镇痛、镇静药物。瘙痒症状严重时,可局部冷敷或涂止痒液、炉甘石洗剂等以缓解症状。

3. **用药护理**　参见本节接触性皮炎的用药护理。注意观察治疗效果和不良反应,为医师及时调整药物提供依据,如副作用过大,及时调整药物剂量、停药或改用其他药物。

4. **治疗配合**　遵医嘱给予治疗性的浸浴疗法,如淀粉浴、油浴。注意调节室温、水温,避免感冒或烫伤,严密观察病人有无不适反应。血压高于 160/100mmHg、进食后半小时内或空腹时,不能进行浸浴疗法。

5. **健康教育**　①找出并牢记致敏物质,避免再接触。②生活要规律,忌熬夜、过度劳累,注意锻炼身体,养成良好的生活习惯。③穿宽松透气、清洁、柔软的棉质衣服,避免各种外界刺激,如抓、烫、肥皂擦洗等,以减少创伤、出血及感染。④戒烟酒、浓茶和咖啡,饮食清淡,营养均衡,忌食海鲜和辛辣刺激食物。⑤解除顾虑,增强信心,保持乐观向上,学会自我调整,避免不良情绪诱发或加重病情。

【护理评价】

通过治疗与护理,病人是否:①瘙痒减轻或消失;②破溃皮肤得以控制或好转;③了解预防、治疗和护理措施;④病人情绪稳定,积极配合治疗。

三、药疹

导入情境与思考

何某,女性,40 岁,因癫痫多年,1 个月前开始口服卡马西平,癫痫控制良好,暂未停药。1 周前出现躯干、头面部、四肢散在性红斑,且逐渐扩大、融合并扩展到全身,自觉轻度瘙痒。随后红斑部位出现弥漫性肿胀。目前全身弥漫性脱屑,量多呈糠秕样,伴有唇部、眼睑黏膜糜烂。

请思考:

1. 该病人的主要护理诊断/问题是什么?

2. 目前首要的处理原则是什么?

3. 如何对该病人进行皮肤护理?

药疹(drug eruption)亦称药物性皮炎(dermatitis medicamentosa),是药物的一种不良反应,是药物通过各种途径进入人体后引起的皮肤、黏膜炎症反应,严重者可累及机体其他系统。

【病因】

1. **个体因素**　不同个体对药物反应的敏感性差异较大,包括遗传因素(过敏体质)、某些酶的缺陷、机体病理或生理状态的影响等。同一个体在不同时期对药物的敏感性也可不同。

2. 药物因素 临床上易引起药疹的药物有：①抗生素；②解热镇痛药；③镇静催眠药及抗癫痫药；④抗痛风药物；⑤异种血清制剂及疫苗；⑥中药及制剂。

【发病机制】

1. 变态反应 多数属于此类反应。少数药物具有完全抗原的作用；大多数药物为小分子化合物，属于半抗原，在机体内和大分子量的载体通过共价键结合后才能成为完全抗原并激发免疫反应。少数药物进入人体后，在光线诱导下可转变为抗原性物质，引起光变态反应性药疹。

2. 非变态反应 相对较少。其可能的发病机制有药理作用、过量反应、蓄积作用、个体某些代谢酶缺陷或抑制、光毒性反应等。

【临床表现】

1. 固定型药疹（fixed drug eruption） 好发于口唇、口周、龟头等皮肤-黏膜交界处，手足背及躯干亦可发生。典型皮损为圆形或类圆形、水肿性暗紫红色斑疹，直径 1～4cm，常单发，境界清楚，绕以红晕。重者红斑上可出现水疱，黏膜皱褶处易糜烂渗出。自觉瘙痒。停药 1 周左右红斑可消退并遗留灰黑色色素沉着斑。

2. 荨麻疹型药疹（urticarial drug eruption） 较常见，表现与急性荨麻疹相似，持续时间较长，同时可伴有血清病样症状；若致敏药物排泄缓慢或因不断接触微量致敏原，则可表现为慢性荨麻疹。

3. 麻疹型或猩红热型药疹（morbilliform drug eruption and scarlaliniform drug eruption） 突然发病，可伴发热等全身症状。麻疹型药疹类似麻疹，为散在或密集分布、针头至米粒大小的红色斑疹或斑丘疹，以躯干为多，对称分布，可泛发全身，重者伴发小出血点，伴明显瘙痒。猩红热型药疹酷似猩红热的皮损，初起为小片红斑，从面颈、上肢、躯干向下发展，于 2～3d 内遍布全身并相互融合，伴面部四肢肿胀，尤以皱褶部位及四肢屈侧更为明显。皮损消退后可伴糠状脱屑。

4. 湿疹型药疹（eczematous drug eruption） 病人多先出现接触性皮炎，再次使用相同或相似药物出现大小不等的红斑、丘疹、丘疱疹及水疱，常融合成片，泛发全身，可继发糜烂、渗出和脱屑等。

5. 紫癜型药疹（purpuric drug eruption） 轻者表现为双侧小腿红色瘀点或瘀斑，散在或密集分布，可略隆起于皮面，压之不褪色，有时可伴风团或中心发生小水疱或血疱；重者四肢躯干均可累及，可伴有关节肿痛、腹痛、血尿和便血等表现。

6. 多形红斑型药疹（erythama multiforme drug eruption） 多对称分布于四肢伸侧、躯干。皮损为豌豆至蚕豆大小、圆形或椭圆形水肿性红斑、丘疹，境界清楚，中心呈紫红色（虹膜现象），常出现水疱。自觉瘙痒，累及口腔及外生殖器黏膜时可疼痛。如皮损泛发全身并在原有皮损基础上出现大疱、糜烂及渗出，出现剧烈疼痛、高热、外周血白细胞计数升高、肾功能损害及继发感染等，称为重症多形红斑型药疹，可导致病人死亡。

7. 大疱性表皮松解型药疹（drug-induced bullosa epidermalysis） 属于重型药疹，起病急骤，部分病人开始时表现为多形红斑型或固定型药疹，皮损迅速波及全身并出现大小不等的松弛性水疱或大疱，尼氏征阳性，稍受外力即形成糜烂，出现大量渗出，可形成大面积表皮坏死松解；触痛明显。口腔、眼、呼吸道和胃肠道黏膜也可累及，全身中毒症状较重，伴高热、乏力、恶心、呕吐和腹泻等全身症状；严重者常因继发感染、肝肾功能衰竭、水电解质紊乱或内脏出血等而死亡。

8. 剥脱性皮炎型药疹（drug-induced exfolialive dermatitis） 属于重型药疹，皮损初呈麻疹样或猩红热样，逐渐加重并融合成全身弥漫性潮红、肿胀，尤以面部及手足为重，可出现丘疱疹或水疱，伴糜烂和少量渗出；2～3 周后皮肤红肿渐消退，全身出现大量鳞片状或落叶状脱屑，手足部则呈手套或袜套状剥脱，头发、指/趾甲可脱落（病愈后可再生）。可累及口腔黏膜和眼结膜；全身浅表淋巴结常肿大，可伴有支气管肺炎、药物性肝炎，外周血白细胞可显著增高或降低，甚至出现粒细胞缺乏。病程较长，如不及时治疗，严重者常因全身衰竭或继发感染而死亡。

【辅助检查】

1. 体内试验　①皮肤试验:以皮内试验较常用,准确度高。②药物激发试验:药疹消退一段时间后,内服试验剂量,以探查可疑致敏药物。仅适用于口服药物所致的轻型药疹,同时疾病本身又要求必须使用该药治疗时,禁用于速发型变态反应性药疹和重型药疹病人。

2. 体外试验　体外试验安全性高,但结果不稳定。可选择嗜碱性粒细胞脱颗粒试验、放射变应原吸附试验、淋巴细胞转化试验、琼脂弥散试验等。

【处理原则】

药疹确诊后,首先立即停用一切可疑药物,再根据不同类型进行处理。

1. 轻型药疹　停用致敏药物后,皮损多迅速消退。给予抗组胺剂、维生素 C 等,必要时给予中等剂量泼尼松,皮损消退后可逐渐减量直至停药。局部若以红斑、丘疹为主,外用炉甘石洗剂或糖皮质激素霜剂,以糜烂渗出为主用 0.1% 依沙吖啶、3% 硼酸溶液等湿敷。

2. 重型药疹　原则为及时抢救、降低死亡率、减少并发症和缩短病程。

(1)及早足量使用糖皮质激素:一般可给氢化可的松、地塞米松或甲泼尼松龙静脉滴注,尽量在 24h 内均衡给药。皮损颜色转淡、无新发皮损、体温下降后逐渐减量。

(2)防治继发感染:如有感染存在,选用抗生素时应注意避免使用易过敏药物,并结合细菌学检查结果选用。

(3)加强支持疗法:高热、进食困难、创面大量渗出或皮肤大片剥脱等常导致低蛋白血症、水电解质紊乱,应及时加以纠正,必要时可输入新鲜血液、血浆或白蛋白以维持胶体渗透压、减少渗出;若伴有肝脏损害,加强保肝治疗。

(4)外用药物治疗:对皮损面积广、糜烂渗出重者注意保暖,用 3% 硼酸溶液或生理盐水湿敷。累及黏膜者定期冲洗以减少感染及防止球睑结膜粘连。

【护理措施】

1. 饮食指导　宜高热量、高蛋白、丰富维生素、温度适中、易消化的流质或半流质饮食,多吃新鲜水果、蔬菜,防止疾病消耗引起的营养缺乏。鼓励病人多饮水,加速有毒物质排出。有异种蛋白过敏者忌食鱼、虾等海产品及辛辣刺激性食物。

2. 清洁消毒　床单、被套严格消毒灭菌,室内紫外线照射,每日 30～60min,定时通风换气,防止环境污染引起皮损感染。减少探视,避免交叉感染。

3. 预防并发症　必要时卧床休息,保持呼吸道通畅,协助拍背,促进咳嗽、排痰。鼓励病人勤翻身,防止压力性损伤的发生。出现严重全身中毒症状者,如躁动,床边加护栏,防摔伤,必要时给予约束。

4. 用药护理　用药前仔细询问药物过敏史,注意药疹的早期症状,如突然出现瘙痒、红斑、发热等表现,立即停用一切可疑药物并密切观察,妥善处理。避免滥用药物,采取安全给药途径,对过敏体质者尽量选用致敏性较低的药物,注意复方制剂中是否含有过敏药物。加强用药后观察,避免药物交叉过敏。大剂量激素应用时,观察有无并发症及副作用,做好相应护理。

5. 皮肤护理　重症药疹病人角膜、口腔黏膜、外阴黏膜损害明显,做好相应部位的皮肤护理。

6. 健康教育　讲解本病防治知识,杜绝药物滥用。告知病人致敏药物,并记入病历首页或建立药物禁忌卡片,嘱病人牢记,每次就诊时告知医师。皮疹瘙痒,可外用或口服止痒药物,避免热水洗烫、剧烈搔抓,防止皮肤破溃继发感染。

四、荨麻疹

———————————————————— 导入情境与思考 ————————————————————

汪某,女性,35 岁,近 1 个月来全身皮肤瘙痒,用手搔抓或用钝器划过皮肤后,沿划痕处发生条状隆起,不久后又可自行消退。

请思考:

1. 可考虑的诊断是什么?

2. 如何减轻病人的皮肤瘙痒?

荨麻疹(urticaria)是由于皮肤、黏膜小血管反应性扩张及渗透性增加而产生的一种局限性水肿反应。

【病因】

多数病人不能找到确切原因,尤其是慢性荨麻疹。常见病因如下:

1. **食物** 食物中有的可作为变应原引起机体变态反应,有的则可刺激肥大细胞释放组胺。常见的有动物性蛋白(如鱼虾、蟹贝、肉类、牛奶和蛋类等)、植物性食品(如蕈类、可可、番茄和大蒜等)以及某些食物调味品和添加剂。

2. **药物** 许多药物通过引起机体变态反应而导致本病,如青霉素、血清制剂、各种疫苗等;有些药物可为组胺释放物,如阿司匹林、吗啡、奎宁、肼屈嗪、阿托品、罂粟碱和多黏菌素 B 等,还有的是药物添加剂中的赋形剂、防腐剂及抗氧化剂。

3. **感染** 各种病毒感染、细菌感染、真菌感染和寄生虫感染等。

4. **物理因素** 如冷、热、日光、摩擦及压力等。

5. **呼吸道吸入物及皮肤接触物** 如动物皮毛、昆虫毒素、蛇毒、海蜇毒素、荨麻及花粉等。

6. **精神及内分泌因素** 如精神紧张、情绪波动、抑郁等。

7. **系统性疾病** 风湿热、类风湿性关节炎、系统性红斑狼疮、恶性肿瘤、代谢障碍及内分泌紊乱等疾病。

【发病机制】

1. **变态反应性** 多数为 IgE 介导的 I 型变态反应,少数为 II 型(多见于输血反应)或 III 型(见于血清病及荨麻疹性血管炎)。

2. **非变态反应性** 某些食物、药物、各种动物毒素以及物理、机械性刺激直接刺激肥大细胞释放组胺,导致荨麻疹。

【临床表现】

1. **急性荨麻疹** 起病较急。突然自觉皮肤瘙痒,出现大小不等、形态不规则的红色风团,孤立或散在,也可融合成片;微血管内血清渗出急剧时,压迫管壁,风团可呈苍白色,皮肤凹凸不平。数小时内水肿减轻,风团变为红斑并逐渐消失,持续时间一般不超过 24h,但新风团可不断发生。重者伴心慌、烦躁、恶心、呕吐甚至血压降低等过敏性休克的症状。胃肠道黏膜受累时出现恶心、呕吐、腹痛和腹泻等症状,累及喉头、支气管时,出现呼吸困难甚至窒息。引起感染时可出现寒战、高热、脉速等全身中毒症状。

2. **慢性荨麻疹** 皮损反复发作超过 6 周者称为慢性荨麻疹。全身症状一般较轻,风团时多时少,反复发生,常达数月或数年之久,偶可急性发作。

Note:

3. 特殊类型荨麻疹 ①皮肤划痕症(dermatographism):又称人工荨麻疹。表现为用手搔抓或用钝器划过皮肤后,沿划痕出现条状隆起,伴瘙痒,不久后可自行消退。②寒冷、热、日光、压力、震颤性荨麻疹:表现为接触寒冷或温热物体、日光照射、压力或震动刺激后,产生风团或斑块状水肿。③胆碱能性荨麻疹(cholinergic urticaria):主要由于运动、受热、情绪紧张、进食热饮或乙醇饮料后,躯体深部温度上升,促使乙酰胆碱作用于肥大细胞而发病。表现为受刺激后数分钟出现风团,直径为2~3mm,周围有红晕,常散发于躯干上部和上肢,互不融合,自觉剧痒;有时仅有剧痒而无皮损,可于0.5~1h消退。偶伴发乙酰胆碱引起的全身症状等,头晕严重者可致晕厥。以1:5 000乙酰胆碱作皮试或划痕试验,结果阳性。

【辅助检查】

除划痕试验等过敏试验外,还可以通过酶免疫法快速、准确地检测病人的过敏原。

【处理原则】

处理原则为去除病因、抗过敏和对症治疗。

1. 局部治疗 夏季选止痒液、炉甘石洗剂、锌氧洗剂等,冬季则选有止痒作用的乳剂(如苯海拉明霜)。日光性荨麻疹局部使用遮光剂。

2. 全身治疗 ①急性荨麻疹选用抗组胺药,维生素C及钙剂降低血管通透性,与抗组胺药有协同作用。病情严重,伴有休克、喉头水肿及呼吸困难者,立即就地抢救。②慢性荨麻疹以抗组胺药为主。风团控制后宜继续用药并逐渐减量。单种抗组胺药无效时,可2~3种联用或交替使用。顽固性荨麻疹联用H_1、H_2受体拮抗剂,酌情选用利血平、氨茶碱、氯喹、雷公藤等口服。③特殊类型荨麻疹:在抗组胺药基础上,根据不同类型荨麻疹联合使用不同药物。如皮肤划痕症可用酮替芬;寒冷性荨麻疹用酮替芬、赛庚啶等;胆碱能性荨麻疹用酮替芬、阿托品、溴丙胺太林;日光性荨麻疹用氯喹;压力性荨麻疹用羟嗪。

【护理措施】

1. 瘙痒护理 参见本节湿疹的瘙痒护理。

2. 急救配合 对有消化道、呼吸道症状病人,密切观察病情变化,做好急救准备。多次反复发生皮疹、腹部疼痛和腹泻等提示病情反复。如主诉咽部有异物感,提示病人有轻微的喉头水肿;如出现严重的憋气、呼吸困难等症状,则提示有喉头水肿的危急状况。若发生喉头水肿,立即给予吸氧、建立静脉通路,准备气管切开包或气管插管等,积极配合医师进行急救。

3. 用药护理 注意观察抗组胺药物的疗效及副作用,劝阻服药的病人驾车、高空作业等。静脉注射钙剂时,动作要缓慢并防止外漏,如有外漏及时处理,防止组织坏死。若输液中应用大剂量糖皮质激素,滴速不宜过快,否则易引起心慌、头昏等症状。

4. 健康教育 参见本节湿疹的健康教育。

第三节 动物性皮肤病

———— 学 习 目 标 ————

● 知识目标:
1. 掌握疥疮、蜂蝎蜇伤及虱病的临床表现、处理原则和护理措施。
2. 熟悉在户外避免昆虫咬伤的健康指导。
3. 了解疥疮、蜂蝎蜇伤及虱病的病因和发病机制。

能力目标：
1. 能根据动物性皮肤病病人的分类和临床表现实施护理措施。
2. 能运用护理程序护理动物性皮肤病病人。

素质目标：
1. 尊重病人，注重保护病人的隐私。
2. 关爱病人，积极为病人和家属提供心理支持。

多种动物能通过机械性损伤、毒性刺激、变态反应或异物反应等损害人体皮肤，引起动物性皮肤病，临床上以昆虫及寄生虫最为常见。本章主要介绍疥疮、虫咬伤和虫蜇伤、虱病的临床表现、处理原则以及护理，重点是指导如何预防动物性疾病的发生以及发生后的用药及皮肤护理。

一、疥疮

 ———————————— 导入情境与思考 ————————————

李某，男性，25 岁，因全身瘙痒 15d 入院。病人 15d 前出现全身瘙痒，可见散在皮疹，当地医院按皮炎或湿疹治疗无效，且皮损加重，夜间瘙痒明显。家中多人出现类似皮疹。体格检查：全身以腹部、大腿内侧为主，散在分布针头大小红色或皮色丘疹，部分结痂少许渗出，手指间渗出明显；阴囊、包皮可见散在结节。

请思考：
1. 病人目前存在哪些护理诊断／问题？
2. 如何指导该病人进行皮肤护理？
3. 在日常生活中，该病人需要注意什么？

疥疮（scabies）是由疥螨（sarcoptes scabiei）引起的接触传染性皮肤病。

【病因与发病机制】

疥疮主要由人型疥螨引起，通过直接接触（如身体接触、握手等）或间接接触被污染的被褥、衣物传染。疥螨在皮肤角质层内掘凿隧道引起机械性刺激，分泌毒液及排泄物刺激皮肤引起变态反应以及雌疥螨滞留在皮肤角质层内引起异物反应均可导致皮肤剧烈瘙痒。

【临床表现】

疥疮好发于皮肤薄嫩部位，婴幼儿任何部位均可受累。皮损为散在米粒大小的肤色或淡红色丘疹、丘疱疹和灰白色或浅灰色线状隧道，严重者顶端可出现脓疱；男性在阴囊、阴茎、龟头等部位可出现直径 3～5mm 的疥疮结节。自觉剧烈瘙痒，晚间为甚。久病者常因搔抓而出现湿疹样变或继发脓皮病、淋巴结炎。本病多发生于冬季，病程长短不一，有的可迁延数月。

【辅助检查】

刮取丘疹顶部的角质部分，在显微镜下观察是否有疥虫，对诊断具有价值。矿物油刮检法亦可辅助诊断。

【处理原则】

以外用药物治疗为主。

1. 局部治疗　可用 10%～20% 硫黄软膏（婴幼儿用 5%）、5% 三氯苯醚菊酯霜、10%～25% 苯甲酸苄酯乳膏或 1% γ-666 霜涂抹全身。疥疮结节可外用或结节内注射糖皮质激素，也可液氮冷冻或手术切除结节。

2. 全身治疗　如外用药无效、大范围流行或继发化脓性感染可选用伊维菌素抗感染治疗。瘙痒严重者可于睡前口服镇静止痒药。

【护理评估】

1. 健康史　评估个人卫生状况，密切生活者是否发生过疥疮；是否与疥疮病人共用生活用品；是否饲养宠物及宠物患病情况。

2. 身体状况　评估皮肤薄嫩部位是否出现丘疹、丘疱疹和浅灰色线状隧道、抓痕等；局部有无继发改变或并发淋巴结炎；夜间皮损瘙痒有无影响睡眠。辅助检查：采用针挑法或刮片法可检出疥螨或疥螨残体及疥虫卵。

3. 心理 - 社会状况　评估病人是否因剧烈的瘙痒及疾病的传染性而产生烦躁、焦虑情绪。

【常见护理诊断/问题】

1. **睡眠型态紊乱**　与夜间皮损剧烈瘙痒有关。
2. **潜在并发症**：感染。
3. **有传染的危险**　与疾病具有传染性有关。
4. **焦虑**　与疾病反复发作、剧烈瘙痒、担心传染他人及疾病预后有关。

【护理目标】

1. 病人皮肤瘙痒减轻，睡眠良好。
2. 病人皮肤维持完整性，未发生感染。
3. 病人皮肤中的疥螨未传染至他人。
4. 病人情绪稳定，积极配合治疗。

【护理措施】

1. 隔离防护　及时隔离病人，接触疥疮病人后，用肥皂或硫黄皂洗手，以免传染。

2. 用药护理　① 1% γ-666 霜有毒性，孕妇或哺乳妇女慎用，成人用量不超过 30g, 12～24h 后温水洗去。②擦药前用温水洗澡，擦药时先将好发部位及皮损密集处擦药 1 次，稍微用力揉擦以利于药物吸收，然后从颈部（婴儿包括头面）到足部涂擦全身，不要遗漏皮肤皱襞处、肛门周围和指甲的边缘及甲襞。③用药期间不洗澡，不更衣，以保持药效。④注意外用药物的刺激反应，及时调整药物配方浓度。⑤因疥卵发育为成虫需要 1 周的时间，故治愈后观察 1 周，未复发才为治愈。用药 2 周后出现新皮疹者要重复 1 个疗程。

3. 饮食护理　饮食宜清淡，忌食猪头肉、羊肉、鹅肉、虾、蟹、芥菜等刺激性食物。

4. 心理护理　向病人讲解疥疮的发病原因及治疗过程，告知晚间皮损瘙痒是本病特征之一，以减轻病人焦虑，改善睡眠。

5. 健康教育　①注意个人卫生，勤洗澡更衣，常洗晒被褥，一般在 50℃水中浸泡 10min 即可达到灭虫目的；不宜烫洗者，放置于阳光下暴晒 1～2d。②疥疮病人自觉遵守公共场所规定，不去公共泳池，以免传染他人。③患病期间禁止性生活，以防传播。④家庭或集体宿舍中的病人同时治疗；人与动物的疥虫可以互相传染，家里如有宠物发病，及时治疗。

【护理评价】

通过治疗与护理,病人是否:①瘙痒不适减轻,睡眠改善;②皮肤完整,感染得以预防或得到及时发现和处理;③疥螨被阻止传染至他人;④焦虑程度减轻。

二、虫咬伤和虫蜇伤

 ——————————— 导入情境与思考 ———————————

刘某,女性,45 岁,因户外活动被虫咬伤出现发热、头痛、头晕、恶心 1h 就诊。体格检查:面部左侧有灼痒感,局部红肿,中央有一瘀点,并有水疱,口唇出现高度水肿。

请思考:

1. 该病人最有可能的诊断是什么?

2. 目前该病人首要的处理措施是什么?

3. 户外活动时如何避免蚊虫叮咬?

本组疾病多为蚊、蠓、蜂、蝎等咬蜇引起。

【病因】

1. **蚊** 有刺吸型口器,雌蚊吸血的同时分泌能防止血液凝固并可使局部皮肤过敏的唾液。

2. **蠓** 比蚊小,呈黑褐色,夏秋季节最常见,成群飞舞于草丛、树林及农舍附近。

3. **蜂** 常见蜇人的蜂类有蜜蜂、黄蜂和土蜂等,蜂尾毒刺蜇入皮肤,多数蜂毒汁为酸性,主要成分为蚁酸、盐酸、正磷酸,而胡蜂毒汁为碱性,含有组胺、5-羟色胺、缓激肽、磷脂酶 A、透明质酸酶、神经毒素等物质。

4. **蝎** 有尾部弯钩,即刺蜇器,蜇人时将含神经性毒素、溶血毒素、抗凝素等的强酸性毒液注入皮肤,引起皮炎或全身中毒症状。

【临床表现】

1. **蚊、蠓叮咬** 因人而异,叮咬处出现针尖至针帽大小的红斑疹或瘀点,也可表现为水肿性红斑、丘疹、风团,自觉瘙痒。婴幼儿被叮咬后可出现血管性水肿。

2. **蜂蜇伤** 蜇伤后立即有刺痛、灼痒感,局部红肿,中央有一瘀点,可出现水疱、大疱,眼周或口唇可高度水肿。重者出现畏寒、发热、头痛、恶心、呕吐、烦躁等全身症状或抽搐、肺水肿、昏迷、休克甚至死亡。蜇伤后 7~14d 可发生血清病样迟发超敏反应。

知 识 链 接

蜂毒对神经系统的作用

蜂毒因蜂种的不同而成分各异,主要成分包括生物胺类、多肽类、激肽类和酶类。蜂毒具有向神经性,在大脑网状组织上具有阻滞作用和溶胆碱活性,并能改变皮层的生物电活性,尤其是蜂毒肽(melittin)对 N 胆碱受体有选择性阻滞作用,可使中枢神经系统突触内兴奋传导阻滞,并表现出中枢性烟碱型胆碱受体阻滞作用。蜂毒肽还能抑制周围神经冲动传导。蜂毒中含有的非磷脂蛋白可以诱发脑炎,另外磷脂酶 A 可以促使神经系统磷脂膜释放出磷脂碱基蛋白及其他抗原,诱发免疫反应,导致脑组织损伤。

3. 蝎蜇伤　蜇伤后局部立即剧烈疼痛，溶血性毒素引起明显的水肿性红斑、水疱或瘀斑、坏死，甚至引起淋巴管炎或淋巴结炎。神经性毒素作用于中枢神经系统和心血管系统，病人出现不同程度的全身症状，如头痛、头晕、恶心、呕吐、流涎、心悸、嗜睡、喉头水肿等，甚至呼吸麻痹而死亡。

【处理原则】

蚊、蠓叮咬外用 1% 薄荷或炉甘石洗剂、樟脑搽剂，瘙痒明显可口服抗组胺药。

蜂蜇后立即将毒刺拔出并挤出毒液，用水冲洗后局部冷湿敷。再酌情口服或肌注抗组胺药。过敏性休克者积极抗休克治疗。

蝎蜇伤后立即用止血带扎紧被蜇部位的近心端或放置冰袋并尽量将毒汁吸出，用肥皂水、稀氨水冲洗，再用碳酸氢钠溶液冷湿敷以中和酸性毒汁。疼痛剧烈时取 1% 盐酸依米丁水溶液 3ml，加 2% 利多卡因于蜇伤部位的近心端及伤口周围皮下注射，可迅速镇痛消肿。全身症状明显时用抗组胺药、糖皮质激素等，并及时抢救。

【护理措施】

1. 局部护理　大多数昆虫咬伤引起轻度肿痛，用清水或肥皂水清洗伤口，纱布覆盖。冷敷可减少肿胀、痒感等不适。伤口如有蜇刺，用尖头镊子或尖针、刀片等从皮肤外的毒囊前顺势向后将毒刺挑出再行创面处理。

2. 健康教育　宣传本病的防治常识：①注意环境卫生，吃剩的食物勿乱丢弃，夜间关好门窗、挂好蚊帐，熄灯睡觉，防止昆虫飞入。②选用对人无害的杀虫喷雾喷洒等。③注意清洗、消毒已接触过皮损的毛巾或衣服。④户外活动时加强防护，尽量避免穿花色或鲜亮的衣服，勿擦香水、发胶。⑤发现周围有蜂围绕时，切忌跑、动、打，先静止不动再慢慢退回，等蜂飞回去时赶快撤离。如遇蜂群，保持冷静，慢慢移动，避免拍打或快速移动。如无法逃离，就地趴下并用手抱住头部加以保护。

三、虱病

 ──────────────　导入情境与思考　──────────────

患儿，男性，4 岁，因头部剧烈瘙痒 5d 入院。体格检查：毛根之间的头皮上有成虫，发干上看到针头大小的白色虫卵，头皮及面部皮肤有丘疹、瘀点，头皮因搔抓出现血痂并形成疖肿。

请思考：

1. 该患儿最有可能的诊断是什么？

2. 如何对该病进行有效治疗？

3. 如何对患儿家属做好健康宣教？

虱病（pediculosis）指虱寄生于人体，反复叮咬吸血引起的传染性皮肤病。

【病因与发病机制】

虱是体外寄生虫，具有刺吸型口器，以吸血为食，在吸血的同时释放唾液中的毒汁，引起皮肤炎症。虱叮咬还可传播斑疹伤寒、回归热等传染病。

【临床表现】

虱发病的部位不同，临床表现不尽相同。

1. 头虱　多累及儿童，在头部可见头虱或白色虱卵。虱叮咬处可见丘疹、瘀点，自觉头皮瘙痒，常因剧烈搔抓头皮而出现渗出、血痂或继发感染，甚至形成疖或脓肿，局部淋巴结肿大。

2. 体虱 在贴身内衣尤其是裤裆、衣缝、被褥缝及皱褶处发现体虱。皮肤被叮咬后出现红斑、丘疹或风团，中央有出血点，常因搔抓而发生抓痕、血痂、脓疱、皮肤苔藓化、色素沉着或继发感染。

3. 阴虱 阴毛、腋毛或眉毛处可见阴虱，可通过性接触传播。皮损为表皮剥蚀、抓痕、血痂或毛囊炎，部分病人外阴散在片状蓝色瘀斑，内裤上常有污褐色血迹。自觉瘙痒剧烈。

【辅助检查】

一般不需要特殊检查。使用皮肤镜、放大镜或肉眼在患处发现虱或虱卵可以确诊。

【处理原则】

1. 头虱 应用 50% 百部酊、1% 升汞酊或 25% 的苯甲酸苄酯乳膏外用于头发、头皮，并用毛巾包扎，每日 2 次，第 3d 用温肥皂水洗头，并用篦子去除死亡的成虫和虫卵。

2. 体虱 将污染衣物、寝具煮沸消毒或 65℃烘烤 30min 杀虫。

3. 阴虱 剃除阴毛，外用 50% 百部酊或 25% 苯甲酸苄酯乳剂，性伴侣应同时治疗。

【护理措施】

1. 皮肤护理 阴虱病人注意保护尿道和创面。如尿道口排脓，应用无菌棉团保护，防止脓汁污染内裤。有溃疡面的病人用无菌纱布包扎。病变部位遵医嘱用生理盐水或 1∶1 000 依沙吖啶清洗。

2. 心理护理 注意保护病人个人隐私及自尊心，使病人树立自信，积极配合治疗。

3. 健康教育 积极宣传本病的防治常识：①注意个人卫生，勤换衣洗澡，最好是淋浴或擦浴。②头虱病人尽量将头发剪短，男性最好将头发剪掉并焚烧；阴虱病人注意保持生殖器清洁干燥，避免不洁性交，防止阴虱传播或自身感染。③督促与病人密切接触者定时检查和治疗。

思 考 题

1. 疥疮病人的用药护理包括哪些内容？

2. 蝎蜇伤的紧急处理措施有哪些？

3. 如何对虱病病人进行护理？

第四节　红斑鳞屑性皮肤病

学 习 目 标

- 知识目标：
  1. 掌握银屑病的类型及寻常型银屑病的临床表现，银屑病常用外用药物的使用方法、护理及健康教育。
  2. 熟悉银屑病的处理原则。
  3. 了解银屑病的病因及发病机制。
- 能力目标：
  1. 能根据银屑病病人的临床表现实施护理措施。
  2. 能运用护理程序护理银屑病病人。
- 素质目标：
  1. 尊重病人，注重保护病人隐私。
  2. 关爱病人，积极为病人和家属提供心理支持。

Note：

赵某，男性，43岁，因全身多处红斑反复发作8年入院。体格检查：躯干及四肢伸侧分布大小不一、界限清楚的红斑，表面覆有多层鳞屑，鳞屑易剥除，下方可见淡红色发亮的薄膜及点状出血。头部皮损表面有较厚鳞屑，头发成束。手足甲呈凹陷点，甲床增厚。

　　请思考：

　　1. 护士应从哪几个方面对该病人进行护理评估？

　　2. 病人目前存在哪些护理诊断/问题？

　　3. 针对病人的护理诊断/问题，如何给予护理？

　　红斑鳞屑性皮肤病是一组病因不明、以红斑丘疹鳞屑为主要临床表现的皮肤病，常见的有银屑病、多形性红斑、糠疹、红皮病等，本章重点介绍银屑病的临床表现、处理原则及护理。

　　银屑病（psoriasis）是一种常见的免疫介导的多基因遗传性慢性皮肤病，典型皮损为鳞屑性红斑，多发生于青壮年，春冬季节易复发或加重，发病率与种族、地理位置、环境等因素有关，世界各地差异很大。

【病因与发病机制】

　　银屑病的确切病因尚不清楚。遗传因素、环境因素和免疫因素是公认的原因。

　　1. 遗传因素　20%左右的银屑病有家族史，且有家族史者发病早于无家族史者，父母同患银屑病的病人发病年龄早于父母正常的病人。

　　2. 环境因素　寒冷、潮湿、感染、精神紧张、应激事件、外伤、手术、妊娠、吸烟、嗜酒和某些药物作用等是常见的促发或加重银屑病的因素。

　　3. 免疫因素　免疫系统参与该病的发生和发展，寻常型银屑病皮损处淋巴细胞、单核细胞浸润明显，T淋巴细胞真皮浸润是银屑病的重要病理特征。

【临床表现】

　　1. 寻常型银屑病　最常见，初起皮损为红色丘疹或斑丘疹，逐渐扩展为境界清楚的红色斑块，上覆厚层银白色鳞屑，刮除成层鳞屑，犹如轻刮蜡滴（蜡滴现象），可见淡红色发光半透明薄膜（薄膜现象），剥去薄膜可见点状出血（Auspitiz征）。自觉瘙痒。皮损以四肢伸侧，特别是肘部、膝部和骶尾部最为常见，常呈对称性。

　　寻常型银屑病根据病情发展可分为3期：①进行期：旧皮损无消退，新皮损不断出现，皮损浸润炎症明显，周围可有红晕，鳞屑较厚。针刺、搔抓、手术等损伤可导致受损部位出现典型的银屑病皮损，称为同形反应（isomorphism）；②静止期：皮损稳定，无新皮损出现，炎症较轻；③退行期：皮损缩小或变平，炎症基本消退，遗留色素减退或色素沉着斑。

　　2. 其他类型　常由寻常型银屑病外用刺激性药物、使用糖皮质激素、免疫抑制剂过程中突然停药以及感染、精神压力等诱发。

　　（1）关节病型银屑病：除皮损外可出现关节病变，任何关节均可受累，表现为关节肿胀和疼痛，活动受限，严重时出现关节畸形，类风湿因子常阴性。X线检查示软骨消失、骨质疏松、关节腔狭窄伴不同程度的关节侵蚀和软组织肿胀。病程较长。

　　（2）红皮病型银屑病：全身皮肤弥漫性潮红、浸润肿胀并伴有大量糠状鳞屑，其间可有片状正常皮肤（皮岛），可伴有全身症状如发热、浅表淋巴结肿大等。病程较长，消退后可出现寻常型银屑病皮损，易复发。

　　（3）脓疱型银屑病：①泛发性脓疱型银屑病：常急性发病，在原皮损或正常皮肤上出现密集浅在性无菌性小脓疱，可融合成片状甚至迅速发展至全身，伴有肿胀、疼痛及寒战、高热等全身症状，多呈弛张热型。可有沟状舌，指/趾甲肥厚混浊。一般1~2周后脓疱干燥结痂，病情自然缓解，可反复周期性发作；也可因继发感染、全身衰竭而死亡；②局限性脓疱型银屑病：皮损局限于手掌及足跖，对称分布，掌部好发于大小鱼际，可扩展到掌心、手背和手指，跖部好发于跖中部及内侧。皮损为在红斑基础上成批发生的小脓疱，1~2周后脓疱破裂、结痂、脱屑，新脓疱又可在鳞屑下出现，时轻时重，经久不愈。指甲常受累，出现点状凹陷、横沟、纵嵴、甲混浊、甲剥离及甲下积脓等。

【组织病理】

寻常型银屑病表现为角化过度伴角化不全，角化不全区可见 Munro 微脓肿，颗粒层明显减少或消失，棘层增厚，表皮突向下延伸呈钉突状；真皮乳头顶部呈杵状，其上方棘层变薄，毛细血管扩张充血，周围可见淋巴细胞、中性粒细胞等浸润。红皮病型银屑病的病理变化主要为真皮浅层血管扩张，充血更明显。脓疱型银屑病表现为 Kogoj 微脓肿。

【处理原则】

局限性银屑病以外用药物局部治疗为主，皮损广泛严重时给予全身治疗。

1. **局部治疗** 可选用以下外用药物：①角质促成剂或剥脱剂：如水杨酸软膏、焦油制剂、蒽林软膏等。②糖皮质激素霜剂或软膏：对顽固性皮损有明显疗效。③维生素 D_3 衍生物：卡泊三醇可显著调节角质形成细胞的增殖，对轻、中度银屑病有效。④维 A 酸类软膏：与超强效糖皮质激素或紫外线（UV）疗法联用治疗轻、中度银屑病，也可用他扎罗汀凝胶。⑤其他：如环孢素溶液、5-氟尿嘧啶治疗银屑病病甲，含氮酮的甲氨蝶呤治疗斑块型皮损，尿素软膏治疗掌跖脓疱型银屑病等，还可用硫黄软膏、水杨酸软膏或乙醇溶液。另外，还可选用窄波 UVB 光疗治疗中、重度银屑病和局部顽固性皮损。

2. **全身治疗** ①免疫抑制剂：甲氨蝶呤适用于关节病型、红皮病型、脓疱型银屑病及泛发性寻常型银屑病；还可用环孢素、他克莫司或雷公藤多苷。②维 A 酸类：适用于脓疱型、红皮病型等严重类型银屑病。③维生素制剂：维生素 A、维生素 B_{12}、维生素 C 和维生素 D_2 作为辅助治疗。④糖皮质激素：主要用于红皮病型银屑病、急性关节病型银屑病和泛发性脓疱型银屑病等，与免疫抑制剂、维 A 酸类联用可减少剂量，一般不主张用于寻常型银屑病。⑤抗生素：主要用于伴有咽部链球菌感染者，常用青霉素或红霉素，泛发性脓疱型银屑病用克林霉素、头孢类抗生素等。⑥免疫调节剂：可酌情使用胸腺肽或转移因子等。

3. **其他治疗** 病人可以选用内服或外用补骨脂素后用长波紫外线照射的光化学治疗法治疗银屑病，也可酌情使用水浴、矿泉浴、焦油浴、糖浴、药浴等。

知 识 链 接

银屑病的生物制剂治疗

在银屑病的治疗中，生物制剂能靶向性阻断 T 淋巴细胞活化，阻断特异的细胞因子参与免疫反应，在欧美国家已广泛应用于银屑病等免疫介导的炎症性疾病。其在临床治疗重度银屑病中展示了强劲的疗效，为控制病情、减少复发提供了新的治疗手段。如抑制 T 细胞活化的生物制剂阿法西普、依法利珠，拮抗 TNF-α 的生物制剂英利昔、阿达木、依那西普，抗 IL-12 和 IL-23 抗体 Ustekinumab 等。但生物制剂使用中也不乏存在诱发感染、肿瘤等安全性隐患。因此，有学者认为对于轻中度银屑病病人建议应用绿色疗法如局部外用药、光疗等治疗，对于中重度慢性斑块型银屑病，系统应用免疫抑制剂存在禁忌证，或出现严重副作用必须停止使用时，建议考虑应用生物制剂。

Note：

【护理评估】

1. 健康史　①一般情况：评估病人年龄、病程长短，起病缓急、程度及持续时间，有无感染、精神紧张和应激事件、外伤、手术、妊娠、吸烟及某些药物作用等。②家族史：了解有无遗传因素影响，家庭中有无银屑病家族史病人。③既往史：了解既往有无类似皮肤病史，药物过敏史。

2. 身体状况

（1）症状与体征：评估红斑、鳞屑的分布部位、皮损特征、大小、数目及其演变过程；有无皮损瘙痒，有无发热、关节肿胀、疼痛、饮食、精神及睡眠情况。

（2）辅助检查：了解是否出现银屑病的常见病理表现，如表皮明显增厚伴角化不全，角质不全区可见 Munro 微脓肿或 Kogoj 微脓肿，颗粒层变薄或消失，乳头部毛细血管扩张，管壁增厚，真皮上部血管周围炎症细胞浸润，乳头部水肿并向上延长。

3. 心理 - 社会状况　因病因不明，病程长，易复发且一般不能根治，给病人生活、工作、社交等方面造成巨大影响，评估其是否出现焦虑、恐惧、厌世、悲观、失望、自卑、愤怒等负性情绪。

【常见护理诊断 / 问题】

1. 舒适受损　与银屑病导致皮肤出现鳞屑性红斑有关。

2. 睡眠型态紊乱　与银屑病导致局部皮损痛痒有关。

3. 焦虑　与皮损反复发作或治疗效果不佳有关。

【护理目标】

1. 病人主诉痛痒感减轻。

2. 病人夜间睡眠时间延长，睡眠质量好。

3. 病人情绪稳定，焦虑减轻或消除。

【护理措施】

1. 一般护理　①保持室内空气新鲜，及时清扫皮屑，保持床铺清洁平整，选择宽松的棉织内衣，增加舒适感，避免机械性摩擦引起不适。②头部皮损较重者建议剃掉头发，以便药物治疗。③急性期避免日光照射，阳光强烈时外出应打伞，除急性进行期外，可使用碱性弱的肥皂洗澡。④告知病人修剪指甲，避免搔抓皮肤，如瘙痒剧烈，用指腹轻轻按压皮肤，必要时戴手套，避免抓破引起继发感染。夜间瘙痒加重，睡前加服抗组胺药，并涂抹止痒外用药，以免影响睡眠。

2. 治疗配合

（1）药浴护理：①水温控制在 36～38℃，时间为 15～20min。②女性月经期、体弱及有严重心血管疾病病人，不宜药浴。③药浴过程中多巡视、观察病人，发现不良反应，立即停止治疗。④严格消毒浴盆，防止交叉感染；或者使用一次性药浴袋。⑤药浴时不宜用力搓洗，浴后再涂擦外用药，反复揉擦外用药以利药物吸收，不能自理者由护士协助涂抹外用药。

（2）光疗护理：全身照射时应注意保护眼睛和阴囊，佩戴防光眼镜、遮挡阴囊部位；治疗当日避免日晒，以免出现严重的红斑和水疱；口服光敏剂者注意有无胃肠道反应。

3. 用药护理　①使用外用药前，先用温水洗澡除去皮损处沉积的药膏和鳞屑，软化皮损以利于药物吸收。②急性期不宜使用刺激性药物，应使用软膏保护皮肤，如必须使用刺激性药物，用药前经小片皮肤试用，确认无刺激症状后方可使用，并从低浓度向高浓度逐渐过渡。③向病人讲解正确擦药的方法及注意事项，角质促成剂或剥脱剂及维 A 酸类不宜用于面部及皮肤皱褶处，卡泊三醇每次治疗不宜超过体表面积的 40%。④使用糖皮质激素制剂应薄层涂抹，注意局部不良反应，大面积长期应用强效或超强效制剂可引起全身不良反应，停药后甚至可诱发脓疱型或红皮病型银屑病，应遵医嘱用药、停药。

4. 心理护理 本病不具有传染性,虽然不宜痊愈,但配合治疗,病情可得到控制,告知病人及家属正确对待疾病,保持乐观情绪,积极治疗。

5. 健康教育 ①指导病人规律生活,注意劳逸结合,避免过度紧张、疲劳,预防上呼吸道感染。②戒烟酒,合理饮食,给予低脂、高热量、高蛋白、高维生素饮食,忌食海鲜、辛辣刺激性食物。③注意个人卫生,保持皮肤清洁。④嘱病人切不可盲目追求彻底治疗而采用可导致严重不良反应的药物,如系统使用糖皮质激素和免疫抑制剂,以免使病情加重或向其他类型转化。

【护理评价】

通过治疗与护理,病人是否:①瘙痒感减轻;②睡眠良好;③焦虑减轻或消除。

思 考 题

1. 银屑病病人的药浴护理包括哪些内容?
2. 银屑病病人的用药护理应当注意哪些事项?

第五节 大疱性皮肤病

学 习 目 标

知识目标:
1. 掌握天疱疮的临床表现和护理措施。
2. 熟悉天疱疮的临床分型和处理原则,天疱疮的常用外用治疗药物的使用方法。
3. 了解天疱疮的病因和发病机制。

能力目标:
1. 能根据天疱疮病人的临床表现实施护理措施。
2. 能运用护理程序护理天疱疮病人。

素质目标:
1. 尊重病人,注重保护病人隐私。
2. 关爱病人,能耐心给予病人皮肤护理,积极为病人和家属提供心理支持。

导入情境与思考

孙某,女性,37岁,因口腔溃烂2个月,全身皮肤水疱14d就诊。病人2个月前口腔内出现糜烂、疼痛,在当地以"口腔炎"治疗,时好时坏。14d前头面部、躯干、四肢突然发生大量大疱,皮肤糜烂。起病以来,精神差,进食困难。体格检查:T 38℃,头面部、躯干、四肢可见多个大小不等的松弛性水疱,尼氏征阳性。大面积糜烂,渗出明显,有腥臭味,部分糜烂面有结痂。口腔内舌、颊、上颚可见糜烂面和小水疱。

请思考:

1. 病人有哪些症状和体征?
2. 病人存在哪些护理诊断/问题?
3. 针对病人的护理诊断/问题,可采取哪些护理措施?

大疱性皮肤病(bullous dermatosis)是指一组发生在皮肤黏膜以大疱为基本皮损的自身免疫性皮肤病,如天疱疮、大疱性类天疱疮等。本章以天疱疮为例介绍。

天疱疮（pemphigus）是一组以皮肤黏膜出现疱壁薄、松弛易破的大疱为主要特征的自身免疫性大疱性皮肤病。

【病因与发病机制】

天疱疮病人血液中存在抗角质形成细胞间物质抗体（也称天疱疮抗体），且滴度与病情活动程度平行。寻常型天疱疮的抗原主要是桥粒芯糖蛋白Ⅲ，落叶型天疱疮的抗原主要为桥粒芯糖蛋白Ⅰ。天疱疮抗体与天疱疮抗原结合后，通过细胞信号传导途径激活一系列蛋白水解酶，导致细胞间连接结构水解，引起表皮棘层细胞互相分离、棘层松解及表皮内水疱形成。

【临床表现】

1. **寻常型天疱疮** 最常见，多累及中年人。好发于口腔、胸、背、头颈部，重者泛发全身。约60%的病人首先出现口腔黏膜水疱和糜烂，4~6个月后出现皮肤损害。典型皮损为外观正常皮肤上发生的水疱或大疱，或在红斑基础上出现浆液性大疱，疱壁薄，尼氏征阳性，易破溃形成糜烂面，渗液较多，可结痂，继发感染伴有难闻臭味。预后差，死亡原因多为长期、大剂量应用糖皮质激素等免疫抑制剂后引起的感染等并发症及多脏器衰竭，也可因病情持续发展导致大量体液丢失、低蛋白血症、恶病质而危及生命。

2. **增殖型天疱疮** 是寻常型天疱疮的良性型，较少见，多累及免疫力较低的年轻人。好发于腋窝、乳房下、腹股沟、外阴、肛门周围、鼻唇沟及四肢等部位。皮损最初为薄壁水疱，尼氏征阳性，破溃后在糜烂面上逐渐出现乳头状肉芽增殖，边缘常有新生水疱，面积逐渐扩大；皱褶部位易继发细菌及念珠菌感染，常有臭味；陈旧皮损表面略干燥，呈乳头瘤状。病程慢性，预后较好。

3. **落叶型天疱疮** 多累及中老年人。好发于头面及胸背上部，口腔黏膜受累少见。水疱常发生于红斑基础上，尼氏征阳性，疱壁更薄，易破裂，在浅表糜烂面上覆有黄褐色、油腻性、疏松的剥脱表皮、痂和鳞屑，如落叶状，痂下分泌物被细菌分解可产生臭味。

4. **红斑型天疱疮** 是落叶型天疱疮的良性型。早期皮损类似红斑狼疮的蝶形红斑，后于红斑基础上出现散在、大小不等的浅表性水疱，尼氏征阳性，壁薄易破，形成轻度渗出、鳞屑和结痂。本型病情发展缓慢，水疱时愈时发，日晒加重，偶可转化为落叶型天疱疮。

5. **特殊类型天疱疮** 药物诱导性天疱疮多在用药数月后发生，易由含有硫氢基团的药物诱发；副肿瘤性天疱疮多来源于淋巴系统的肿瘤，对糖皮质激素反应性较差；IgA型天疱疮多见于中老年女性，好发于皮肤皱褶部位，皮损为红斑基础上的瘙痒性水疱或脓疱，尼氏征多阴性，棘细胞间沉积的免疫球蛋白和外周血检测到的抗表皮棘细胞间物质抗体类型均为IgA型；疱疹样天疱疮好发于中老年人，常于躯干及四肢近端发生环形或多环形红斑，边缘略隆起，表面可出现紧张性水疱或丘疱疹，尼氏征阴性，瘙痒明显。

【辅助检查】

水疱基底涂片可见天疱疮细胞，组织病理改变有特征性，表皮内有棘层松解。间接免疫荧光检查血清中有天疱疮抗体，水疱周围正常皮肤或新皮损直接免疫荧光检查，表皮细胞间有IgG和C3沉积。

【处理原则】

准确应用糖皮质激素、免疫抑制剂等，控制新皮损的发生，防止并发症发生。

1. **局部治疗** 对皮损广泛者给予暴露疗法，用1:8 000高锰酸钾溶液或1:1 000苯扎溴铵清洗创面。用油纱布遮盖糜烂面或用抗生素软膏涂于消毒纱布遮盖。感染性皮损选用有效的抗生素软膏，疼痛明显的无感染皮损外用糖皮质激素软膏，口腔黏膜皮损用10%甘草水或朵贝氏液漱口，外涂2.5%金霉素甘油或碘甘油。

2. 全身治疗 给予高蛋白、高维生素饮食，维持水、电解质平衡，全身衰竭者可少量多次应用白蛋白、血浆或全血。同时给予以下药物进行治疗：①糖皮质激素：首选药物，宜及早应用，初始剂量足够。常用泼尼松口服或甲泼尼松龙、地塞米松等静脉滴注，用量与给药方法应根据皮损确定，一般寻常型、增殖型用量较大而落叶型、红斑型用量较小。②免疫抑制剂：常作为糖皮质激素的联合用药，亦可单独应用于病情较重或激素抵抗病人。酌情选用硫唑嘌呤、环磷酰胺、甲氨蝶呤、环孢素等，也可用雷公藤多苷。③对大剂量激素治疗及与免疫抑制剂联合治疗不能控制病情者，考虑应用大剂量丙种球蛋白或采用血浆置换疗法。④抗感染药物：并发细菌、真菌感染及时选用足量有效的抗生素和抗真菌药。

知 识 链 接

免疫吸附在天疱疮治疗中的应用

免疫吸附疗法是指通过体外循环，利用抗原 - 抗体免疫反应除去血浆中的致病因子或利用吸附材料除去血浆中与免疫有关的致病因子，对致病因子的清除具有高度选择性，而不丢失血浆有用成分，同时避免了输注血浆制剂导致的不良影响。天疱疮病人使用免疫吸附治疗后，体内针对桥粒芯的特异性自身 IgG、IgA 抗体水平可迅速下降，治疗效果较为理想。大部分病例可很好耐受，常见的副作用是轻度畏寒、发热、一过性低血压及暂时性低钙血症，可酌情给予对症处理。

【护理评估】

1. 健康史 评估疾病相关因素：是否与使用某些药物，如青霉胺、保泰松、利福平等诱发有关。本病好发于中年人，病程慢性，如不及时治疗，预后较差。

2. 身体状况

（1）症状与体征：①皮损情况：评估皮损发生部位、特点、面积、程度、有无感染；②黏膜受损情况：评估受损程度，口腔溃疡者是否因疼痛而进食困难；③疼痛：评估疼痛程度、特点和持续时间，是否影响睡眠；④全身症状：评估糜烂面是否有大量渗出，是否出现蛋白质丢失，水、电解质紊乱或继发感染的表现。

（2）辅助检查：①组织病理：了解是否出现天疱疮基本的病理改变，如表皮内因棘层松解而出现大疱，液内及真皮浅层可见淋巴细胞和嗜酸性粒细胞浸润。②免疫荧光检查：了解直接免疫荧光是否显示 IgG、IgA、IgM 或 C3 在角质形成细胞间隙内呈网状沉积；间接免疫荧光是否显示血清中存在天疱疮抗体。

3. 心理 - 社会状况 评估病人是否由于皮肤损害的泛发、皮损的疼痛、病情的反复等出现焦虑、恐惧、抑郁、绝望等不良心理。

【常见护理诊断 / 问题】

1. 局部黏膜受损 与疾病导致口腔、眼、外生殖器等黏膜受损害有关。

2. 急性疼痛 与大面积糜烂面或继发感染有关。

3. 有感染的危险 与皮肤产生大量糜烂面和服用糖皮质激素类药物有关。

【护理目标】

1. 病人皮损逐渐愈合，主诉疼痛减轻或消失。

2. 病人疼痛减轻或消除。

3. 病人未发生感染，或感染得到及时发现和处理。

Note:

【护理措施】

1. 消毒隔离 ①病室定时开窗通风、保证阳光充足、温湿度适宜;②病人所用床单、被服须经高压蒸汽灭菌,保持干燥整洁无皱折;③严格无菌操作,使用一次性诊疗用具,血压计、听诊器、体温计专人专用并消毒;④严格探视人员管理,避免交叉感染。

2. 局部护理 ①眼部黏膜护理:角膜受损时用眼药水清洁眼部,眼药膏涂眼睑防粘连,周围有糜烂面的外用1:2 000的黄连素液纱布外贴,周围涂抗生素软膏。②口腔黏膜护理:做好口腔护理,根据分泌物培养结果合理选用漱口液。吞咽困难者,食用易消化流质或半流质,温度避免过热和过冷以减少口腔黏膜刺激,无法进食者加用胃肠外营养。③头部护理:结痂较厚者,用液状石蜡或红霉素软膏外涂,痂皮变软后慢慢清除,渗出明显者加强局部清洁换药,避免头部皮损受压。④外阴部护理:大面积皮损有渗出时每日换药,腹股沟处糜烂面换药后暴露在空气中,小面积无渗出者勤清洁外阴。内裤宜宽松,以减少摩擦。⑤皮肤护理:加强生活护理,每日换药,保护皮肤清洁,重症病人卧床休息,躯体活动受限者,勤翻身,防止压力性损伤发生。

3. 用药护理 ①加强观察,皮肤糜烂者勤换药,及时更换被分泌物浸湿的纱布。②重症病人因皮损面积大、疼痛,换药时间长,注意保暖,保护裸露面。换药动作轻快,创面纱布需浸湿充分后方可揭下,以减少出血、疼痛。对耐受力差者外喷局麻药。③换药时使用支被架保护创面、减少摩擦。④换药后及时更换床单及衣物,用物严格消毒。⑤认真观察并指导病人认识糖皮质激素的副作用,如出现高血压、糖尿病、电解质紊乱或消化道出血等不良反应,及时对症治疗和护理。⑥应用环孢素等免疫抑制剂时,注意观察有无高血压、肾功能损伤或高血钾等不良反应的发生。

4. 心理护理 安慰鼓励病人,使其积极应对,保持良好的心理状态。

5. 健康教育 ①给予高蛋白、高维生素、低盐饮食,增加营养,提高机体抵抗力。对重症不能进食者,补充能量合剂。②避免着凉、感冒,远离有呼吸道传染疾病的病人,注意皮肤及用物清洁,防止感染。③注意药物副作用,不可随意减药或停药,以免复发。④定期门诊复查。

【护理评价】

通过治疗与护理,病人是否:①皮损愈合;②疼痛减轻或消失;③感染得以预防,或得到及时发现和处理。

思 考 题

1. 天疱疮病人的用药护理包括哪些内容?
2. 天疱疮病人的健康教育包括哪些内容?

第六节 皮肤附属器疾病

学 习 目 标

● 知识目标:
1. 掌握痤疮的临床表现和护理措施。
2. 熟悉痤疮的处理原则。
3. 了解痤疮的病因和发病机制。
● 能力目标:
1. 能根据痤疮的严重程度实施针对性的护理措施。

2. 能运用护理程序护理痤疮病人。

● 素质目标：

1. 尊重病人，注重保护病人隐私。

2. 关爱病人，能耐心给予病人皮肤护理，积极为病人和家属提供心理支持。

 ———————————— 导入情境与思考 ————————————

　　李某，男性，24 岁，因无诱因出现面部粉刺、丘疹、丘脓疱疹及囊肿 2 个月就诊。体格检查：面颊部及前额部皮肤可见群集的粉刺丘疹，口周及双耳前皮肤可见散在的丘疹和丘脓疱疹，右颊部可见 3 个蚕豆大小的囊肿，有波动感，有触痛。

　　请思考：

　　1. 护士如何评估病人以确诊其疾病？

　　2. 如何指导病人进行日常皮肤护理？

　　皮肤附属器疾病是指发生在毛囊、皮脂腺、小汗腺、顶泌汗腺和指 / 趾甲的疾病。在临床上常见的皮肤附属器疾病中，与皮脂腺病变有关的有痤疮、脂溢性皮炎、酒渣鼻，与毛发疾病有关的有斑秃、雄激素性脱发，与汗腺有关的有多汗症和臭汗症。本章以痤疮为例，介绍该类疾病病人的护理。

　　痤疮（acne）是一种累及毛囊皮脂腺的慢性炎症性皮肤病，好发于皮脂溢出部位。

【病因与发病机制】

　　发病原因复杂，主要与雄激素、皮脂分泌增多、毛囊皮脂腺导管异常角化及痤疮丙酸杆菌（propionibacterium acnes，PA）感染等因素有关。

　　青春发育期后雄激素产生增加，使皮脂腺增大，皮脂分泌增加。PA 可水解皮脂中的甘油三酯产生游离脂肪酸，刺激毛囊壁引起炎症，同时可刺激毛囊皮脂腺导管上皮增生及角化过度，使皮脂分泌受阻、排泄不畅淤积而产生粉刺。

　　部分病人还与遗传、免疫（体液免疫中血清 IgG 水平增高）、使用化妆品、饮食刺激和内分泌紊乱等因素有关，表现为痤疮的家族聚集性、暴发性痤疮或与月经周期相关的痤疮发作等。

【临床表现】

　　多累及 15～30 岁的青年男女，好发于面颊、额部。最初为与毛囊一致的圆锥形丘疹，包括白头粉刺或黑头粉刺；可发展为炎性丘疹，顶端可有小脓疱；甚至形成大小不等的暗红色结节或囊肿，后者挤压时有波动感，经久不愈可形成脓肿，破溃后常形成窦道和瘢痕。通常以其中一种或两种皮损为主，一般无自觉症状，炎症明显时可有疼痛。时轻时重，多数至青春期后逐渐缓解，可遗留色素沉着、肥厚性或萎缩性瘢痕。除寻常性痤疮外尚有一些特殊类型的痤疮，如聚合性痤疮、暴发性痤疮、药物性痤疮、婴儿痤疮、月经前痤疮等。

　　临床上根据病情的严重程度，采用 Pillsbury 分类法将痤疮分为 I～Ⅳ度（表 9-1）。

表 9-1　痤疮严重程度的 Pillsbury 分类

严重程度	临床表现特点
I 度（轻度）	散发至多发的黑头粉刺，可伴散在分布的炎性丘疹
Ⅱ 度（中度）	I 度 + 炎症性皮损数目增加，浅在性脓疱，局限于颜面
Ⅲ 度（重度）	Ⅱ 度 + 深在性脓疱，分布于颜面、颈部和胸背部
Ⅳ 度（重度～集簇性）	Ⅲ 度 + 结节、囊肿，伴瘢痕形成，发生于上半身

Note：

【辅助检查】

显微镜检查可观察到黑头 / 白头粉刺或螨虫。性激素测定可排查是否有月经不调或者内分泌紊乱的情况。妇科彩超可明确有无多囊卵巢的表现，有助于明确病因，对症治疗。

【处理原则】

去脂、溶解角质、杀菌、消炎及调节激素水平是本病的处理原则。

1. 局部治疗 轻者仅以外用药物治疗即可：①维 A 酸类：可溶解和排除粉刺，初用药后可出现轻度刺激反应，会逐渐消失，应从低浓度开始每晚使用 1 次。②过氧化苯甲酰：杀灭 PA 及溶解粉刺，应低浓度开始使用，加入红霉素制成凝胶可提高疗效。③抗生素：红霉素、林可霉素或及其衍生物氯霉素、氯洁霉素等的乙醇或丙二醇制剂，疗效较好。④其他：2.5% 硫化硒洗剂、5% 硫黄洗剂和 1%～2% 水杨酸酊等具有抑制真菌、寄生虫和细菌以及降低皮肤游离脂肪酸含量的作用。

2. 全身治疗 ①抗生素：四环素能使皮脂中游离脂肪酸浓度下降，并抑制 PA 和中性粒细胞趋化，也可应用米诺环素、红霉素等。②维 A 酸类：维胺酯口服减少皮脂分泌、控制异常角化和黑头粉刺形成，对中重度以上痤疮效果好。③其他：抗雄激素药物（如螺内酯、达英 -35 等）用于严重病人；糖皮质激素用于严重的结节囊肿性痤疮、聚合性痤疮的炎症期和暴发性痤疮。

3. 其他治疗 用特制粉刺挤压器将开放性粉刺内容物挤出。清洁痤疮皮损后用药物按摩或喷雾，结合石膏和中药倒模；联用蓝 - 红光照射，通过光动力学抑制痤疮丙酸杆菌、减轻炎症反应；萎缩性瘢痕行铒激光或超脉冲二氧化碳激光磨削术等。

知 识 链 接

果酸化学疗法在痤疮治疗中的应用

果酸广泛存在于水果甘蔗酸乳酪中，分子结构简单，分子量小，无毒无臭，渗透性强且作用安全。它通过干扰细胞表面的结合力来降低角质形成细胞的黏着性，加速表皮细胞脱落与更新，调节皮脂腺的分泌，同时刺激真皮胶原合成、黏多糖增加及促进组织修复治疗。临床上应用 20%～70% 的甘醇酸（又名羟基乙酸，来源于甘蔗）治疗痤疮，视耐受程度递增果酸浓度或停留时间，每 2～4 周治疗 1 次，4 次为 1 个疗程，疗效肯定，增加治疗次数可提高疗效。果酸治疗后局部可出现淡红斑、白霜、肿胀、刺痛、烧灼感等，可在 3～5d 内恢复，色素沉着则需 3～6 个月恢复，治疗期间注意防晒。

【护理评估】

1. 健康史 ①家族史：询问病人家族内有无类似病人及直系亲属皮肤状况。②既往饮食习惯：了解是否大量摄入糖类和脂肪，而维生素 A、锌摄入不足。③了解有无接触某些化学物品，如矿物油、碘、氯、溴、锂等；是否应用某些药物如异烟肼、糖皮质激素等。④了解病人生活习惯、皮脂分泌情况，女性病人痤疮与月经周期的关系。

2. 身体状况 ①症状与体征：评估有无白或黑头粉刺、炎症性丘疹、脓疱、色素沉着、瘢痕等，评估痤疮的分级。②辅助检查：了解体液免疫中血清 IgG 水平有无增高，组织病理检查有无毛囊、皮脂腺的慢性炎症等。

3. 心理 - 社会状况 评估病人有无紧张、焦虑、自卑等心理。

【常见护理诊断/问题】

1. **皮肤完整性受损**　与痤疮引起皮损有关。

2. **舒适受损**　与局部皮损炎症严重时出现红、肿、热、痛有关。

3. **焦虑**　与皮肤损害及担忧预后有关。

4. **知识缺乏**：缺乏痤疮的防治相关知识。

【护理目标】

1. 病人痤疮症状早期得到控制,避免或减轻色素沉着或瘢痕形成。

2. 病人局部皮损红、肿、热、痛等症状减轻或消失。

3. 病人焦虑减轻或消失。

4. 病人能阐述痤疮防治相关知识。

【护理措施】

1. **皮肤护理**　①局部清洁:用温水、中性或酸性皂清洗,去除皮肤表面油脂、皮屑和细菌的混合物,保持面部清洁,防止感染发生。②护肤品应用:不宜选用含有激素成分的护肤品,以免刺激皮脂腺分泌而诱发痤疮;不宜选用油脂类化妆品以防加重油腻;不宜化妆,以免堵塞毛孔而使皮脂腺分泌受阻而引起毛囊炎。③严禁用手挤压、搔抓,防止因破溃加重皮肤感染而影响愈合,形成色素沉着,甚至瘢痕。特别是面部危险三角区的丘疹挤压后可引起颅内感染而危及生命。

2. **饮食护理**

(1) 应慎食、忌食的食品:①高脂肪食品,如肥肉、香肠、奶油蛋糕等易使皮肤皮脂分泌增多。②高糖类食品,如糖果点心、巧克力等,防止过多糖类转化为脂肪经皮肤排出,使皮肤糖代谢紊乱,细菌生长加快。③刺激性食物,如辣椒、胡椒粉、白酒等使皮脂腺分泌增加,痤疮棒状杆菌生长加快,粉刺增多。

(2) 有利于痤疮恢复的食品:①富含维生素 A 的食物,如鱼类、鸡蛋、胡萝卜等。维生素 A 有利于上皮细胞增生,防止毛囊角化,调节汗腺功能,减少酸性代谢产物对表皮的腐蚀。②富含维生素 B 的食品,如各类新鲜蔬菜、水果、瓜类等。维生素 B_2 可促进细胞内生物氧化过程,参与糖、蛋白质、脂肪代谢,维生素 B_6 参与不饱和脂肪酸的代谢。③富含锌的食品,如莲子、芝麻、瘦肉、动物肝等,能控制皮脂分泌和减轻细胞脱落与角化作用。④多吃蔬菜水果及粗纤维食物,多饮水,有利于汗腺的排泄通畅,并可促进炎症消退。

3. **心理护理**　向病人讲明痤疮的性质、原因及治疗的长期性,助其正确认识疾病及克服悲观失望的心理和急于求成的急躁情绪,达到最佳的身心状态。

4. **健康教育**　讲解本病防治基本知识,包括:①保持生活规律、劳逸结合、睡眠充足、情绪稳定,避免暴晒,注意面部皮肤清洁、保湿和减少皮脂分泌。②避免机械性刺激,如不正确地挤、抠。③多食蔬菜、水果,限制高糖、高脂饮食,尽量少吃或不吃辛辣刺激性食物,同时适量运动,保持大便通畅。④禁止使用皮质类固醇激素类外用药物及含砷、碘、溴剂药物,防止引起痤疮样药疹。⑤加强公众宣教,增加病人就诊率,通过正确的治疗及皮肤护理方法,可明显改善病情和减少复发,预防痤疮瘢痕等后遗症。

【护理评价】

通过治疗与护理,病人是否:①痤疮症状早期得到控制;②局部皮损红、肿、热、痛等症状减轻或消失;③焦虑程度减轻或消失;④掌握痤疮相关知识。

(叶　曼)

思 考 题

1. 如何对痤疮病人进行饮食护理?
2. 如何对痤疮病人进行皮肤护理?

N

URSING

第十章

性传播疾病

10章　数字内容

　　性传播疾病（sexually transmitted disease，STD）指主要通过性接触、类似性行为及间接接触传播的一组传染性疾病，不仅引起泌尿生殖系统病变，还可侵犯其所属淋巴结，甚至可以通过血行播散侵犯全身各重要组织和器官。性传播疾病严重危害身心健康，给个人、家庭和社会带来极大影响。一旦发生，应做好消毒隔离，避免传染给他人，同时加强皮肤护理和用药护理。本章重点介绍梅毒、淋病、非淋菌性尿道炎和尖锐湿疣的临床表现、处理原则和护理。

第一节　梅　　毒

—————————— 学 习 目 标 ——————————

知识目标：

1. 掌握梅毒的传播途径、临床表现及护理措施。

2. 熟悉梅毒的处理原则及常用驱梅药物的使用方法。

3. 了解梅毒的病因和发病机制。

能力目标：

1. 能根据梅毒的不同分期实施护理措施。

2. 能运用护理程序护理梅毒病人。

素质目标：

1. 尊重病人，注重保护病人隐私。

2. 关爱病人，积极为病人和家属提供心理支持。

―――――――――――――――――――― 导入情境与思考 ――――――――――――――――――――

　　钱某，男性，25 岁，因全身散在玫瑰色红斑 2 周入院。体格检查：全身散在 0.6cm×0.7cm 的玫瑰色红斑，累及躯干、四肢掌跖，不痒，肛门附近有半环形排列的湿性丘疹，表面浸渍状，全身淋巴结肿大。医嘱给予苄星青霉素 G 进行治疗，病人在首次药物治疗后 5h 出现流感样症状，T 38℃，头痛、关节痛，皮损加重。

　　请思考：

　　1. 该病人出现了什么情况？

　　2. 如何预防首次药物治疗期间出现以上反应？

　　3. 如何减轻病人治疗时出现的以上反应呢？

　　梅毒（syphilis）是由梅毒螺旋体（treponema pallidum，TP）引起的一种慢性传染病，主要通过性接触和血液传播，可侵犯全身各组织器官或通过胎盘传播引起流产、早产、死产或新生儿的垂直感染。

【病因与发病机制】

　　TP 又称苍白螺旋体，对皮肤、主动脉、眼、胎盘、脐带等富含黏多糖的组织有较高亲和力，可借其表面的黏多糖酶吸附到细胞表面，分解黏多糖造成血管塌陷、血供受阻，导致管腔闭塞性动脉内膜炎、动脉周围炎，甚至出现坏死、溃疡等。

【传播途径】

　　梅毒病人是唯一传染源，病人的皮损、血液、精液、乳汁和唾液中均存在螺旋体。常见传播途径有：①性接触传染：约 95% 病人感染后 1～2 年内具有强传染性，感染 4 年以上的病人基本无传染性；②垂直传播：妊娠 4 个月后 TP 可通过胎盘及脐静脉由母体传染给胎儿，分娩过程中擦伤处可发生接触性感染；③其他途径：少数可经医源性途径、接吻、握手、哺乳或接触污染衣物、用具而感染。

【临床表现】

（一）获得性梅毒

1. 一期梅毒　主要表现为硬下疳（chancre）和硬化性淋巴结炎，一般无全身症状。

　　（1）硬下疳：好发于外生殖器（90%），为 TP 侵入部位的无痛性炎症反应。初起为小红斑，迅速发展为无痛性炎性丘疹，数日内形成硬结，表面发生坏死形成单个直径为 1～2cm、圆形或椭圆形的无痛性溃疡，境界清楚，周边水肿并隆起，基底呈肉红色，触之软骨样硬度，表面有浆液性分泌物，内含大量的 TP，传染性极强。

　　（2）硬化性淋巴结炎：发生于硬下疳出现 1～2 周后。常累及单侧腹股沟或患处附近淋巴结，呈质地较硬的隆起，表面无红肿破溃，一般不痛，数月才消退。淋巴结穿刺检查可见大量的 TP。

2. 二期梅毒　一期梅毒未经治疗或治疗不彻底，TP 由淋巴系统进入血液循环形成菌血症播散全身，引起皮肤黏膜及系统性损害，称二期梅毒。常发生于硬下疳消退 3～4 周后，少数与硬下疳同时出现。表现为梅毒疹、扁平湿疣、梅毒性秃发和黏膜损害，也可表现为骨关节损害、眼损害、神经损害、多发性硬化性淋巴结炎及内脏梅毒等。

3. 三期梅毒　早期梅毒未经治疗或治疗不充分，经过 3～4 年，40% 病人发生三期梅毒。皮肤黏膜损害主要为结节性梅毒疹和梅毒性树胶肿，也可表现为骨梅毒、眼梅毒、心血管梅毒、神经梅毒等。

（二）先天性梅毒

先天性梅毒分为早期先天、晚期先天和先天潜伏梅毒，特点是不发生硬下疳，早期病变较重，骨骼及感觉器官受累多而心血管受累少。

1. 早期胎传梅毒　患儿常早产，发育营养差、消瘦、脱水、皮肤松弛，貌似老人，哭声低弱嘶哑，躁动不安。可见皮肤黏膜损害、梅毒性鼻炎和骨梅毒。常伴有全身淋巴结肿大、肝脾肿大、肾病综合征、脑膜炎、血液系统损害等表现。

2. 晚期胎传梅毒　一般 5～8 岁发病，13～14 岁相继出现多种表现，以角膜炎、骨骼和神经系统损害常见。

（三）潜伏梅毒

凡有梅毒感染史，无临床症状或临床症状已消失，除梅毒血清学试验阳性外无任何阳性体征，脑脊液检查正常者称为潜伏梅毒，其发生与机体免疫力较强或治疗暂时抑制 TP 有关。其中感染 1 年以内的潜伏梅毒称为早期潜伏梅毒；其他情况的潜伏梅毒称为晚期潜伏梅毒或病期不明的潜伏梅毒。

【辅助检查】

可分为 TP 直接检查、梅毒血清试验和脑脊液检查。梅毒血清学试验是主要的检查方法和确诊依据，脑脊液检查用于神经梅毒的诊断。X 线、超声、CT 和 MRI 检查分别用于骨关节梅毒、心血管梅毒和神经梅毒的辅助诊断。

【处理原则】

1. 常用的驱梅药物　首选青霉素类药物。常用苄星青霉素、普鲁卡因青霉素 G、水剂青霉素 G。头孢曲松钠可高效抗 TP，是青霉素过敏者优先选择的替代治疗药物。四环素类和红霉素类疗效较青霉素差，青霉素过敏者亦可选用。

2. 治疗方案　①早期梅毒：苄星青霉素 240 万 U，分两侧臀部肌内注射，1 次 / 周，连续 2～3 次。青霉素过敏者选用头孢曲松钠 1.0g/d，静脉注射，连续 10～14d，或四环素类 100mg/ 次，每日 2 次，15d；或连续口服大环内酯类药物 15d。②晚期梅毒：苄星青霉素 240 万 U，分两侧臀部肌内注射，1 次 / 周，连续 3～4 次。青霉素过敏者可用四环素类或大环内酯类药物 30d。此外，心血管梅毒、神经梅毒、妊娠梅毒及胎传梅毒依据病情选择相应的治疗方案。

知 识 链 接

梅毒性伴侣检测治疗的注意事项

只有当皮肤黏膜出现梅毒相关病变时，才可能存在性传播。以下梅毒病人的性伴侣被认为具有感染梅毒的危险，应以保密的方式进行告知及评估：① 3 个月内与具有症状的早期梅毒病人有过性接触者；② 6 个月内与具有症状的二期梅毒病人有过性接触者；③ 1 年内与早期潜伏梅毒病人有过性接触者。以下人群需要进行早期治疗：①在 90d 内与确诊为一期、二期或潜伏梅毒的病人有过性接触者，即使梅毒血清学检查阴性，也按早期梅毒治疗；② 90d 以前与确诊为一期、二期或潜伏梅毒的病人有过性接触者，如果无法立即获得血清学结果或无法进行后续随访者，给予预防性治疗,结果阴性,则不需要治疗,结果阳性,根据临床表现和血清学检查进行治疗;③在梅毒高发地区,与非梅毒螺旋体实验抗体滴度很高(即>1:32)的晚期潜伏梅毒病人有性接触者,需要预防性治疗,因为高滴度提示早期梅毒的可能。

【护理评估】

1. **健康史**　了解是否有性接触史、胎盘感染史、产道感染史、输血史或使用过医疗器械。

2. **身体状况**

(1)症状与体征:评估有何症状与体征,判断有无并发症状及所患梅毒类型、所处阶段。

(2)辅助检查:检查皮损处尤其是硬下疳、扁平湿疣和黏膜损害的梅毒螺旋体,选择暗视野检查和免疫荧光染色等。一期梅毒后期和二期梅毒时梅毒血清试验一般呈阳性反应,可选择非梅毒螺旋体抗原血清试验和梅毒螺旋体抗原血清试验进行诊断。

3. **心理-社会状况**　评估病人是否有羞耻、恐惧、负罪感等。

【常见护理诊断/问题】

1. **组织完整性受损**　与梅毒螺旋体病毒引起皮肤、黏膜破损及组织器官衰竭有关。

2. **焦虑**　与疾病病程长及社会舆论导致心理负担或担心传染给他人有关。

3. **知识缺乏**:缺乏梅毒疾病的防治知识。

【护理目标】

1. 病人皮损逐渐愈合,营养均衡,未并发其他感染。

2. 病人心态平稳,焦虑感减轻或消除。

3. 病人了解梅毒的疾病知识和危害,积极配合、正规治疗。

【护理措施】

1. **消毒隔离**　①早期传染性强,注意隔离治疗。污染浴巾、衣物应煮沸消毒,洗浴用具分开。②晚期病人出现脏器感染、衰竭症状等导致组织完整性受损,予保护性隔离治疗,卧床休息并加强肠外营养,以增加抵抗力。③加强医护人员自我防护,穿隔离衣、戴手套,防止操作时刺破皮肤黏膜而感染。④严格遵循无菌技术操作原则,严禁重复使用一次性无菌用品和器械,皮肤黏膜出现深部溃疡时,加强无菌换药,避免医源性感染。

2. **用药护理**　首次应用青霉素注意吉海反应,一般多在用药后24h内出现急性发热反应,表现为寒战、发热、头痛、呼吸急促、恶心、心悸、多汗、肌肉骨骼疼痛等全身不适,皮损可暂时加重,严重的神经梅毒病人会出现癫痫持续状态,心血管梅毒病人甚至发生主动脉破裂。吉海反应是对梅毒治疗的反应,而不是对青霉素的过敏反应,一般发生在早期梅毒病人。为预防或减轻吉海反应,在治疗前服用小量泼尼松,采用低剂量缓慢匀速的给药方式,备好抢救药物。发生吉海反应后积极给予支持治疗和补充足够的液体,避免意外损伤,在几个小时内一般能完全恢复。用药过程中也需要警惕发生过敏反应,备好抗过敏药物,如发生过敏性休克症状,就地抢救,及时通知医师。

3. **心理护理**　加强心理沟通,使其了解病情的发展与治疗,减轻焦虑与自卑。

4. **健康教育**　①应及早、足量、规则治疗,尽可能避免心血管梅毒、神经梅毒等严重并发症的发生。②定期随访检查以判断疗效。常规治疗后随访3年,第1年每3个月复查1次,以后每半年复查1次。妊娠梅毒每月复查1次,病程1年以上、伴有视力和听力异常者应接受脑脊液检查,神经梅毒每6个月进行脑脊液检查。③妊娠妇女严格产前检查,消除胎传梅毒儿、减少胎儿死亡率。④避免婚外不洁性行为，对性伴侣同时进行诊治，防止再传播与感染。治疗期间禁止性生活。⑤规范献血和用血制度，严格审核献血者，避免医源性感染。⑥加强法制教育，严禁吸毒，避免共用注射器和针头。

【护理评价】

通过治疗与护理，病人是否：①皮损逐渐愈合；②焦虑减轻或消除；③了解梅毒疾病的相关知识，积极配合治疗。

思 考 题

1．不同临床分期获得性梅毒的临床表现有哪些区别？
2．如何预防或减轻梅毒病人治疗期间出现吉海反应？
3．如何对梅毒病人进行健康教育？

第二节 淋 病

学 习 目 标

- 知识目标：
  1．掌握淋病的传播途径、临床表现及护理措施。
  2．熟悉淋病的处理原则及常用驱梅药物的使用方法。
  3．了解淋病的病因和发病机制。
- 能力目标：
  1．能根据淋病病人的临床表现实施护理措施。
  2．能运用护理程序护理淋病病人。
- 素质目标：
  1．尊重病人，注重保护病人隐私。
  2．关爱病人，积极为病人和家属提供心理支持。

导入情境与思考

陈某，男性，32 岁，因尿频、尿急、尿痛 2d 就诊。病人自诉有不洁性交史。体格检查：尿道口红肿，有黄色脓性液体流出，量多。

请思考：

1．该病人可能患哪种疾病？护士该如何进一步评估病人？
2．如何对该病人进行外阴部的清洁护理？
3．护士怎样对该病人进行健康教育？

淋病（gonorrhea）是由淋病奈瑟菌（neisseria gonorrhoeae）引起的泌尿生殖系统的化脓性感染，也可包括眼、咽、直肠、盆腔淋球菌感染和播散性淋球菌感染。淋病潜伏期短，传染性强，可导致多种并发症和后遗症。

【病因与发病机制】

淋病奈瑟菌又称淋病双球菌，简称淋球菌，人是唯一天然宿主，主要通过性交直接传染，也可通过间接接触或产道感染。淋球菌借助菌毛黏附于生殖道黏膜的柱状上皮细胞表面，或被吞噬入细胞内繁殖，造成细胞溶解破裂。淋球菌内毒素及外膜产生的脂多糖与补体结合产生一种化学毒素，能诱导中性粒细胞聚集和吞噬，引起局部急性炎症而产生临床症状。

【临床表现】

淋病多发于性活跃的中青年，潜伏期2～10d，平均3～5d，潜伏期具有传染性。

1. **无并发症淋病**

（1）男性急性淋病：早期有尿频、尿急、尿痛，尿道口红肿，尿道分泌物初始为少量稀薄黏液，数日后出现脓性或脓血性分泌物，量增多。可有尿道刺激症状，伴发腹股沟淋巴结炎。包皮过长者可引起包皮炎、包皮龟头炎或并发嵌顿性包茎；后尿道受累时可出现终末血尿、血精、会阴部轻度坠胀等，夜间常有阴茎痛性勃起。全身症状较轻，少数可有发热、全身不适、食欲缺乏等。

（2）女性急性淋病：60%的妇女无症状或症状轻微，好发于宫颈、尿道。分泌物初为黏液性，后转为脓性，体格检查可见宫颈口红肿、触痛、脓性分泌物。淋菌性尿道炎、尿道旁腺炎表现为尿频、尿急、尿痛，尿道口潮红，黏膜水肿，尿道口脓性分泌物，挤压尿道旁腺可有脓液渗出。淋菌性前庭大腺炎表现为单侧前庭大腺红肿痛，严重时形成脓肿，可有全身症状。

（3）淋菌性肛门直肠炎：多见于男性同性恋者，可由分泌物直接感染肛门直肠所致。轻者仅有肛门瘙痒、烧灼感，排出黏液和脓性分泌物，重者有里急后重，可排出大量脓性和血性分泌物。

（4）淋菌性咽炎：多见于口交者，表现为急性咽炎或急性扁桃体炎，偶伴发热和颈部淋巴结肿大。

（5）淋菌性结膜炎：成人多单侧发生；新生儿多双侧发生，表现为眼结膜充血水肿，脓性分泌物较多，体格检查可见角膜呈云雾状，严重时引起角膜溃疡，甚至穿孔、失明。

2. **淋病并发症**　男性常见的并发症有淋菌性前列腺炎、精囊炎及附睾炎，炎症反复发作形成瘢痕可导致尿道狭窄，部分导致输精管狭窄或堵塞而引起不育。女性常见的并发症有淋菌性盆腔炎，包括急性输卵管炎、子宫内膜炎、继发性盆腔脓肿、腹膜炎等，延误治疗者易发展为盆腔及附件感染，反复发作可造成输卵管狭窄或闭塞，引起宫外孕、不孕或慢性下腹痛等。

3. **播散性淋球菌感染**　少见，多为月经期或妊娠期妇女。临床表现有发热、寒战、全身不适。关节炎 - 皮炎综合征最常见，常在四肢关节附近出现皮损，开始为红斑，以后发展为脓疱、血疱或中心坏死，散在分布，数目常不多；还可发生关节炎、腱鞘炎、脑膜炎、心内膜炎、心包炎、心肌炎、胸膜炎及肝周炎等。

【辅助检查】

1. **显微镜涂片染色检查**　仅适合于男性有症状无并发症淋病病人，取男性尿道分泌物涂片做革兰氏染色，镜检可见多形核白细胞内的革兰氏阴性双球菌。

2. **淋球菌培养**　适用于宫颈内膜、尿道、直肠、口咽、鼻咽和结膜标本，是淋病的确诊试验，具有高度特异性（100%），敏感性为85%～95%。

3. **淋球菌核酸检测**　适用于所有有症状和无症状病人的各种类型临床标本的检测，比培养的敏感性更高（>95%）。

【处理原则】

早诊断，早治疗，及时、足量、规则用药。一般首选头孢曲松或大观霉素。无合并症淋病使用大剂量、单剂量给药方案；有合并症淋病连续每日给药，保持足够的治疗时间；配偶及性伴侣同时检查、治疗。

【常见护理诊断 / 问题】

1. **排尿障碍**　与淋球菌侵犯尿道有关。

2. **焦虑**　与对本病缺乏了解,担心预后或传染给他人有关。

3. **急性疼痛**　与淋球菌侵犯组织器官引起炎症反应有关。

【护理措施】

1. **消毒隔离**　接触隔离,病人的分泌物、排泄物、血液体液污染的物品均应严格消毒。使用一次性检查治疗用具,治疗室定期紫外线消毒。

2. **清洁卫生**　保持皮肤及外阴清洁,用 0.1% 苯扎溴铵溶液清洁会阴和尿道口,防止尿道感染、疼痛影响排尿;内衣裤、洗浴用品及床上用品经常换洗、消毒。

3. **心理护理**　病人有焦虑、内疚或抑郁等负性心理时,耐心劝慰,减轻心理负担,增加治疗信心。

4. **健康教育**　①加强性病防治知识的宣教工作,洁身自爱,避免婚外不洁性生活。②治疗期间停止性行为,劝说性伴侣或配偶同时接受检查治疗。③有并发症者卧床休息,播散性淋病者绝对卧床休息。④用药期间避免刺激性食物,如酒、浓茶、咖啡等,鼓励病人多饮水。

思 考 题

1. 淋病病人的消毒隔离应该注意哪些事项?

2. 淋病病人应如何做好皮肤和外阴的清洁卫生?

3. 如何给淋病病人进行健康宣教?

第三节　非淋菌性尿道炎

学 习 目 标

- 知识目标:
1. 掌握非淋病性尿道炎的传播途径、临床表现及护理措施。
2. 熟悉非淋病性尿道炎的处理原则及常用驱梅药物的使用方法。
3. 了解非淋病性尿道炎的病因和发病机制。
- 能力目标:
1. 能根据非淋病性尿道炎病人的临床表现实施护理措施。
2. 能运用护理程序护理非淋病性尿道炎病人。
- 素质目标:
1. 尊重病人,注重保护病人隐私。
2. 关爱病人,积极为病人和家属提供心理支持。

导入情境与思考

胡某,女性,32 岁,因尿频、尿急、尿痛、尿道瘙痒、尿道分泌物增多 10d 就诊。体格检查:尿道口充血,宫颈可见水肿、糜烂。辅助检查:尿道分泌物解脲支原体(+)。

请思考:

1. 护士如何评估该病人?

2. 如何治疗此类疾病?

3. 护士怎样对该病人进行健康教育?

非淋菌性尿道炎（non-gonococcal urethritis，NGU）是一种以衣原体（chlamydiae）和支原体（mycoplasma）为主要致病微生物导致的泌尿生殖道系统感染。

【病因与发病机制】

沙眼衣原体（chlamydia trachomatis，CT）是 NGU 最常见的病原微生物，其次是生殖支原体和解脲支原体等，阴道毛滴虫、单纯疱疹病毒等也可引起。当进行性接触或间接接触病人分泌物污染的用具、衣物以及共用浴池等时，病原体可通过皮肤黏膜侵入健康人体内而感染发病。新生儿经产道分娩也可感染。衣原体和解脲支原体的血清型与发病有关，有些支原体的细胞膜外有一种多聚糖形成的有毒荚膜，是致病因素之一。

【临床表现】

潜伏期为 1～3 周。

1. 男性非淋菌性尿道炎　大多有尿道痒、痛或烧灼感，少数有尿频、尿痛。体格检查可见尿道口轻度红肿，尿道分泌物多呈浆液性，量少，晨起可发现尿道口有少量分泌物结成的脓膜封住尿道口或内裤被污染。部分病人无明显症状，易被忽略或误诊，有 10%～20% 的病人同时合并淋球菌感染。常伴并发症有：附睾炎、前列腺炎、Reiter 综合征（即尿道炎、结膜炎和关节炎三联征）及其他如直肠炎、眼虹膜炎、强直性脊柱炎等。

2. 女性非淋菌性泌尿生殖道炎　主要累及宫颈；近半数病人无症状，有症状者亦缺乏特异性，仅表现为白带增多，体格检查可见宫颈水肿、糜烂等。尿道炎可表现为尿道口充血、尿频，甚至排尿困难等泌尿系统症状。沙眼衣原体可由口 - 生殖器接触导致咽部感染，还可引起前庭大腺炎、输卵管炎、子宫内膜炎、宫外孕、不育症，甚至肝周围炎。

3. 新生儿感染　新生儿经母亲产道分娩时可感染沙眼衣原体或解脲支原体，引起结膜炎或肺炎。

【辅助检查】

1. 直接免疫荧光法　将特异的衣原体单克隆抗体用荧光素标记后检测标本中的衣原体抗原，一张涂片中衣原体数在 10 个以上时为阳性。

2. 酶联免疫法　用光谱测相仪检测泌尿生殖道中的衣原体抗原，发现颜色改变为阳性，24h 获得结果。

3. 沙眼衣原体培养　是目前诊断沙眼衣原体感染的金标准。合适的培养标本是应用拭子从距尿道内口 2～4mm 以内的尿道内取出，而不是取尿道口的分泌物或尿液作培养。

4. 解脲支原体培养　是确诊支原体感染的金标准。

5. 聚合酶链反应（PCR）和连接酶联反应（LCR）　敏感性和特异性均优于其他方法，但要注意防止污染造成的假阳性。

【处理原则】

早诊断、早治疗、规则用药、治疗方案个体化。常用多西环素或阿奇霉素口服。妊娠期非淋菌性尿道炎用红霉素或阿奇霉素口服。新生儿衣原体眼结膜炎用红霉素干糖浆粉剂口服。分娩后对新生儿立即予 0.5% 红霉素眼膏、1% 四环素眼膏或 1% 硝酸银滴眼液预防新生儿眼炎。

【常见护理诊断 / 问题】

1. 排尿障碍　与淋球菌侵犯尿道有关。
2. 恐惧　与担心疾病发展与预后有关。

Note:

【护理措施】

1. **消毒隔离**　注意隔离,停止性行为,污染衣物及用具注意消毒。劝说性同伴同时接受检查和治疗。

2. **生活护理**　适当休息,避免刺激性食物,如酒、浓茶、咖啡等,鼓励病人多饮水。

3. **外阴护理**　做好外阴清洁,用 0.1% 苯扎溴铵溶液清洁会阴和尿道口。

4. **分娩护理**　分娩后对新生儿立即用 1% 硝酸银液滴眼预防新生儿眼炎。

思 考 题

1. 非淋病性尿道炎的处理原则有哪些?
2. 如何护理非淋病性尿道炎病人?

第四节　尖 锐 湿 疣

学 习 目 标

● **知识目标:**

1. 掌握尖锐湿疣的传播途径、临床表现及护理措施。
2. 熟悉尖锐湿疣的处理原则及常用驱梅药物的使用方法。
3. 了解尖锐湿疣的病因和发病机制。

● **能力目标:**

1. 能根据尖锐湿疣的临床表现实施护理措施。
2. 能运用护理程序护理尖锐湿疣病人。

● **素质目标:**

1. 尊重病人,注重保护病人隐私。
2. 关爱病人,积极为病人和家属提供心理支持。

　　　　　　导入情境与思考

白某,女性,32 岁,因阴道口出现菜花状赘生物 3 个月就诊。病人 3 个月前偶尔发现阴道口出现数颗米粒大小淡红色丘疹,不伴任何症状,未行特殊处理。随后皮损迅速增多,融合形成菜花状的赘生物。既往身体健康,家族中无类似病史。体格检查:阴道口可见淡红色、菜花样赘生物。辅助检查:血、尿常规正常,肝、肾功能正常。

请思考:

1. 病人患该病的可能原因有哪些?
2. 此类疾病的处理原则是什么?
3. 护士怎样对该病人进行皮肤护理和健康教育?

尖锐湿疣(condyloma acuminatum,CA)是由人类乳头瘤病毒(HPV)所致,常发生在肛门及外生殖器等部位,主要通过性行为传染。

Note:

【病因】

人是 HPV 的唯一宿主，HPV 有 100 多种亚型，引起尖锐湿疣的病毒主要有 HPV-6、HPV-11、HPV-16 和 HPV-18 等型。

【临床表现】

好发生于性活跃的中青年。潜伏期 1～8 个月，平均 3 个月。好发于外生殖器及肛门周围的皮肤黏膜湿润区。皮损初起为单个或多个散在的淡红色小丘疹，质地柔软，顶端尖锐，逐渐增多增大，依疣体形态可分为无柄型（即丘疹样皮损）和有柄型，后者可呈乳头状、菜花状、鸡冠状及覃样状；疣体常呈白色、粉红色或污灰色，表面易糜烂，渗液、浸渍及破溃，尚可合并出血及感染。少数病人疣体过度增生成为巨大型尖锐湿疣，常与 HPV-6 型感染有关，部分可发生恶变。

少数病人表现为潜伏感染或亚临床感染，与复发有关。前者局部皮肤黏膜外观正常且醋酸白试验阴性，分子生物学方法可检测到 HPV。后者表现为肉眼不能辨认的皮损，醋酸白试验阳性。

【辅助检查】

1. **醋酸白试验**　用 3%～5% 醋酸液局部外涂或湿敷 5～10min 可在 HPV 感染区域发白，即所谓"醋酸白现象"。但特异性不高，有些慢性炎症，如念珠菌性外阴炎、生殖器部位外伤和非特异性炎症均可出现假阳性。

2. **细胞学检查**　用阴道或宫颈疣组织涂片，巴氏染色，可见到两种细胞，即空泡化细胞及角化不良细胞同时存在，对尖锐湿疣有诊断价值。

3. **组织病理检查**　是诊断 HPV 感染的重要证据。

4. **免疫学试验**　采用抗 HPV 蛋白的抗体检测病变组织中的 HPV 抗原，但该方法敏检出率只有 50% 左右。

5. **核酸杂交试验**　是诊断 HPV 感染的敏感而可靠的方法。但技术操作烦琐，临床上没有普遍开展。

6. **聚合酶链反应（PCR）**　是目前检出 HPV 感染最敏感的方法，又可做型特异度分析，方法简便迅速，已在临床上广泛使用。

【处理原则】

尽早去除疣体，改善症状，尽可能消除疣体周围亚临床感染和潜伏感染，减少复发。

1. **局部治疗**　①可选择 5% 咪喹莫特乳膏、0.5% 鬼臼毒素酊、5% 5- 氟尿嘧啶乳膏，使用时注意保护正常的皮肤黏膜，观察不良反应，妊娠病人不宜应用。②酌情选用激光、冷冻、电灼、微波、光动力治疗等，巨大疣体手术切除。

2. **全身治疗**　配合使用干扰素、转移因子或胸腺素等。

【常见护理诊断/问题】

1. **舒适受损**　与疣状物侵犯皮肤黏膜有关。

2. **有感染的危险**　与局部处理后皮肤破损、溃烂有关。

3. **焦虑**　与本病易复发且有传染性有关。

4. **知识缺乏**：缺乏尖锐湿疣感染途径及预防、治疗相关知识。

【护理措施】

1. 严格消毒隔离制度，一次性注射器、臀垫、窥阴器，病人用过的敷料等予以销毁。治疗室定期紫外线消毒。

2. 提高机体抵抗力,增加营养,注意休息,缓解压力。少活动,减少摩擦产生的红肿、破溃,防止出血和感染。

3. 注意液氮冷冻或使用外用药后的局部皮损变化,及时观察治疗效果。

4. 尊重病人的人格和隐私权,采取适当方式深入交流、劝慰。并告知本病多数经彻底治疗,去除诱因,能得到控制。

5. 加强对性伴侣的检查并督促治疗,以控制传染源。治疗期间避免性生活。本病有恶变的可能,女性进行妇科宫颈涂片检查,男性进行尿道口、肛周检查,一经发现及早治疗。

6. 治疗配合　注意液氮冷冻或使用外用药后的局部皮损变化,及时观察治疗效果。

7. 随访检查　本病有恶变的可能,女性进行妇科宫颈图片检查,男性进行尿道口、肛周检查,一旦发现及早治疗。

（叶　曼）

思 考 题

----

1. 尖锐湿疣的处理原则包括哪些方面?

2. 尖锐湿疣病人经局部治疗后,应做好哪些方面的护理?

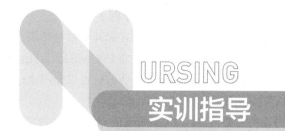

实训指导

【学时数】

4 学时。

【见习地点】

传染病医院。

【学生分组】

每组 6～8 名学生。

【见习目标】

1. 熟悉传染病病区的合理布局、内部的区域划分及工作要求。

2. 了解传染病医院的各项管理制度,消毒隔离的原则及常用的消毒方法。

3. 正确、完整地收集急性病毒性肝炎病人的主、客观资料,根据主、客观资料确定护理诊断,并制订出护理计划及健康教育计划。

4. 识别其他常见传染病,如乙脑、麻疹、出血热、艾滋病等的异常体征。

【见习内容】

(一)传染病医院的设计与消毒隔离制度(2 学时)

1. 由带教教师介绍医院的总体概况及相关注意事项等。

2. 参观医院的总体布局(包括行政办公区、食堂、门急诊、入院处、辅助科室、不同的病房、供应室等)。

3. 传染病消毒隔离措施。

(二)病毒性肝炎(1 学时)

1. 在带教教师指导下学生分小组对急、慢性病毒性肝炎病人进行相关资料的收集(包括健康史的采集、诊疗经过、身体评估,查阅相关的辅助检查结果等)。目前住院病人中急性黄疸型肝炎较为少见,较多的是各种原因引起的不同类型的肝炎病人,包括酒精性、免疫性、药物性等。

2. 见习不同肝病病人的主要体征特点(肝病面容、黄疸、肝掌、蜘蛛痣、腹水等)。

（三）常见传染病的见习（1学时）

根据病房的实际情况选择适宜的其他常见传染病（乙脑、水痘等）病人进行见习。带教老师会展示或引导同学进行相关资料的采集（包括健康史的采集、诊疗经过、身体评估，查阅相关的辅助检查结果等），以帮助学生熟悉相关疾病的特点以及问诊技巧等。

（四）小组讨论

讨论的主要内容：①传染病院的布局及病房设施等；②常见消毒及隔离措施；③所收集的病毒性肝炎病人的主要临床特点、可能的主要护理问题及护理措施等；④本次见习的主要收获及启发等。

中英文名词对照索引

[1] 尤黎明,吴瑛. 内科护理学 [M]. 6 版. 北京：人民卫生出版社,2017.

[2] 李兰娟,任红. 传染病学 [M]. 9 版. 北京：人民卫生出版社,2018.

[3] 葛均波,徐永健,王辰. 内科学 [M]. 9 版. 北京：人民卫生出版社,2018.

[4] 杨宝峰,陈建国. 药理学 [M]. 9 版. 北京：人民卫生出版社,2018.

[5] 褚欣平,苏川. 人体寄生虫学 [M]. 9 版. 北京：人民卫生出版社,2018.

[6] 钟锋. 传染病护理学 [M]. 2 版. 北京：人民卫生出版社,2017.

[7] 张小来. 传染病护理 [M]. 2 版. 北京：人民卫生出版社,2018.

[8] 李乐之,路潜. 外科护理学 [M]. 6 版. 北京：人民卫生出版社,2017.

[9] 魏来,李太生. 内科学：感染科分册 [M]. 北京：人民卫生出版社,2016.

[10] 王吉耀,葛均波,邹和建. 实用内科学 [M]. 16 版. 北京：人民卫生出版社,2022.

[11] 崔焱,仰曙芬. 儿科护理学 [M]. 6 版. 北京：人民卫生出版社,2017.

[12] 王宇明,李梦东. 实用传染病学 [M]. 4 版. 北京：人民卫生出版社,2017.

[13] 黄象安. 传染病学 [M]. 10 版. 北京：中国中医药出版社,2019.

[14] 方峰,俞蕙. 小儿传染病学 [M]. 5 版. 北京：人民卫生出版社,2020.

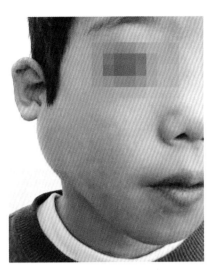

彩图 2-2　腮腺炎(肿大)

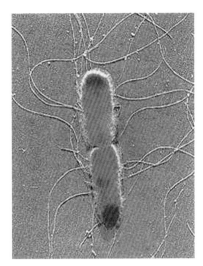

彩图 3-1　鼠疫杆菌

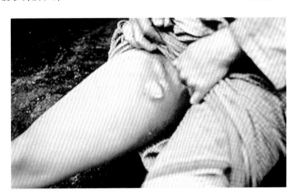

彩图 3-2　腹股沟淋巴结肿大

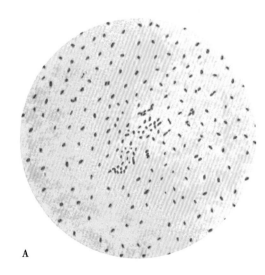

A

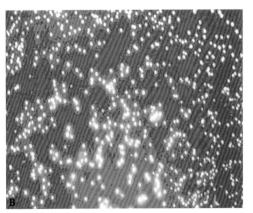

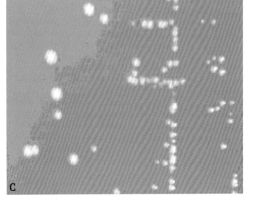

彩图 3-3　百日咳杆菌革兰氏染色及体外
培养图

A. 百日咳杆菌革兰氏染色图；B. 新鲜分离的
百日咳杆菌在鲍 - 金培养基上形态；C. 多次传
代后百日咳杆菌在鲍 - 金培养基上形态。

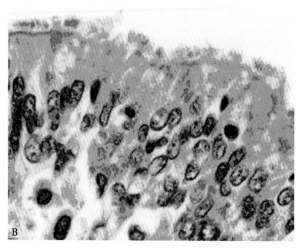

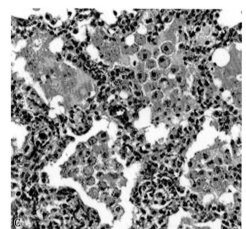

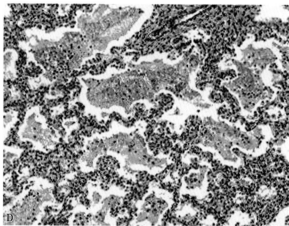

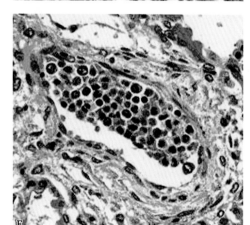

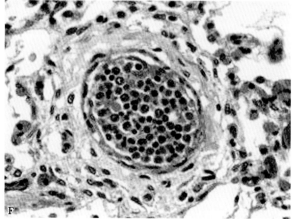

彩图 3-4 百日咳杆菌感染的肺组织学特征（HE 染色）

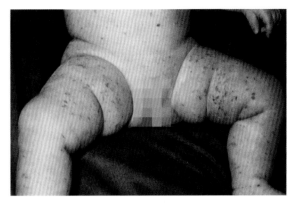

彩图 3-5　流行性脑脊髓膜炎病人典型的出血性皮疹

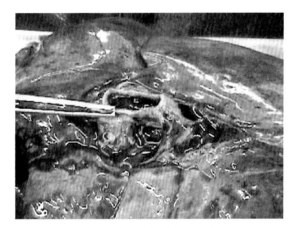

彩图 5-2　钩体病的肺出血

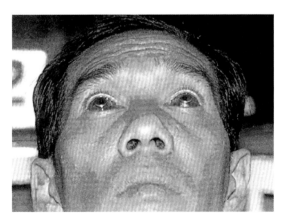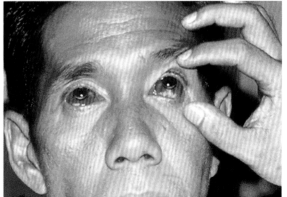

彩图 5-3　钩体病黄疸出血型

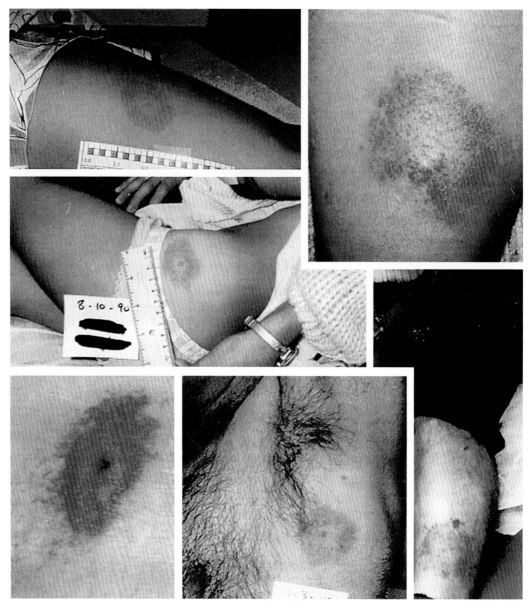

彩图 5-4 莱姆病第一期游走性红斑

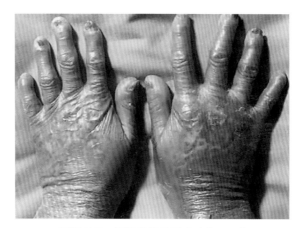

彩图 5-5 慢性萎缩性肢皮炎（ACA）